·全国医用设备使用人员业务能力考评丛书·

CT/MR/DSA/乳腺技师
业务能力考评核心考点与精选试题

（第二版）

CT/MR/DSA/RUXIAN JISHI YEWU NENGLI KAOPING HEXIN KAODIAN YU JINGXUAN SHITI

主编 王 骏 殷露宴 张 翔 顾海峰

辽宁科学技术出版社
LIAONING SCIENCE AND TECHNOLOGY PUBLISHING HOUSE

拂石医典
FU SHI MEDBOOK

内容简介

本书分为两部分：一部分为针对全国医用设备使用人员（CT/MR/DSA/乳腺技师）业务能力考评专门编写的核心考点，旨在通过关键性的理论和知识点的学习，使考生在极短的时间内掌握医用设备、原理及其临床应用的重点内容；核心考点以思维导图的形式展现，逻辑性更强，更有助于记忆和知识点的梳理。另一部分为精选习题，可帮助考生巩固和查找自己对本专业知识的掌握程度和薄弱环节。本书不仅仅是全国医用设备使用人员（CT/MR/DSA/乳腺技师）业务能力考评的专业用书，同时也是职称考试、入院前准入制考试、三基考试及在校学生考试的必备考试类用书。

图书在版编目（CIP）数据

CT/MR/DSA/乳腺技师业务能力考评核心考点与精选试题/王骏等主编．—2 版．—沈阳：辽宁科学技术出版社，2023.7

ISBN 978 - 7 - 5591 - 2797 - 6

Ⅰ.①C…　Ⅱ.①王…　Ⅲ.①乳房疾病 - 医疗器械 - 资格考试 - 自学参考资料　Ⅳ.①R655.808

中国版本图书馆 CIP 数据核字（2022）第 212972 号

出版发行：辽宁科学技术出版社
北京拂石医典图书有限公司
地址：北京海淀区车公庄西路华通大厦 B 座 15 层
联系电话：010-57262361/024-23284376
E - mail：fushimedbook@163.com
印 刷 者：三河市双峰印刷装订有限公司
经 销 者：各地新华书店

幅面尺寸：185mm × 260mm
字　　数：761 千字　　印　　张：34.25
出版时间：2023 年 7 月第 1 版　　印刷时间：2023 年 7 月第 1 次印刷

责任编辑：陈　颖　刘轶然　　责任校对：梁晓洁
封面设计：潇　潇　　封面制作：潇　潇
版式设计：天地鹏博　　责任印制：丁　艾

如有质量问题，请速与印务部联系　联系电话：010-57262361

定　　价：118.00 元

编委会

主　编　王　骏　殷露宴　张　翔　顾海峰

副主编　韦敏杰　张雪燕　柳　溪　王玉珏　林雪晶

编　者（排名不分先后）

邱振媛（邳州市中医院）

宋　斌（邳州市中医院）

刘　念（川北医学院附属医院）

吴虹桥（南京医科大学附属常州妇幼保健院）

姜　媛（苏州大学附属高邮市人民医院）

王怀成（苏州大学附属高邮市人民医院）

顾　欣（武警特色医学中心）

刘小艳（南通大学附属医院）

陶　莎（江苏省南京市江宁区龙都社区卫生服务中心）

赵蕾蕾（南京医科大学康达学院）

朱燕卿（厦门市第五医院）

唐　敏（南京市六合区人民医院）

张　翔（南京中医药大学附属江苏省中医院）

朱绮雯（解放军东部战区总医院）

穆　磊（南京中医药大学附属江苏省中医院）

柳　溪（南京中医药大学附属江苏省中医院）

张译文（南京医科大学附属儿童医院）

姚志峰（南京大学医学院附属鼓楼医院）

于芷轩（南京大学医学院附属鼓楼医院）
崔文静（南京中医药大学附属江苏省中医院）
顾海峰（解放军东部战区总医院）
王　玲（南京一民医院）
殷露宴（齐齐哈尔医学院）
王玉珏（南京中医药大学附属江苏省中医院）
韦敏杰（蚌埠市第三人民医院上和分院）
张雪燕（安徽医科大学第一附属医院）
林雪晶（杭州市第九人民医院）
王　骏（安徽医科大学临床医学院）
张　涛（南京市妇幼保健院）
孟亚兵（南京大学医学院附属鼓楼医院）

前言

20 世纪 80 年代，我在福建某部医院接受培训。课后，在全院最宽敞的林荫道上，不管有没有熟人，我都是自顾自地“徜徉”。一会儿捧着书在看，一会儿背着手来回踱步，学着老师的腔调与模样，把课堂上所学的全部内容复述出来。与空气交流，跟花草树木“谈情”，讲给大自然听，借此便把当天的课程全部装进了脑海里。也正是这种学习方法，帮助我从南平—鹰潭—邵武—福州，一直“杀”进了南京。我凭借这种学习方法，一路过关斩将，直至拿下硕士学位，也为我以后从事教师职业提前奠定了基础。后来才知道，我所采用的这种复习方法叫“思维导图”，是英国脑力开发专家东尼·博赞于 20 世纪 70 年代发明的识记工具与笔记技巧。他在大学时曾经把 100 页左右的笔记简化成只有 10 页的关键词，然后再整理成 5 ~ 6 张的信息卡……

我认为“思维导图”就是通过发散思维，把所有相关知识点如同神经传导通路一样串联在一起，强化记忆，加快学习速度，是一个整理、消化、吸收、记忆的过程。通过绘制思维导图，可以拓展思维的广度与深度，加快思维的速度与灵活性。在绘制思维导图的过程中，必须不断地思考如何去芜存菁，如何决定关键词（重点），如何浓缩内容，如何决定架构。其中培养自己抓重点的能力至关重要，其实质就是训练自己聚焦的能力。懂得聚焦，才能将有限的时间与生命投入到最有价值的地方。当你善于抓重点之后，你会更明白如何取舍，如何迅速掌握重点与重点之间的逻辑关系。整理归纳做得越好，思维导图版面越精简；对内容的了解越透彻，越能用简练的文字帮助我们联想起更多的内容。

2021 年，正值给安徽医科大学临床医学院医学影像技术专业本科生授课之时，我发现离讲台最近的一名学霸上课时不时地滑动平板电脑。课后我才知道，他在利用“思维导图”做笔记，图文并茂，令人赏心悦目。这时，让我陡然想起出版社李总及其同仁多次催促我交稿之事，这回算是有了“眉目”。

放寒假，利用返宁之际，我邀请了在南京的同仁多达 26 位，这里面大多数都是我曾经的学生。我便把写书的思路与大家分享、沟通，得到了积极的响应。不久，这些“能工巧匠”们提供了色彩斑斓、图文并茂的思维导图，这也促使我不得不多多学习思维导图。与其说是我在编书，倒不如说是：通过编书这种形式，就像当年学习WORD、PPT一样学习“思维导图”的构建与方法。在编写中学习，在学习中提高。同时，更是对已往知识的浓缩、提炼、精炼的过程，淘汰过时的，拓展当下的。也只有在自己完全理解的基础上，才能凝炼出精华所在、关键所在，这就是“前素质”教育。为把成本降到最低，降低定价，我们放弃彩印，一律采用白底黑字，以增加其反差来还原本色。

“思维导图”如同一张巨大的网，要做到“疏而不漏”地涵盖所有知识点，功夫就在个人。这就如同，学习方法千万条，适合自己才是最好的。要根据自己的理解，编写出适合于自己的“思维导图”才更具价值。这如同蒲公英，长成立体的球状，不管风从哪个方向吹，种子都可以被风带走；同样，蜘蛛从四面八方结网来增加捕获猎物的机会，一旦猎物落入网中，不管落在网的角落或是中央，蜘蛛总能以最短的距离，如同在钢丝上滑行，风驰电掣般地驰骋过去吃掉猎物……我想，这就是“思维导图”的价值所在。

在本书即将出版之际，再次感谢参与编写的编委会成员，正是因为你们的参与，这本医学影像技术学界的第一部“思维导图”式考试用书才得以问世。

虽然我们力求完美，精益求精，但毕竟都是凡人，书中定当存在谬误，敬请您采用“实名制+单位”加我的微信1145486363，把您的“发现”告知我们，让我们做得更好；同时，更欢迎您加入“骏哥哥战队”，让医学影像技术学各类专著本本都出彩，部部都有新花样。

王骏　敬上

2022年12月12日

于安徽医科大学临床医学院校区

为了让考生能对“人机对话”考试形式有更深入的了解，我们设计了一套全真“人机对话”版模拟试卷，作为本书的免费赠送产品。

请扫描本书附带的二维码，关注拂石医典的微信公众号，我们会在公众微信平台发布下载人机对话模拟试卷的网址，并说明如何安装使用。

联系电话：（010）57262361

E-mail：fushimedbook@163.com

目 录

第一篇　CT 成像技术

第二篇　MR 成像技术

第三篇　DSA 成像技术

第四篇　乳腺及数字 X 线成像技术

第一篇　CT 成像技术

《 第一章 CT 成像技术概述

第一节 CT 的发展和应用

核心考点	掌握	熟悉	了解
1. CT 的发展历史			√
2. CT 的应用范围			√
3. CT 的优点和缺点	√		
4. 各代 CT 机的结构特点	√		
5. CT 的发展趋势		√	

一、发展历史

发展历史

- 计算机体层摄影 = CT（computed tomography）
- 1972年4月亨斯菲尔德（发明人 Hounsfield 1919.8—2004.8）与安普鲁斯发表CT第一篇论文；同年11月在北美放射年会上宣告CT诞生（英国EMI公司实验研究中心）
- 1972年Hounsfield荣获McRobert 奖
- 1979年Hounsfield和科马克（Cormack）荣获诺贝尔医学生理学奖

二、应用范围

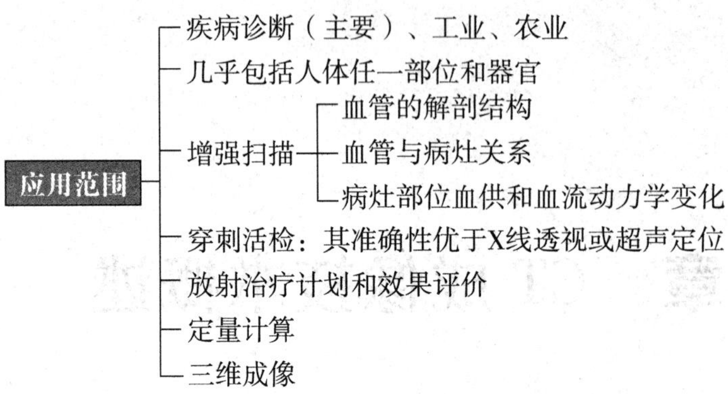
应用范围
疾病诊断（主要）、工业、农业
几乎包括人体任一部位和器官
增强扫描
血管的解剖结构
血管与病灶关系
病灶部位血供和血流动力学变化
穿刺活检：其准确性优于X线透视或超声定位
放射治疗计划和效果评价
定量计算
三维成像

三、优点和缺点

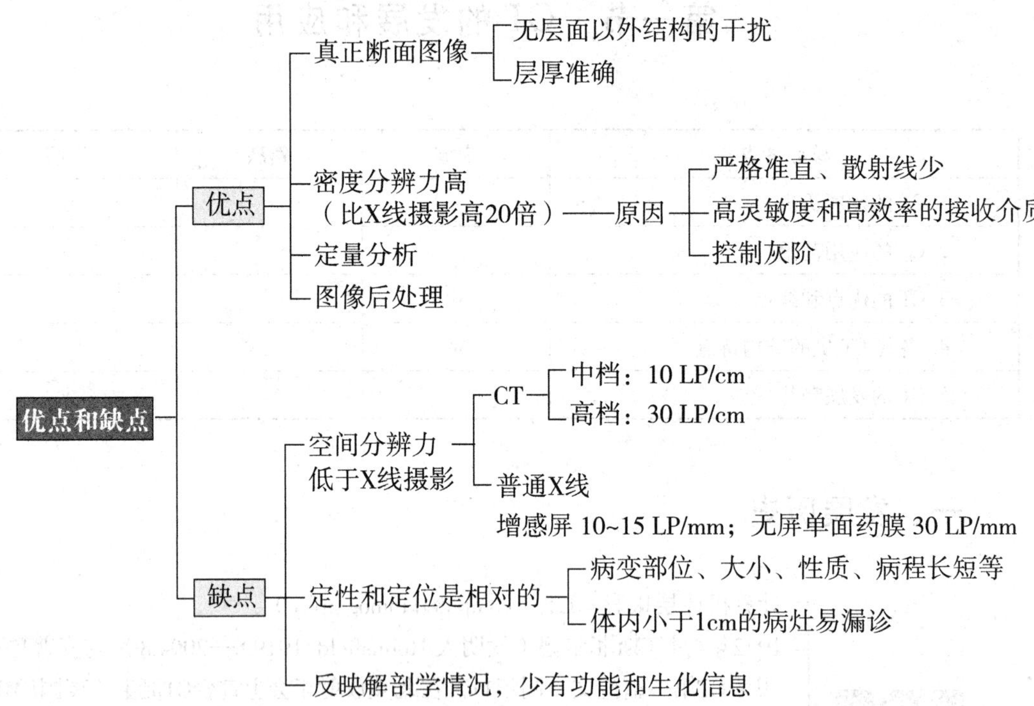
优点和缺点
优点
真正断面图像
无层面以外结构的干扰
层厚准确
密度分辨力高
（比X线摄影高20倍）
原因
严格准直、散射线少
高灵敏度和高效率的接收介质
控制灰阶
定量分析
图像后处理
缺点
空间分辨力
低于X线摄影
CT
中档：10 LP/cm
高档：30 LP/cm
普通X线
增感屏 10~15 LP/mm；无屏单面药膜 30 LP/mm
定性和定位是相对的
病变部位、大小、性质、病程长短等
体内小于1cm的病灶易漏诊
反映解剖学情况，少有功能和生化信息

四、各代 CT 机的结构特点

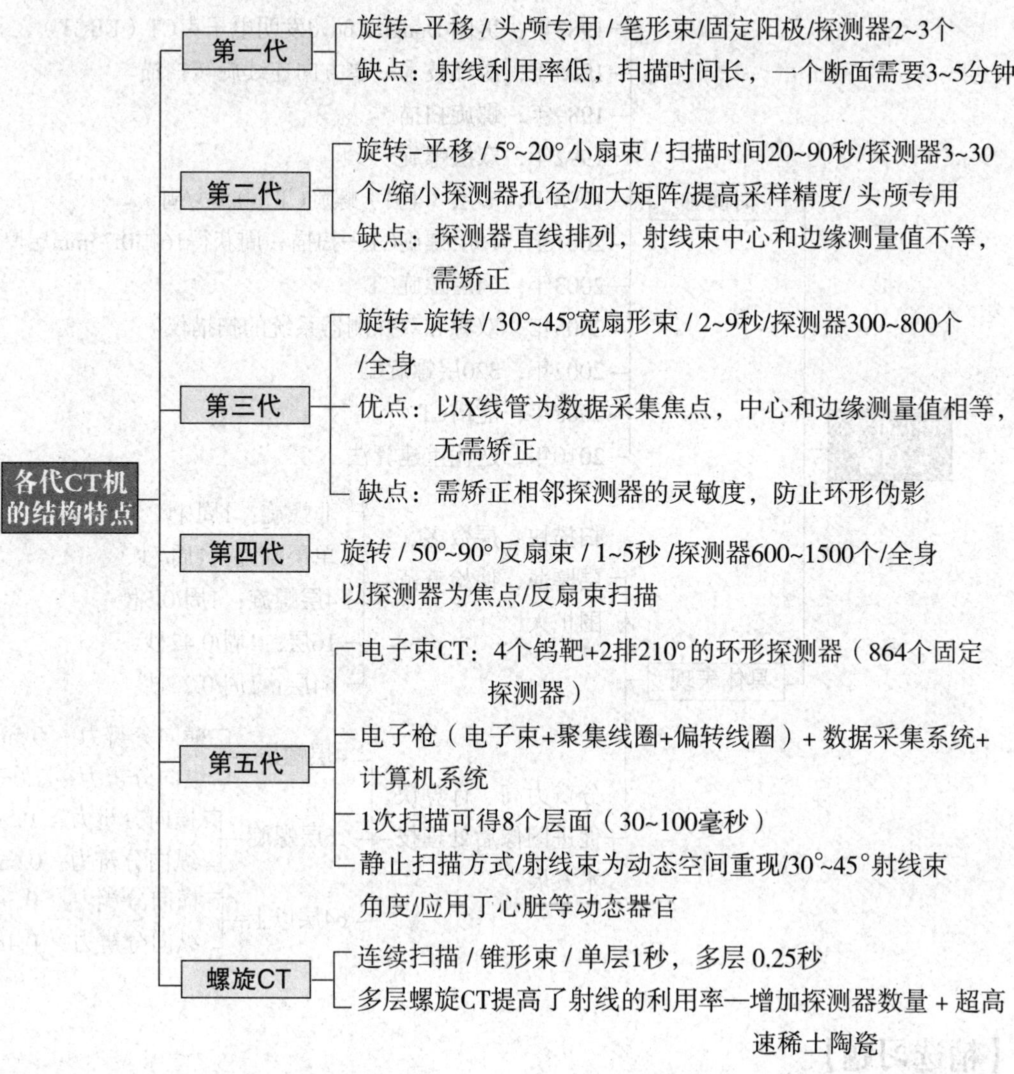
各代CT机的结构特点
第一代
旋转–平移 / 头颅专用 / 笔形束/固定阳极/探测器2~3个
缺点：射线利用率低，扫描时间长，一个断面需要3~5分钟
第二代
旋转–平移 / 5°~20° 小扇束 / 扫描时间20~90秒/探测器3~30个/缩小探测器孔径/加大矩阵/提高采样精度/ 头颅专用
缺点：探测器直线排列，射线束中心和边缘测量值不等，需矫正
第三代
旋转–旋转 / 30°~45°宽扇形束 / 2~9秒/探测器300~800个/全身
优点：以X线管为数据采集焦点，中心和边缘测量值相等，无需矫正
缺点：需矫正相邻探测器的灵敏度，防止环形伪影
第四代
旋转 / 50°~90° 反扇束 / 1~5秒 /探测器600~1500个/全身
以探测器为焦点/反扇束扫描
第五代
电子束CT：4个钨靶+2排210° 的环形探测器（864个固定探测器）
电子枪（电子束+聚集线圈+偏转线圈）+ 数据采集系统+计算机系统
1次扫描可得8个层面（30~100毫秒）
静止扫描方式/射线束为动态空间重现/30°~45° 射线束角度/应用丁心脏等动态器官
螺旋CT
连续扫描 / 锥形束 / 单层1秒，多层 0.25秒
多层螺旋CT提高了射线的利用率—增加探测器数量 + 超高速稀土陶瓷

五、CT 的发展趋势

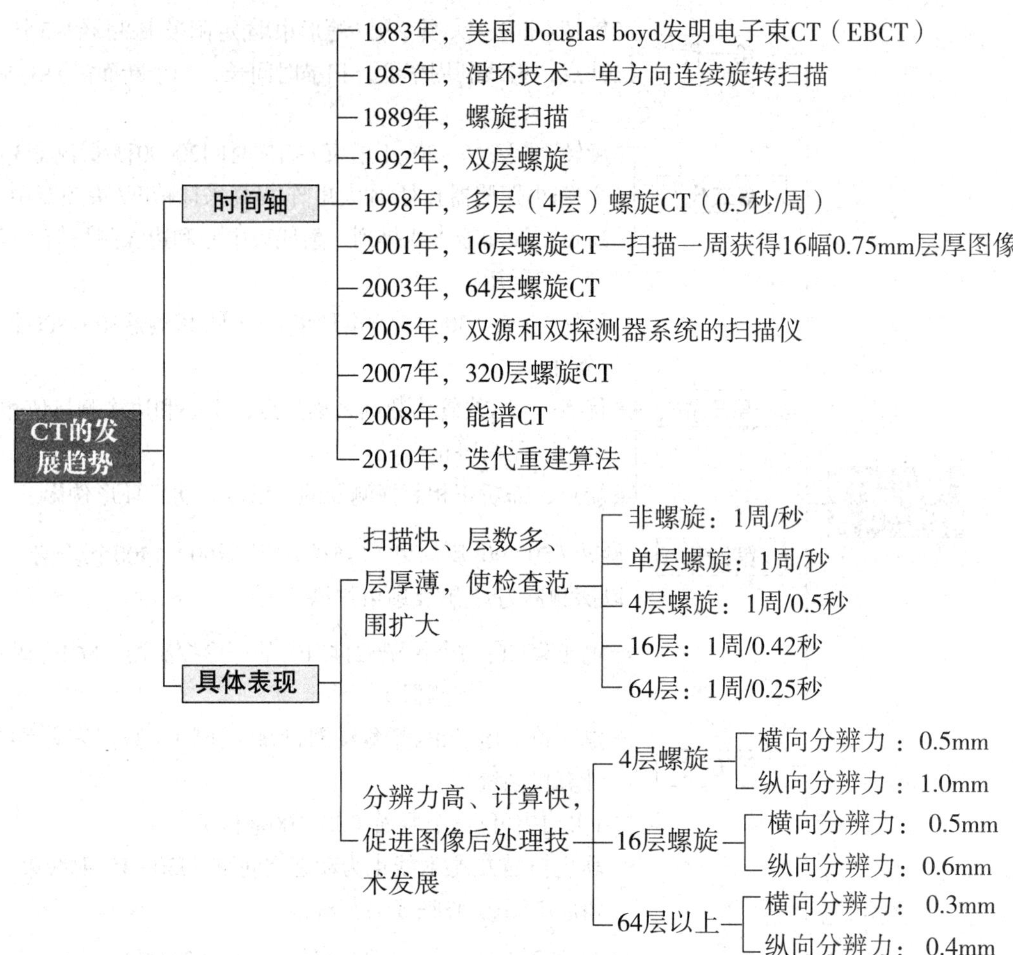
CT的发展趋势
时间轴
1983年，美国 Douglas boyd发明电子束CT（EBCT）
1985年，滑环技术—单方向连续旋转扫描
1989年，螺旋扫描
1992年，双层螺旋
1998年，多层（4层）螺旋CT（0.5秒/周）
2001年，16层螺旋CT—扫描一周获得16幅0.75mm层厚图像
2003年，64层螺旋CT
2005年，双源和双探测器系统的扫描仪
2007年，320层螺旋CT
2008年，能谱CT
2010年，迭代重建算法
具体表现
扫描快、层数多、层厚薄，使检查范围扩大
非螺旋：1周/秒
单层螺旋：1周/秒
4层螺旋：1周/0.5秒
16层：1周/0.42秒
64层：1周/0.25秒
分辨力高、计算快，促进图像后处理技术发展
4层螺旋
横向分辨力：0.5mm
纵向分辨力：1.0mm
16层螺旋
横向分辨力：0.5mm
纵向分辨力：0.6mm
64层以上
横向分辨力：0.3mm
纵向分辨力：0.4mm

【精选习题】

一、单选题

1. CT 的英文全称中“tomo”的含义是
   A. 旋转
   B. 体层
   C. 自动
   D. 成像
   E. 螺旋

答案：B

2. 最早应用于 CT 检查的部位是
   A. 四肢
   B. 脊柱
   C. 头颅
   D. 胸部
   E. 腹部

答案：C

3. CT 国际通用的英文全称是
   A. Computer Aided Tomography
   B. Computer Transaxial Tomography
   C. Computerized Tomography
   D. Computed Tomography

E. Computerized Transverse Tomography

答案：D

4. 关于 CT 的发明，哪两位教授获得了诺贝尔医学生理学奖

A. 亨斯菲尔德和莱德雷

B. 亨斯菲尔德和科马克

C. 亨斯菲尔德和安普鲁斯

D. 安普鲁斯和莱德雷

E. 安普鲁斯和科马克

答案：B

5. 下述指标中，CT 低于平片摄影的是

A. 空间分辨力

B. 密度分辨力

C. 灰度等级

D. 最大密度

E. 最小密度

答案：A

6. CT 与常规 X 线检查相比，突出的特点是

A. 空间分辨力高

B. 密度分辨力高

C. 曝光时间短

D. 病变定位、定性明确

E. 适合全身各部位检查

答案：B

7. 与常规影像设备比较，CT 具有较高的密度分辨力，它与下列哪一项无关

A. CT 图像没有重叠

B. X 线束经过准直器的高度准直

C. 采用了高灵敏度的探测器

D. 散射线较常规影像设备大幅减少

E. 能进行动态扫描

答案：E

8. CT 扫描与常规 X 线体层摄影比较，根本区别在于

A. 受检者受线量的多少

B. 定位、定性的诊断

C. 可获得冠状面、矢状面图像及空间分辨力高

D. 无层面外组织的重叠

E. 显示范围大小

答案：D

9. 第四代 CT 扫描机射线束的扇形角为

A. 5°～10°

B. 15°～20°

C. 25°～30°

D. 40°～45°

E. 50°～90°

答案：E

10. 第三代 CT 扫描机由于同步旋转扫描运动容易产生

A. 移动条纹状伪影

B. 环形伪影

C. 杯状伪影

D. 模糊伪影

E. 帽状伪影

答案：B

11. 电子束 CT 的基本结构不包括

A. 电子枪

B. 机架

C. 准直器

D. 计算机系统

E. 控制台键盘

答案：C

12. 第三代 CT 扫描机球管旋转角度为

A. 120°

B. 180°

C. 240°

D. 360°

E. 420°

答案：D

13. 超高速 CT 扫描是指

A. 螺旋 CT 扫描

B. 动态序列扫描

C. 电子束 CT 扫描

D. 薄层夹层扫描

E. 快速连续进行扫描

答案：C

14. 扫描时，探测器不动，只有球管旋转，属于第几代 CT 机
    A. 第一代 CT 机
    B. 第二代 CT 机
    C. 第三代 CT 机
    D. 第四代 CT 机
    E. 第五代 CT 机

答案：D

15. 第三代 CT 与第四代 CT 最明显的区别是
    A. 探测器改变
    B. X 线管改变
    C. 机架孔径改变
    D. 扫描方式改变
    E. 扫描时间改变

答案：D

16. 第一代 CT 扫描机的采样方式是
    A. 平移
    B. 旋转
    C. 静止扫描
    D. 平移 + 旋转 20°
    E. 旋转 + 平移

答案：E

17. 电子束 CT 扫描的触发方式，不包括
    A. 手动触发
    B. 动态触发
    C. 定时触发
    D. 心电门控触发
    E. 自动触发

答案：E

18. 第四代 CT 机的探测器数目为
    A. 300 ~ 800 个
    B. 500 ~ 1000 个
    C. 600 ~ 1200 个
    D. 600 ~ 1500 个
    E. 800 ~ 1500 个

答案：D

19. 电子束 CT 是
    A. 第一代 CT 扫描机
    B. 第二代 CT 扫描机
    C. 第三代 CT 扫描机
    D. 第四代 CT 扫描机
    E. 第五代 CT 扫描机

答案：E

20. 4 层螺旋 CT 出现的年代是
    A. 1989 年
    B. 1990 年
    C. 1992 年
    D. 1995 年
    E. 1998 年

答案：E

21. 与普通 X 线检查比较，不属于 CT 特点的是
    A. X 线散射线少
    B. 可进行图像后处理
    C. 空间分辨力高
    D. 无其他组织器官重叠
    E. 真正的断面图像

答案：C

第二节　专用和临床研究型 CT 扫描仪

核心考点	掌握	熟悉	了解
1. CT 透视扫描仪			√
2. 电子束 CT 扫描仪			√
3. 动态空间重建扫描仪			
4. 移动式 CT 扫描仪			√
5. 微型 CT 扫描仪			√
6. 双源 CT 扫描仪	√		

一、CT 透视扫描仪

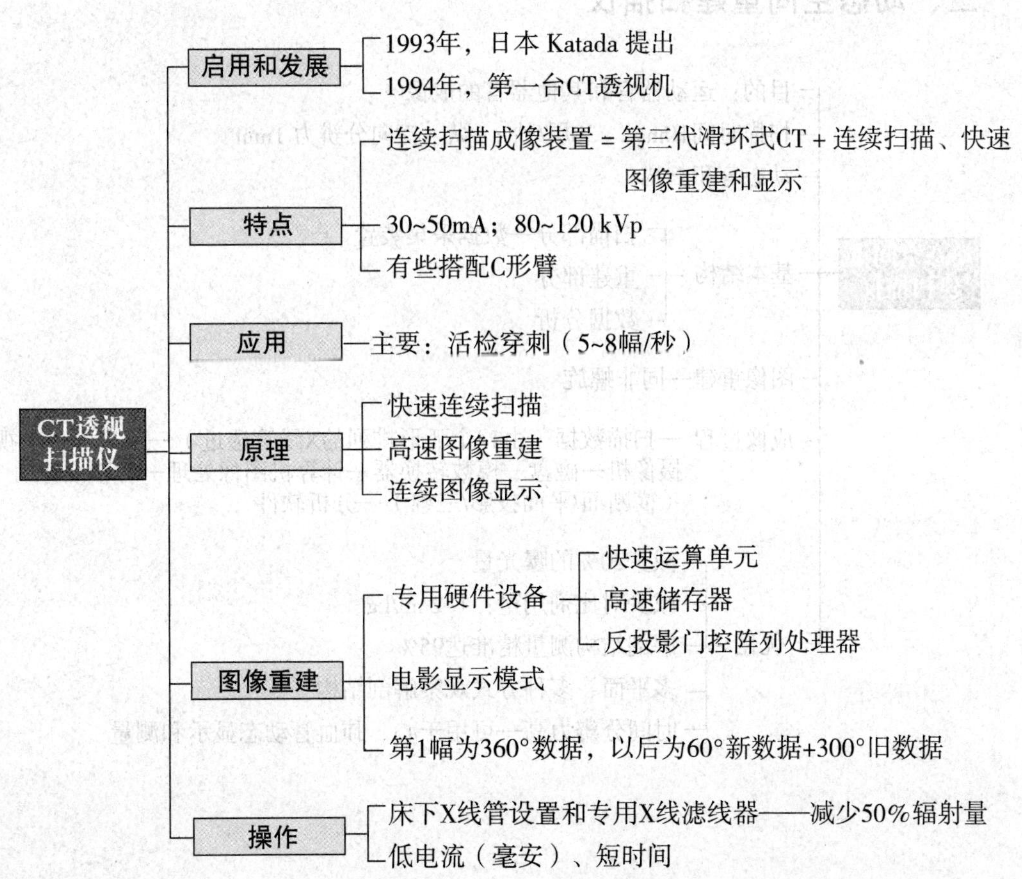

CT透视扫描仪
启用和发展
1993年，日本 Katada 提出
1994年，第一台CT透视机
特点
连续扫描成像装置 = 第三代滑环式CT + 连续扫描、快速图像重建和显示
30~50mA；80~120 kVp
有些搭配C形臂
应用
主要：活检穿刺（5~8幅/秒）
原理
快速连续扫描
高速图像重建
连续图像显示
图像重建
专用硬件设备
快速运算单元
高速储存器
反投影门控阵列处理器
电影显示模式
第1幅为360°数据，以后为60°新数据+300°旧数据
操作
床下X线管设置和专用X线滤线器——减少50%辐射量
低电流（毫安）、短时间

二、电子束 CT 扫描仪

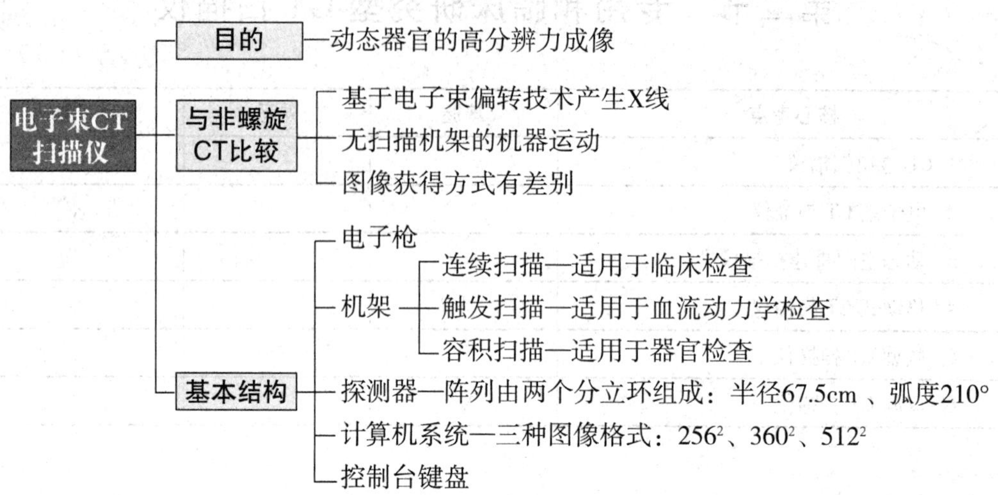
电子束CT扫描仪
目的
动态器官的高分辨力成像
与非螺旋CT比较
基于电子束偏转技术产生X线
无扫描机架的机器运动
图像获得方式有差别
基本结构
电子枪
机架
连续扫描—适用于临床检查
触发扫描—适用于血流动力学检查
容积扫描—适用于器官检查
探测器—阵列由两个分立环组成：半径67.5cm 、弧度210°
计算机系统—三种图像格式：256²、360²、512²
控制台键盘

三、动态空间重建扫描仪

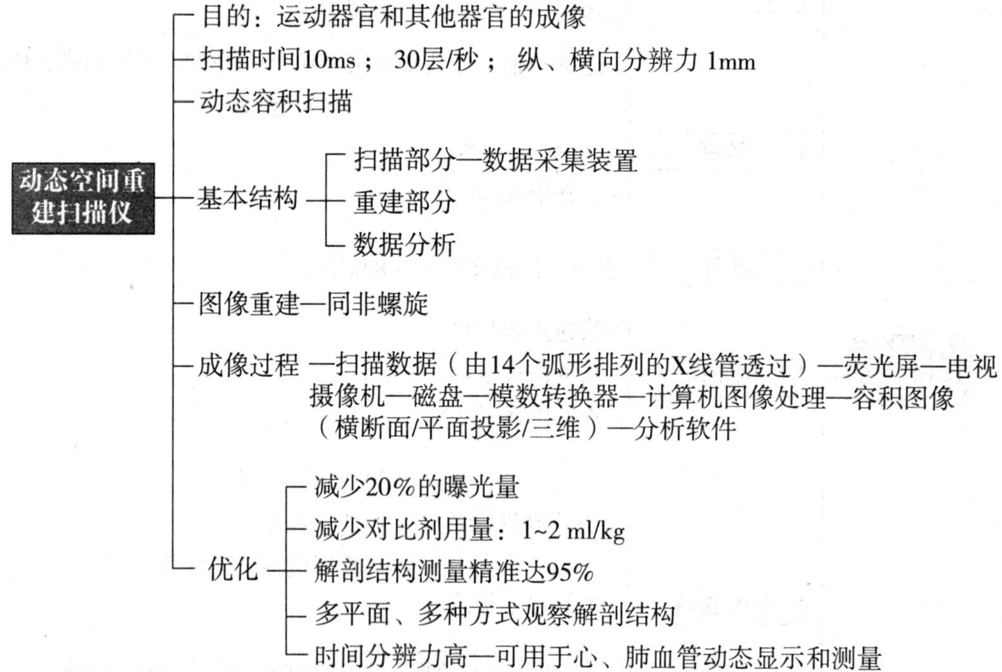
动态空间重建扫描仪
目的：运动器官和其他器官的成像
扫描时间10ms； 30层/秒； 纵、横向分辨力 1mm
动态容积扫描
基本结构
扫描部分—数据采集装置
重建部分
数据分析
图像重建—同非螺旋
成像过程 —扫描数据（由14个弧形排列的X线管透过）—荧光屏—电视摄像机—磁盘—模数转换器—计算机图像处理—容积图像（横断面/平面投影/三维）—分析软件
优化
减少20%的曝光量
减少对比剂用量：1~2 ml/kg
解剖结构测量精准达95%
多平面、多种方式观察解剖结构
时间分辨力高—可用于心、肺血管动态显示和测量

四、移动式 CT 扫描仪

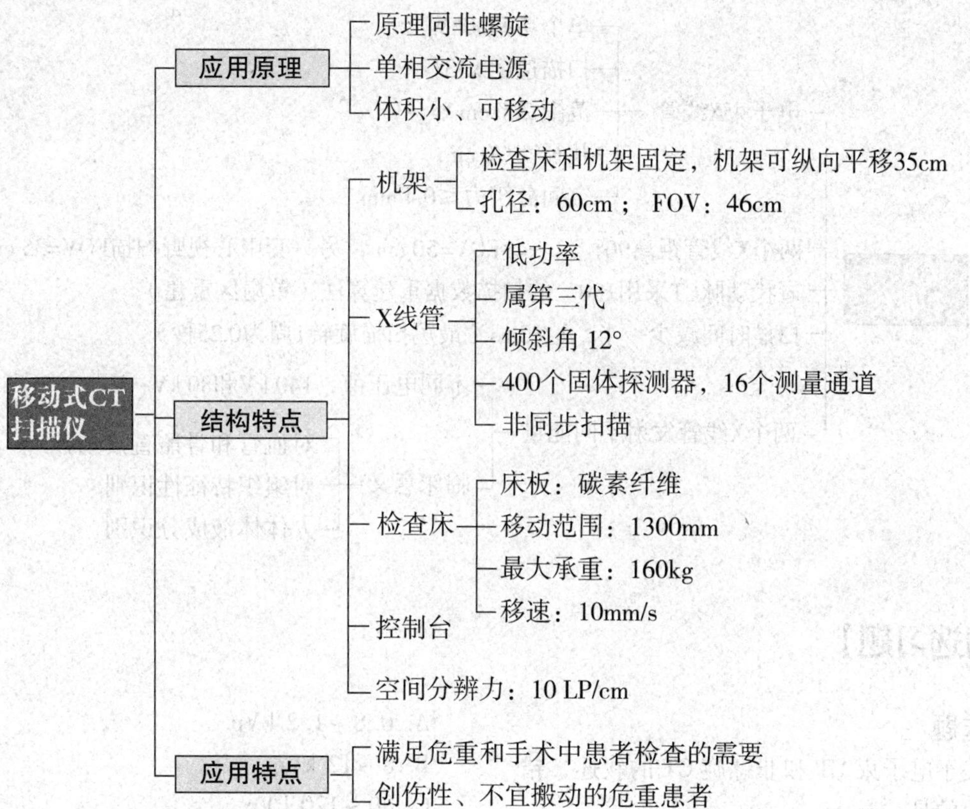
移动式CT扫描仪
应用原理
原理同非螺旋
单相交流电源
体积小、可移动
结构特点
机架
检查床和机架固定，机架可纵向平移35cm
孔径：60cm； FOV：46cm
X线管
低功率
属第三代
倾斜角 12°
400个固体探测器，16个测量通道
非同步扫描
检查床
床板：碳素纤维
移动范围：1300mm
最大承重：160kg
移速：10mm/s
控制台
空间分辨力：10 LP/cm
应用特点
满足危重和手术中患者检查的需要
创伤性、不宜搬动的危重患者

五、微型 CT 扫描仪

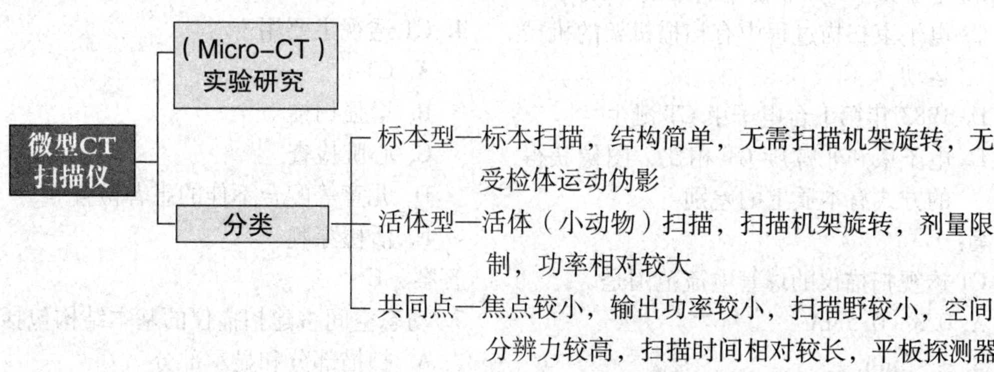
微型CT扫描仪
(Micro-CT)实验研究
分类
标本型—标本扫描，结构简单，无需扫描机架旋转，无受检体运动伪影
活体型—活体（小动物）扫描，扫描机架旋转，剂量限制，功率相对较大
共同点—焦点较小，输出功率较小，扫描野较小，空间分辨力较高，扫描时间相对较长，平板探测器

六、双源 CT 扫描仪

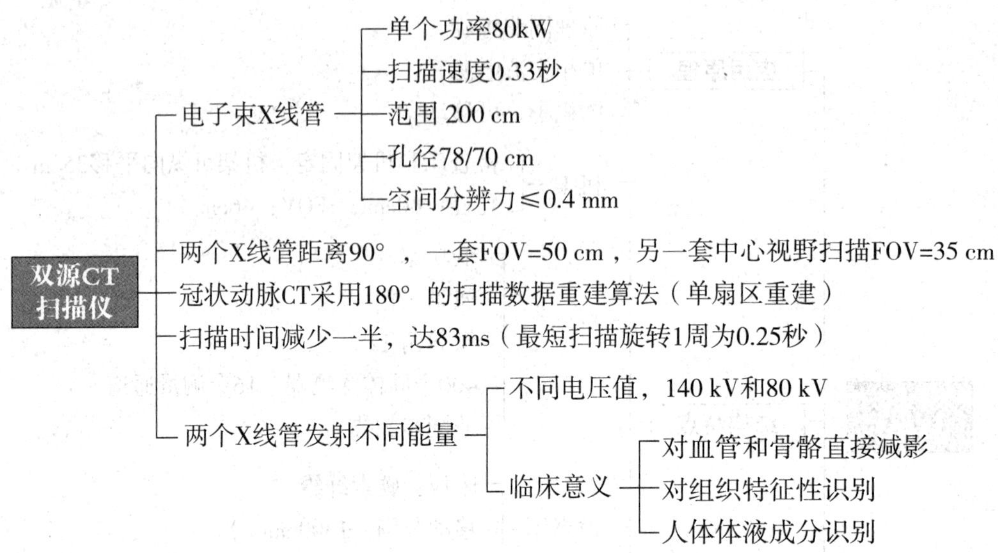
双源CT扫描仪
电子束X线管
单个功率80kW
扫描速度0.33秒
范围 200 cm
孔径78/70 cm
空间分辨力≤0.4 mm
两个X线管距离90°，一套FOV=50 cm，另一套中心视野扫描FOV=35 cm
冠状动脉CT采用180°的扫描数据重建算法（单扇区重建）
扫描时间减少一半，达83ms（最短扫描旋转1周为0.25秒）
两个X线管发射不同能量
不同电压值，140 kV和80 kV
临床意义
对血管和骨骼直接减影
对组织特征性识别
人体体液成分识别

【精选习题】

单选题

1. 关于电子束 CT 和非螺旋 CT 的叙述，错误的是
   A. 电子束 CT 是基于电子束偏转技术产生 X 线
   B. 电子束 CT 并非使用通常的 X 线球管
   C. 电子束扫描过程中有扫描机架的机械运动
   D. 1983 年第 1 台电子束 CT 诞生
   E. 电子束和非螺旋 CT 相比，图像获得的方式有本质上的差别

答案：C

2. CT 透视扫描仪的球管电流范围是
   A. 0.3 ~ 0.5mA
   B. 3 ~ 5mA
   C. 30 ~ 50mA
   D. 300 ~ 500mA
   E. 500 ~ 800mA

答案：C

3. CT 透视扫描仪的球管电压范围是
   A. 0.8 ~ 1.2 kVp
   B. 8 ~ 12 kVp
   C. 80 ~ 120 kVp
   D. 400 ~ 800 kVp
   E. 800 ~ 1200 kVp

答案：C

4. CT 透视主要用于
   A. CTA
   B. 增强扫描
   C. 心脏检查
   D. 儿童等配合不佳的患者检查
   E. 活检穿刺

答案：E

5. 动态空间重建扫描仪的基本结构包括
   A. 扫描部分和显示部分
   B. 扫描部分和重建部分
   C. 扫描部分、重建部分和数据分析部分
   D. 扫描部分和数据分析部分
   E. 显示部分和数据分析部分

答案：C

6. 双源 CT 使用高分辨力技术时的空间分辨力可达到
   A. 0.1mm
   B. 0.24mm
   C. 0.33mm
   D. 0.4mm
   E. 0.6mm

答案：B

7. 关于双源 CT 的描述，错误的是
   A. 双源 CT 的球管仍采用电子束控 X 线管
   B. 双源 CT 的 2 个球管只能同时工作，不可分别使用
   C. 双源 CT 在用于心脏成像时可比 64 层 CT 减少一半的扫描时间
   D. 双源 CT 的球管和探测器系统与 64 层 CT 相同
   E. 双源 CT 的球管总功率为 160 kW

答案：B

8. CT 透视功能主要用于
   A. 代替 X 线透视
   B. 穿刺定位
   C. 扫描前定位
   D. 定量分析
   E. 定性分析

答案：B

多选题

9. 临床已经实现的 CT 检查技术有
   A. 最快转速达 1 周/0.27 秒，探测器超过 256 层
   B. 冠脉成像无需控制心率
   C. 动脉血管虚拟内窥镜成像
   D. 全脑灌注成像
   E. 能谱成像

答案：ACDE

10. CT 透视扫描仪的特点是
   A. 快速连续扫描
   B. 高速图像重建
   C. 实时图像显示
   D. 每秒能获得 10 ~ 20 幅图像
   E. 只有第一幅图像是采用 1 次 360°扫描数据

答案：ABCE

第三节 CT 机的基本结构

核心考点	掌握	熟悉	了解
1. X 线发生装置		√	
2. X 线探测器装置		√	
3. 机械运动装置		√	
4. 计算机设备		√	
5. 图像显示及存储设备		√	

一、X 线发生装置

（一）高压发生器

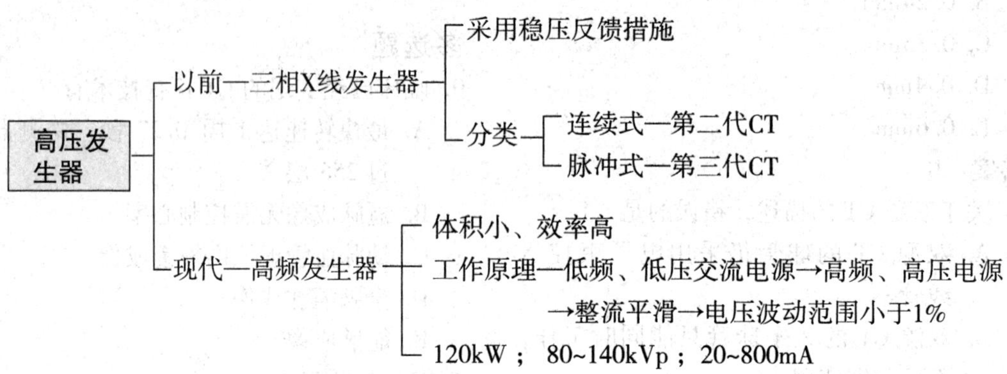
高压发生器
以前—三相X线发生器
采用稳压反馈措施
分类
连续式—第二代CT
脉冲式—第三代CT
现代—高频发生器
体积小、效率高
工作原理—低频、低压交流电源→高频、高压电源→整流平滑→电压波动范围小于1%
120kW；80~140kVp；20~800mA

（二）X 线管

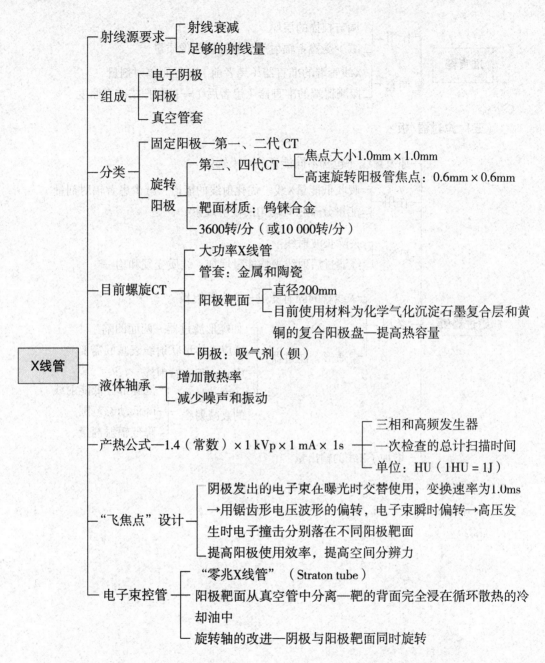

X线管

- 射线源要求
  - 射线衰减
  - 足够的射线量
- 组成
  - 电子阴极
  - 阳极
  - 真空管套
- 分类
  - 固定阳极—第一、二代 CT
  - 旋转阳极
    - 第三、四代CT
      - 焦点大小1.0mm × 1.0mm
      - 高速旋转阳极管焦点：0.6mm × 0.6mm
    - 靶面材质：钨铼合金
    - 3600转/分（或10 000转/分）
- 目前螺旋CT
  - 大功率X线管
  - 管套：金属和陶瓷
  - 阳极靶面
    - 直径200mm
    - 目前使用材料为化学气化沉淀石墨复合层和黄铜的复合阳极盘—提高热容量
  - 阴极：吸气剂（钡）
- 液体轴承
  - 增加散热率
  - 减少噪声和振动
- 产热公式—1.4（常数）× 1 kVp × 1 mA × 1s
  - 三相和高频发生器
  - 一次检查的总计扫描时间
  - 单位：HU（1HU = 1J）
- “飞焦点”设计
  - 阴极发出的电子束在曝光时交替使用，变换速率为1.0ms→用锯齿形电压波形的偏转，电子束瞬时偏转→高压发生时电子撞击分别落在不同阳极靶面
  - 提高阳极使用效率，提高空间分辨力
- 电子束控管
  - “零兆X线管”（Straton tube）
  - 阳极靶面从真空管中分离—靶的背面完全浸在循环散热的冷却油中
  - 旋转轴的改进—阴极与阳极靶面同时旋转

（三）冷却系统

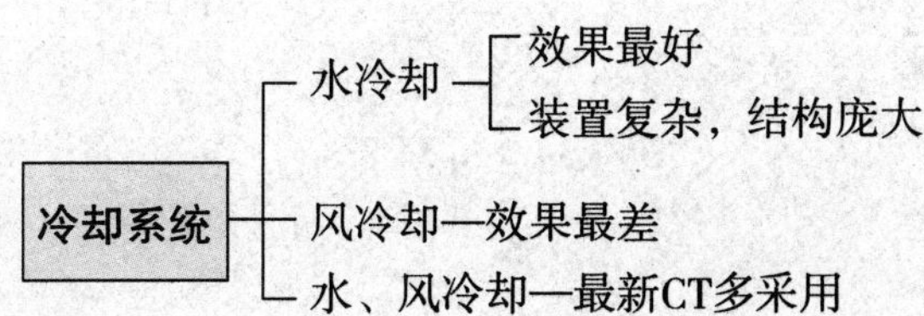
冷却系统
水冷却
效果最好
装置复杂，结构庞大
风冷却—效果最差
水、风冷却—最新CT多采用

（四）准直器

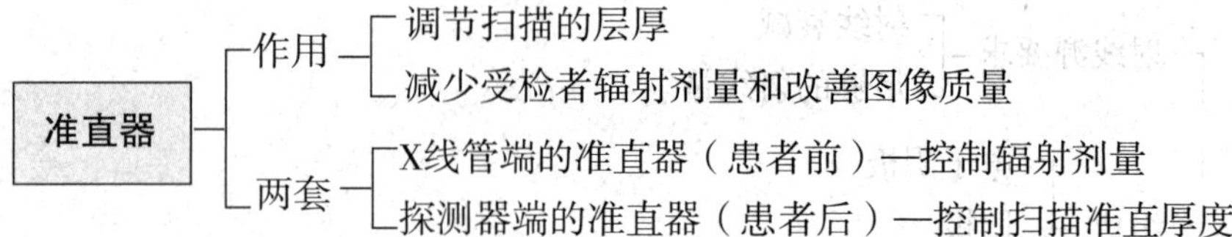
准直器
作用
调节扫描的层厚
减少受检者辐射剂量和改善图像质量
两套
X线管端的准直器（患者前）—控制辐射剂量
探测器端的准直器（患者后）—控制扫描准直厚度

（五）滤过器/板

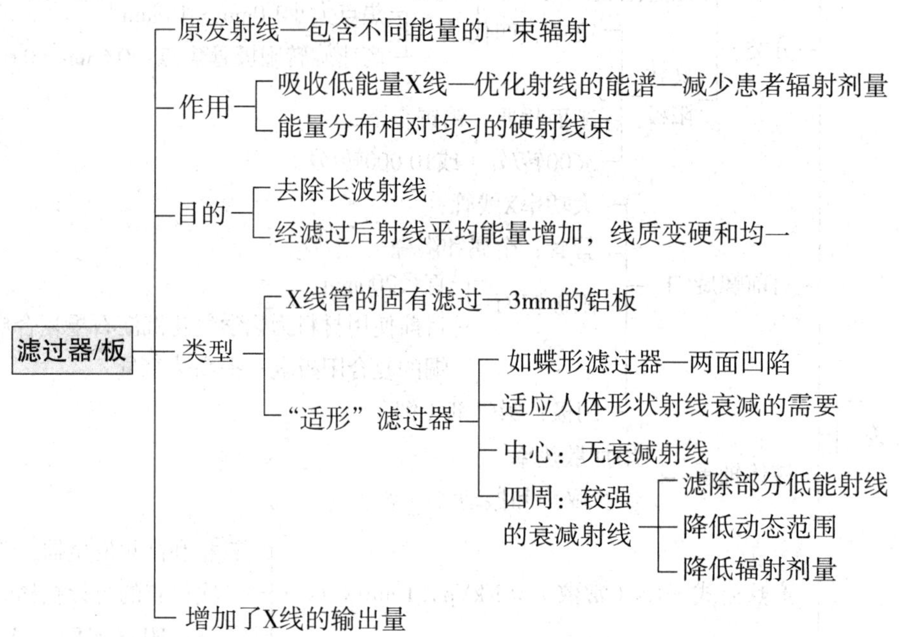
滤过器/板
原发射线—包含不同能量的一束辐射
作用
吸收低能量X线—优化射线的能谱—减少患者辐射剂量
能量分布相对均匀的硬射线束
目的
去除长波射线
经滤过后射线平均能量增加，线质变硬和均一
类型
X线管的固有滤过—3mm的铝板
“适形”滤过器
如蝶形滤过器—两面凹陷
适应人体形状射线衰减的需要
中心：无衰减射线
四周：较强的衰减射线
滤除部分低能射线
降低动态范围
降低辐射剂量
增加了X线的输出量

二、X 线探测器装置

（一）探测器

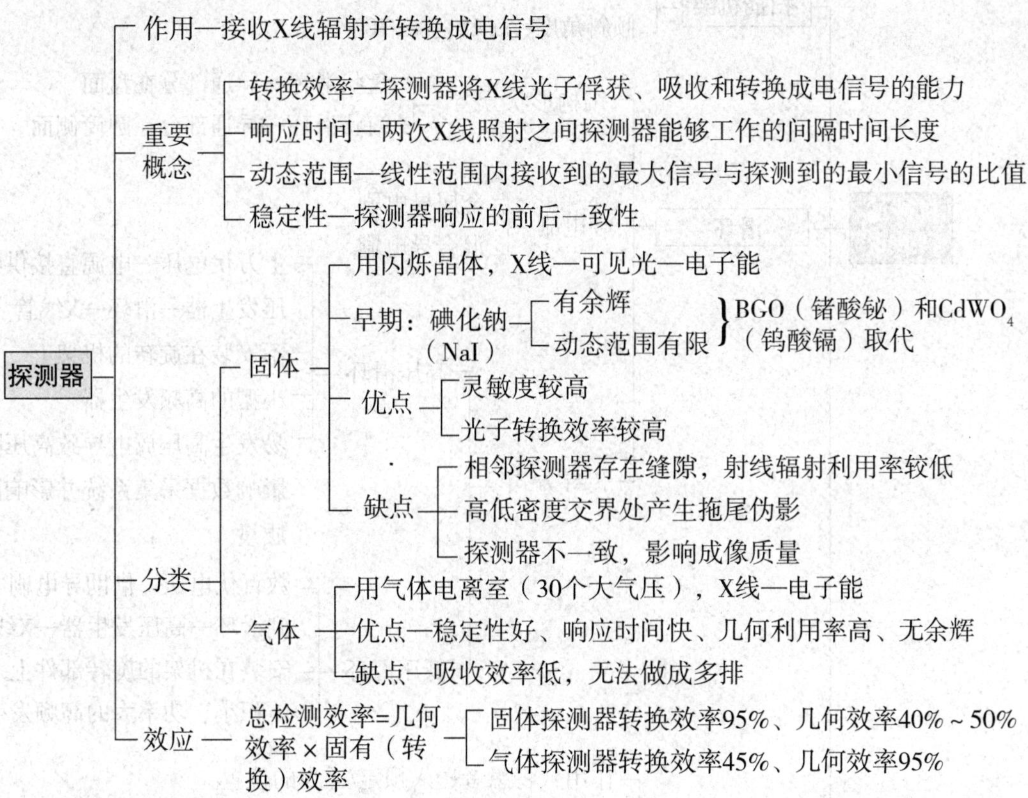
探测器
作用—接收X线辐射并转换成电信号
重要概念
转换效率—探测器将X线光子俘获、吸收和转换成电信号的能力
响应时间—两次X线照射之间探测器能够工作的间隔时间长度
动态范围—线性范围内接收到的最大信号与探测到的最小信号的比值
稳定性—探测器响应的前后一致性
分类
固体
用闪烁晶体，X线—可见光—电子能
早期：碘化钠（NaI）
有余辉
动态范围有限
BGO（锗酸铋）和CdWO4（钨酸镉）取代
优点
灵敏度较高
光子转换效率较高
缺点
相邻探测器存在缝隙，射线辐射利用率较低
高低密度交界处产生拖尾伪影
探测器不一致，影响成像质量
气体
用气体电离室（30个大气压），X线—电子能
优点—稳定性好、响应时间快、几何利用率高、无余辉
缺点—吸收效率低，无法做成多排
效应
总检测效率=几何效率×固有（转换）效率
固体探测器转换效率95%、几何效率40%～50%
气体探测器转换效率45%、几何效率95%

（二）模数、数模转换器

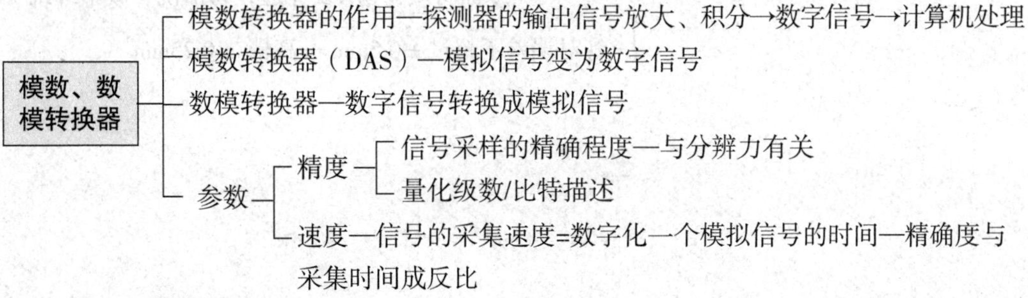
模数、数模转换器
模数转换器的作用—探测器的输出信号放大、积分→数字信号→计算机处理
模数转换器（DAS）—模拟信号变为数字信号
数模转换器—数字信号转换成模拟信号
参数
精度
信号采样的精确程度—与分辨力有关
量化级数/比特描述
速度—信号的采集速度=数字化一个模拟信号的时间—精确度与采集时间成反比

（三）数据采集系统（DAS）

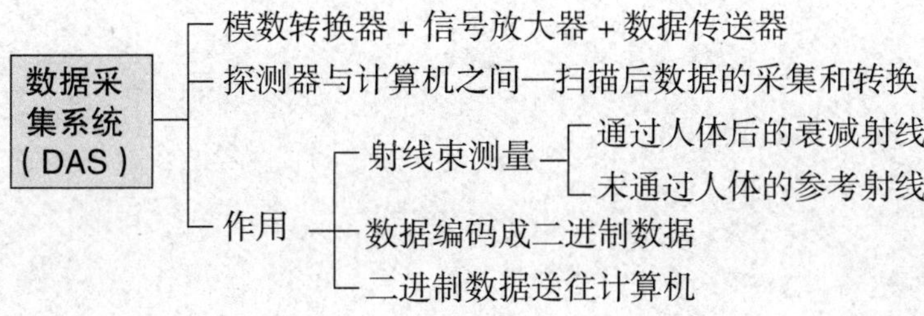
数据采集系统（DAS）
模数转换器＋信号放大器＋数据传送器
探测器与计算机之间—扫描后数据的采集和转换
作用
射线束测量
通过人体后的衰减射线
未通过人体的参考射线
数据编码成二进制数据
二进制数据送往计算机

三、机械运动装置

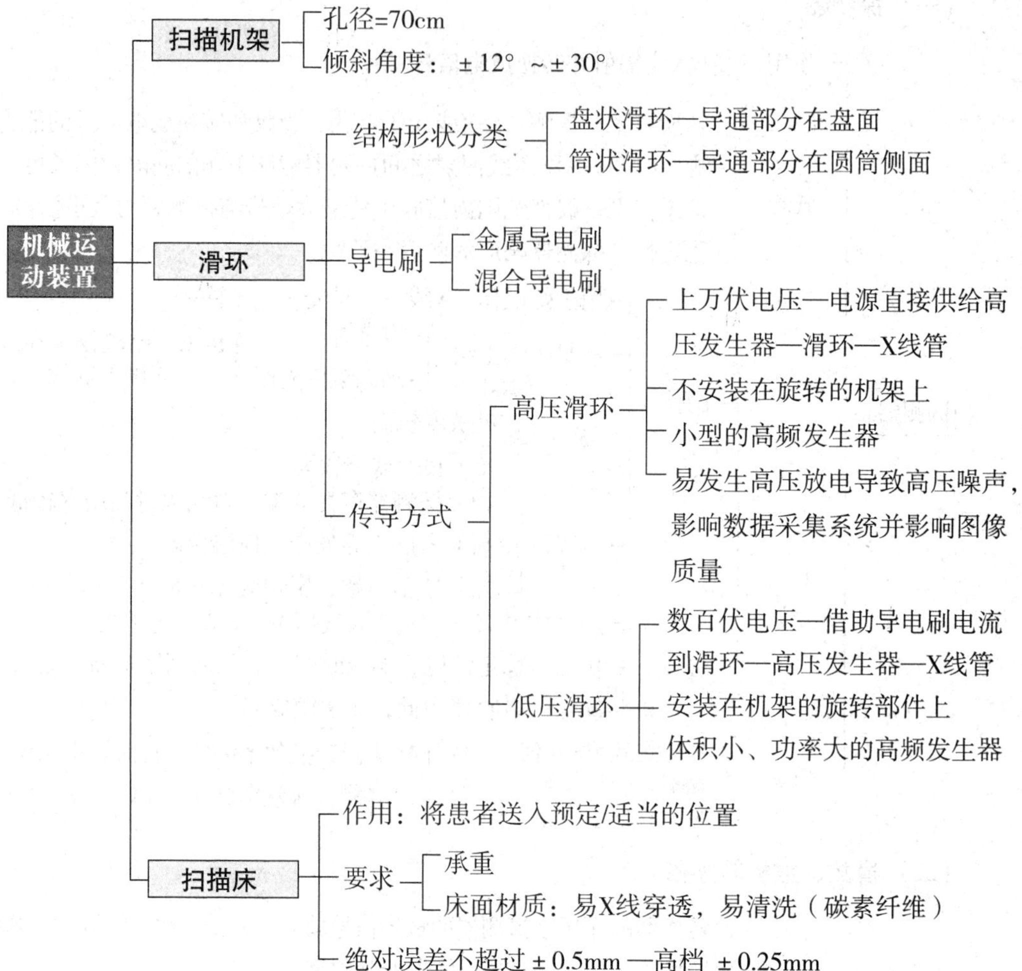
机械运动装置
扫描机架
孔径=70cm
倾斜角度：±12°～±30°
滑环
结构形状分类
盘状滑环—导通部分在盘面
筒状滑环—导通部分在圆筒侧面
导电刷
金属导电刷
混合导电刷
传导方式
高压滑环
上万伏电压—电源直接供给高压发生器—滑环—X线管
不安装在旋转的机架上
小型的高频发生器
易发生高压放电导致高压噪声，影响数据采集系统并影响图像质量
低压滑环
数百伏电压—借助导电刷电流到滑环—高压发生器—X线管
安装在机架的旋转部件上
体积小、功率大的高频发生器
扫描床
作用：将患者送入预定/适当的位置
要求
承重
床面材质：易X线穿透，易清洗（碳素纤维）
绝对误差不超过±0.5mm—高档 ±0.25mm

四、计算机设备

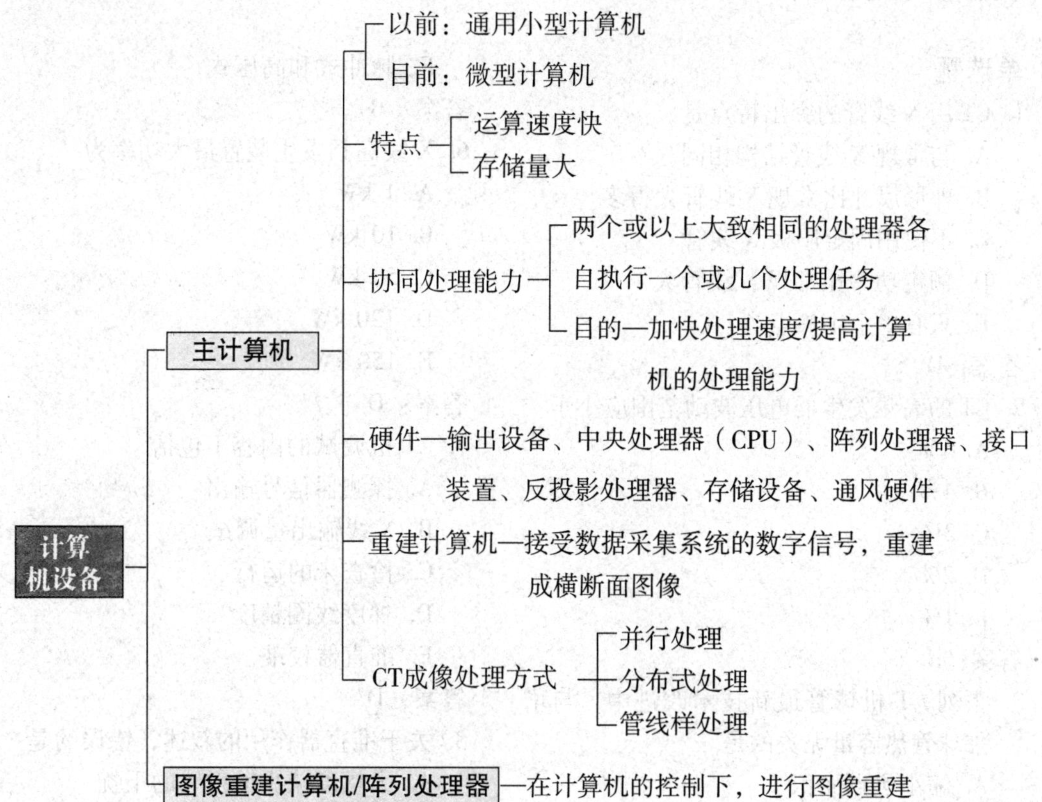

计算机设备
主计算机
以前：通用小型计算机
目前：微型计算机
特点
运算速度快
存储量大
协同处理能力
两个或以上大致相同的处理器各
自执行一个或几个处理任务
目的—加快处理速度/提高计算
机的处理能力
硬件—输出设备、中央处理器（CPU）、阵列处理器、接口
装置、反投影处理器、存储设备、通风硬件
重建计算机—接受数据采集系统的数字信号，重建
成横断面图像
CT成像处理方式
并行处理
分布式处理
管线样处理
图像重建计算机/阵列处理器
—在计算机的控制下，进行图像重建

五、图像显示及存储装置

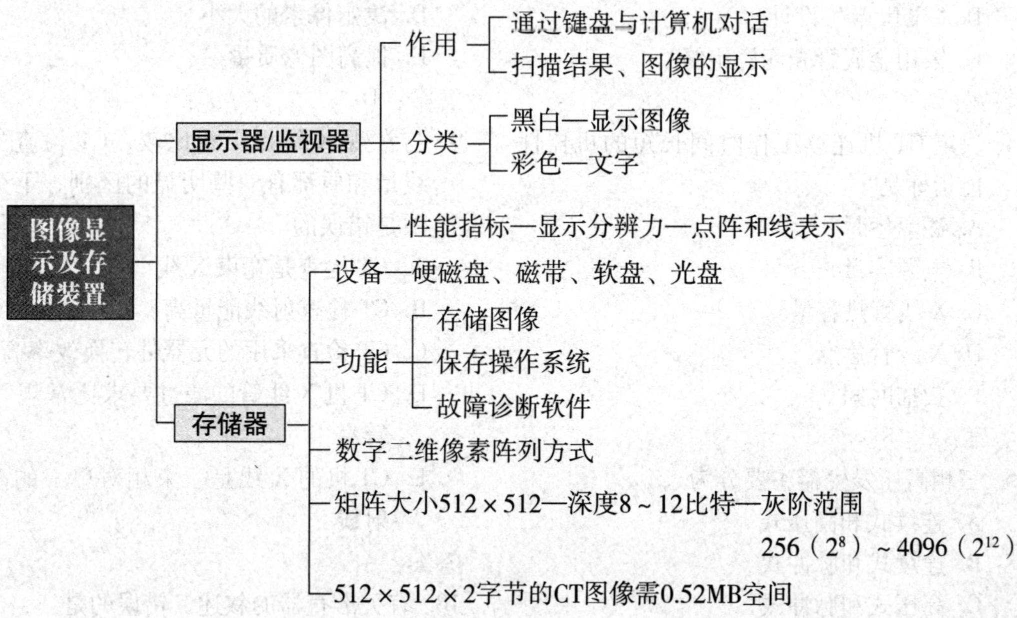

图像显示及存储装置
显示器/监视器
作用
通过键盘与计算机对话
扫描结果、图像的显示
分类
黑白—显示图像
彩色—文字
性能指标—显示分辨力—点阵和线表示
存储器
设备—硬磁盘、磁带、软盘、光盘
功能
存储图像
保存操作系统
故障诊断软件
数字二维像素阵列方式
矩阵大小512×512—深度8～12比特—灰阶范围
256（2^8）～4096（2^12）
512×512×2字节的CT图像需0.52MB空间

【精选习题】

单选题

1. CT 用 X 线管的突出特点是
   A. 与常规 X 线管结构相同
   B. 外形尺寸比常规 X 线管大得多
   C. 不使用固定阳极 X 线管
   D. 额定功率比常规 X 线管大
   E. 只有单一小焦点

答案：D

2. CT 的高频发生器电压波动范围应小于
   A. 5%
   B. 4%
   C. 3%
   D. 2%
   E. 1%

答案：E

3. 下列 CT 机球管最新技术改进中，与增加球管热容量无关的是
   A. 缩小焦点面积
   B. 液态金属轴承
   C. 加大阳极靶直径
   D. “飞焦点”设计
   E. 采用金属管壳陶瓷绝缘

答案：A

4. 决定 CT 机连续工作时间长短的机器性能指标是
   A. 磁盘容量
   B. 电源容量
   C. X 线管热容量
   D. X 线管焦点
   E. 扫描时间

答案：C

5. 三相高压发生器主要分为
   A. 连续式和高压式
   B. 连续式和脉冲式
   C. 高压式和脉冲式
   D. 电离式和电压式
   E. 脉冲式和高压式

答案：B

6. X 线高频发生装置最大功率为
   A. 1 kW
   B. 10 kW
   C. 50 kW
   D. 120 kW
   E. 150 kW

答案：D

7. CT 机调试的内容不包括
   A. 探测器信号输出
   B. X 线输出量调试
   C. 检查床的运行
   D. 梯度线圈精度
   E. 准直器校准

答案：D

8. 关于准直器作用的叙述，错误的是
   A. 大幅度减少散射线的干扰
   B. 决定扫描层的厚度
   C. 减少受检者的放射剂量
   D. 决定像素的大小
   E. 提高图像质量

答案：D

9. 与常规 X 线摄影相比较，CT 检查的 X 线量和质都有一些明显的区别，下列哪项是错误的
   A. CT 检查是宽束 X 线
   B. CT 检查射线能量高
   C. CT 检查采用的元器件转换效率高
   D. CT 机 X 线管的滤过要求比常规 X 线管高
   E. CT 机的 X 线是一束相对单一的高能射线

答案：A

10. 有关准直器的叙述，错误的是
   A. 准直器窗口呈狭缝状态

B. 准直器位于X线管窗口前端
C. 准直器狭缝宽度决定扫描层厚
D. 准直器狭缝宽度决定扫描层距
E. 准直器狭缝宽度决定线束宽度

答案：D

11. 高档扫描架的倾斜角度达
A. ±15°
B. ±20°
C. ±25°
D. ±30°
E. ±35°

答案：D

12. 在滑环结构上，固定部分和旋转部分正确的是
A. 固定部分是X线球管、计算机和初级高压发生器，旋转部分是前端存储器、探测器系统和次级高压发生器
B. 固定部分是前端存储器、探测器系统和初级高压发生器，旋转部分是X线球管、计算机和次级高压发生器
C. 固定部分是前端存储器、计算机和次级高压发生器，旋转部分是X线球管、探测器系统和初级高压发生器
D. 固定部分是前端存储器、计算机和初级高压发生器，旋转部分是X线球管、探测器系统和次级高压发生器
E. 固定部分是前端存储器、探测器系统和次级高压发生器，旋转部分是X线球管、计算机和初级高压发生器

答案：D

13. 滑环技术的主要特点是
A. 连续曝光
B. 连续采集
C. 单向连续旋转
D. 床面连续移动
E. 高压发生器连续旋转

答案：C

14. 关于扫描床的叙述，不正确的是
A. 扫描床面由碳素纤维增强塑料制成
B. 床面承重达200 kg
C. 床面行程有较大活动范围，一般为200cm
D. 扫描床有互锁功能
E. 扫描床可以上下左右移动

答案：E

15. 与图像显示上下位置偏移有关的操作是
A. 受检者体位设计左右偏移
B. 扫描机架倾斜角过大
C. 床面升降调节有误
D. 床面进出调节有误
E. 扫描野选择有误

答案：C

16. 固体探测器的转换率约为
A. 45%
B. 80%
C. 85%
D. 90%
E. 95%

答案：E

17. 气体探测器的转换率约为
A. 45%
B. 80%
C. 85%
D. 90%
E. 95%

答案：A

18. 气体探测器的几何效率约为
A. 45%
B. 80%
C. 85%
D. 90%
E. 95%

答案：E

19. 气体探测器主要采用

A. 氮气

B. 氢气

C. 氖气

D. 氩气

E. 氙气

答案：E

20. 探测器的动态范围是指

A. 最大密度与最小密度之间的比值

B. 最大空间分辨力与最小空间分辨力之间的比值

C. 最大 CT 值与最小 CT 值之间的比值

D. 最大层厚与最小层厚之间的比值

E. 最大的响应值与最小可探测值之间的比值

答案：E

21. 将射线能量转换为可供记录的电信号的装置是

A. 滤过器

B. 探测器

C. 准直器

D. A/D 转换器

E. 显示器

答案：B

22. 关于 CT 机内 X 线探测器必备性能，错误的叙述是

A. 体积大，灵敏度高

B. 对 X 线射线能量具有良好的吸收能力

C. 对较大范围的 X 线强度具有良好的反应能力及均匀性

D. 残光少且恢复常态的时间快

E. 工作性能稳定，有良好的再现性且使用寿命长

答案：A

23. 固体探测器的主要优点是

A. 相邻的探测器之间存在缝隙

B. 有较高的光子转换效率

C. 晶体发光后余辉较长

D. 整个阵列中的各个探测器不易做得完全一致

E. 对 X 线的不感应区较大

答案：B

24. 根据 CT 的工作原理，X 线穿透人体后首先被下列哪部分接收

A. 计算机

B. 阵列处理机

C. 探测器

D. 磁盘

E. 照相机

答案：C

25. 关于 CT 成像过程的叙述，错误的是

A. 计算机只能接受数字量进行运算

B. 计算机运算结果只能以数字量输出

C. 从时间到数值都连续变化的物理量称模拟量

D. A/D 和 D/A 转换器是计算机控制系统中联系外界的重要部件

E. A/D 转换实现数字信号到模拟信号的转换

答案：E

26. CT 机采样系统内的部件不包括

A. 扫描机架

B. 探测器

C. X 线管

D. 数模转换器（D/A）

E. 模数转换器（A/D）

答案：D

27. CT 机将电信号转变为数字信号的器件是

A. 探测器

B. 准直器

C. 陈列处理机

D. A/D 转换器

E. D/A 转换器

答案：D

28. CT 机影像工作站承担的工作不包括

A. 显示 CT 图像
B. 与主机计算机进行数据交流
C. 各种图像诊断软件的操作
D. 进行激光片拍摄
E. 处理扫描原始数据

答案：E

29. 阵列处理机的主要任务是
A. 进行图像重建处理
B. 控制和监视扫描过程
C. 设备故障的诊断和分析
D. 存储已重建完的图像
E. 采集扫描的原始数据

答案：A

30. CT 影像形成与传递经过，正确的是
A. X 线源—人体—准直器—探测器—重建—A/D—显示
B. X 线源—准直器—人体—准直器—探测器—A/D—重建—显示
C. X 线源—人体—准直器—A/D—探测器—重建—显示
D. X 线源—准直器—人体—探测器—重建—A/D—显示
E. X 线源—人体—准直器—探测器—A/D—显示

答案：B

31. CT 扫描成像基本步骤中，不包括
A. 产生 X 线
B. 采集数据
C. 重建图像
D. 显示图像
E. 图像后处理

答案：E

32. 专用图像重建处理的硬件设备主要有
A. 快速运算单元、高速存储器和电影显示模式
B. 高速存储器、反投影门控阵列处理器和电影显示模式
C. 快速运算单元、高速存储器和反投影门控阵列处理器
D. 快速运算单元、反投影门控阵列处理器、电影显示模式
E. 快速运算单元和高速存储器

答案：C

33. 显示器图像的畸变大多由下列哪一项引起
A. 受检者扫描中造成的运动伪影
B. 设备的老化
C. 探测器部分损坏
D. 噪声过大
E. 电压波动或非线性造成

答案：E

34. 实现人机对话的系统是
A. 扫描系统
B. 图像处理系统
C. 视频显示系统
D. 电视组件系统
E. 软盘系统

答案：C

35. CT 机主计算机的功能不包括
A. 进行 CT 值校正及插值处理
B. 控制和监视扫描过程
C. 进行故障诊断和分析
D. 控制自动洗片机程序
E. 控制图像重建程序

答案：D

36. 高压滑环与低压滑环技术的区别不包括
A. 低压滑环的高压发生器安装在机架内
B. 低压滑环机架内的高压发生器与球管一起旋转
C. 高压滑环的高压发生器安装在扫描机架外
D. 高压滑环的高压发生器不与球管一起旋转
E. 无球管的启动、加速、减速、停止的过程

答案：E

37. 有关 CT 数据采集通道的叙述，错误的是
    A. 非螺旋 CT 没有数据采集通道
    B. 单层螺旋 CT 只有一个数据采集通道
    C. 多层螺旋 CT 有多个数据采集通道
    D. 数据采集通道又称数据采集系统
    E. 多个数据采集通道可进行不同的组合

答案：A

38. 关于磁盘机的叙述，错误的是
    A. 对防尘要求高
    B. 可存储 RIS 系统数据
    C. 可存储原始扫描数据
    D. 可存储系统操作软件
    E. 可作光盘传送数据的中介

答案：B

多选题

39. CT 滤过器的作用在于
    A. 吸收低能量 X 线
    B. 优化射线能谱
    C. 减少受检者的照射剂量
    D. 使射线能量分布均匀
    E. 变成近似单一的硬射线

答案：ABCDE

第二章　CT 成像原理

第一节　CT 成像的基本原理

核心考点	掌握	熟悉	了解
1. CT 与普通 X 线摄影的差异	√		
2. X 线的衰减与衰减系数	√		
3. CT 数据采集基本原理	√		
4. CT 值的计算和人体组织 CT 值	√		
5. CT 窗口技术	√		

一、CT与普通X线摄影比较

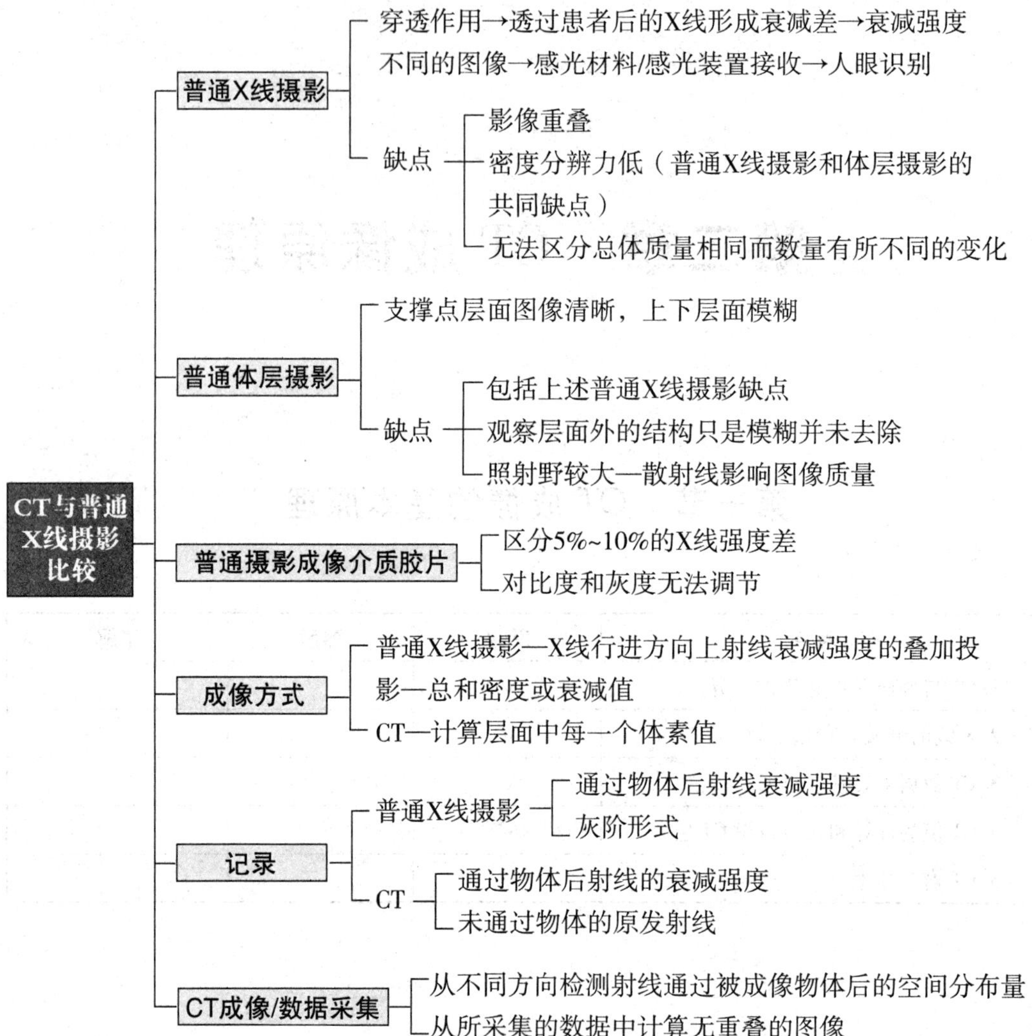

CT与普通X线摄影比较
普通X线摄影
穿透作用→透过患者后的X线形成衰减差→衰减强度
不同的图像→感光材料/感光装置接收→人眼识别
缺点
影像重叠
密度分辨力低（普通X线摄影和体层摄影的共同缺点）
无法区分总体质量相同而数量有所不同的变化
普通体层摄影
支撑点层面图像清晰，上下层面模糊
缺点
包括上述普通X线摄影缺点
观察层面外的结构只是模糊并未去除
照射野较大—散射线影响图像质量
普通摄影成像介质胶片
区分5%~10%的X线强度差
对比度和灰度无法调节
成像方式
普通X线摄影—X线行进方向上射线衰减强度的叠加投影—总和密度或衰减值
CT—计算层面中每一个体素值
记录
普通X线摄影
通过物体后射线衰减强度
灰阶形式
CT
通过物体后射线的衰减强度
未通过物体的原发射线
CT成像/数据采集
从不同方向检测射线通过被成像物体后的空间分布量
从所采集的数据中计算无重叠的图像

二、X 线的衰减和衰减系数

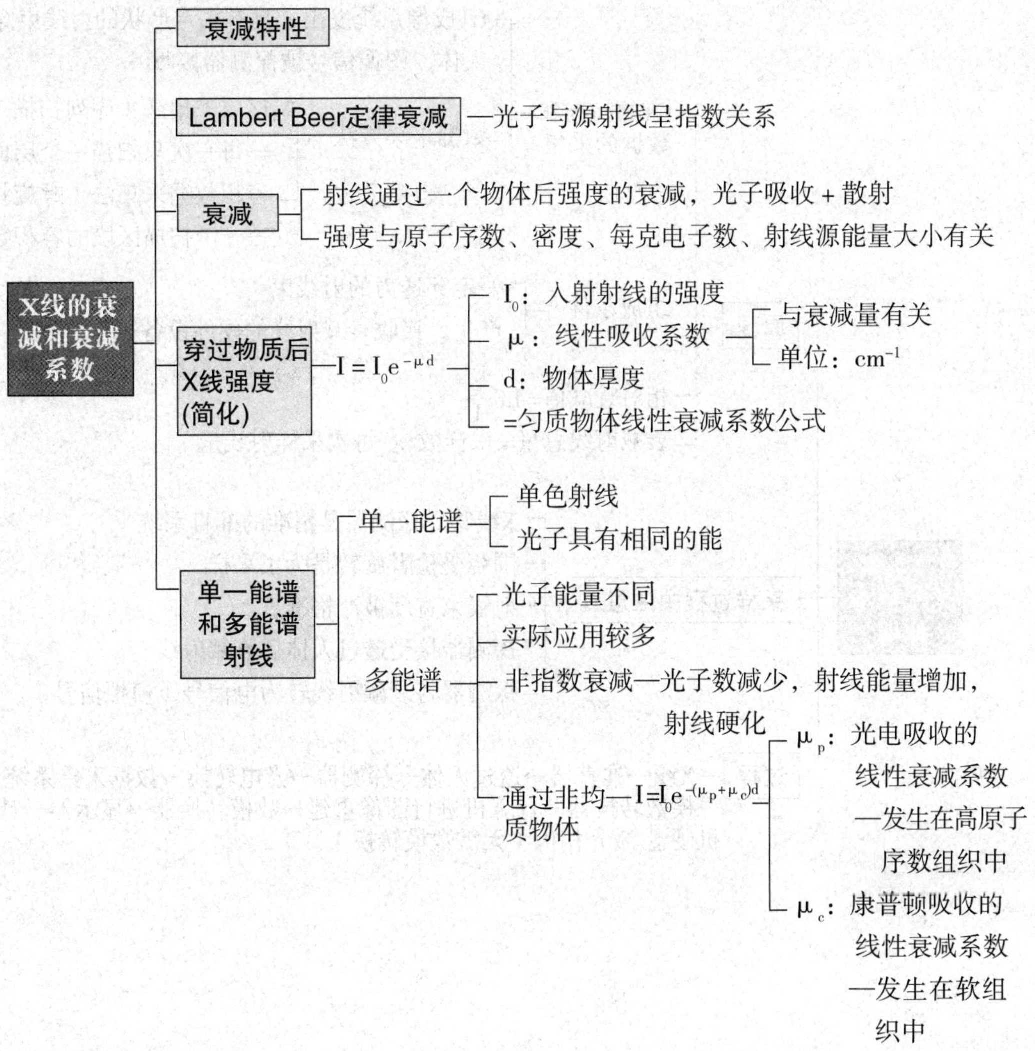
X线的衰减和衰减系数
衰减特性
Lambert Beer定律衰减
—光子与源射线呈指数关系
衰减
射线通过一个物体后强度的衰减，光子吸收 + 散射
强度与原子序数、密度、每克电子数、射线源能量大小有关
穿过物质后X线强度(简化)
$I = I_0e^{-\mu d}$
I_0：入射射线的强度
μ：线性吸收系数
与衰减量有关
单位：cm^{-1}
d：物体厚度
=匀质物体线性衰减系数公式
单一能谱和多能谱射线
单一能谱
单色射线
光子具有相同的能
多能谱
光子能量不同
实际应用较多
非指数衰减—光子数减少，射线能量增加，射线硬化
通过非均质物体—$I=I_0e^{-(\mu_p+\mu_c)d}$
μ_p：光电吸收的线性衰减系数—发生在高原子序数组织中
μ_c：康普顿吸收的线性衰减系数—发生在软组织中

三、CT 数据采集基本原理

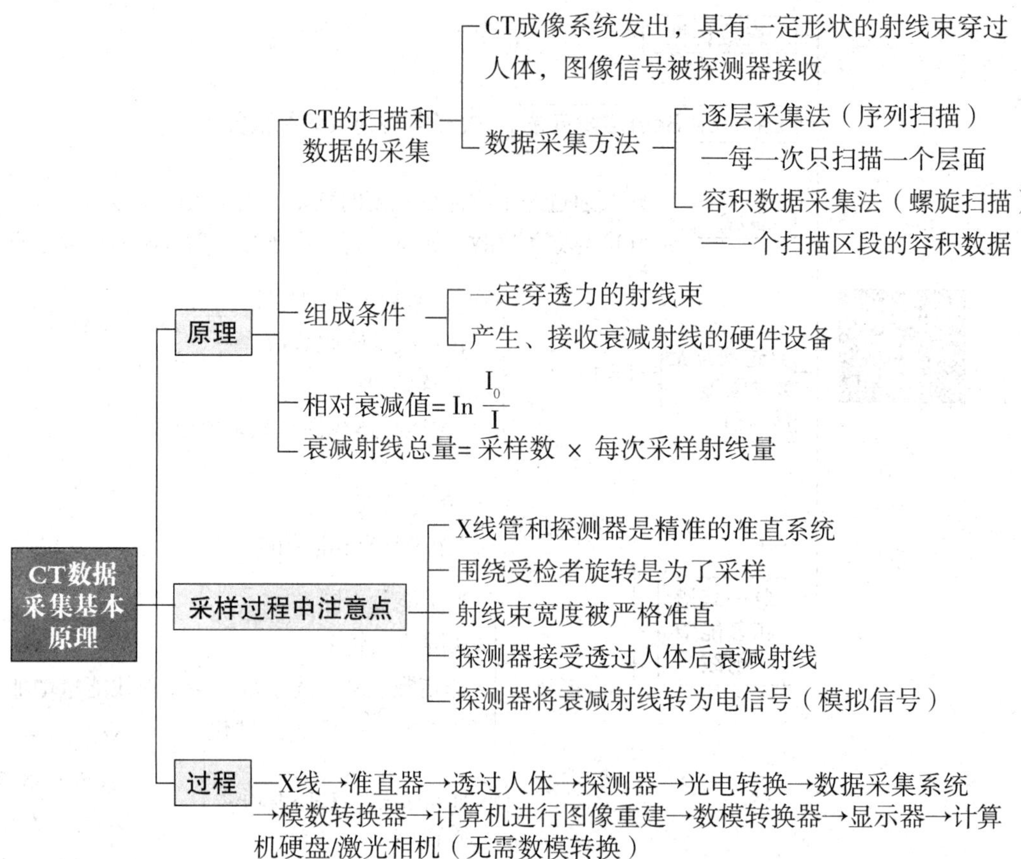
CT数据采集基本原理
原理
CT的扫描和数据的采集
CT成像系统发出，具有一定形状的射线束穿过人体，图像信号被探测器接收
数据采集方法
逐层采集法（序列扫描）—每一次只扫描一个层面
容积数据采集法（螺旋扫描）—一个扫描区段的容积数据
组成条件
一定穿透力的射线束
产生、接收衰减射线的硬件设备
相对衰减值= In $\frac{I_0}{I}$
衰减射线总量= 采样数 × 每次采样射线量
采样过程中注意点
X线管和探测器是精准的准直系统
围绕受检者旋转是为了采样
射线束宽度被严格准直
探测器接受透过人体后衰减射线
探测器将衰减射线转为电信号（模拟信号）
过程
X线→准直器→透过人体→探测器→光电转换→数据采集系统→模数转换器→计算机进行图像重建→数模转换器→显示器→计算机硬盘/激光相机（无需数模转换）

四、CT 值的计算和人体组织 CT 值

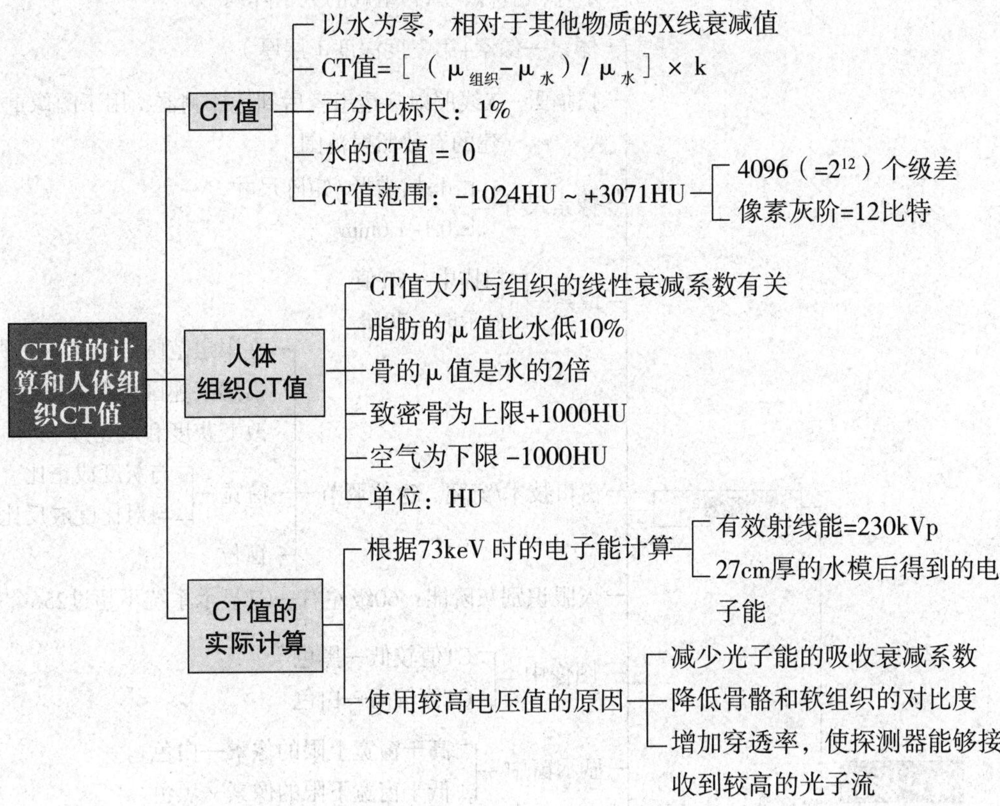
CT值的计算和人体组织CT值
CT值
以水为零，相对于其他物质的X线衰减值
CT值=［（μ组织−μ水）/ μ水］× k
百分比标尺：1%
水的CT值 = 0
CT值范围：−1024HU ~ +3071HU
4096（=2¹²）个级差
像素灰阶=12比特
人体组织CT值
CT值大小与组织的线性衰减系数有关
脂肪的μ值比水低10%
骨的μ值是水的2倍
致密骨为上限+1000HU
空气为下限 −1000HU
单位：HU
CT值的实际计算
根据73keV 时的电子能计算
有效射线能=230kVp
27cm厚的水模后得到的电子能
使用较高电压值的原因
减少光子能的吸收衰减系数
降低骨骼和软组织的对比度
增加穿透率，使探测器能够接收到较高的光子流

五、CT 窗口技术

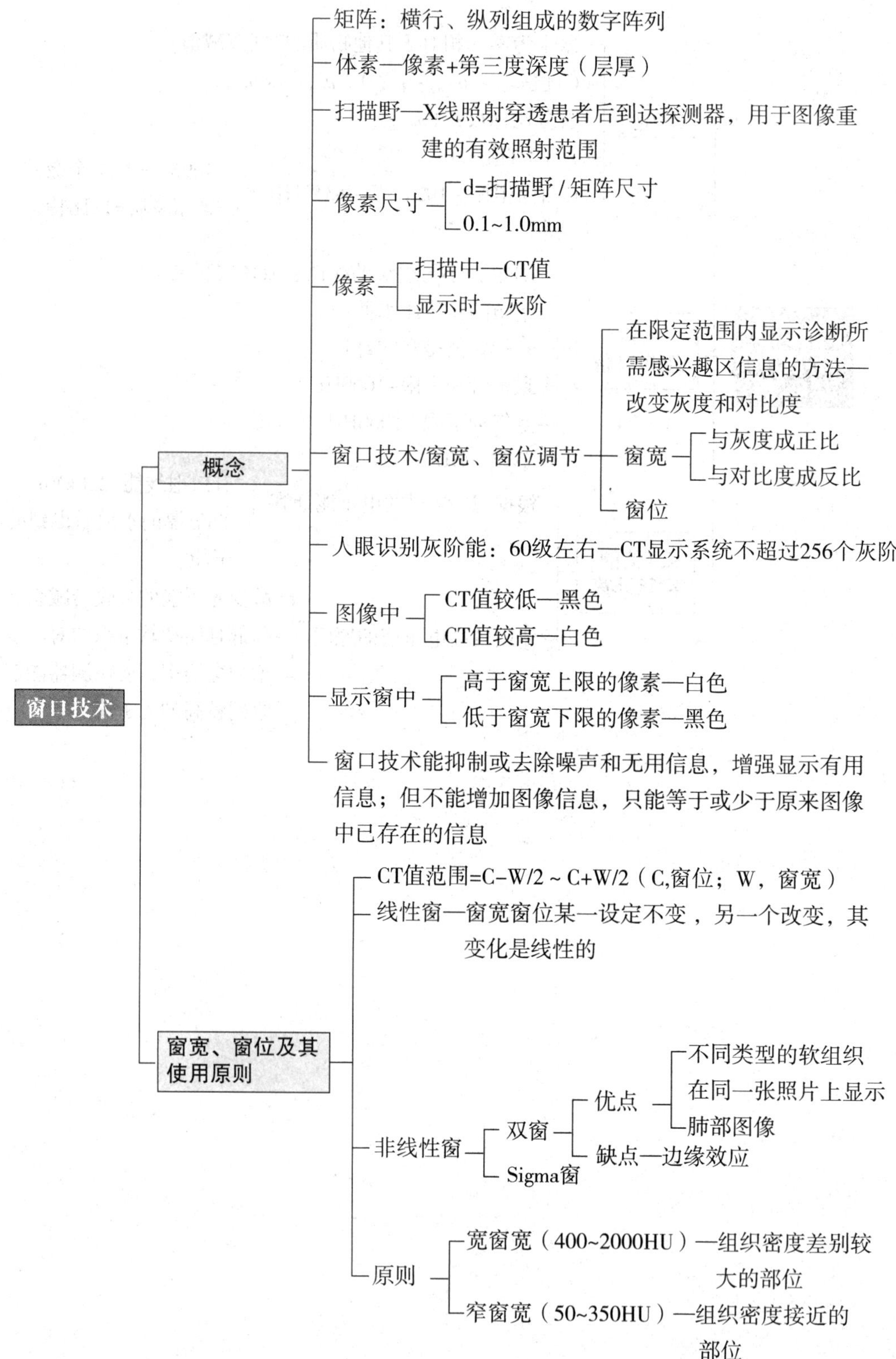
窗口技术
概念
矩阵：横行、纵列组成的数字阵列
体素—像素+第三度深度（层厚）
扫描野—X线照射穿透患者后到达探测器，用于图像重建的有效照射范围
像素尺寸
d=扫描野/矩阵尺寸
0.1~1.0mm
像素
扫描中—CT值
显示时—灰阶
窗口技术/窗宽、窗位调节
在限定范围内显示诊断所需感兴趣区信息的方法—改变灰度和对比度
窗宽
与灰度成正比
与对比度成反比
窗位
人眼识别灰阶能：60级左右—CT显示系统不超过256个灰阶
图像中
CT值较低—黑色
CT值较高—白色
显示窗中
高于窗宽上限的像素—白色
低于窗宽下限的像素—黑色
窗口技术能抑制或去除噪声和无用信息，增强显示有用信息；但不能增加图像信息，只能等于或少于原来图像中已存在的信息
窗宽、窗位及其使用原则
CT值范围=C-W/2 ~ C+W/2（C,窗位；W，窗宽）
线性窗—窗宽窗位某一设定不变，另一个改变，其变化是线性的
非线性窗
双窗
优点
不同类型的软组织
在同一张照片上显示
肺部图像
缺点—边缘效应
Sigma窗
原则
宽窗宽（400~2000HU）—组织密度差别较大的部位
窄窗宽（50~350HU）—组织密度接近的部位

【精选习题】

单选题

1. 根据 Lambert Beer 定律，单能 X 线通过匀质物体的衰减方式是
   A. 常数衰减
   B. 指数衰减
   C. 函数衰减
   D. 傅里叶变换
   E. 强度减弱

答案：B

2. 对 CT 工作原理的叙述，哪项是正确的
   A. 利用锥束 X 线穿透受检部位
   B. 利用被检体的 X 线被探测器接收直接成像
   C. X 线穿透被照体时，其强度呈指数关系衰减
   D. A/D 转换是将数字信号变为电流信号送至显示屏显示
   E. 计算机将模拟信号变为数字信号，再重建图像

答案：C

3. CT 成像的依据是
   A. 横断面图像观察的特性
   B. X 线的吸收衰减特性
   C. 探测器的模数转换功能
   D. 激光照相成像原理
   E. 多方位成像技术

答案：B

4. X 线衰减系数 μ 的单位是
   A. cm^{-1}
   B. m^{-1}
   C. m^{-2}
   D. cm^{-2}
   E. cm^2/kg

答案：A

5. 关于 X 线吸收衰减系数 μ，错误的叙述是
   A. X 线穿过人体某一部位时，其强度按指数规律吸收衰减
   B. X 线衰减系数与物质的原子序数和密度有关
   C. X 线衰减系数与物质的厚度有关
   D. X 线衰减系数与 CT 扫描时间有关
   E. X 线衰减系数与 CT 扫描时所采用的能量大小有关

答案：D

6. CT 中，下列哪一项表示 X 线的衰减系数
   A. α
   B. β
   C. γ
   D. μ
   E. λ

答案：D

7. 有关 CT 工作原理的论述，错误的是
   A. X 线从各个方向通过被照体
   B. 探测器接收经被照体衰减的 X 线信息
   C. 探测器的信号反映被照体的内部信息
   D. 计算机接收扫描数据并重建层面图像
   E. 重建影像经准直校正后显示在显示器上

答案：A

8. CT 扫描重建图像的基本方法不包括
   A. 直接反投影法
   B. 迭代法
   C. 二维傅里叶重建法
   D. 褶积反投影法
   E. A/D 转换法

答案：E

9. 与 CT 图像重建效果无关的因素是
   A. 保留原始数据

B. 保持扫描层面的连续性
C. 保证扫描条件的一致性
D. 保持重建时间的准确性
E. 根据需要采用不同算法重建
答案：D
10. 有关迭代法的论述，错误的是
A. 将扫描所获各个方向对物体剖面的投影，在反方向进行投影重建
B. 包括代数重建法、迭代最小平方法和联合方程重建法
C. 量子噪声和受检者运动影响计算精度
D. 也称逐次近似法
E. 重建耗时
答案：A
11. CT 值定标为 0 的组织是
A. 空气
B. 骨
C. 水
D. 脑组织
E. 血液
答案：C
12. 关于人体组织 CT 值的比较，错误的是
A. 骨 > 钙质
B. 血液 < 凝血
C. 脑白质 < 脑灰质
D. 血液 > 水
E. 脂肪 > 水
答案：E
13. 钙质的 CT 值是
A. 80 ~ 300HU
B. 40HU
C. 0HU
D. －100HU
E. －1000HU
答案：A
14. 关于 CT 值，错误的叙述是
A. CT 值是 Hounsfield 定义的新的衰减系数的标度
B. Hounsfield 将空气至致密骨之间的 X 线衰减系数的变化划为 2000 个单位
C. 人们为了纪念亨氏的不朽功绩，将这种新的标度单位命名为 HU
D. 国际上也规定了以 HU 为 CT 值的单位作为表达组织密度的统一单位
E. 空气的 CT 值为 0HU，致密骨的 CT 值为 2000HU
答案：E
15. 下列与组织 CT 值测量无关的是
A. 测量位置
B. 测量范围
C. 增强前后的测量
D. 扫描野大小
E. 测量不同的组织
答案：D
16. CT 值是由下列哪一位创建设定的
A. 伦琴
B. 诺贝尔
C. 亨斯菲尔德
D. 拉格朗日
E. 安普鲁斯
答案：C
17. 医用 CT 扫描仪的 CT 值范围是
A. －3071 ~ －1024HU
B. －1024 ~ 1024HU
C. 1024 ~ 3071HU
D. －1024 ~ 3071HU
E. －3071 ~ 1024HU
答案：D
18. 人体大部分组织除致密骨和肺外，其 CT 值基本都位于
A. －100 ~ －10HU
B. －10 ~ 10HU
C. 10 ~ 100HU
D. －100 ~ 100HU
E. －10 ~ 100HU
答案：D
19. CT 值的测量单位是

A. cm

B. kV

C. J

D. HU

E. mm

答案：D

20. 下列哪种物质的 X 线吸收系数最大

A. 脂肪

B. 空气

C. 水

D. 骨骼

E. 脑脊液

答案：D

21. 下列关于窗位的概念，正确的是

A. 窗位是显示 CT 值的范围

B. 窗位是显示灰阶的中心

C. 不同 CT 机的窗位值不同

D. 窗位选择以水的 CT 值为标准

E. 窗位选择与组织的 CT 值无关

答案：B

22. CT 图像的动态显示范围较大，是因为

A. CT 设备精密度高

B. CT 使用的是激光胶片

C. CT 使用的 kVp 高

D. CT 可以采用多种成像算法

E. CT 图像可以作窗宽、窗位调节

答案：E

23. 有关窗宽、窗位的叙述，不正确的是

A. 窗宽、窗位的调节称为窗口技术

B. 窗宽、窗位的调节属于后处理技术

C. 窗宽增加，灰阶级数增加，灰阶变长

D. 窗宽增加，软组织内的小病灶显示好

E. 调节窗宽、窗位能改变图像的对比度

答案：D

24. CT 数字图像的灰阶大都为

A. 4bit

B. 8bit

C. 12bit

D. 16bit

E. 20bit

答案：C

25. 人眼灰阶的能力大约在

A. 25 级

B. 60 级

C. 250 级

D. 500 级

E. 600 级

答案：B

26. 下列说法错误的是

A. 在 CT 图像中，一般 CT 值较低的部分被转换成黑色

B. 在 CT 图像中，一般 CT 值较低的部分被转换成白色

C. 一般情况下，窗宽增大图像对比度降低

D. 在显示窗中低于窗宽下限的像素全部被显示为黑色

E. 窗宽和窗位的调节属于数字图像处理技术

答案：B

27. 下述 CT 拍片要求，哪项对诊断关系最大

A. 拍片时，按照解剖顺序进行图像排列

B. 拍片时，平扫与增强图像不要交叉

C. 拍片时，应将带有定位线的定位片拍入

D. 拍片时，正确地选择窗宽、窗位

E. 拍片时，对放大、测量、重建的图像排列在后面

答案：D

第二节　CT 的基本概念和术语

核心考点	掌握	熟悉	了解	核心考点	掌握	熟悉	了解
1. 体素与像素	√			16. 球管热容量和散热率			
2. 采集矩阵与显示矩阵	√			17. 部分容积效应	√		
3. 原始数据	√			18. 周围间隙现象	√		
4. 重建与重组	√			19. 常规/普通与螺旋 CT 扫描方式	√		
5. 算法、重建函数与滤波函数			√	20. 逐层扫描与容积扫描	√		
6. 卷积			√	21. 纵向分辨力	√		
7. 内插			√	22. 动态范围			
8. 准直宽度、层厚与有效层厚	√			23. 零点漂移	√		
9. 螺距	√			24. 扫描覆盖率		√	
10. 扫描时间和周期时间	√			25. 灌注参数	√		
11. 重建间隔	√			26. 单扇区和多扇区重建			
12. 重建时间	√			27. 准直螺距和层厚螺距	√		
13. 扫描视野和重建视野（FOV）	√			28. 共轭采集和飞焦点采集重建	√		
14. 时间分辨力	√			29. 窗口技术	√		
15. 层厚敏感曲线（SSP）			√	30. 各相同性			√

一、体系与像素

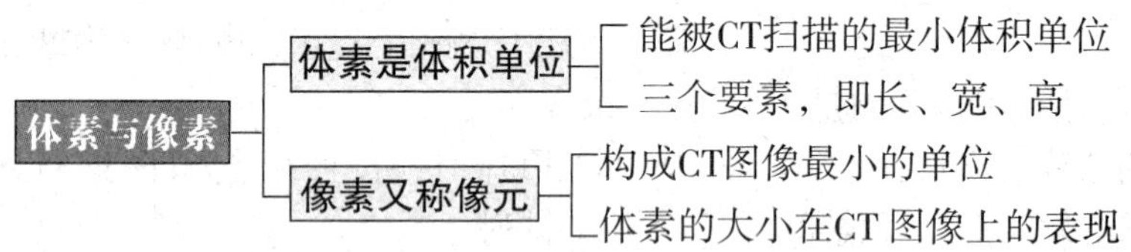
体素与像素
体素是体积单位
能被CT扫描的最小体积单位
三个要素，即长、宽、高
像素又称像元
构成CT图像最小的单位
体素的大小在CT 图像上的表现

二、采集矩阵与显示矩阵

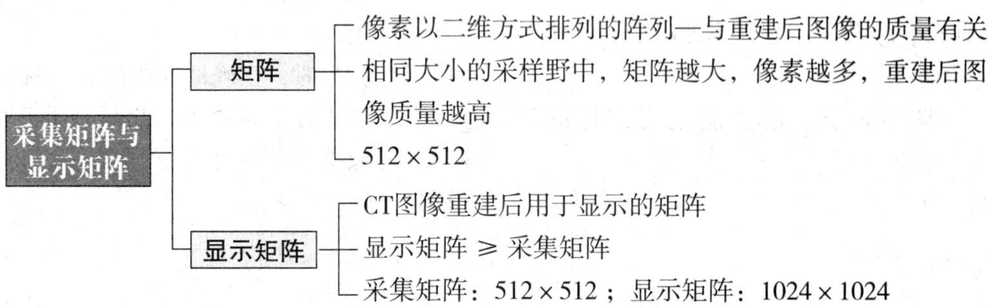
采集矩阵与显示矩阵
矩阵
像素以二维方式排列的阵列—与重建后图像的质量有关
相同大小的采样野中，矩阵越大，像素越多，重建后图像质量越高
512×512
显示矩阵
CT图像重建后用于显示的矩阵
显示矩阵 ≥ 采集矩阵
采集矩阵：512×512；显示矩阵：1024×1024

三、原始数据

原始数据—探测器接收到的信号，经模数转换后传送给计算机，其间已转换成数字信号经预处理后，尚未重建成横断面图像的这部分数据

四、重建与重组

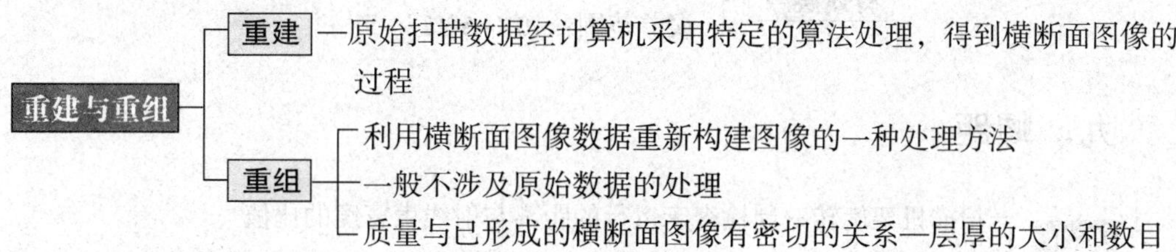
重建与重组
重建
原始扫描数据经计算机采用特定的算法处理，得到横断面图像的过程
重组
利用横断面图像数据重新构建图像的一种处理方法
一般不涉及原始数据的处理
质量与已形成的横断面图像有密切的关系—层厚的大小和数目

五、算法、重建函数核和滤波函数

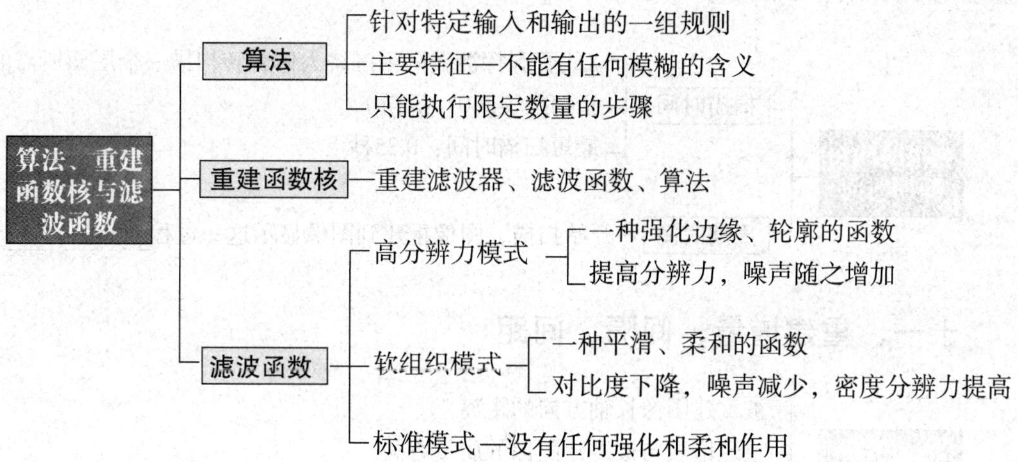
算法、重建函数核与滤波函数
算法
针对特定输入和输出的一组规则
主要特征—不能有任何模糊的含义
只能执行限定数量的步骤
重建函数核
重建滤波器、滤波函数、算法
滤波函数
高分辨力模式
一种强化边缘、轮廓的函数
提高分辨力，噪声随之增加
软组织模式
一种平滑、柔和的函数
对比度下降，噪声减少，密度分辨力提高
标准模式—没有任何强化和柔和作用

六、卷积

卷积
- 图像重建运算处理的重要步骤
- 使用滤波函数

七、内插

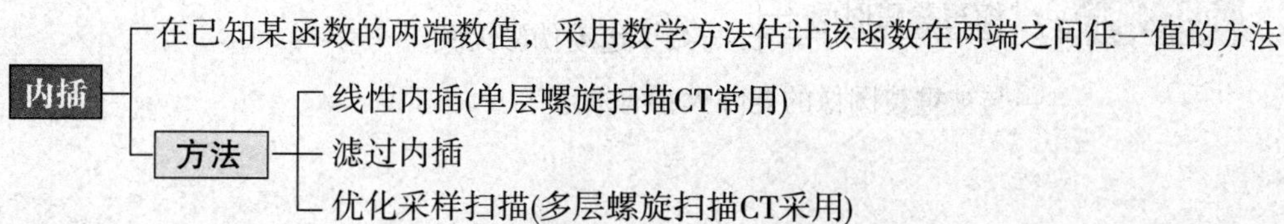
内插
在已知某函数的两端数值，采用数学方法估计该函数在两端之间任一值的方法
方法
线性内插(单层螺旋扫描CT常用)
滤过内插
优化采样扫描(多层螺旋扫描CT采用)

八、准直宽度、层厚与有效层厚

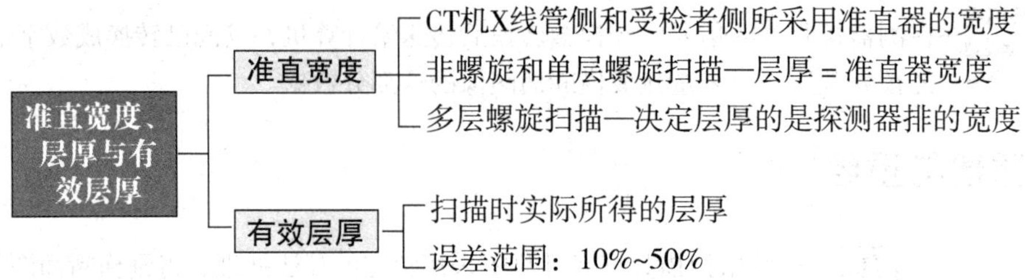
准直宽度、层厚与有效层厚
准直宽度
CT机X线管侧和受检者侧所采用准直器的宽度
非螺旋和单层螺旋扫描—层厚 = 准直器宽度
多层螺旋扫描—决定层厚的是探测器排的宽度
有效层厚
扫描时实际所得的层厚
误差范围：10%~50%

九、螺距

螺距
扫描机架旋转一周检查床运行的距离与射线束宽度的比值
床运行方向（Z轴）扫描的覆盖率或图像的纵向分辨力与螺距有关

十、扫描时间和周期时间

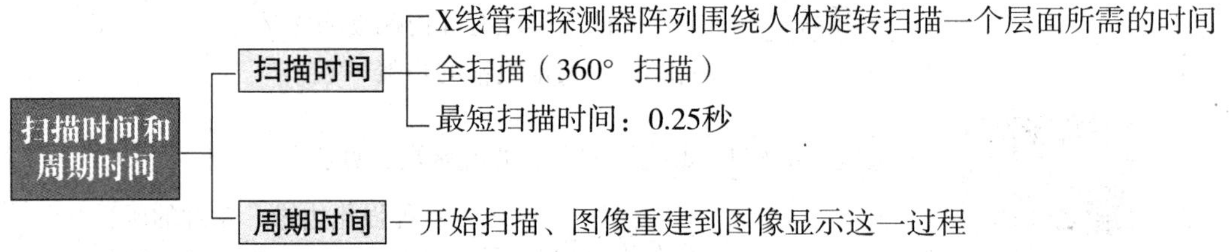
扫描时间和周期时间
扫描时间
X线管和探测器阵列围绕人体旋转扫描一个层面所需的时间
全扫描（360° 扫描）
最短扫描时间：0.25秒
周期时间
开始扫描、图像重建到图像显示这一过程

十一、重建增量、间隔、间距

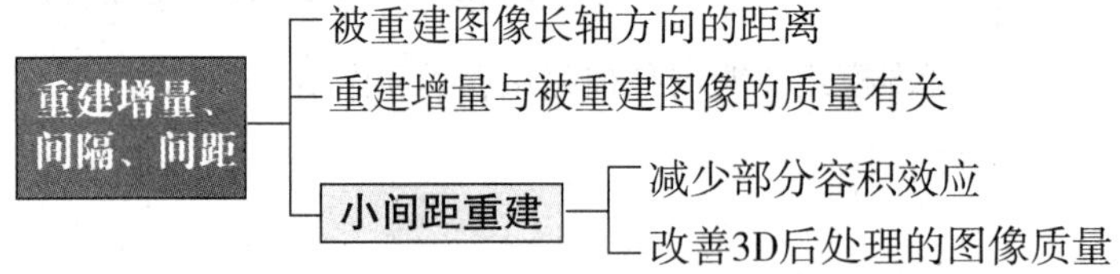
重建增量、间隔、间距
被重建图像长轴方向的距离
重建增量与被重建图像的质量有关
小间距重建
减少部分容积效应
改善3D后处理的图像质量

十二、重建时间

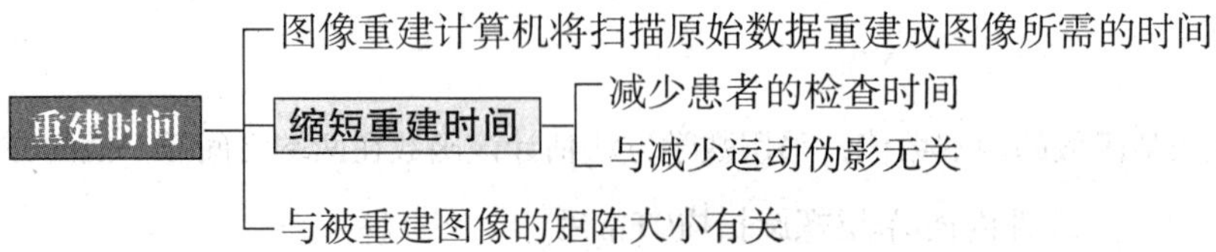
重建时间
图像重建计算机将扫描原始数据重建成图像所需的时间
缩短重建时间
减少患者的检查时间
与减少运动伪影无关
与被重建图像的矩阵大小有关

十三、扫描野和显示野

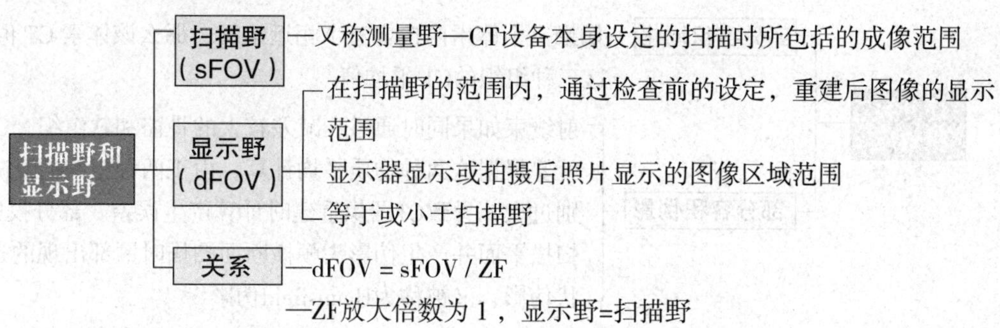

扫描野和显示野
扫描野（sFOV）
—又称测量野—CT设备本身设定的扫描时所包括的成像范围
显示野（dFOV）
在扫描野的范围内，通过检查前的设定，重建后图像的显示范围
显示器显示或拍摄后照片显示的图像区域范围
等于或小于扫描野
关系
—dFOV = sFOV / ZF
—ZF放大倍数为1，显示野=扫描野

十四、时间分辨力

时间分辨力—重建一幅图像，系统扫描获取原始数据所需的时间

十五、层厚敏感曲线（SSP）

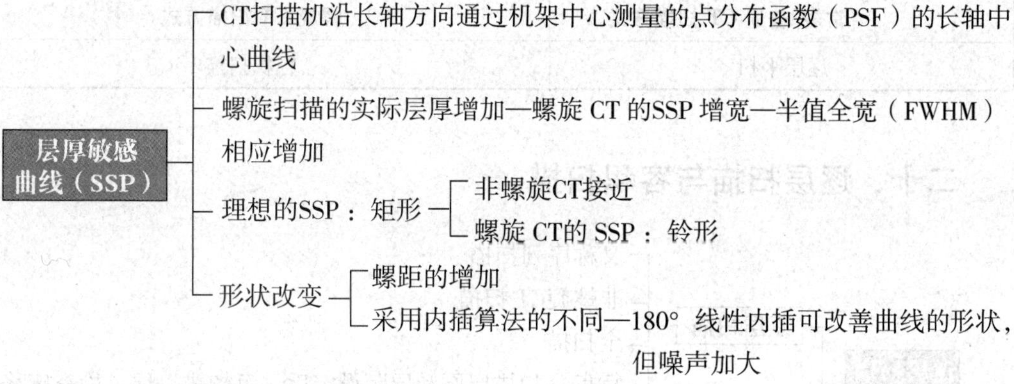

层厚敏感曲线（SSP）
CT扫描机沿长轴方向通过机架中心测量的点分布函数（PSF）的长轴中心曲线
螺旋扫描的实际层厚增加—螺旋CT的SSP增宽—半值全宽（FWHM）相应增加
理想的SSP：矩形
非螺旋CT接近
螺旋CT的SSP：铃形
形状改变
螺距的增加
采用内插算法的不同—180°线性内插可改善曲线的形状，但噪声加大

十六、X线管热容量和散热率

X线管热容量和散热率
- 热容量越大，散热率越高，表示性能越好
- 热容量和散热率的单位分别是MHU和kHU

十七、部分容积效应

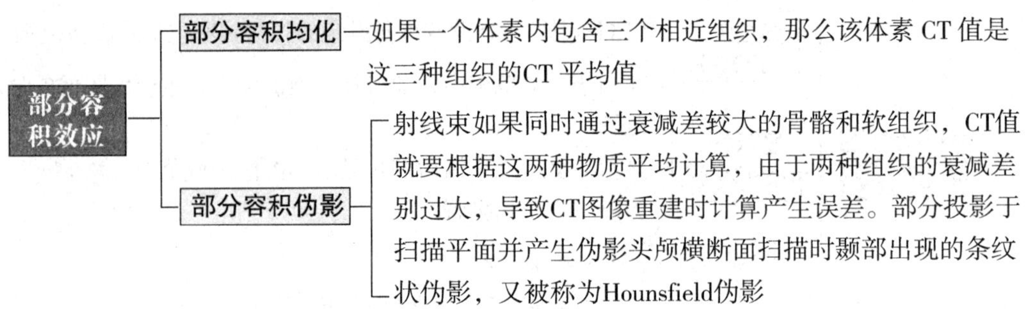
部分容积效应
部分容积均化
如果一个体素内包含三个相近组织，那么该体素 CT 值是这三种组织的CT 平均值
部分容积伪影
射线束如果同时通过衰减差较大的骨骼和软组织，CT值就要根据这两种物质平均计算，由于两种组织的衰减差别过大，导致CT图像重建时计算产生误差。部分投影于扫描平面并产生伪影头颅横断面扫描时颞部出现的条纹状伪影，又被称为Hounsfield伪影

十八、周围间隙现象

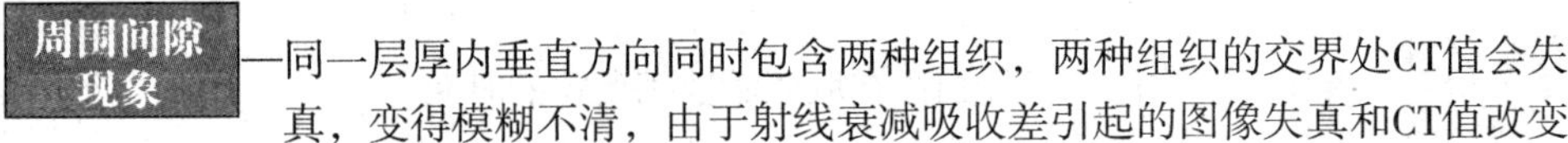
周围间隙现象
同一层厚内垂直方向同时包含两种组织，两种组织的交界处CT值会失真，变得模糊不清，由于射线衰减吸收差引起的图像失真和CT值改变

十九、常规/普通与螺旋 CT 扫描方式

常规/普通 CT 扫描方式	螺旋 CT 扫描方式
逐层平扫	容积扫描

二十、逐层扫描与容积扫描

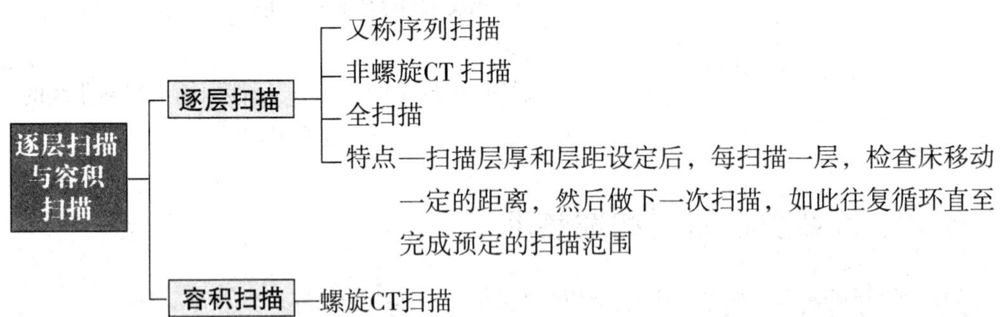
逐层扫描与容积扫描
逐层扫描
又称序列扫描
非螺旋CT 扫描
全扫描
特点—扫描层厚和层距设定后，每扫描一层，检查床移动一定的距离，然后做下一次扫描，如此往复循环直至完成预定的扫描范围
容积扫描
螺旋CT扫描

二十一、纵向分辨力

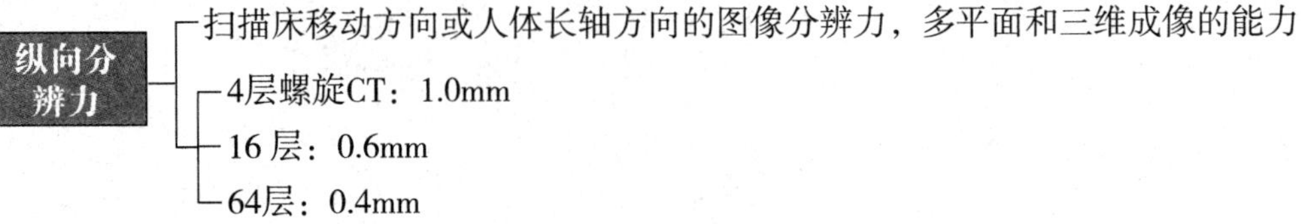
纵向分辨力
扫描床移动方向或人体长轴方向的图像分辨力，多平面和三维成像的能力
4层螺旋CT：1.0mm
16 层：0.6mm
64层：0.4mm

二十二、动态范围

动态范围
- 最大的响应值与最小可探测值之间的比值
- 钨酸钙的吸收转换效率是99%，动态范围是10^6：1

二十三、零点漂移

零点漂移—主要部件之间由于存在扫描参数和余辉时间的差异，以及X线输出量的变化，CT机执行下一次扫描时各通道的X线量输出也不相同，有的通道是零，而另一些可能会是正数或负数，导致探测器接收到的空气CT值不是-1000HU，或水的CT值不等于0HU

二十四、扫描覆盖率

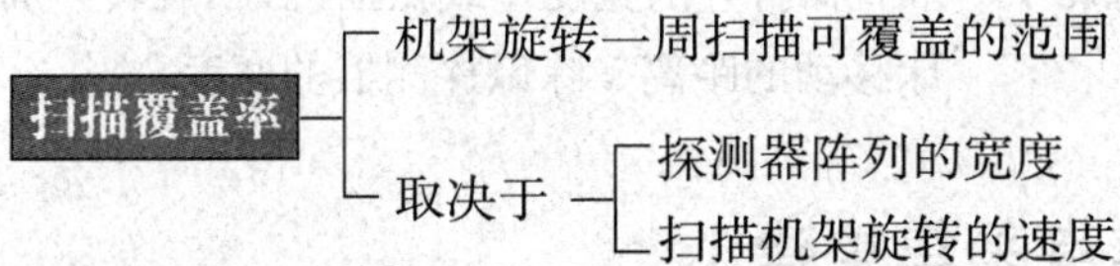
扫描覆盖率
机架旋转一周扫描可覆盖的范围
取决于
探测器阵列的宽度
扫描机架旋转的速度

二十五、灌注参数

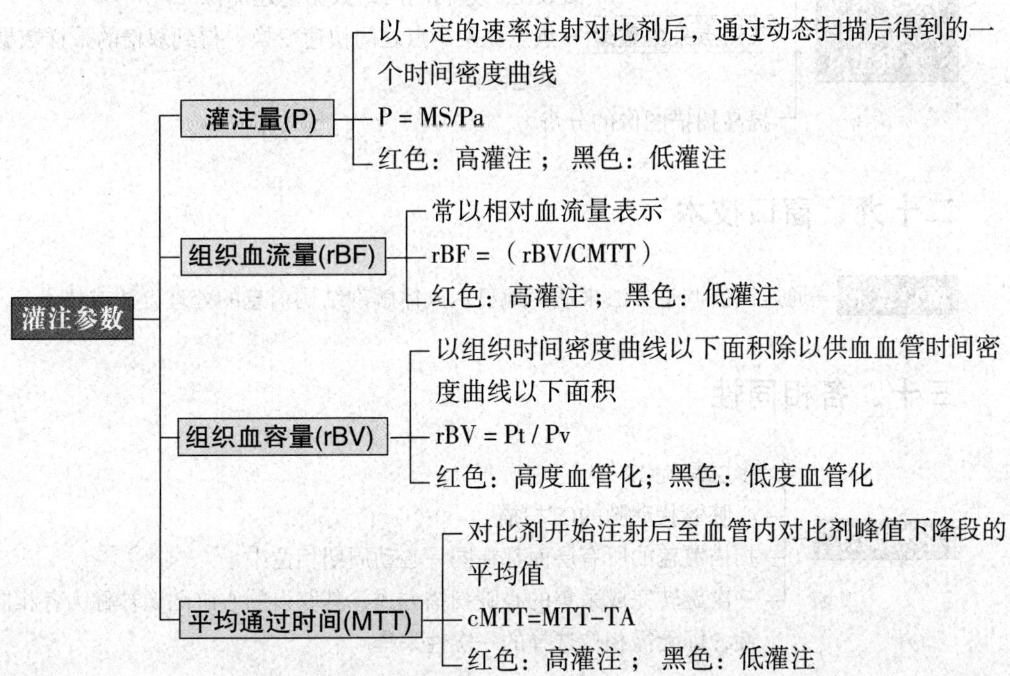
灌注参数
灌注量(P)
以一定的速率注射对比剂后，通过动态扫描后得到的一个时间密度曲线
P = MS/Pa
红色：高灌注； 黑色：低灌注
组织血流量(rBF)
常以相对血流量表示
rBF =（rBV/CMTT）
红色：高灌注； 黑色：低灌注
组织血容量(rBV)
以组织时间密度曲线以下面积除以供血血管时间密度曲线以下面积
rBV = Pt / Pv
红色：高度血管化；黑色：低度血管化
平均通过时间(MTT)
对比剂开始注射后至血管内对比剂峰值下降段的平均值
cMTT=MTT-TA
红色：高灌注； 黑色：低灌注

二十六、单扇区和多扇区重建

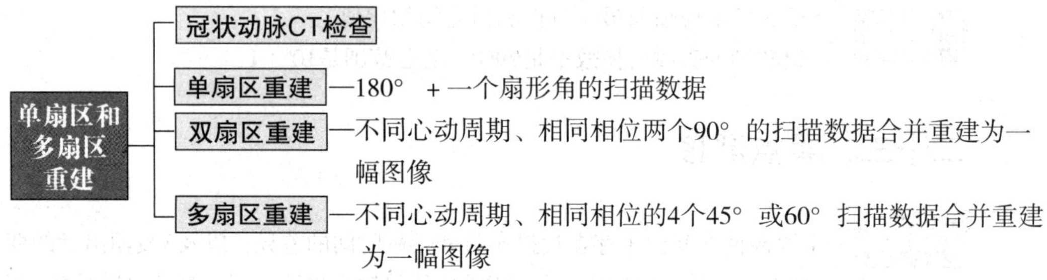
单扇区和多扇区重建
冠状动脉CT检查
单扇区重建—180° +一个扇形角的扫描数据
双扇区重建—不同心动周期、相同相位两个90° 的扫描数据合并重建为一幅图像
多扇区重建—不同心动周期、相同相位的4个45° 或60° 扫描数据合并重建为一幅图像

二十七、准直螺距和层厚螺距

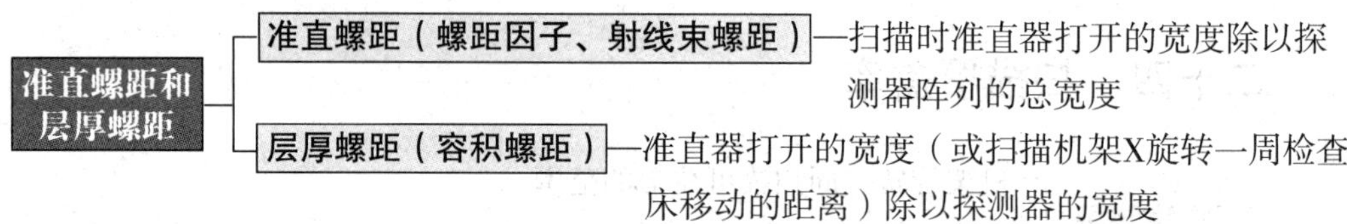
准直螺距和层厚螺距
准直螺距（螺距因子、射线束螺距）—扫描时准直器打开的宽度除以探测器阵列的总宽度
层厚螺距（容积螺距）—准直器打开的宽度（或扫描机架X旋转一周检查床移动的距离）除以探测器的宽度

二十八、共轭采集和飞焦点采集重建

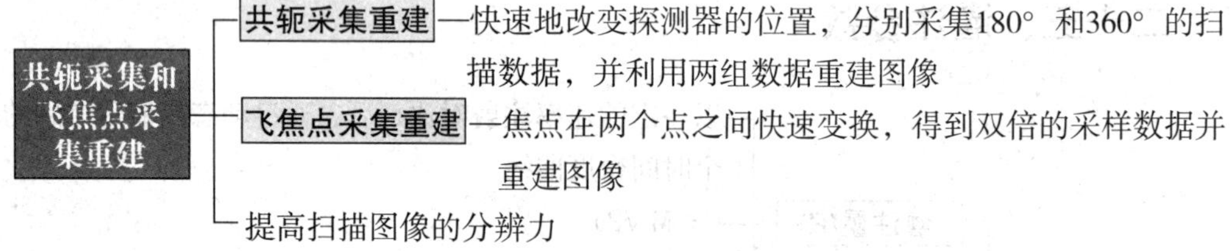
共轭采集和飞焦点采集重建
共轭采集重建—快速地改变探测器的位置，分别采集180° 和360° 的扫描数据，并利用两组数据重建图像
飞焦点采集重建—焦点在两个点之间快速变换，得到双倍的采样数据并重建图像
提高扫描图像的分辨力

二十九、窗口技术

窗口技术—通过窗值调整方法来适当地显示人体解剖结构信息的处理方法或技术

三十、各相同性

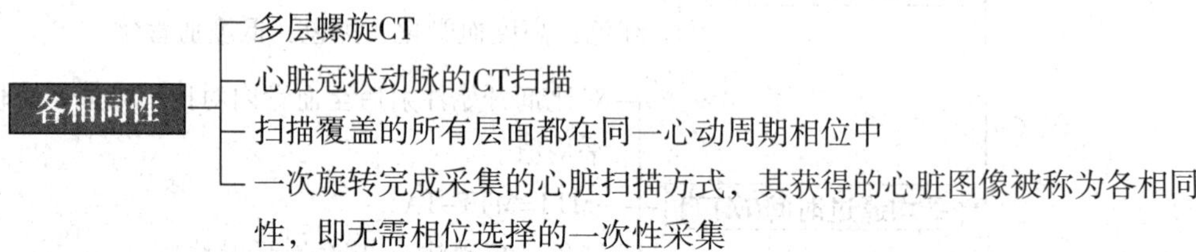
各相同性
多层螺旋CT
心脏冠状动脉的CT扫描
扫描覆盖的所有层面都在同一心动周期相位中
一次旋转完成采集的心脏扫描方式，其获得的心脏图像被称为各相同性，即无需相位选择的一次性采集

【精选习题】

单选题

1. 对体素的理解正确的是
   A. 体素又称为像元
   B. 是图像的最小单位
   C. 体素有长、宽、高
   D. 像素在 CT 图像上表现为体素
   E. 体素大小影响图像矩阵

答案：C

2. 扫描野 FOV 为 25.6cm × 25.6cm，矩阵为 256 × 256，此时像素大小为
   A. 1mm × 1mm
   B. 1.1mm × 1.1mm
   C. 1.2mm × 1.2mm
   D. 1.3mm × 1.3mm
   E. 1.4mm × 1.4mm

答案：A

3. 扫描野不变时，采集矩阵的行和列同时增大，对信噪比、空间分辨力和扫描时间的影响分别是
   A. 增加信噪比、提高分辨力、增加扫描时间
   B. 降低信噪比、提高分辨力、增加扫描时间
   C. 增加信噪比、降低分辨力、增加扫描时间
   D. 降低信噪比、降低分辨力、增加扫描时间
   E. 降低信噪比、提高分辨力、缩短扫描时间

答案：B

4. 显示野不变，矩阵缩小一半和显示野增加 1 倍，矩阵不变，其像素大小
   A. 前者较后者大
   B. 后者较前者大
   C. 两者相等
   D. 前者是后者的 2 倍
   E. 后者是前者的 2 倍

答案：C

5. CT 扫描的像素尺寸大小与矩阵尺寸之间的关系
   A. 成反比
   B. 成正比
   C. 是函数关系
   D. 是对数关系
   E. 是指数关系

答案：A

6. 关于矩阵的叙述，错误的是
   A. 采样野固定，矩阵越大，像素越多
   B. 矩阵是二维排列的像素阵列
   C. 矩阵影响图像空间分辨力
   D. 矩阵与 CT 图像质量有关
   E. 扫描野与矩阵成反比关系

答案：E

7. 关于像素的正确理解是
   A. 像素是构成 CT 图像最小的单位
   B. 像素是体元的略语
   C. 像素是三维的概念
   D. 像素又称为体素
   E. 在相同采样野里，矩阵越大，像素点越少

答案：A

8. 关于 CT 机中的矩阵，错误的说法是
   A. 纵横二维排列的单位容积和像素
   B. 实际上是衰减系数的矩阵
   C. 在相同采样野里，矩阵越大，有效野越大
   D. 在相同采样野里，矩阵越大，图像质量越高
   E. 在相同采样野里，矩阵越大，计算机工作量越大

答案：C

9. CT 采集的是几维图像信息

A. 一维
B. 二维
C. 三维
D. 四维
E. 五维

答案：C

10. CT 的像素大小范围为
A. 0.1～1.0mm
B. 1.0～10mm
C. 10～100 mm
D. 0.1～1cm
E. 1～10cm

答案：A

11. 下列哪项是影响体素的因素
A. 深度、厚度
B. 矩阵尺寸、扫描野
C. 厚度、矩阵尺寸
D. 深度、扫描野
E. 深度、矩阵尺寸、扫描野

答案：E

12. 数字化图像的最小单位是
A. 灰阶
B. 矩阵
C. 像素
D. 螺距
E. 点

答案：C

13. 目前的 CT 扫描大都采用 512×512 矩阵，则一幅图像的像素数为
A. 1048576
B. 262144
C. 147456
D. 65536
E. 16384

答案：B

14. 有关 CT 矩阵的叙述，错误的是
A. 像素以二维方式排列的阵列称矩阵
B. 矩阵有采集矩阵和显示矩阵之分
C. 相同采样野中矩阵越大像素越多
D. 像素越多，重建图像质量越高
E. 应用中要求显示矩阵要小于采集矩阵

答案：E

15. 螺旋 CT 技术中重建间隔的定义，正确的是
A. 重建时采用的成像算法
B. 被重建的相邻两横断面之间长轴方向的距离
C. 两层面之间设置的参数
D. 与螺旋扫描原始数据有关的螺距
E. 相邻两层之间的一种加权参数

答案：B

16. 关于重建间隔的叙述，错误的是
A. 被重建的相邻两层横断面之间长轴方向的距离
B. 采用不同的重建间隔，可确定被重建图像的层面重叠的程度
C. 重建间隔与被重建图像质量有关
D. 重建间隔增大图像的质量改善
E. 重建间隔减小图像的质量改善

答案：D

17. CT 成像中，FOV 指
A. 扫描野
B. 兴趣区
C. 灰阶标尺
D. 矩阵大小
E. 激光胶片的分辨力

答案：A

18. 纵向分辨力是指
A. 也称为空间分辨力
B. 也称平面内分辨力
C. 人体短轴方向的图像分辨力
D. 表示 CT 机多平面和三维重组能力
E. 与扫描床移动方向相垂直的方向上的图像分辨力

答案：D

19. CT 扫描野相同，下列矩阵中图像重建时间最长的是

A. 256×256
B. 320×320
C. 340×340
D. 512×512
E. 1024×1024

答案：E

20. 与图像质量无关的技术性能指标是
A. 扫描时间
B. 重建时间
C. 重建矩阵
D. 探测器数目
E. 球管焦点

答案：B

21. 重建时间是指
A. X 线球管和探测器阵列围绕人体旋转 1 圈所需时间
B. 从开始扫描、图像重建一直到图像显示所需时间
C. X 线球管和探测器阵列围绕人体旋转扫描 1 个层面所需时间
D. 将扫描原始数据重建成图像所需时间
E. 两次扫描期间所需时间

答案：D

22. 关于扫描速度，下列说法正确的是
A. 扫描速度是扫描架的转动部分带动 X 线管和探测器对受检者完成 360°旋转扫描所用的时间
B. 高档螺旋 CT 扫描速度达 0.1 秒
C. 扫描时间长，不能增加对比分辨力
D. 扫描时间长，图像质量好
E. 扫描时间越长，时间分辨力越高

答案：A

23. 扫描周期时间是指
A. X 线球管和探测器阵列围绕人体旋转 1 圈所需时间
B. 从开始扫描、图像重建一直到图像显示所需时间
C. X 线球管和探测器阵列围绕人体旋转扫描 1 个层面所需时间
D. 将扫描原始数据重建成图像所需时间
E. 两次扫描期间所需时间

答案：B

24. 显示器表现亮度信号的等级差别称为
A. 窗宽
B. 窗位
C. 窗技术
D. CT 值标度
E. 灰阶

答案：E

25. 人眼能识别的灰阶一般不超过
A. 10 个
B. 20 个
C. 40 个
D. 60 个
E. 80 个

答案：D

26. 目前，CT 显示系统灰阶显示的设定一般不超过
A. 64 灰阶
B. 128 灰阶
C. 256 灰阶
D. 512 灰阶
E. 1024 灰阶

答案：C

27. CT 图像的显示矩阵通常为
A. 4096^2
B. 2048^2
C. 1024^2
D. 512^2
E. 256^2

答案：C

28. 不属于常用灌注术语的是
A. 灌注量
B. 组织血容量
C. 组织血流量
D. 平均通过时间

E. 各相同性

答案：E

多选题

29. 下列关于显示野、矩阵、像素值三者关系的论述，错误的是

A. 显示野不变，矩阵加大，像素值变小

B. 显示野不变，矩阵加大，图像分辨力提高

C. 显示野不变，矩阵加大，图像重建时间长

D. 矩阵不变，加大显示野，提高图像清晰度

E. 矩阵不变，像素值减半，显示野面积缩小4倍

答案：DE

《 第三章 螺旋 CT 技术概述

第一节 单层螺旋 CT

核心考点	掌握	熟悉	了解
1. 单层螺旋 CT 的扫描方式	√		
2. 单层螺旋 CT 的硬件改进	√		
3. 单层螺旋 CT 的扫描特性	√		
4. 单层螺旋 CT 的图像重建	√		
5. 单层螺旋 CT 的优缺点			√

一、扫描方式

- 扫描方式
  - 非螺旋CT
    - 四个步骤
      - X线管和探测器系统启动加速
      - 采集扫描数据
      - 系统减速停止
      - 检查床移动到下一个检查层面
    - 缺点
      - 检查时间较长
      - 呼吸幅度不一致，小病灶遗漏
      - 阶梯状伪影
      - 增强效果不好
  - 螺旋CT
    - 滑环技术
      - X线管—探测器系统连续旋转
      - 患者+床纵向连续运动
      - X线连续曝光并采集数据
    - 容积扫描要求
      - 扫描架连续旋转运动
      - 检查床单向连续移动
      - 管电流500mA时，能连续扫描100 秒
      - X线管高冷却性能
      - 加权图像重建算法
      - 大容量内存
      - 容积扫描和非螺旋扫描最大的不同是数据的采集方式
    - 新概念
      - 层厚
      - 层面
        - 非螺旋：一层完全平面的扫描数据
        - 螺旋：一个容积采集区段
      - 有效扫描层厚增宽
      - 重建平面的层厚数据与扫描投影数据不一致

二、硬件改进

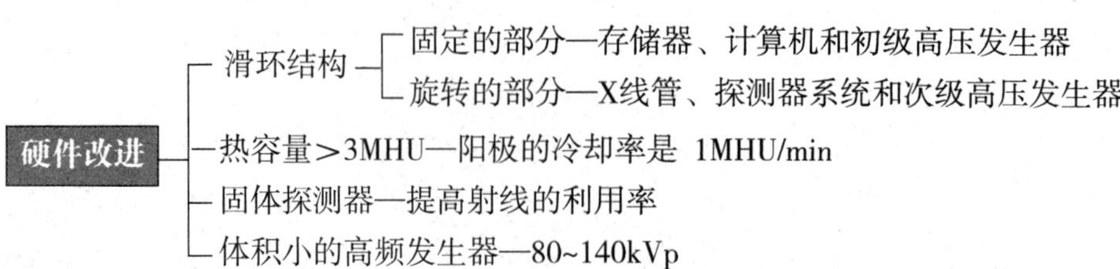
硬件改进
滑环结构
固定的部分—存储器、计算机和初级高压发生器
旋转的部分—X线管、探测器系统和次级高压发生器
热容量>3MHU—阳极的冷却率是 1MHU/min
固体探测器—提高射线的利用率
体积小的高频发生器—80~140kVp

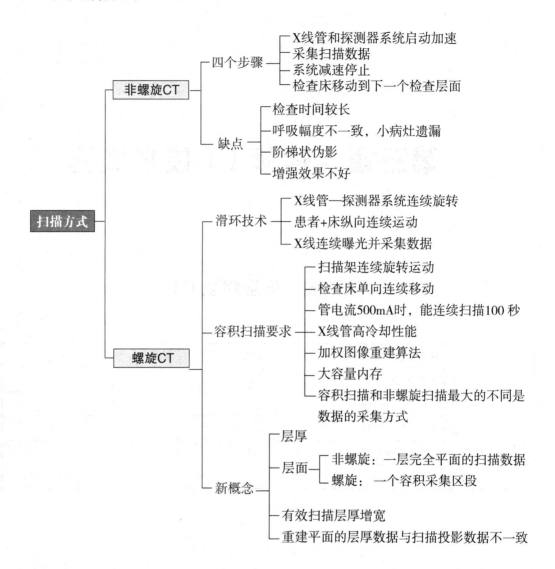

三、扫描特性

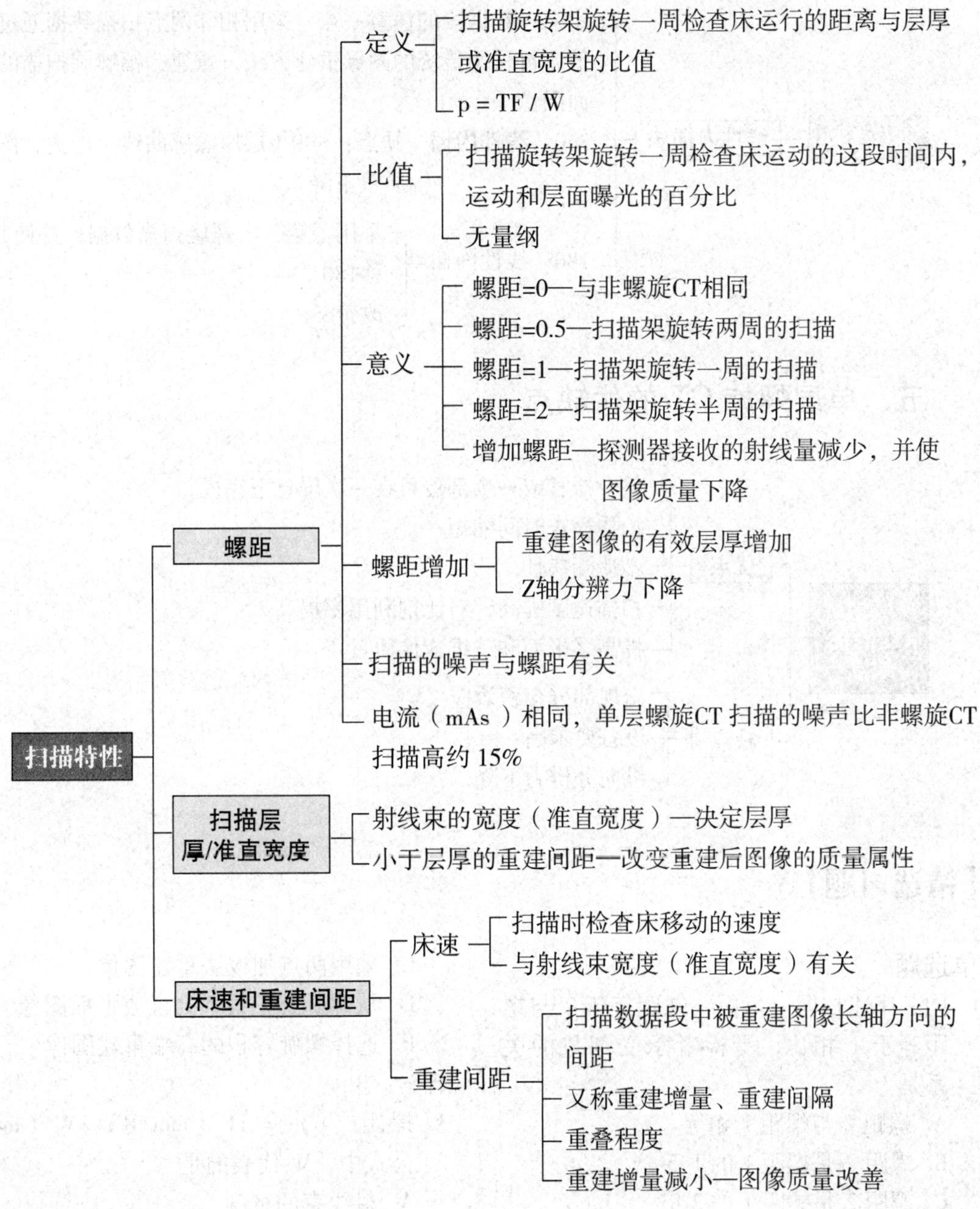
扫描特性
螺距
定义
扫描旋转架旋转一周检查床运行的距离与层厚或准直宽度的比值
p = TF / W
比值
扫描旋转架旋转一周检查床运动的这段时间内，运动和层面曝光的百分比
无量纲
意义
螺距=0—与非螺旋CT相同
螺距=0.5—扫描架旋转两周的扫描
螺距=1—扫描架旋转一周的扫描
螺距=2—扫描架旋转半周的扫描
增加螺距—探测器接收的射线量减少，并使图像质量下降
螺距增加
重建图像的有效层厚增加
Z轴分辨力下降
扫描的噪声与螺距有关
电流（mAs）相同，单层螺旋CT扫描的噪声比非螺旋CT扫描高约15%
扫描层厚/准直宽度
射线束的宽度（准直宽度）—决定层厚
小于层厚的重建间距—改变重建后图像的质量属性
床速和重建间距
床速
扫描时检查床移动的速度
与射线束宽度（准直宽度）有关
重建间距
扫描数据段中被重建图像长轴方向的间距
又称重建增量、重建间隔
重叠程度
重建增量减小—图像质量改善

四、图像重建

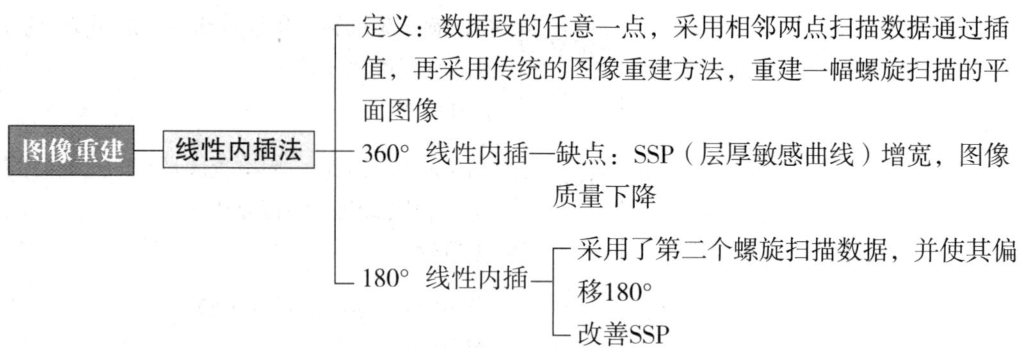
图像重建
线性内插法
定义：数据段的任意一点，采用相邻两点扫描数据通过插值，再采用传统的图像重建方法，重建一幅螺旋扫描的平面图像
360° 线性内插—缺点：SSP（层厚敏感曲线）增宽，图像质量下降
180° 线性内插
采用了第二个螺旋扫描数据，并使其偏移180°
改善SSP

五、单层螺旋 CT 的优缺点

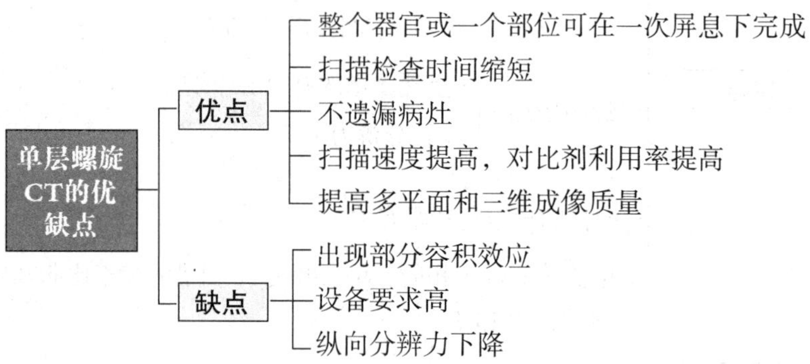
单层螺旋CT的优缺点
优点
整个器官或一个部位可在一次屏息下完成
扫描检查时间缩短
不遗漏病灶
扫描速度提高，对比剂利用率提高
提高多平面和三维成像质量
缺点
出现部分容积效应
设备要求高
纵向分辨力下降

【精选习题】

单选题

1. 同一床速扫同一范围，螺距等于 2 与螺距等于 1 相比，受检者承受剂量的关系是
   A. 螺距 2 与螺距 1 相等
   B. 螺距 2 是螺距 1 的 1.5 倍
   C. 螺距 2 是螺距 1 的 2 倍
   D. 螺距 2 是螺距 1 的 0.75 倍
   E. 螺距 2 是螺距 1 的 0.5 倍

答案：E

2. 线性内插的基本方法是
   A. 采用多点插入法重建图像
   B. 从螺旋扫描数据中合成平面数据
   C. 采用两点加权法重建图像
   D. 从螺旋容积最远处合成平面图像
   E. 选择螺旋容积的高端重建图像

答案：B

3. 螺距（p）=TF（mm/R）/W（mm）公式中，W 代表的是
   A. 射线束的宽度
   B. 扫描旋转架旋转周数
   C. 扫描时床移动的最大距离
   D. 扫描旋转架旋转 1 周的时间
   E. 扫描旋转架旋转 1 周床运动的距离

答案：A

4. 螺旋 CT 扫描和非螺旋 CT 扫描的最大不

同是

A. 曝光参数

B. 受检者体位

C. 模数转换方式

D. 数据采集方式

E. 图像的后处理

答案：D

5. 不属于螺旋 CT 扫描或重建方式的是

A. 容积扫描采集数据

B. 回顾性任意层面重建

C. 球管围绕受检者旋转持续曝光

D. 检查床连续运动同时曝光

E. 逐层扫描采集数据

答案：E

6. 关于单层螺旋 CT 的描述，不正确的是

A. 球管探测器系统双向连续旋转

B. 受检者随床一起匀速纵向连续移动

C. X 线连续曝光同时采集数据

D. 机架旋转部分采用滑环技术

E. 可做不同层间距的图像重建

答案：A

7. 关于单层螺旋 CT 扫描的叙述，错误的是

A. 可减少对比剂用量

B. 可产生阶梯状伪影

C. 可进行 CT 血管成像

D. 采集到的是一个非平面数据

E. 容积扫描优于非螺旋 CT

答案：C

8. 下列属于单层螺旋 CT 扫描缺点的是

A. 整个器官 1 次屏气下完成扫描

B. 可任意地回顾性重建

C. 层厚响应曲线增宽

D. 无图像重建次数的限制

E. 没有扫描层与层之间的停顿

答案：C

9. 螺旋 CT 扫描的最主要特点是

A. 球管产热少

B. 扫描时间短

C. 可做三维重建

D. 除可做单层扫描外，也可做容积扫描

E. 可进行仿真内窥镜成像

答案：D

10. 下列哪项不是单层螺旋 CT 的主要优点

A. 整个器官或一个部位可在一次屏住呼吸下完成

B. 屏气情况下容积扫描，不会产生病灶的遗漏

C. 受检者运动伪影因扫描速度快而减少

D. 由于没有层与层之间的停顿，一次扫描时间延长

E. 容积扫描，提高了多平面和三维成像图像的质量

答案：D

11. 螺旋 CT 扫描的主要优点，不包括

A. 受检者运动伪影因扫描速度快而减少

B. 扫描速度的提高，使对比剂的利用率提高

C. 一次屏气可以完成整个器官的扫描

D. 可任意地回顾性重建

E. SSP 增宽，使纵向分辨力提高

答案：E

12. 下列与螺旋扫描不相干的是

A. 层厚变得模糊

B. 采集的是一个非平面的扫描数据

C. 必须产生完全一致的投影数据

D. 常规方法重建，易产生条状伪影

E. 扇形扫描束和检查床的移动，使有效扫描层厚增宽

答案：C

13. 螺距的单位是

A. mm/mm

B. mm/R

C. LP/cm

D. 床速/层厚

E. 无量纲

答案：E

14. 单层螺旋 CT 扫描的主要缺点是

A. 产生阶梯状伪影

B. 增加病灶遗漏率

C. 纵向分辨力下降

D. 对比剂利用率降低

E. 内插预处理增加噪声

答案：C

15. CT 螺旋扫描和非螺旋扫描最大的不同是

A. 曝光时间

B. 扫描层厚

C. 准直宽度

D. 数据的采集方式

E. 图像的后处理

答案：D

16. 与常规 CT 扫描相比，不属于螺旋 CT 扫描优点的是

A. 整个器官或一个部位一次屏息下的容积扫描，不会产生病灶的遗漏

B. 单位时间内扫描速度的提高，使造影剂的利用率提高

C. 层厚响应曲线增宽，使纵向分辨力改变

D. 可任意地回顾性重建，无层间隔大小的约束和重建次数的限制

E. 容积扫描，提高了多方位和三维重组图像的质量

答案：C

第二节 多层螺旋 CT

核心考点	掌握	熟悉	了解
1. 4 层和其他多层螺旋 CT 的探测器	√		
2. 数据采集通道和螺距	√		
3. 多层螺旋 CT 的图像重建		√	
4. 多层螺旋 CT 的优点		√	

一、探测器

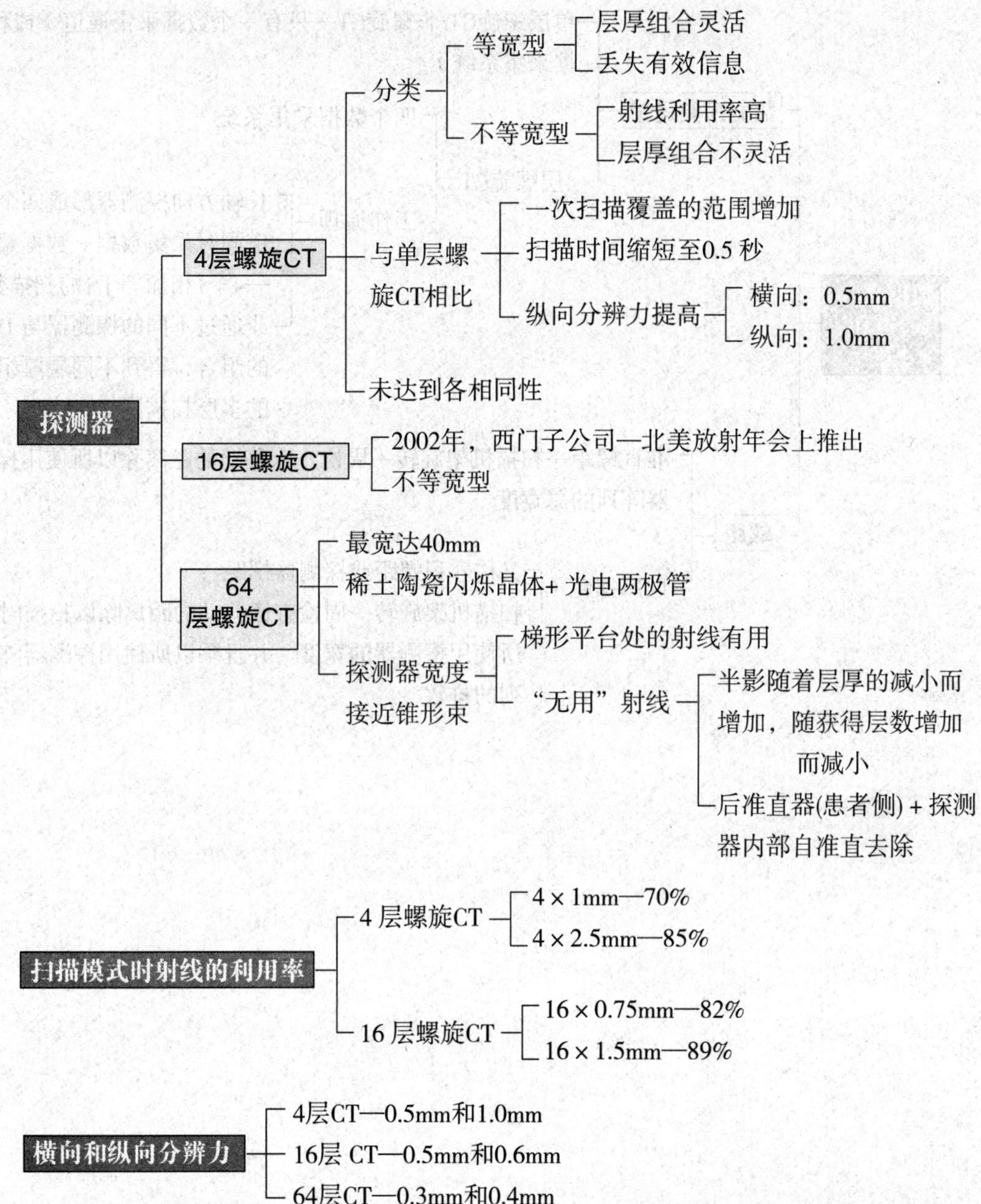
探测器
4层螺旋CT
分类
等宽型
层厚组合灵活
丢失有效信息
不等宽型
射线利用率高
层厚组合不灵活
与单层螺旋CT相比
一次扫描覆盖的范围增加
扫描时间缩短至0.5 秒
纵向分辨力提高
横向：0.5mm
纵向：1.0mm
未达到各相同性
16层螺旋CT
2002年，西门子公司—北美放射年会上推出
不等宽型
64层螺旋CT
最宽达40mm
稀土陶瓷闪烁晶体+ 光电两极管
探测器宽度接近锥形束
梯形平台处的射线有用
“无用”射线
半影随着层厚的减小而增加，随获得层数增加而减小
后准直器(患者侧) + 探测器内部自准直去除
扫描模式时射线的利用率
4 层螺旋CT
4 × 1mm—70%
4 × 2.5mm—85%
16 层螺旋CT
16 × 0.75mm—82%
16 × 1.5mm—89%
横向和纵向分辨力
4层CT—0.5mm和1.0mm
16层 CT—0.5mm和0.6mm
64层CT—0.3mm和0.4mm

二、数据采集通道和螺距

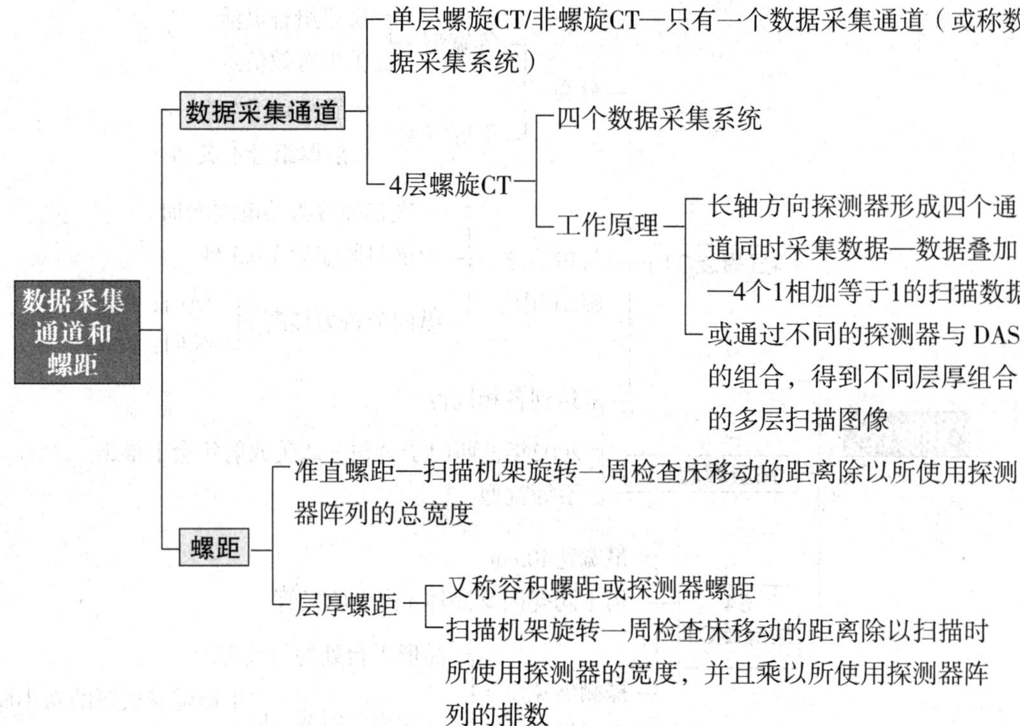
数据采集通道和螺距
数据采集通道
单层螺旋CT/非螺旋CT—只有一个数据采集通道（或称数据采集系统）
4层螺旋CT
四个数据采集系统
工作原理
长轴方向探测器形成四个通道同时采集数据—数据叠加—4个1相加等于1的扫描数据
或通过不同的探测器与DAS的组合，得到不同层厚组合的多层扫描图像
螺距
准直螺距—扫描机架旋转一周检查床移动的距离除以所使用探测器阵列的总宽度
层厚螺距
又称容积螺距或探测器螺距
扫描机架旋转一周检查床移动的距离除以扫描时所使用探测器的宽度，并且乘以所使用探测器阵列的排数

三、图像重建

- 图像重建
  - 预处理类型
    - 不考虑锥形束边缘的预处理—4层螺旋CT
    - 将锥形束边缘部分的射线一起计算
  - 方法
    - 4层CT
      - 扫描交迭采样的修正—又称为优化采样扫描
      - Z轴滤过长轴内插法—滤过宽度（FW）
      - 扇形束重建
      - 多层锥形束体层重建—又称为MUSCOT
    - 16层及以上
      - 自适应多平面重建（AMPR）
      - 加权超平面重建
      - Feldkamp重建
  - 心电门控螺旋扫描及其图像重建
    - 前瞻性心电门控触发序列
      - 心电触发序列扫描
        - 优点—R-R间期触发扫描—辐射剂量较小
        - 缺点—选择性扫描
          - 无法准确选择扫描时机
          - 不能行心脏功能评价
          - 解剖结构遗漏
      - 4层CT心脏成像
    - 回顾性心电门控螺旋扫描—心电门控螺旋
      - 16层CT以上的心脏成像
      - 步骤
        - 多层螺旋内插
        - 采用部分扫描数据重建横断面图像
      - 心率较慢：—单扇区重建
      - 心率较快：—双扇区/多扇区重建

四、优点

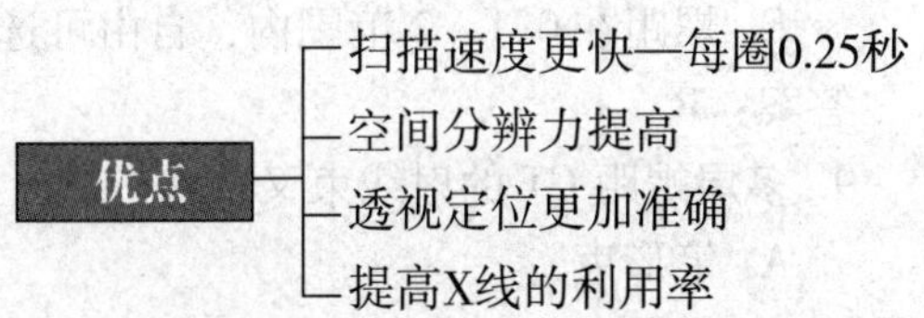
优点
扫描速度更快—每圈0.25秒
空间分辨力提高
透视定位更加准确
提高X线的利用率

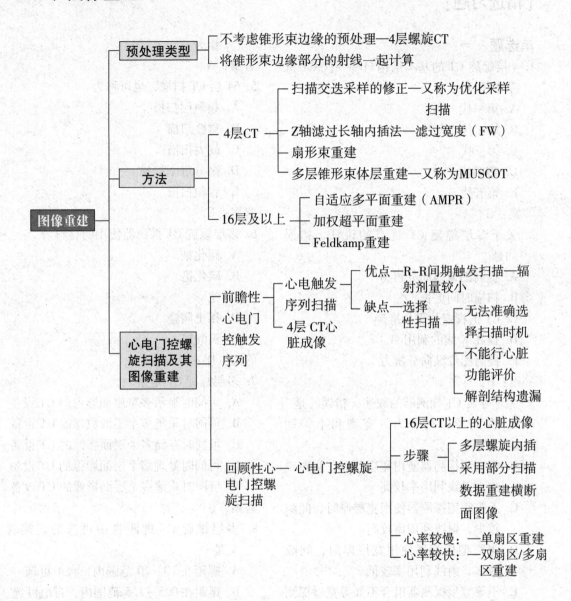

【精选习题】

单选题

1. 4层螺旋CT的基本结构与哪一代CT机基本相同
   A. 第一代
   B. 第二代
   C. 第三代
   D. 第四代
   E. 第五代

答案：C

2. 关于多层螺旋CT优点的说法，错误的是
   A. 提高图像横向分辨力
   B. 扫描时间更长
   C. CT透视定位更加准确
   D. 提高X线的利用率
   E. 提高图像纵向分辨力

答案：B

3. 关于螺旋CT探测器的叙述，错误的是
   A. 探测器阵列分为等宽型和不等型宽型
   B. 等宽型探测器使用宽层厚时，间隙较少，射线利用率较高
   C. 不等宽型探测器使用宽层厚时，间隙较少，射线利用率较高
   D. 等宽型探测器使用宽层厚时，间隙较多，射线利用率较低
   E. 不等宽型探测器组合不如等宽型探测器灵活

答案：B

4. 有关CT数据采集通道的叙述，错误的是
   A. 非螺旋CT没有数据采集通道
   B. 单层螺旋CT只一个数据采集通道
   C. 多层螺旋CT有多个数据采集通道
   D. 数据采集通道又称数据采集系统
   E. 多个数据采集通道可进行不同的组合

答案：A

5. 64层CT扫描，也可称为
   A. 超薄层扫描
   B. 重叠扫描
   C. 放大扫描
   D. 高分辨率扫描
   E. 容积扫描

答案：E

6. 多层螺旋CT探测器使用的材料为
   A. 碘化钠
   B. 碘化铯
   C. 铊
   D. 稀土陶瓷
   E. 钨酸镉

答案：D

7. 多层螺旋CT是指
   A. 可同时显示多个层面影像的CT设备
   B. 可同时采集多个层面数据的CT设备
   C. 可同时存储多个层面影像的CT设备
   D. 可同时处理多个层面影像的CT设备
   E. 可同时重建多个层面影像的CT设备

答案：B

8. 多层螺旋CT螺距自由可选的正确含义是
   A. 螺距在10～20范围内，自由可选
   B. 螺距在0.5～1.5范围内，自由可选
   C. 螺距在1～5范围内，自由可选
   D. 螺距在1～2范围内，自由可选
   E. 螺距在0.1～2范围内，自由可选

答案：B

9. 多层螺距CT的射线束又称为
   A. 笔形束
   B. 大扇束
   C. 锥形束
   D. 小扇束

E. 矩形束

答案：C

10. 4层螺旋CT使用2排5mm的探测器，检查床移动距离30mm，则层厚螺距为

A. 1

B. 2

C. 4

D. 6

E. 8

答案：D

11. 层厚螺距的特点，着重体现在

A. 扫描实际层厚

B. 扫描时所使用探测器的排数

C. 所有探测器的排数

D. 准直器的宽度

E. 检查床移动的速度

答案：B

12. 4层螺旋CT扫描仪重建预处理方法，不包括

A. 扫描交替采样的修正

B. Z轴滤过长轴内插法

C. 扇形束重建

D. 多层孔束体层重建

E. 自适应多平面重建

答案：E

13. 多层螺旋CT对X线球管的要求最关键的是

A. 焦点大小

B. 冷却方式

C. 旋转速度

D. 阳极热容量大

E. 外形尺寸

答案：D

多选题

14. 多层螺旋CT的优点是

A. 扫描速度快

B. 图像空间分辨力高

C. 球管旋转1周可获多层图像

D. X线利用率低

E. CT透视定位准确

答案：ABCE

《 第四章 CT的临床应用概要

第一节 CT扫描的方法

核心考点	掌握	熟悉	了解
1. 常规扫描	√		
2. 增强扫描	√		
3. 定位扫描	√		
4. 高分辨力扫描			√
5. CT定量测定			√
6. 胆系造影CT扫描			√
7. 多期扫描		√	
8. 灌注成像			√
9. 心脏门控成像	√		
10. CT血管造影	√		

一、常规扫描

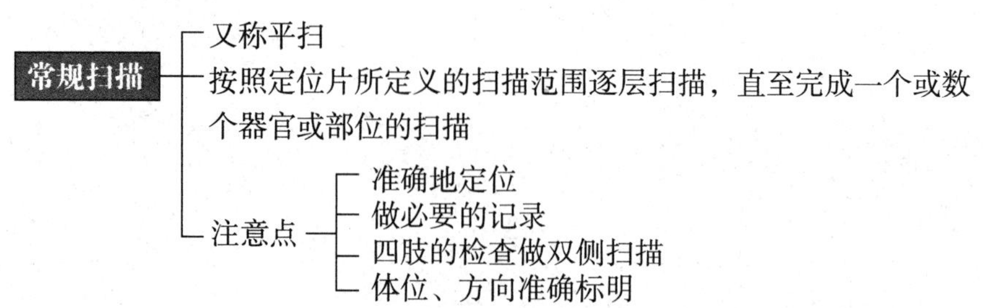
常规扫描
又称平扫
按照定位片所定义的扫描范围逐层扫描，直至完成一个或数个器官或部位的扫描
注意点
准确地定位
做必要的记录
四肢的检查做双侧扫描
体位、方向准确标明

二、增强扫描

增强扫描——采用人工的方法将对比剂注入体内并进行CT扫描检查（口服对比剂不属于增强扫描范畴）

三、定位扫描

定位扫描
- 正式扫描前确定扫描范围的一种扫描方法
- 扫描机架在12、9、3点钟位置固定不动，仅检查床作某个方向的运动
- 12点钟—前后/后前位定位相
- 9点/3点—侧位的定位相
- 动态范围较大，空间分辨力较低，扫描剂量较低
- 狭缝扇形束—多层螺旋扫描中附加准直器

四、高分辨力扫描

高分辨力扫描
- 较薄的扫描层厚(1~2mm) + 高分辨力图像重建算法
- 应用：肺部（弥漫性、间质性、结节）和颞骨岩部内耳等

五、CT 定量测定

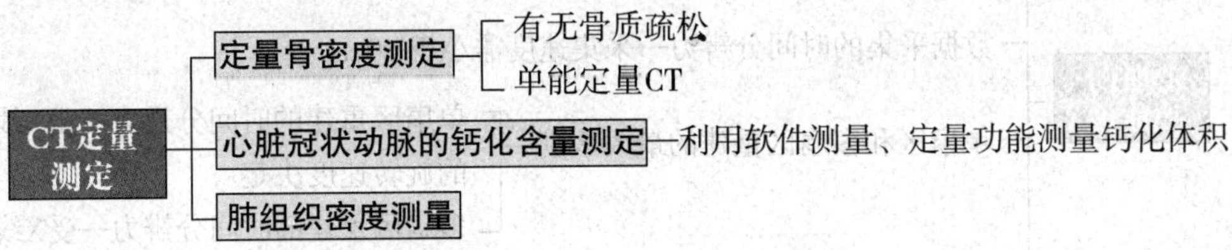
CT定量测定
定量骨密度测定
有无骨质疏松
单能定量CT
心脏冠状动脉的钙化含量测定—利用软件测量、定量功能测量钙化体积
肺组织密度测量

六、胆系造影 CT 扫描

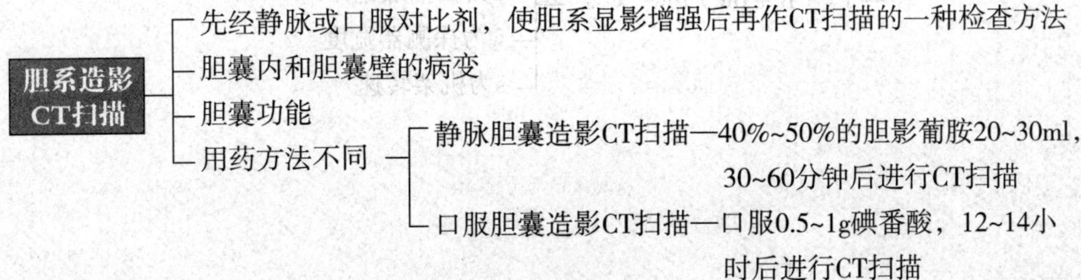
胆系造影CT扫描
先经静脉或口服对比剂，使胆系显影增强后再作CT扫描的一种检查方法
胆囊内和胆囊壁的病变
胆囊功能
用药方法不同
静脉胆囊造影CT扫描—40%~50%的胆影葡胺20~30ml，30~60分钟后进行CT扫描
口服胆囊造影CT扫描—口服0.5~1g碘番酸，12~14小时后进行CT扫描

七、多期扫描

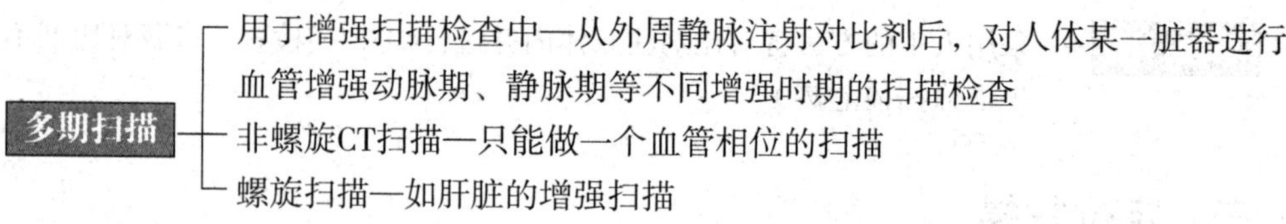
多期扫描
用于增强扫描检查中—从外周静脉注射对比剂后，对人体某一脏器进行血管增强动脉期、静脉期等不同增强时期的扫描检查
非螺旋CT扫描—只能做一个血管相位的扫描
螺旋扫描—如肝脏的增强扫描

八、灌注成像

灌注成像

- 8~10ml/s 的注射速率团注总量50ml对比剂，快速从外周静脉注入—首次通过受检组织中对选定层面进行快速、连续扫描—灌注软件测量所获得图像像素值的密度变化，并采用灰度或色彩在图像上表示
- 颅脑—早期诊断脑卒中（测量兴趣区组织血流量、组织血容量、平均通过时间）

九、心脏门控成像

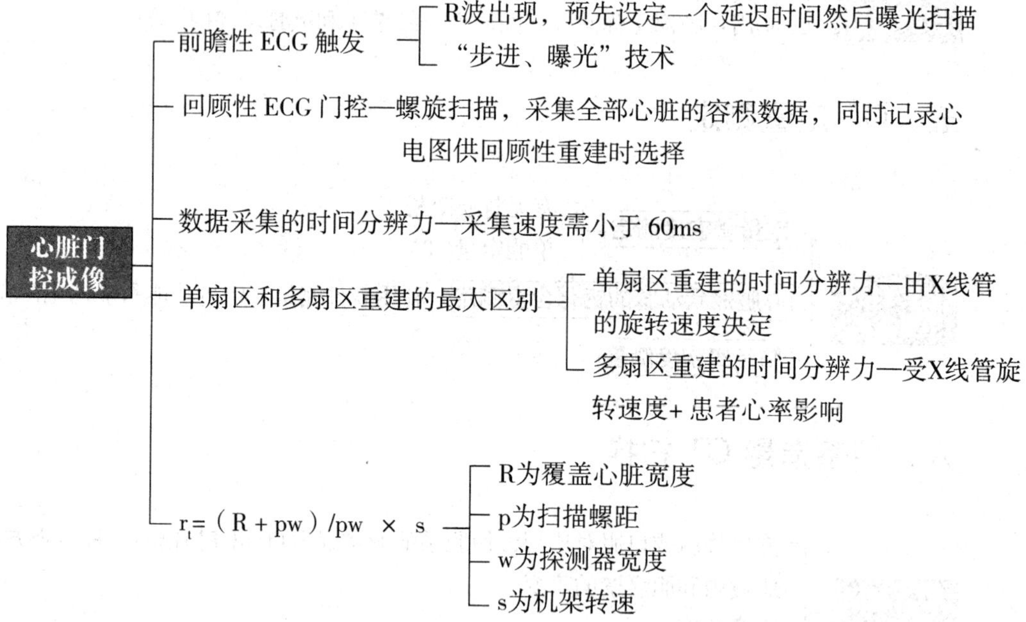
心脏门控成像
前瞻性 ECG 触发
R波出现，预先设定一个延迟时间然后曝光扫描
“步进、曝光”技术
回顾性 ECG 门控—螺旋扫描，采集全部心脏的容积数据，同时记录心电图供回顾性重建时选择
数据采集的时间分辨力—采集速度需小于 60ms
单扇区和多扇区重建的最大区别
单扇区重建的时间分辨力—由X线管的旋转速度决定
多扇区重建的时间分辨力—受X线管旋转速度+ 患者心率影响
r_t=（R + pw）/pw × s
R为覆盖心脏宽度
p为扫描螺距
w为探测器宽度
s为机架转速

十、CT 血管造影（CTA）

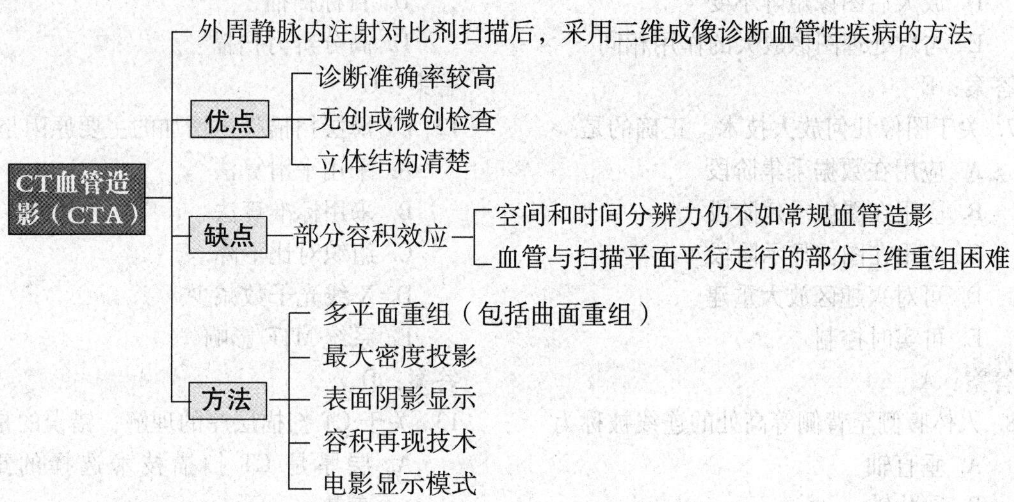
CT血管造影（CTA）
外周静脉内注射对比剂扫描后，采用三维成像诊断血管性疾病的方法
优点
诊断准确率较高
无创或微创检查
立体结构清楚
缺点
部分容积效应
空间和时间分辨力仍不如常规血管造影
血管与扫描平面平行走行的部分三维重组困难
方法
多平面重组（包括曲面重组）
最大密度投影
表面阴影显示
容积再现技术
电影显示模式

【精选习题】

单选题

1. CT 定位扫描获得侧位定位像的球管位置是
   A. 4 点钟
   B. 6 点钟
   C. 9 点钟
   D. 10 点钟
   E. 12 点钟

答案：C

2. 曝光时，X 线管和探测器不动，而床带动受检者动，称为
   A. 常规扫描
   B. 定位扫描
   C. 连续扫描
   D. 动态扫描
   E. 重叠扫描

答案：B

3. X 线球管围绕人体腹背轴（前后轴）旋转的扫描方式称为
   A. 横断位扫描
   B. 冠状位扫描
   C. 矢状位扫描
   D. 正位定位扫描
   E. 侧位定位扫描

答案：B

4. 定位扫描属于扫描步骤中的
   A. 第一步：输入受检者自然项目
   B. 第二步：体位设计
   C. 第三步：确定扫描范围
   D. 第四步：做横断位扫描
   E. 第五步：转贮影像数据

答案：C

5. 与定位扫描相比，直接扫描的最大优势是
   A. 定位准确
   B. 角度可靠
   C. 节约时间
   D. 减少层数
   E. 降低曝光条件

答案：C

6. 关于 CT 放大扫描的叙述，错误的是
   A. 缩小扫描野

B. 又称几何放大
C. 提高图像分辨力
D. 放大后图像矩阵不变
E. 与后处理图像放大的作用相同
答案：E

7. 关于图像几何放大技术，正确的是
A. 应用在数据采集阶段
B. 应用在图像重建阶段
C. 应用在图像显示阶段
D. 可对兴趣区放大重建
E. 可实时控制
答案：A

8. 人体腹侧至背侧等高处的连线被称为
A. 垂直轴
B. 冠状轴
C. 矢状轴
D. 听眦线
E. 瞳间线
答案：C

9. 在众多图像处理方法中，CT 常用于图像放大和旋转的是
A. 点阵处理
B. 局部处理
C. 全部处理
D. 框架处理
E. 几何方法处理
答案：E

10. 在 X 线通过被检查的物体时，使透过较小范围物体的衰减射线由较多的探测器接收的扫描是
A. 目标扫描
B. 放大扫描
C. 定位扫描
D. 动态扫描
E. 重点扫描
答案：B

11. 扫描时设置的层厚为 10mm，层距为 5mm，该扫描称为
A. 多期扫描
B. 薄层扫描
C. 重叠扫描
D. 目标扫描
E. 高分辨力扫描
答案：C

12. CT 薄层扫描噪声增加的主要原因是
A. 采用平滑算法
B. 采用标准算法
C. 组织对比下降
D. X 线光子数减少
E. 系统 MTF 影响
答案：D

13. 关于 CT 扫描层厚的理解，错误的是
A. 层厚是 CT 扫描技术选择的重要参数
B. 层厚薄，空间分辨力高
C. 层厚加大，密度分辨力低
D. 层厚的选择，应根据扫描部位和病变大小决定
E. 层厚薄，病灶检出率高
答案：C

14. 非螺旋序列扫描时，层距的设置小于层厚的扫描是
A. 重叠扫描
B. 薄层扫描
C. 超薄层扫描
D. 目标扫描
E. 重点扫描
答案：A

15. 下列哪项不是薄层扫描的优点
A. 增强部分容积效应
B. 提高图像的空间分辨力
C. 真实地反映病灶
D. 真实地反映组织器官内部的结构
E. 扫描层厚为 3～5mm
答案：A

16. CT 高分辨力扫描的优点是
A. 辐射剂量低，运动伪影少
B. 可以做 0.1mm 的超薄层重建

C. 可用于冠状动脉等小血管的成像
D. 病灶内部显示清晰，部分容积影响小
E. 后处理图像不会产生阶梯状伪影
答案：D

17. 不属于高分辨力 CT 扫描技术特点的是
A. HRCT 具有极好的空间分辨力
B. HRCT 与肺功能检查有更好的相关性
C. HRCT 扫描层多、层薄、曝光条件大
D. HRCT 完全可替代常规 CT
E. HRCT 扫描不需造影增强
答案：D

18. 下列有关滤过函数的演算选择，说法错误的是
A. 一般扫描选择标准数学演算
B. 肝胆胰选择软组织数学演算
C. 内耳选择骨细节数学演算
D. 肺结核性病变 HRCT 选择软组织数学演算
E. 颅脑扫描选择标准数学演算
答案：D

19. 在肺 HRCT 扫描必备条件中，与降低噪声有关的是
A. CT 机固有空间分辨力 0.5mm
B. 扫描层厚为 1～1.5 mm 的薄层扫描
C. 图像重建使用高分辨力算法
D. 应用 512×512 以上矩阵采集
E. 使用高 kV 和高 mAs 扫描
答案：E

20. 高分辨力 CT 扫描的条件中，不包括
A. 大矩阵
B. 骨算法
C. 大 FOV 重建
D. 薄层扫描
E. 高输出量
答案：C

21. 高分辨力扫描的层厚为
A. 1～2mm
B. 2～3mm
C. 3～4mm
D. 4～5mm
E. 5mm
答案：A

22. 对颞骨岩部内耳疾病的诊断，可采用
A. 动态扫描
B. 重叠扫描
C. 高分辨力扫描
D. 多期扫描
E. CT 透视
答案：C

23. 定量骨密度测定的是
A. CT
B. DSA
C. MR
D. CR
E. DR
答案：A

24. 在冠状动态 CTA 检查时，应用心电触发序列，是在受检者哪一个间期触发扫描
A. PR
B. QT
C. RR
D. ST
E. PP
答案：C

25. 下列参数中，与 CTA 图像质量无关的是
A. 重建时间
B. 扫描速度
C. 对比剂浓度
D. 对比剂用量
E. 对比剂注射流率
答案：A

26. 关于 CT 血管造影的叙述，错误的是
A. 属于微创性检查

B. 检查无任何禁忌证
C. 部分容积效应可使血管边缘模糊
D. 一定范围内能替代常规血管造影
E. 血管走行与扫描平面平行则显示较差

答案：B

27. 下列不属于 CTA 特点的是
A. 属于微创检查
B. 必须依赖对比剂
C. 可显示血管壁状态
D. 显示血流动力学信息
E. 显示血管立体结构影像

答案：D

28. CT 血管造影的简写是
A. CTA
B. CTB
C. CTV
D. CTG
E. CTDSA

答案：A

29. 与常规 X 线血管造影相比，下列哪项不是 CT 血管造影的优点
A. CTA 的诊断准确率较高
B. 属于微创检查
C. 三维重组显示立体结构清楚
D. 可代替常规血管造影
E. 空间分辨力高

答案：E

30. CTA 最大的局限性是
A. 部分容积效应
B. 对受检者有轻微创伤
C. 时间分辨力不及常规血管造影
D. 注射对比剂量大、速度快，易产生过敏
E. 空间分辨力高

答案：A

31. 下列 CT 扫描机架旋转属于部分扫描的是
A. 540°旋转扫描
B. 450°旋转扫描
C. 405°扫描旋转
D. 360°旋转扫描
E. 240°旋转扫描

答案：E

32. 不属于增强扫描的是
A. 双下肢 CTA
B. 冠状动脉 CTA
C. 口服碘对比剂肠道造影
D. 肺动脉 CTA
E. 肝脏多期扫描

答案：C

33. 增强 CT 扫描的主要目的是
A. 减少图像噪声
B. 提高密度分辨力
C. 显示更多的软组织
D. 使病变显示更清楚
E. 提高组织的 CT 值

答案：D

34. 可用于颌面部整形外科手术的 CT 检查或后处理方法是
A. 定位扫描
B. 增强扫描
C. 动态扫描
D. 三维成像
E. 骨密度测定

答案：D

35. CTA 血管造影错误的是
A. 部分容积效应明显
B. 外周动脉注入对比剂
C. MPR 成像
D. MIP 成像
E. VR 成像

答案：B

多选题

36. CT 检查时，采用靶扫描方式可
A. 减轻工作量
B. 减少环状伪影

C. 提高密度分辨力　　　　　　　　　　E. 减少受检者的 X 线剂量

D. 提高空间分辨力　　　　　　　　　　答案：DE

第二节　CT 图像后处理

核心考点	掌握	熟悉	了解
1. 图像评价处理		√	
2. 二维、三维图像重组处理		√	

一、图像评价处理

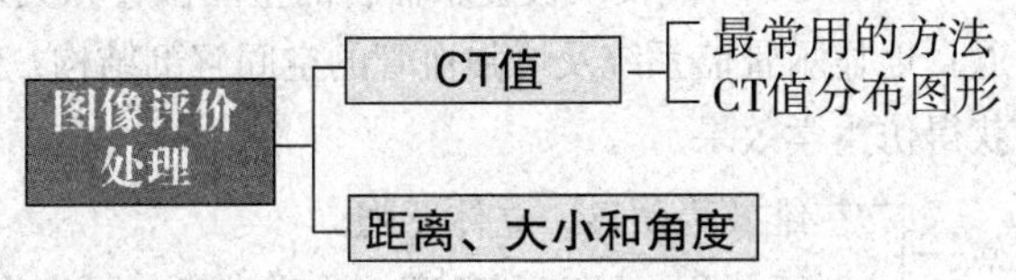
图像评价处理
CT值
最常用的方法
CT值分布图形
距离、大小和角度

二、二维、三维图像重建处理

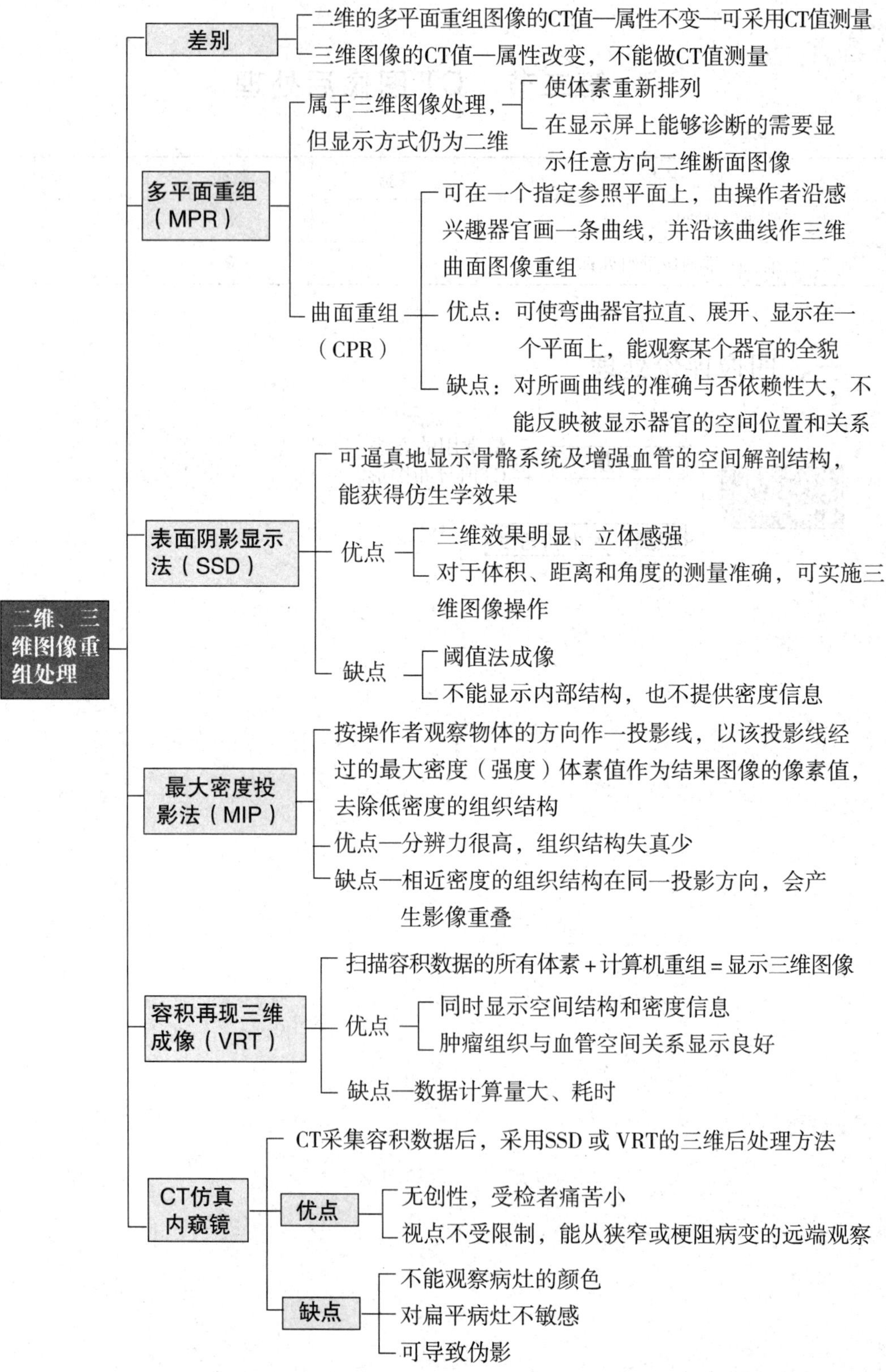
二维、三维图像重组处理
差别
二维的多平面重组图像的CT值—属性不变—可采用CT值测量
三维图像的CT值—属性改变，不能做CT值测量
多平面重组（MPR）
属于三维图像处理，但显示方式仍为二维
使体素重新排列
在显示屏上能够诊断的需要显示任意方向二维断面图像
曲面重组（CPR）
可在一个指定参照平面上，由操作者沿感兴趣器官画一条曲线，并沿该曲线作三维曲面图像重组
优点：可使弯曲器官拉直、展开、显示在一个平面上，能观察某个器官的全貌
缺点：对所画曲线的准确与否依赖性大，不能反映被显示器官的空间位置和关系
表面阴影显示法（SSD）
可逼真地显示骨骼系统及增强血管的空间解剖结构，能获得仿生学效果
优点
三维效果明显、立体感强
对于体积、距离和角度的测量准确，可实施三维图像操作
缺点
阈值法成像
不能显示内部结构，也不提供密度信息
最大密度投影法（MIP）
按操作者观察物体的方向作一投影线，以该投影线经过的最大密度（强度）体素值作为结果图像的像素值，去除低密度的组织结构
优点—分辨力很高，组织结构失真少
缺点—相近密度的组织结构在同一投影方向，会产生影像重叠
容积再现三维成像（VRT）
扫描容积数据的所有体素+计算机重组=显示三维图像
优点
同时显示空间结构和密度信息
肿瘤组织与血管空间关系显示良好
缺点—数据计算量大、耗时
CT仿真内窥镜
CT采集容积数据后，采用SSD或VRT的三维后处理方法
优点
无创性，受检者痛苦小
视点不受限制，能从狭窄或梗阻病变的远端观察
缺点
不能观察病灶的颜色
对扁平病灶不敏感
可导致伪影

【精选习题】

单选题

1. 不影响重组图像质量的因素是
   A. 扫描层面的多少
   B. 扫描层面的薄厚
   C. 同一层厚与间隔
   D. 同一重建时间
   E. 同序列的连续扫描

答案：D

2. 最大密度投影显示一般应用于
   A. 平扫的血管
   B. 增强的血管
   C. 气管
   D. 肺
   E. 软组织

答案：B

3. 关于重组图像的原理，正确的叙述是
   A. 重组图像就是图像重建
   B. 用计算机对原始数据进行运算得到显示数据矩阵
   C. 用计算机将各不同层面的像素重新排列的技术
   D. 重新组成三维的图像
   E. 重新组成三维空间中任一平面的图像

答案：D

4. CT常用图像后处理技术，不包括
   A. MPR
   B. CPR
   C. SSD
   D. SSP
   E. VRT

答案：D

5. 下列图像后处理方法中属于二维重组和显示的是
   A. SSD
   B. MPR
   C. MIP
   D. VRT
   E. VE

答案：B

6. 多平面重组的英文简写是
   A. MPR
   B. CPR
   C. SSD
   D. MIP
   E. IVP

答案：A

7. 相近密度的组织结构，在同一投影方向会产生前后物体影像重叠的是
   A. MPR
   B. CPR
   C. SSD
   D. MIP
   E. VIP

答案：D

8. 下列选项中不属于CT仿真内窥镜优点的是
   A. 无创性
   B. 视点不受限制
   C. 能从狭窄或梗阻病变的远端观察
   D. 对扁平病灶不敏感
   E. 受检者痛苦小

答案：D

9. 多平面重组的处理属于
   A. 一维图像
   B. 二维图像
   C. 三维图像
   D. 四维图像
   E. 五维图像

答案：C

10. 多平面重组的显示形式没有
    A. 矢状面
    B. 横断面

C. 冠状面
D. 斜面
E. 曲面
答案：B
11. 颧弓骨折可采用
A. MPR
B. SSD
C. MIP
D. CPR
E. VRT
答案：B
12. 关于 CT 二维、三维图像重组后处理 SSD 的描述，错误的是
A. 三维效果明显、立体感强
B. 对于体积、距离和角度的测量准确
C. 可实施三维图像操作
D. 能显示物体内部结构
E. 不提高物体的密度信息
答案：D
13. 关于容积再现三维成像的描述，错误的是
A. 能显示空间结构信息
B. 能显示密度信息
C. 数据计算量大
D. 耗时
E. 图像显示准确性受图像处理中分割参数的影响较明显
答案：E
14. CT 的图像重组方法中，能同时显示空间结构和密度信息的是
A. MPR
B. SSD
C. MIP
D. VRT
E. CPR
答案：D
15. 对图像处理目的的描述，错误的是
A. 突出重要内容
B. 抑制不重要内容
C. 改善图像质量
D. 提高图像信息量
E. 增强图像显示效果
答案：B
16. 有关病变大小的测量方法，错误的论述是
A. 无论病变的形态如何，都以其长轴作为测量的长度
B. 长的半圆形病灶，可分段测量长度后相加得出长径
C. 以长轴中心垂直的横径为宽度
D. 长×宽×层数×层厚为大致体积
E. 各层面的面积叠加在一起得出精确的体积
答案：E
17. 以下哪一项不是图像后处理技术
A. 仿真内镜
B. 最大密度投影
C. 曲面重建
D. 表面阴影显示
E. 薄层估算法重建
答案：E
18. 重建过程中的图像处理方法不包括
A. 点阵处理
B. 框架处理
C. 局部处理
D. 区域处理
E. 插值处理
答案：E
19. CT 图像评价处理不包括
A. CT 值
B. 距离
C. 大小
D. 角度
E. 良恶性
答案：E
20. 下列哪项不属于图像后处理技术
A. 多组 CT 值测量
B. 图像局部放大

C. 改变窗宽
D. 图像反转
E. 矢状位重建

答案：A

21. 下述颅脑 CT 检查中必须拍摄骨窗的是
A. 常规颅脑扫描
B. 急性脑梗死
C. 脑血管瘤
D. 颅脑病变侵犯颅骨
E. 脑血管畸形病变

答案：D

22. CT 图像中，窗宽（400～2000HU）通常用于
A. 骨骼
B. 颅脑
C. 肝脏
D. 膀胱
E. 乳腺

答案：A

23. 下列不属于图像后处理技术处理的内容是
A. 窗技术
B. 参数测量
C. 数据传输
D. 图像识别
E. 特征提取

答案：C

多选题

24. CTA 常用的图像处理的方法
A. 曲面重组
B. 最大密度投影
C. 表面阴影显示
D. 容积再现
E. 滤波反投影

答案：ABCD

第三节　CT 检查程序

核心考点	掌握	熟悉	了解
1. 受检者的登记接待			√
2. 扫描前受检者的准备	√		
3. CT 机的准备	√		
4. 扫描程序	√		

一、受检者的登记接待

受检者登记接待
- 申请单、检查部位、合理安排检查时间
- 预先准备工作、检查需知以及解释
- 索引、统计
- 登记室归档

二、扫描前受检者的准备

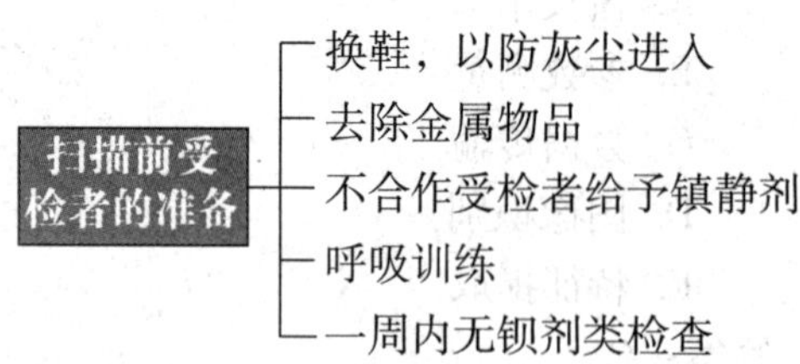
扫描前受检者的准备
换鞋，以防灰尘进入
去除金属物品
不合作受检者给予镇静剂
呼吸训练
一周内无钡剂类检查

三、CT 机的准备

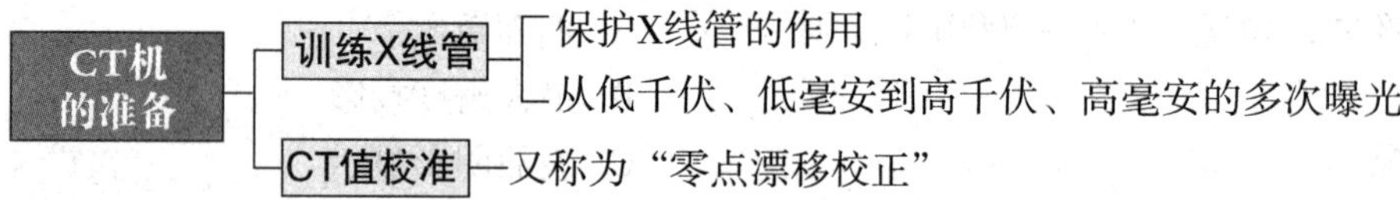
CT机的准备
训练X线管
保护X线管的作用
从低千伏、低毫安到高千伏、高毫安的多次曝光
CT值校准
又称为“零点漂移校正”

四、扫描程序

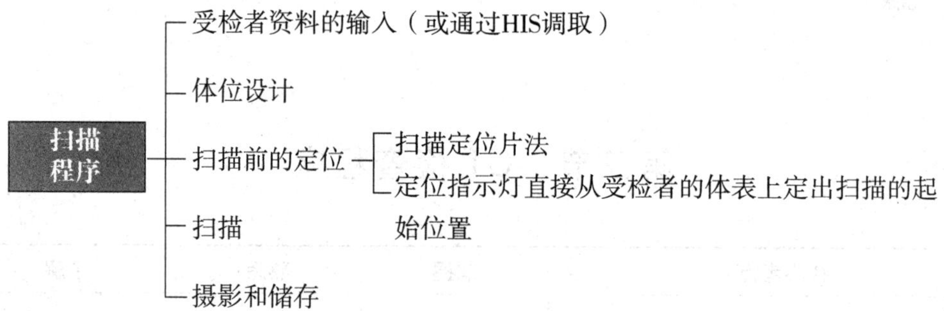
扫描程序
受检者资料的输入（或通过HIS调取）
体位设计
扫描前的定位
扫描定位片法
定位指示灯直接从受检者的体表上定出扫描的起始位置
扫描
摄影和储存

【精选习题】

单选题

1. CT 扫描前不做空气校准，将导致
   A. 减少零点漂移
   B. 工作效率提高
   C. 图像质量稳定
   D. 缩短 X 线管使用寿命
   E. 采集数据的准确性下降

答案：E

2. CT 机计算机房的温度应保持在
   A. 15～25℃
   B. 16～24℃
   C. 18～22℃
   D. 18～26℃
   E. 18～28℃

答案：C

3. 关于 CT 机的准备，错误的是
   A. 训练 X 线球管
   B. 对球管从高千伏、高毫安到低千伏、低毫安的多次曝光
   C. 避免突然过冷、过热的情况出现

D. 保护球管
E. CT 值校准
答案：B
4. 每日开机进行 CT 球管训练的目的在于
A. 升高球管温度
B. 启动旋转阳极
C. 防止阳极靶面龟裂
D. 保护 X 线管，防止损坏
E. 增加阴极电子
答案：D
5. CT 机房安装空调，主要是为了
A. 受检者和工作人员舒服
B. 不设窗户，使射线屏蔽更安全
C. 设备贵重，保护机器
D. 使计算机能正常工作
E. 不开窗户，避免灰尘进入
答案：D
6. CT 机房的相对湿度应保持在
A. 10%～20%
B. 20%～40%
C. 40%～60%
D. 60%～80%
E. 80%～90%
答案：C
7. 对 CT 专用术语的解释，错误的是
A. 扫描架的顶部向床面头侧所指方向倾倒称正角倾斜
B. X 线球管围绕人体左右轴旋转扫描称矢状位扫描
C. 当扫描床向机架方向运行时称进床
D. 头先进与足先进是由受检者躺的方向决定的
E. 凡球管处于水平位的定位扫描称侧位定位扫描，与体位无关
答案：E
8. 四肢扫描时，区分图像左右的操作是
A. 双侧对比摆位
B. 包括邻近关节
C. 包括周围软组织
D. 输入注释标记
E. 选择进床或出床
答案：D
9. CT 检查前，受检者准备工作的主要依据是
A. 申请单
B. 预约登记卡
C. “受检者需知”预约单
D. 对家属的交代
E. 受检者自己理解
答案：C
10. 扫描程序中，不包括
A. 去除被检部位的金属物品
B. 受检者资料的输入
C. 受检者体位的设计
D. 扫描前的定位
E. 扫描、摄影和存储
答案：A
11. CT 检查前的工作程序，不包括
A. 禁食
B. 预约登记
C. 划价、交费
D. 编写索引
E. 审阅申请单
答案：D
12. 操作台无法实施的功能是
A. 输入扫描参数
B. 系统故障诊断
C. 修改受检者数据
D. 改变受检者体位
E. 控制扫描程序
答案：D
13. CT 增强扫描前受检者应禁食
A. 1 小时
B. 4 小时
C. 8 小时
D. 12 小时
E. 24 小时
答案：B

14. CT检查前，受检者自己做准备工作的主要依据是
A. 申请单
B. 预约登记本
C. 受检者自己理解
D. 其家属交代
E. "受检者需知"预约单
答案：E
15. 去除CT扫描野金属物的目的是
A. 防止贵重物品丢失
B. 防止金属物品吸入机器内
C. 避免产生图像伪影
D. 增加受检者舒适度
E. 降低扫描剂量
答案：C
16. 腹部CT检查前口服稀释阳性对比剂的目的为
A. 观察肠道分泌功能
B. 保护黏膜不受射线损伤
C. 明确被观察部位与胃肠道之间的关系
D. 观察肿物是否因为胃肠道阻塞
E. 观察胃肠道内肿物形态
答案：C

第四节 CT扫描检查的基本要点

核心考点	掌握	熟悉	了解
1. 关于受检者的准备工作	√		
2. 扫描参数的选择	√		
3. 增强扫描对比剂的使用	√		

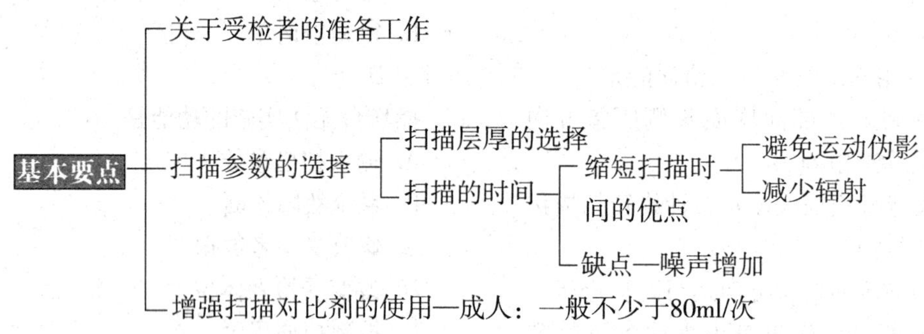
基本要点
关于受检者的准备工作
扫描参数的选择
扫描层厚的选择
扫描的时间
缩短扫描时间的优点
避免运动伪影
减少辐射
缺点—噪声增加
增强扫描对比剂的使用—成人：一般不少于80ml/次

【精选习题】

单选题

1. CT检查中，对于不合作的患者，给予成人肌肉或静脉注射地西泮（安定）的剂量是
A. 5ml
B. 10ml
C. 15 ml
D. 20ml
E. 25ml
答案：B

2. 小儿口服水合氯醛用于 CT 检查前镇定，其总剂量不得超过
   A. 0.5 g
   B. 1 g
   C. 2 g
   D. 2.5 g
   E. 3.5 g
答案：C
3. 圆满完成 1 项 CT 检查，不需要
   A. 从诊断方面考虑
   B. 扫描前受检者的准备工作
   C. 扫描参数的设置
   D. 增强扫描对比剂的使用
   E. 预约下次 CT 检查的时间
答案：E
4. 婴幼儿行 CT 检查前为了镇静可口服水合氯醛，其用量为
   A. 10 ~ 15mg/kg
   B. 20 ~ 25mg/kg
   C. 30 ~ 35mg/kg
   D. 50 ~ 75mg/kg
   E. 80 ~ 85mg/kg
答案：D
5. CT 机的 X 线系统高压一般在
   A. 60 ~ 80 kV
   B. 80 ~ 100 kV
   C. 80 ~ 120 kV
   D. 80 ~ 150 kV
   E. 100 ~ 150 kV
答案：C
6. 关于 CT 扫描层厚的理解，错误的是
   A. 层厚是 CT 扫描技术选择的重要参数
   B. 层厚薄，空间分辨力高
   C. 层厚加大，密度分辨力低
   D. 层厚的选择，应根据扫描部位和病变大小决定
   E. 层厚薄，病灶检出率高
答案：C
7. 不属于用户设置的扫描参数的是
   A. 扫描野
   B. 重建速度
   C. 曝光时间
   D. 扫描层厚
   E. 重建算法
答案：B
8. 在 CT 扫描参数中，对 X 线剂量的理解，错误的是
   A. X 线剂量的大小是 CT 图像质量保证中的重要环节
   B. 增加 X 线剂量，可减少图像噪声
   C. 扫描层面越薄，所需 X 线剂量越小
   D. 对内耳扫描，需采用比头颅平扫更大的 X 线剂量
   E. 受检者所受辐射量与扫描层数有关
答案：C
9. CT 摄片的基本要求，不包括
   A. 合适的窗宽、窗位
   B. 按一定的解剖顺序摄片
   C. 增强前后的图像要分别摄片
   D. 摄取定位片
   E. 胶片曝光时间设定
答案：E
10. 关于扫描参数选择的叙述，正确的是
   A. 某些选择将影响最终成像的质量
   B. 较大的扫描层厚可以用较短的扫描时间得到小的扫描覆盖范围
   C. 较大的扫描层厚纵向分辨力较高
   D. 减小层厚无需增加扫描剂量
   E. 扫描时间短，噪声不增加
答案：A
11. 有关 CT 增强扫描对比剂的应用，错误的是
   A. 成人、小儿的剂量不同
   B. 成人的剂量一般不能少于 80 ml/次
   C. 不同的部位扫描延迟时间相同
   D. 对比剂注射后，最常见的是连续扫描
   E. 体型较大的受检者适当增加用量

答案：C

12. 增强扫描对比剂的使用，成人的推荐剂量为
   A. 20ml/次
   B. 40ml/次
   C. 60ml/次
   D. 80ml/次
   E. 100ml/次

答案：D

13. 对增强扫描原理和意义的论述，错误的是
   A. 不同的组织结构对对比剂吸收数量和分布会不同
   B. 不同的病变性质对对比剂吸收数量和分布会不同
   C. 当两种组织对 X 线的吸收差加大时，图像对比增加
   D. 增强扫描会使组织密度、形态、大小显示更为突出
   E. 增强扫描主要增加了组织间的天然对比

答案：E

14. 仰卧位病人欲获得正位定位像时，其球管或探测器官应在几点钟位置
   A. 1 点钟
   B. 3 点钟
   C. 4 点钟
   D. 9 点钟
   E. 12 点钟

答案：E

15. 婴幼儿 CTA 检查前口服水合氯醛用量标准为
   A. 50～75mg/kg（总量不超过 2g）
   B. 80～90mg/kg（总量不超过 5g）
   C. 90～100mg/kg（总量不超过 7g）
   D. 100～120mg/kg（总量不超过 10g）
   E. 120～150mg/kg（总量不超过 12g）

答案：A

第五章　非螺旋 CT 扫描的临床应用

第一节　颅脑 CT 扫描

核心考点	掌握	熟悉	了解
1. 颅脑扫描定位线	√		
2. 颅脑扫描技术	√		
3. 颅脑 CT 横断面解剖	√		

一、定位线

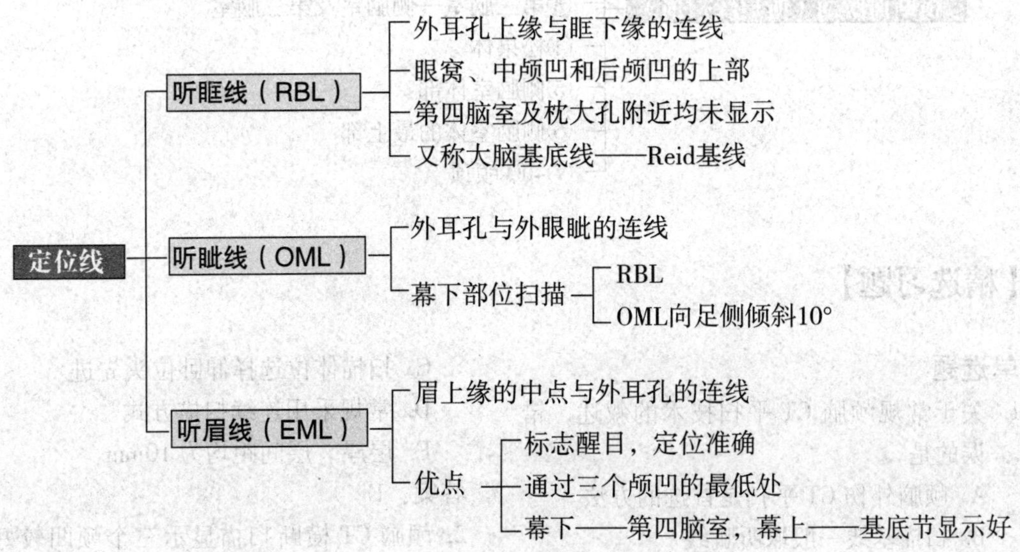

定位线
听眶线（RBL）
外耳孔上缘与眶下缘的连线
眼窝、中颅凹和后颅凹的上部
第四脑室及枕大孔附近均未显示
又称大脑基底线——Reid基线
听眦线（OML）
外耳孔与外眼眦的连线
幕下部位扫描
RBL
OML向足侧倾斜10°
听眉线（EML）
眉上缘的中点与外耳孔的连线
优点
标志醒目，定位准确
通过三个颅凹的最低处
幕下——第四脑室，幕上——基底节显示好

二、扫描技术

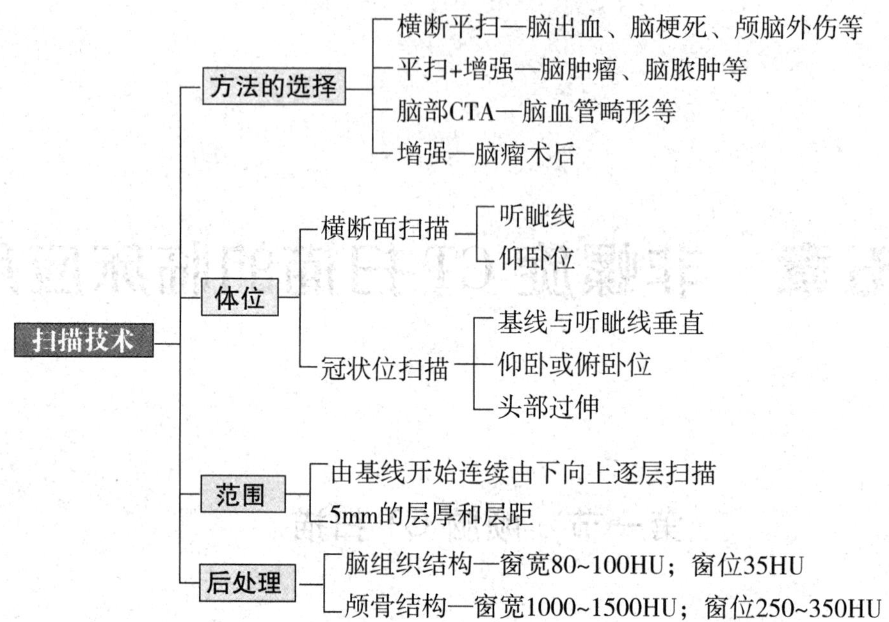
扫描技术
方法的选择
横断平扫—脑出血、脑梗死、颅脑外伤等
平扫+增强—脑肿瘤、脑脓肿等
脑部CTA—脑血管畸形等
增强—脑瘤术后
体位
横断面扫描
听眦线
仰卧位
冠状位扫描
基线与听眦线垂直
仰卧或俯卧位
头部过伸
范围
由基线开始连续由下向上逐层扫描
5mm的层厚和层距
后处理
脑组织结构—窗宽80~100HU；窗位35HU
颅骨结构—窗宽1000~1500HU；窗位250~350HU

三、横断面解剖（听眉线扫描）

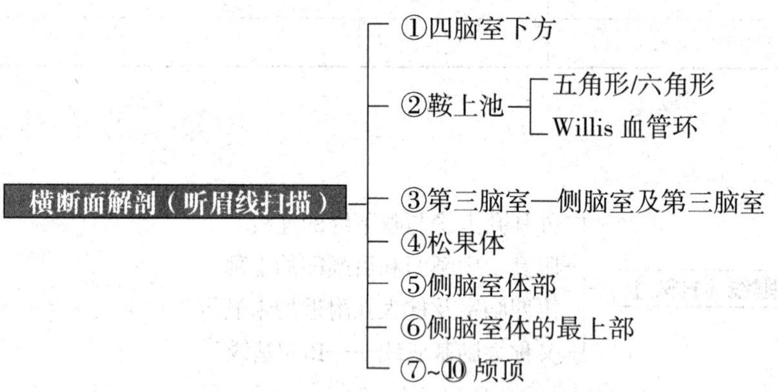
横断面解剖（听眉线扫描）
①四脑室下方
②鞍上池
五角形/六角形
Willis 血管环
③第三脑室—侧脑室及第三脑室
④松果体
⑤侧脑室体部
⑥侧脑室体的最上部
⑦~⑩ 颅顶

【精选习题】

单选题

1. 关于常规颅脑 CT 平扫技术的叙述，错误的是
   A. 颅脑外伤 CT 平扫是首选的方法
   B. 扫描基线一般取听眦线
   C. 扫描体位选择仰卧位头先进
   D. 常规采用连续扫描方式
   E. 层厚、层间距均为 10mm

答案：E

2. 颅脑 CT 横断扫描显示三个颅凹较好的

扫描基线是
A. 听眶线
B. 听口线
C. 听眦线
D. 听鼻线
E. 听眉线
答案：E
3. 观察蝶鞍时最佳的扫描方式是
A. 横断位扫描
B. 横断位扫描 + 矢状位扫描
C. 矢状位扫描
D. 横断位扫描多方位重建
E. 冠状位扫描
答案：E
4. 下列哪项不属于颅脑平扫的适应证
A. 颅内出血
B. 脑梗死
C. 脑萎缩
D. 脑血管畸形
E. 先天性无脑
答案：D
5. 颅脑 CT 图像的窗宽、窗位分别是 70HU 和 30HU，图像显示的 CT 值范围是
A. −5 ~ 65HU
B. 30 ~ 70HU
C. 15 ~ 100HU
D. −30 ~ 100HU
E. 60 ~ 140HU
答案：A
6. 常规颅脑横断面 CT 扫描最常用的基线是
A. OML
B. RBL
C. SML
D. FHP
E. EML
答案：A
7. 垂体最佳扫描层厚是
A. 1 ~ 2mm
B. 3 ~ 4 mm
C. 5 ~ 6mm
D. 7 ~ 8mm
E. 9 ~ 10mm
答案：B
8. 下列哪种情况可不拍摄颅脑 CT 骨窗
A. 脑萎缩
B. 蝶鞍病变
C. 颅脑外伤
D. 颅骨病变
E. 内听道病变
答案：A
9. 颅脑 CT 横断面以 EML 为扫描基线，层厚、层距为 10mm/10mm 时，Willis 血管环应显示在
A. 松果体平面
B. 鞍上池平面
C. 第三脑室平面
D. 侧脑室体部平面
E. 第四脑室下方平面
答案：B
10. 临床怀疑蛛网膜下腔出血应采用
A. 增强扫描
B. 平扫
C. 快速 CT 扫描
D. 螺旋 CT 扫描
E. 动态扫描
答案：B
11. 关于颅脑扫描技术的描述，错误的是
A. 脑瘤术后可直接增强
B. 横断面扫描基线以听眦线最常用
C. 扫描范围由基线上 10mm 开始，连续由下向上逐层扫描，直至脑实质扫描完为止
D. 观察脑组织结构取窗宽 80 ~ 100HU
E. 观察颅骨结构取窗位 250 ~ 350HU
答案：C
12. 根据听眉线扫描的颅脑 CT 横断面图像，从颅底向上，层厚、层距为

10mm/10 mm，第几层显示基底节结构
A. 二
B. 三
C. 四
D. 五
E. 六
答案：C

13. 关于颅脑扫描基线的描述，错误的是
A. 听眶线是外耳孔上缘与眶上缘的连线
B. 听眶线与台面垂直时扫描，受检者的位置较舒适
C. 对幕下部位扫描可采用听眶线
D. 听眉线做扫描基线时的优点是，标志醒目、定位准确
E. 听眉线做扫描基线时的优点是，通过3个颅凹的最低处
答案：A

14. 脑肿瘤 CT 扫描，不能显示的是
A. 肿瘤大小
B. 肿瘤形态
C. 肿瘤与周围组织关系
D. 肿瘤的病理组织类型
E. 肿瘤的位置
答案：D

多选题

15. 采用听眉线为扫描基线的优点有
A. 标志醒目，定位准确
B. 通过三个颅凹的最低处较理想
C. 显示中脑导水管清楚
D. 显示第四脑室清楚
E. 显示基底节清楚
答案：ABDE

16. 关于颅脑 CT 扫描体位和扫描范围的叙述中，错误的是
A. 颏顶位冠状面扫描时受检者仰卧位
B. 横断位扫描时受检者常规采用仰卧位
C. 横断位扫描的基线可酌情变化
D. 鞍区垂体冠状位扫描的后界应包括鞍背
E. 横断位扫描的上界应达侧脑室体部上方约 2cm 处
答案：AE

17. 下列颅脑 CT 扫描图像的显示中，窗口技术运用正确的是
A. 脑萎缩可适当调低窗位
B. 小儿颅脑层面应适当调低窗位
C. 颅底层面可适当调高窗位并增大窗宽
D. 病灶与正常组织密度相近时可调宽窗宽
E. 软组织窗应使脑白质和灰质有良好的对比
答案：ABCE

18. 颅脑非螺旋 CT 扫描把听眉线（EML）作为扫描基线的优点包括
A. 标准醒目，定位准确
B. EML 通过三个颅凹的最低处，扫描范围较理想
C. 采用 EML 扫描，显示组织结构较清楚，幕下显示第四脑室好，幕上显示基底节好
D. 听眉线（EML）与台面垂直扫描时，受检者的位置较舒适于众多其他位置的扫描都以此线为基准
E. 扫描范围有效错开晶状体，有利于辐射防护
答案：ABC

第二节　头颈部 CT 扫描

核心考点	掌握	熟悉	了解
1. 头颈部非螺旋扫描技术	√		
2. 头颈部 CT 横断面解剖	√		

一、扫描技术

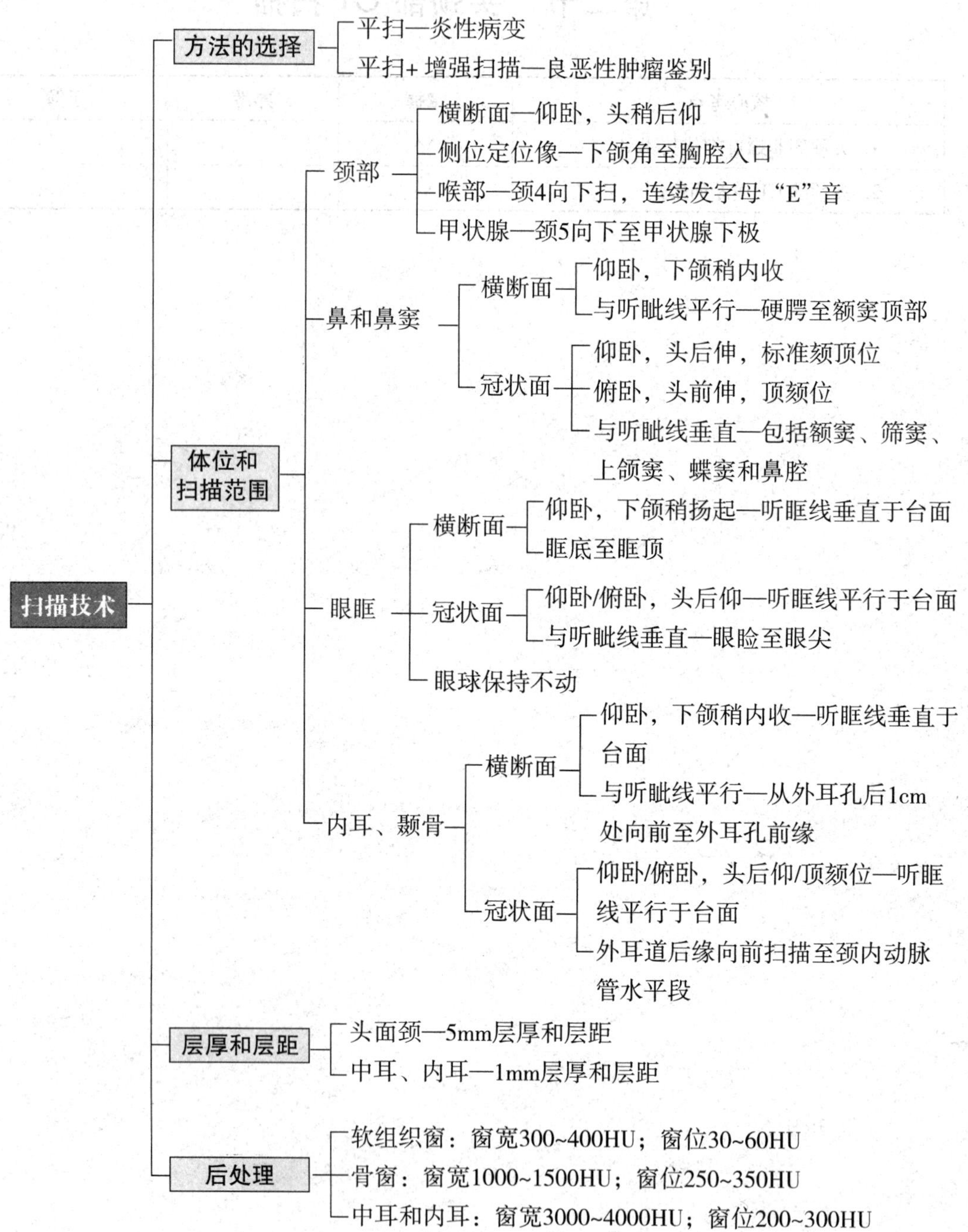
扫描技术
方法的选择
平扫—炎性病变
平扫+ 增强扫描—良恶性肿瘤鉴别
体位和扫描范围
颈部
横断面—仰卧，头稍后仰
侧位定位像—下颌角至胸腔入口
喉部—颈4向下扫，连续发字母“E”音
甲状腺—颈5向下至甲状腺下极
鼻和鼻窦
横断面
仰卧，下颌稍内收
与听眦线平行—硬腭至额窦顶部
冠状面
仰卧，头后伸，标准颏顶位
俯卧，头前伸，顶颏位
与听眦线垂直—包括额窦、筛窦、上颌窦、蝶窦和鼻腔
眼眶
横断面
仰卧，下颌稍扬起—听眶线垂直于台面
眶底至眶顶
冠状面
仰卧/俯卧，头后仰—听眶线平行于台面
与听眦线垂直—眼睑至眼尖
眼球保持不动
内耳、颞骨
横断面
仰卧，下颌稍内收—听眶线垂直于台面
与听眦线平行—从外耳孔后1cm处向前至外耳孔前缘
冠状面
仰卧/俯卧，头后仰/顶颏位—听眶线平行于台面
外耳道后缘向前扫描至颈内动脉管水平段
层厚和层距
头面颈—5mm层厚和层距
中耳、内耳—1mm层厚和层距
后处理
软组织窗：窗宽300~400HU；窗位30~60HU
骨窗：窗宽1000~1500HU；窗位250~350HU
中耳和内耳：窗宽3000~4000HU；窗位200~300HU

二、横断面解剖

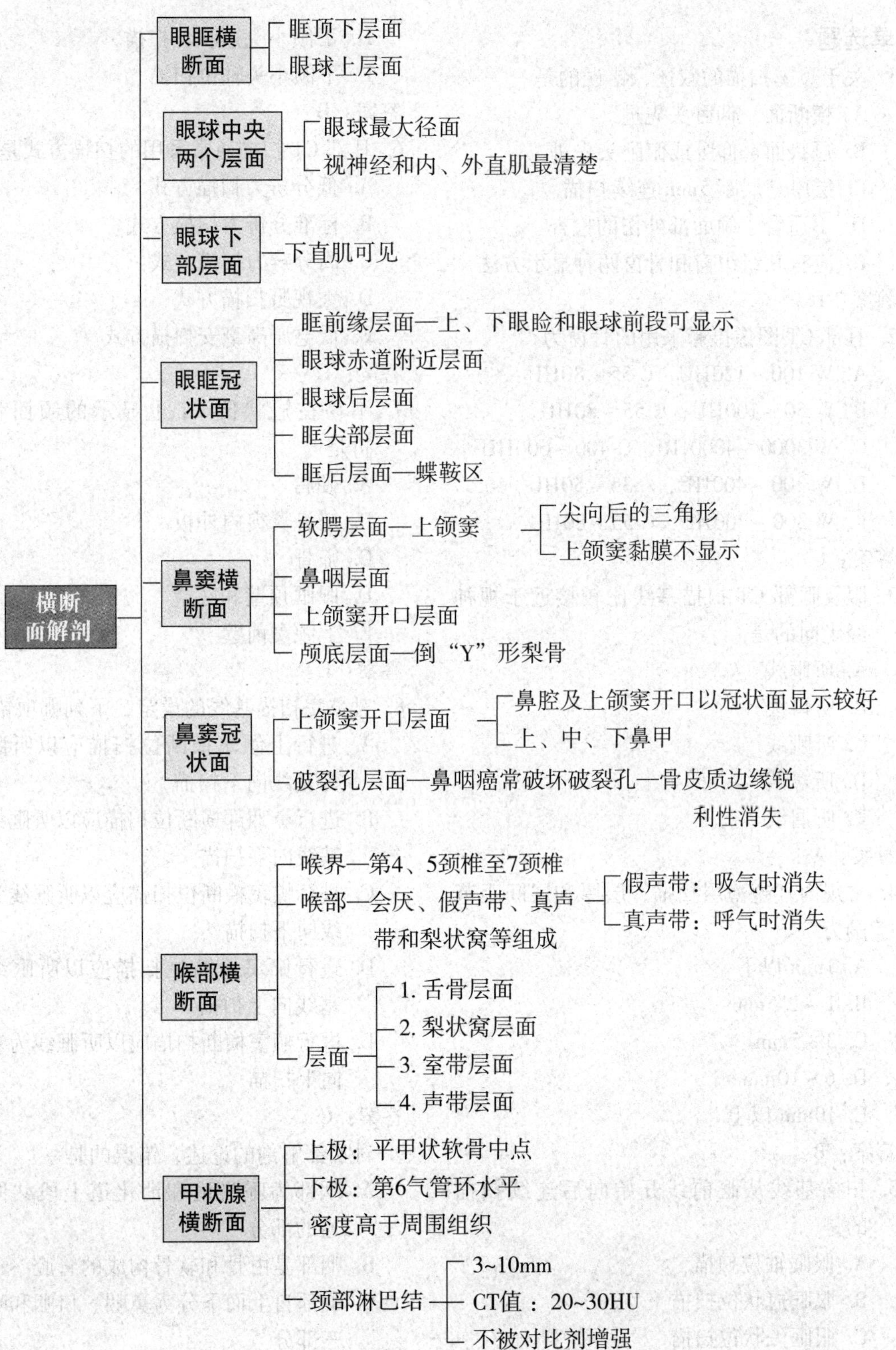
横断面解剖
眼眶横断面
眶顶下层面
眼球上层面
眼球中央两个层面
眼球最大径面
视神经和内、外直肌最清楚
眼球下部层面
下直肌可见
眼眶冠状面
眶前缘层面—上、下眼睑和眼球前段可显示
眼球赤道附近层面
眼球后层面
眶尖部层面
眶后层面—蝶鞍区
鼻窦横断面
软腭层面—上颌窦
尖向后的三角形
上颌窦黏膜不显示
鼻咽层面
上颌窦开口层面
颅底层面—倒“Y”形犁骨
鼻窦冠状面
上颌窦开口层面
鼻腔及上颌窦开口以冠状面显示较好
上、中、下鼻甲
破裂孔层面—鼻咽癌常破坏破裂孔—骨皮质边缘锐利性消失
喉部横断面
喉界—第4、5颈椎至7颈椎
喉部—会厌、假声带、真声带和梨状窝等组成
假声带：吸气时消失
真声带：呼气时消失
层面
1. 舌骨层面
2. 梨状窝层面
3. 室带层面
4. 声带层面
甲状腺横断面
上极：平甲状软骨中点
下极：第6气管环水平
密度高于周围组织
颈部淋巴结
3~10mm
CT值：20~30HU
不被对比剂增强

【精选习题】

单选题

1. 关于鼻窦扫描的叙述，错误的是
   A. 横断面、仰卧头先进
   B. 冠状面、仰卧或俯卧头先进
   C. 层厚、层距5mm连续扫描
   D. 不适合于颌面部外伤的检查
   E. 应有软组织窗和骨窗两种显示方法

答案：D

2. 耳部CT图像摄影采用的骨窗为
   A. W 100～120HU，C 55～80HU
   B. W 50～100HU，C 55～80HU
   C. W 3000～4000HU，C 400～600HU
   D. W 300～400HU，C 35～50HU
   E. W 300～400HU，C 55～80HU

答案：C

3. 眼及眶部CT扫描基线比较接近于视神经走向的是
   A. 听眶线
   B. 听口线
   C. 听眦线
   D. 听鼻线
   E. 听眉线

答案：A

4. 常规内耳超薄层扫描，层厚和层间距范围为
   A. 1mm以下
   B. 1～1.5mm
   C. 3～5mm
   D. 6～10mm
   E. 10mm以上

答案：B

5. 扫描基线从眶前线开始向后连续扫描的是
   A. 眼眶轴位扫描
   B. 眼眶冠状位扫描
   C. 眼眶矢状位扫描
   D. 下颌小头冠状位扫描
   E. 下颌小头轴位扫描

答案：B

6. 耳部CT扫描通常采用的扫描方式是
   A. 低分辨力扫描方式
   B. 标准分辨力扫描方式
   C. 高分辨力扫描方式
   D. 大视野扫描方式
   E. 低电压高毫安扫描方式

答案：C

7. 不易在冠状位CT上显示的颌面骨骨折是
   A. 硬腭
   B. 蝶骨翼突内外板
   C. 筛骨
   D. 眼眶顶壁和底壁
   E. 上颌窦前壁

答案：E

8. 对鼻窦扫描基线的设定，下列哪项错误
   A. 进行上颌窦横断位扫描应以听眶线为基线向下扫描
   B. 进行鼻咽部横断位扫描应以听眶线为基线向下扫描
   C. 进行蝶窦横断位扫描应以听眶线为基线向下扫描
   D. 进行筛窦横断位扫描应以听眶线为基线向上扫描
   E. 进行额窦横断扫描应以听眶线为基线向上扫描

答案：C

9. 对咽部解剖的论述，错误的是
   A. 咽部为呼吸道和消化道上段共同交通的部分
   B. 咽部是由骨和软骨构成的管腔
   C. 咽部自上而下分为鼻咽、口咽和喉咽三部分

D. 自颅底到软腭水平的一段为鼻咽
E. 自软腭至舌骨水平的一段为口咽

答案：B

10. 咽部常规扫描时，要求受检者
A. 吸气后屏气扫描
B. 呼气后屏气扫描
C. 平静呼吸状态扫描
D. 发“E”音的情况下扫描
E. 鼓气状态下扫描

答案：C

11. 与颅脑常规扫描比较，咽部扫描特有注意事项是
A. 头颅固定
B. 摘掉头上金属饰品
C. 不合作者采用药物镇定
D. 不做吞咽动作
E. 平静呼吸扫描

答案：D

12. 对眼眶 CT 扫描图像显示的叙述，错误的是
A. 能清楚显示眶壁骨性结构
B. 能清楚显示眶内软组织
C. 能清楚显示眼球内部结构
D. 能清楚显示眼内血管走行
E. 能清楚显示眼内异物大小

答案：D

13. 颞骨矢状位扫描体位设计中，论述错误的是
A. 受检者俯卧
B. 头向一侧旋转枕于 20°头架中
C. 矢状面前后对应点距床面等距
D. 扫描架向头侧倾斜 20°，平行矢状面
E. 球管围绕头颅前后轴旋转

答案：E

14. 颞骨高分辨力 CT 重建后的图像主要特点是
A. 影像层次多
B. 显示野变大
C. 信噪比低
D. 边缘锐利
E. 密度分辨力高

答案：D

15. 后鼻孔闭锁，最佳检查方法是
A. 鼻窦瓦氏位
B. 鼻窦柯氏位
C. 鼻窦侧位
D. 鼻窦正位体层
E. 鼻窦横断位 CT 扫描

答案：E

16. 有关鼻窦扫描范围的论述，错误的是
A. 鼻窦横断位扫描从上齿槽开始向上连续扫完额窦
B. 冠状面扫描，从外眦向后扫至颈前缘
C. 冠状面扫描，从颈前缘开始向前扫至额窦平面
D. 冠状扫描基线 COR 应垂直于听眶线
E. 横断位扫描基线应与听眉线一致

答案：E

17. 常规鼻窦扫描参数选择，下列哪项错误
A. 采用标准 FOV
B. 层厚 5mm
C. 层距 5 mm
D. 了解薄的骨壁是否破坏可改用 1.5 ~2.0mm 薄层扫描
E. 薄层扫描时要比常规扫描降低条件

答案：E

18. 轴位扫描时，与鼻咽部前部处于同一平面的是
A. 额窦
B. 筛窦
C. 蝶窦
D. 上颌窦
E. 上门齿

答案：D

19. 内耳 HRCT 扫描的特点是

A. 显示范围变大
B. 影像层次丰富
C. 空间分辨力高
D. 密度分辨力高
E. 信噪比降低
答案：C

20. CT检查眼部疾病的优点，不包括
A. 可清晰、准确显示眶壁骨质结构
B. 可清晰、准确显示眶内组织结构
C. 可清晰、准确显示眼球内部结构
D. 可清晰、准确显示邻近组织结构
E. 可清晰、准确显示2mm金属异物
答案：E

21. CT高分辨力扫描多应用于
A. 乳腺疾病的诊断
B. 腹部疾病的诊断
C. 颞骨疾病的诊断
D. 盆腔疾病的诊断
E. 长骨疾病的诊断
答案：C

22. CT扫描，听小骨应显示在
A. 外耳
B. 中耳
C. 内耳
D. 骨岬后部
E. 咽鼓管开口
答案：B

23. 颞颌关节CT平扫，受检者必须做的准备工作是
A. 禁食
B. 大量饮水
C. 屏气训练
D. 摘除耳部饰物
E. 碘过敏试验
答案：D

24. 观察下颌骨小头骨折内外成角畸形，最佳的体位是
A. CT轴位扫描
B. CT矢状位扫描
C. CT冠状位扫描
D. CT定位扫描
E. CT增强扫描
答案：C

25. 平滑或软组织算法不用于显示
A. 脊柱
B. 内耳
C. 胰腺
D. 肾上腺
E. 肺结节
答案：B

26. 关于喉部CT检查，错误的是
A. 从颈部向下扫描至甲状软骨下1cm
B. 受检者需连续发字母“E”音
C. 发音时，真声带呈舌状突入管腔内的皱襞，呼气时消失
D. 观察声带，需使用高分辨力扫描
E. 观察声带，调节窗宽1500～2000HU，窗位－600～－450HU
答案：D

27. 鼻和鼻窦冠状位，与台面平行的是
A. 听眦线
B. 听眶线
C. 听鼻线
D. 听眉线
E. 听口线
答案：B

28. 扫描必须包括上纵隔的疾病是
A. 甲状腺结节
B. 甲状腺囊肿
C. 甲状旁腺瘤
D. 弥漫性甲状腺肿
E. 巨大腺瘤样甲状腺肿
答案：E

29. 关于眼及眶部CT扫描的叙述，错误的是
A. 常规采用横断面
B. 确定眼内异物方位，可做冠状位扫描

C. 横断面扫描范围从眼球前部到海绵窦
D. 观察视神经病变以听眶线为扫描基线
E. 冠状位扫描有助于判断眶顶骨折及程度

答案：C

30. 关于甲状腺CT图像的描述，错误的是
A. 位于气管两侧及前缘
B. 上极平甲状软骨中点
C. 下极至第6气管环水平
D. 通常密度低于周围组织
E. 注射对比剂后密度增高

答案：D

31. 喉部CT检查，欲观察声带活动和梨状窝状况时，扫描期间受检者应
A. 平静呼吸
B. 平静屏气
C. 持续呼气
D. 瓦氏呼吸屏气
E. 持续发“啊”声

答案：D

32. 眼部冠状面CT扫描图像中，显示眼球径面最大的是
A. 眶后层面
B. 眼球后层面
C. 眶尖部层面
D. 眶前缘层面
E. 眼球赤道附近层面

答案：E

33. 眼及眶部CT扫描的最佳方式为
A. 横断位扫描+矢状位扫描
B. 横断位扫描+冠状位扫描
C. 横断位扫描+薄层扫描
D. 横断位扫描+增强扫描
E. 横断位扫描+重叠扫描

答案：B

34. 喉部CT扫描体位，仰头的目的在于
A. 受检者舒服
B. 头不易动
C. 便于定位
D. 喉室打开
E. 防止下颌骨伪影

答案：E

35. 观察蝶鞍最佳的扫描方式为
A. 横断位扫描
B. 横断位扫描+矢状位扫描
C. 矢状位扫描
D. 横断位扫描多方位重建
E. 冠状位扫描

答案：E

36. 眼眶横断面扫描中，眼球中央两个层面显示的解剖结构不包括
A. 眼球
B. 视神经
C. 内、外直肌
D. 视神经
E. 眼动脉分支

答案：E

37. 眼眶冠状面中，眼球赤道附近层面内不包括
A. 眼球
B. 视神经
C. 眼外肌
D. 泪腺
E. 下斜肌

答案：B

38. 鼻窦横断面中，解剖结构描述错误的是
A. 正常上颌窦黏膜不能显示
B. 翼突呈倒“V”形
C. 翼内板内侧为翼内肌
D. 筛窦与蝶窦的界限是梨骨
E. 破裂孔由枕骨、蝶骨和颞骨岩锥的尖部共同组成

答案：C

39. 下列哪项不属于喉及颈部CT检查的适应证

A. 颈部肿块
B. 甲状腺病变
C. 咽喉肿瘤
D. 慢性咽炎
E. 颈部血管栓塞

答案：D

40. 喉部是
A. 消化系统
B. 发音器官
C. 咀嚼器官
D. 呼吸器官
E. 循环系统

答案：B

41. 颈部淋巴结的大小为
A. 1～3mm
B. 3～5mm
C. 5～8mm
D. 3～10mm
E. 5～10mm

答案：D

42. 颈部淋巴结的 CT 值为
A. 10～20HU
B. 20～30HU
C. 100～200HU
D. 200～300HU
E. 300～500HU

答案：B

43. 不适宜做眼及眶部 CT 扫描的是
A. 近视眼的病因诊断
B. 眼部外伤
C. 眼眶内异物
D. 眼的先天性疾病
E. 眼球及眼眶的肿瘤

答案：A

44. 喉室轴位扫描，无法确定声带走行时，扫描基线应与
A. 中部颈椎间隙保持一致
B. 舌骨长轴平行
C. 颈部前缘皮肤面垂直
D. 颈1～颈7的中点联线垂直
E. 下颌骨下缘平行

答案：A

45. 不适宜 CT 检查的颞颌关节疾病是
A. 颞颌关节先天发育畸形
B. 颞颌关节外伤
C. 颞颌关节肿瘤
D. 颞颌关节炎症
E. 颞颌关节半月板损伤

答案：E

46. 喉部扫描常采用下列哪种扫描方式
A. 屏气扫描
B. 深吸气扫描
C. 深呼气扫描
D. 不用屏气
E. 瓦式呼吸

答案：E

47. 甲状腺扫描范围是
A. 从舌骨上缘至主动弓上缘
B. 从舌骨下缘至主动弓上缘
C. 从甲状软骨上缘至胸锁关节上缘
D. 从舌骨下缘至胸锁关节上缘
E. 从第1～5 颈椎

答案：B

48. 有一患者因突发性失聪前来做内耳 CT 扫描，扫描后 WW/WL 设置为
A. WW 300～400HU，WL 30～60HU
B. WW 1000～1500HU，WL 250～350HU
C. WW 3000～4000HU，WL 200～300HU
D. WW 300～400HU，WL 20～40HU
E. WW 100～150HU，WL 45～60HU

答案：C

49. 关于鼻咽层面的叙述，正确的是
A. 咽鼓管开口在前，咽隐窝在后，两者间为隆突
B. 咽鼓管开口在后，咽隐窝在前，两者间为隆突
C. 咽鼓管开口在前，咽隐窝在后，两者间为翼内肌

D. 咽鼓管开口在后，咽隐窝在前，两者间为翼内肌
E. 咽鼓管开口在前，咽隐窝在后，两者间为翼腭窝

答案：A

50. 成人喉位于
A. 第 6 ~7 颈椎之间
B. 第 4 ~7 颈椎之间
C. 第 3 ~5 颈椎之间
D. 第 2 ~3 颈椎之间
E. 第 1 ~4 颈椎之间

答案：B

51. 关于常规鼻窦扫描参数选择的描述，错误的是
A. 采用标准 FOV
B. 层厚 5mm
C. 层距 5mm
D. 了解薄的骨壁是否破坏可改用 1.5 ~2.0mm 薄层扫描
E. 薄层扫描时要比常规扫描降低条件

答案：E

52. 患儿男，14 岁。右眼外伤 1 天，主诉头疼头晕、复视。查体发现右眼结膜充血，眼睑淤血肿胀，眼球运动障碍，视力明显下降，CT 检查示眶下壁骨折，检查的最佳方式是
A. 非螺旋扫描
B. 大螺旋扫描
C. 高分辨力扫描
D. 增强扫描
E. 平扫加增强扫描

答案：C

53. 耳部通常应用的 CT 扫描方式是
A. 重叠扫描
B. 增强扫描
C. 动态扫描
D. 多期扫描
E. 高分辨力扫描

答案：E

多选题

54. 有关鼻咽癌 CT 表现的描述，下列说法正确的是
A. CT 平扫鼻咽癌组织密度高于正常组织
B. 鼻咽腔不对称，咽隐窝变浅或消失
C. 咽旁间隙缩小
D. 患侧中耳和乳突蜂窝气体消失
E. 注射对比剂后肿块有轻度强化

答案：BCDE

55. 鼻窦冠状位扫描基线应
A. 平行于鼻骨
B. 垂直于听眶线
C. 垂直于上颌窦底壁
D. 垂直于听眉线
E. 垂直于听眦线

答案：CE

56. 颈椎 CT 横断面扫描，能够显示的解剖结构包括
A. 椎体
B. 椎弓
C. 半月板
D. 椎管
E. 椎间盘

答案：ABDE

57. 眼眶横断面 CT 扫描中，眼球中央两个层面显示的解剖结构的是
A. 晶状体
B. 视神经
C. 外直肌
D. 内直肌
E. 眼动脉分支

答案：ABCD

第三节　胸部 CT 扫描

核心考点	掌握	熟悉	了解
1. 胸部非螺旋扫描技术	√		
2. 胸部 CT 横断面解剖	√		

一、扫描技术

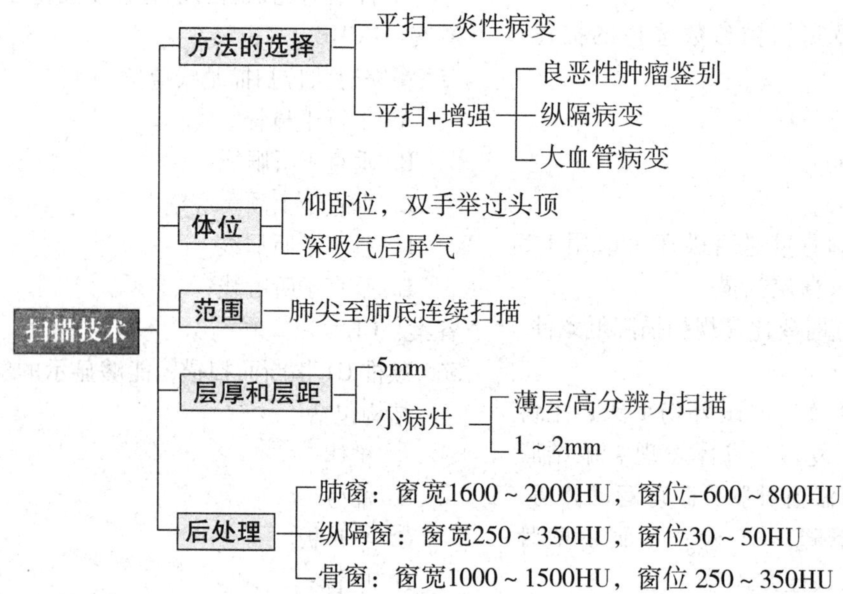
扫描技术
方法的选择
平扫—炎性病变
平扫+增强
良恶性肿瘤鉴别
纵隔病变
大血管病变
体位
仰卧位，双手举过头顶
深吸气后屏气
范围
肺尖至肺底连续扫描
层厚和层距
5mm
小病灶
薄层/高分辨力扫描
1～2mm
后处理
肺窗：窗宽1600～2000HU，窗位-600～800HU
纵隔窗：窗宽250～350HU，窗位30～50HU
骨窗：窗宽1000～1500HU，窗位 250～350HU

二、横断面解剖

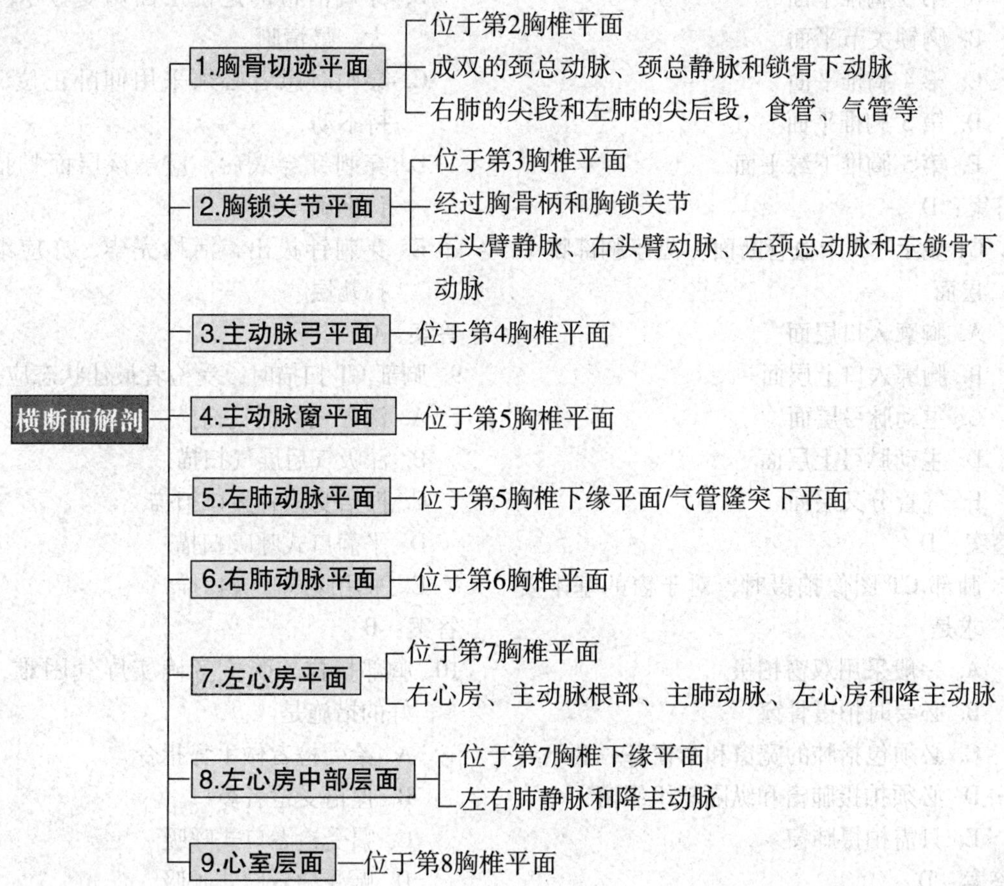
横断面解剖
1.胸骨切迹平面
位于第2胸椎平面
成双的颈总动脉、颈总静脉和锁骨下动脉
右肺的尖段和左肺的尖后段，食管、气管等
2.胸锁关节平面
位于第3胸椎平面
经过胸骨柄和胸锁关节
右头臂静脉、右头臂动脉、左颈总动脉和左锁骨下动脉
3.主动脉弓平面
位于第4胸椎平面
4.主动脉窗平面
位于第5胸椎平面
5.左肺动脉平面
位于第5胸椎下缘平面/气管隆突下平面
6.右肺动脉平面
位于第6胸椎平面
7.左心房平面
位于第7胸椎平面
右心房、主动脉根部、主肺动脉、左心房和降主动脉
8.左心房中部层面
位于第7胸椎下缘平面
左右肺静脉和降主动脉
9.心室层面
位于第8胸椎平面

【精选习题】

单选题

1. 从主动脉弓的凸侧发出 3 根上行较大的动脉，所谓“三根毛”，自右向左分别是
   A. 左锁骨下动脉、左颈总动脉和头臂干
   B. 右颈总动脉、左颈总动脉和左锁骨下动脉
   C. 右锁骨下动脉、右颈总动脉和左颈总动脉
   D. 右颈总动脉、右锁骨下动脉和左锁骨下动脉
   E. 头臂干、左颈总动脉和左锁骨下动脉

答案：E

2. 胸部连续扫描，个别层面 CT 图像出现重复，常见原因是
   A. 心脏搏动
   B. 呼吸运动
   C. 床移动错误
   D. 操作有误
   E. 设备故障

答案：B

3. 横断面肺部 CT 扫描，主动脉通常显示在
   A. 第 3 胸椎平面
   B. 胸锁关节平面
   C. 第 4 胸椎平面
   D. 第 5 胸椎平面
   E. 第 5 胸椎下缘平面
答案：D
4. CT 显示“5 个血管断面”见于胸部哪个层面
   A. 胸廓入口层面
   B. 胸廓入口上层面
   C. 主动脉弓层面
   D. 主动脉弓上层面
   E. 气管分叉层面
答案：D
5. 肺部 CT 图像拍摄时，对于窗的基本要求是
   A. 一般采用双窗拍摄
   B. 必要时拍摄骨窗
   C. 必须包括肺的宽窗和窄窗各一套
   D. 必须拍摄肺窗和纵隔软组织窗
   E. 只需拍摄肺窗
答案：D
6. 肺部窗宽、窗位的范围是
   A. W 1500～2000HU；L －500～－100HU
   B. W 1500～2000HU；L －800～－500HU
   C. W 1600～2000HU；L －600～800HU
   D. W 800～1000HU；L －800～－600HU
   E. W 600～800HU；L －600～－400HU
答案：C
7. 胸部 CT 导向穿刺体位要求
   A. 仰卧正位
   B. 俯卧正位
   C. 侧位
   D. 斜位
   E. 任选适当体位
答案：E
8. 对胸部 CT 导向穿刺活检的论述，错误的是
   A. 利用目标扫描选择最佳定位层面
   B. 穿刺活检的定位层面病变显示应最大、最清晰
   C. 穿刺时患者必须采用仰卧正位，保持不动
   D. 穿刺针穿入后，应于该层面扫描确认准确与否
   E. 穿刺针拔出，活检完毕，亦应继续扫几层
答案：C
9. 胸部 CT 扫描时，受检者最佳状态应是
   A. 深呼气后屏气扫描
   B. 深吸气后屏气扫描
   C. 捏捂受检者鼻口扫描
   D. 平静口式呼吸扫描
   E. 采用腹式呼吸扫描
答案：B
10. 胸部扫描，受检者确实屏气困难，最好的措施是
   A. 给受检者做手势指令
   B. 捏捂受检者鼻口
   C. 嘱受检者口式呼吸
   D. 嘱受检者腹式呼吸
   E. 增大电流，减短曝光时间
答案：E
11. 胸部 CT 常规为仰卧位，需同时采用俯卧位的是
   A. 肺癌的分期诊断
   B. 观察肺内肿物形态
   C. 测量肺内病变大小
   D. 了解胸水流动性
   E. 对肺弥漫性病变观察
答案：D
12. 胸部常规扫描，基线确定范围应是
   A. 胸锁关节至肺底
   B. 胸骨凹至肺底
   C. 肺尖部至肺底
   D. 第 1 前肋至胸口

E. 肺尖至胸口

答案：C

13. 胸部CT平扫无法明确诊断的是

A. 包裹性气胸

B. 肺动脉内肿瘤

C. 肺炎

D. 胸膜下肺大疱

E. 胸膜增厚范围及程度

答案：B

14. 纵隔疾病首选的检查方法是

A. MRI检查

B. B超

C. X线平片

D. PET/CT

E. CT检查

答案：E

15. 关于胸部非螺旋扫描技术的描述，错误的是

A. 良恶性肿瘤鉴别及纵隔病变、大血管病变需平扫加增强扫描

B. 一般取仰卧位

C. 由肺尖至肺底连续扫描

D. 纵隔窗取窗位250～350HU

E. 骨窗取窗宽1000～1500HU

答案：D

16. 胸锁关节平面内见不到的解剖结构是

A. 右头臂静脉

B. 右头臂动脉

C. 左颈总动脉

D. 左锁骨下动脉

E. 主动脉弓

答案：E

17. 右肺动脉平面相当于

A. 第3胸椎平面

B. 第4胸椎平面

C. 第5胸椎平面

D. 第6胸椎平面

E. 第7胸椎平面

答案：D

18. 左心房平面相当于

A. 第3胸椎平面

B. 第4胸椎平面

C. 第5胸椎平面

D. 第6胸椎平面

E. 第7胸椎平面

答案：E

19. 心室层面相当于

A. 第3胸椎平面

B. 第4胸椎平面

C. 第5胸椎平面

D. 第6胸椎平面

E. 第8胸椎平面

答案：E

20. 主动脉弓平面相当于

A. 第1胸椎平面

B. 第2胸椎平面

C. 第3胸椎平面

D. 第4胸椎平面

E. 第5胸椎平面

答案：D

21. 主动脉窗平面相当于

A. 第1胸椎平面

B. 第2胸椎平面

C. 第3胸椎平面

D. 第4胸椎平面

E. 第5胸椎平面

答案：E

22. 左肺动脉平面相当于

A. 第3胸椎平面

B. 第4胸椎平面

C. 第5胸椎平面

D. 第6胸椎平面

E. 第7胸椎平面

答案：C

23. 胸部扫描方法的选择，不需增强的是

A. 炎性病变

B. 良恶性肿瘤鉴别

C. 纵隔病变

D. 大血管病变
E. 占位病变

答案：A

24. 胸锁关节平面相当于
A. 第 1 胸椎平面
B. 第 2 胸椎平面
C. 第 3 胸椎平面
D. 第 4 胸椎平面
E. 第 5 胸椎平面

答案：C

25. 胸骨切迹平面相当于
A. 第 1 胸椎平面
B. 第 2 胸椎平面
C. 第 3 胸椎平面
D. 第 4 胸椎平面
E. 第 5 胸椎平面

答案：B

26. 进行胸部 CT 检查时，要求受检者双手上举抱头的主要目的是
A. 避免受检者双手碰到机架
B. 避免因双手臂而造成伪影
C. 受检者舒适
D. 减少辐射
E. 配合呼吸运动，减少运动伪影

答案：B

27. 显示肺门区的最佳横断层面是
A. 第 2 胸椎
B. 第 3～4 胸椎
C. 第 4～5 胸椎
D. 第 6～8 胸椎
E. 第 8～10 胸椎

答案：D

28. 常规情况下无需肺部高分辨力扫描的疾病是
A. 粟粒性肺结核
B. 矽肺
C. 过敏性肺炎
D. 小叶性肺炎
E. 支气管扩张

答案：C

多选题

29. 与常规 X 线片子相比，胸部 CT 扫描的优势包括
A. 密度分辨力
B. 空间分辨力
C. 可做定量分析
D. 病灶定位准确
E. 扫描剂量更低

答案：ACD

第四节　腹部 CT 扫描

核心考点	掌握	熟悉	了解
1. 腹部非螺旋扫描技术	√		
2. 腹部 CT 横断面解剖	√		

一、扫描技术

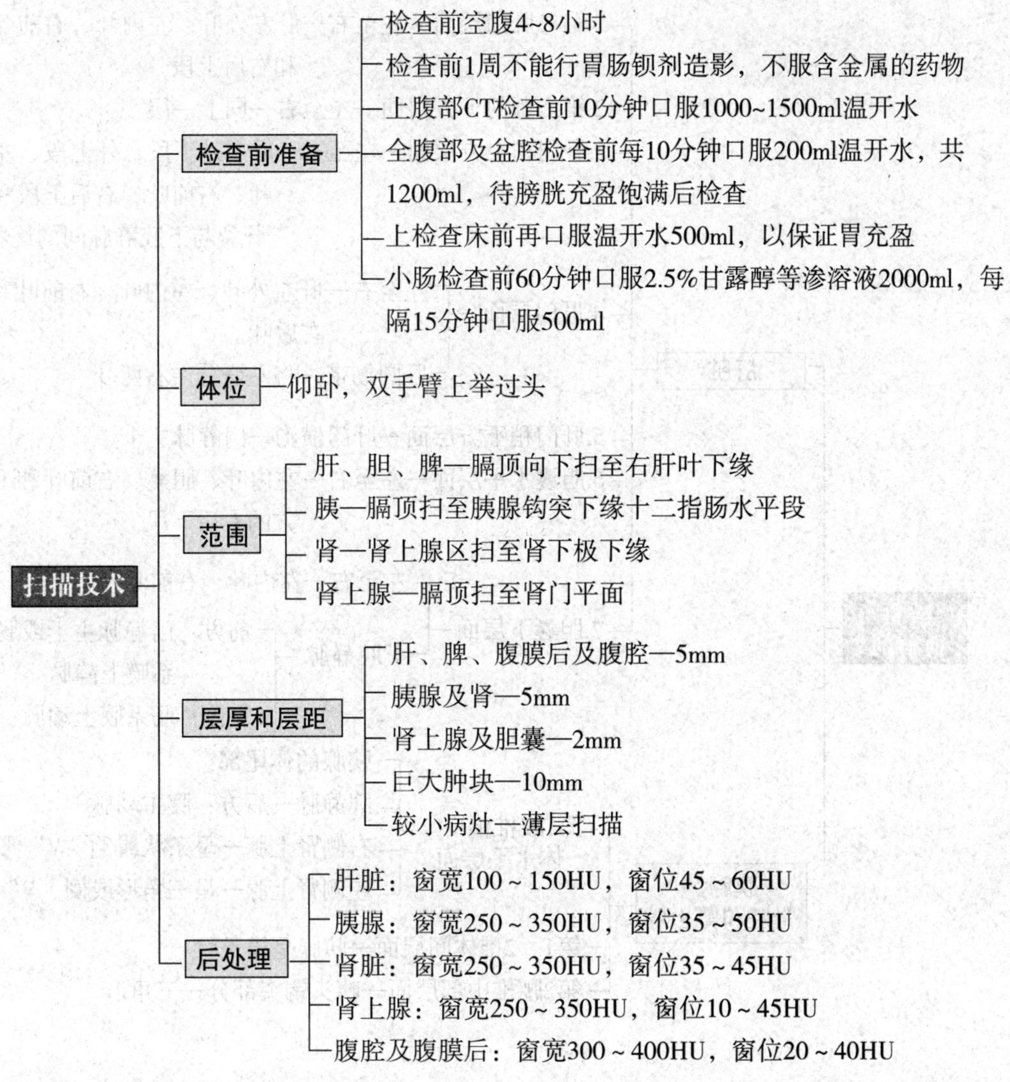
扫描技术
检查前准备
检查前空腹4~8小时
检查前1周不能行胃肠钡剂造影，不服含金属的药物
上腹部CT检查前10分钟口服1000~1500ml温开水
全腹部及盆腔检查前每10分钟口服200ml温开水，共1200ml，待膀胱充盈饱满后检查
上检查床前再口服温开水500ml，以保证胃充盈
小肠检查前60分钟口服2.5%甘露醇等渗溶液2000ml，每隔15分钟口服500ml
体位
仰卧，双手臂上举过头
范围
肝、胆、脾—膈顶向下扫至右肝叶下缘
胰—膈顶扫至胰腺钩突下缘十二指肠水平段
肾—肾上腺区扫至肾下极下缘
肾上腺—膈顶扫至肾门平面
层厚和层距
肝、脾、腹膜后及腹腔—5mm
胰腺及肾—5mm
肾上腺及胆囊—2mm
巨大肿块—10mm
较小病灶—薄层扫描
后处理
肝脏：窗宽100～150HU，窗位45～60HU
胰腺：窗宽250～350HU，窗位35～50HU
肾脏：窗宽250～350HU，窗位35～45HU
肾上腺：窗宽250～350HU，窗位10～45HU
腹腔及腹膜后：窗宽300～400HU，窗位20～40HU

二、横断面解剖

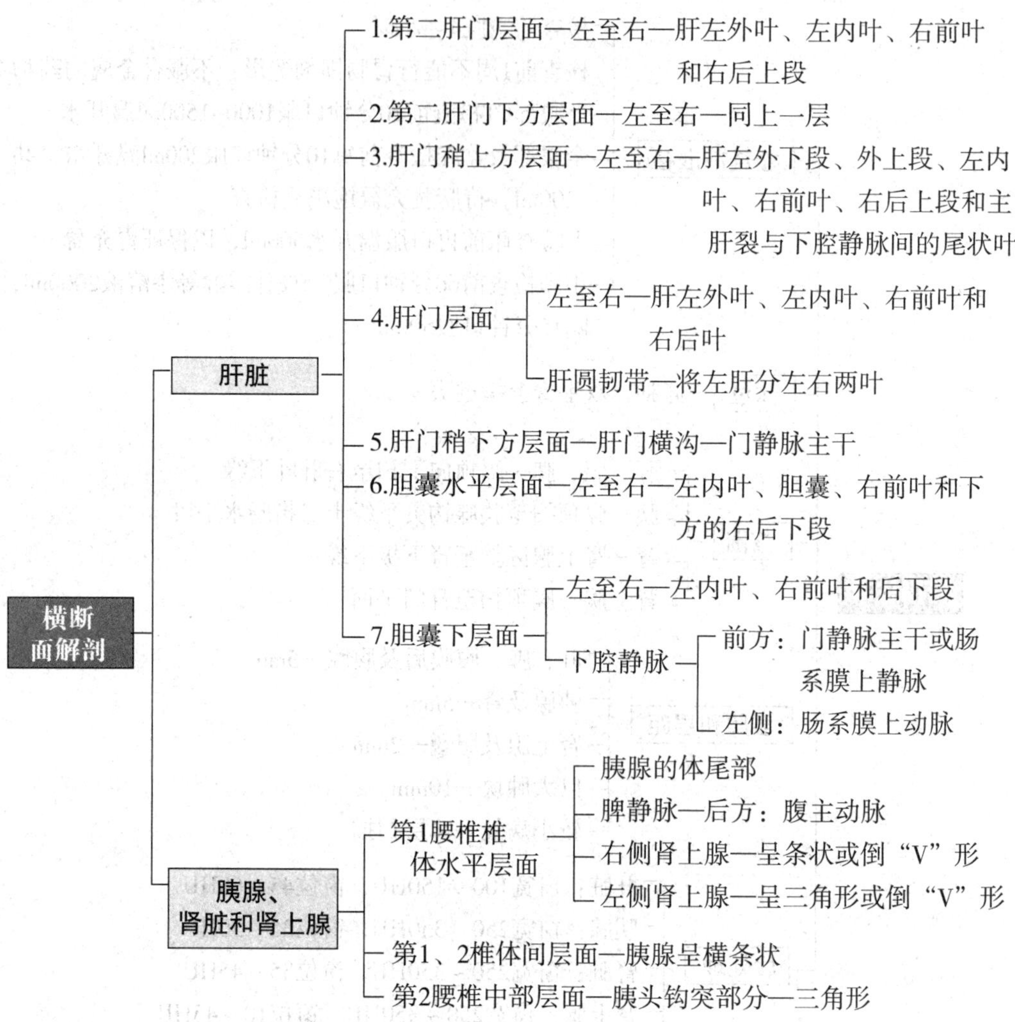
横断面解剖
肝脏
1.第二肝门层面—左至右—肝左外叶、左内叶、右前叶和右后上段
2.第二肝门下方层面—左至右—同上一层
3.肝门稍上方层面—左至右—肝左外下段、外上段、左内叶、右前叶、右后上段和主肝裂与下腔静脉间的尾状叶
4.肝门层面
左至右—肝左外叶、左内叶、右前叶和右后叶
肝圆韧带—将左肝分左右两叶
5.肝门稍下方层面—肝门横沟—门静脉主干
6.胆囊水平层面—左至右—左内叶、胆囊、右前叶和下方的右后下段
7.胆囊下层面
左至右—左内叶、右前叶和后下段
下腔静脉
前方：门静脉主干或肠系膜上静脉
左侧：肠系膜上动脉
胰腺、肾脏和肾上腺
第1腰椎椎体水平层面
胰腺的体尾部
脾静脉—后方：腹主动脉
右侧肾上腺—呈条状或倒“V”形
左侧肾上腺—呈三角形或倒“V”形
第1、2椎体间层面—胰腺呈横条状
第2腰椎中部层面—胰头钩突部分—三角形

【精选习题】

单选题

1. 肝脏平扫摄影图像选择较接近的窗宽（HU）/窗位（HU）为
   A. 1400/500
   B. 800/400
   C. 300/100
   D. 250/25
   E. 200/0

答案：D

2. 口服对比剂行胆囊 CT 扫描，下列论述错误的是
   A. 口服碘番酸对比剂 1 ~ 6 片
   B. 对比剂提前 12 ~ 14 小时服下
   C. 层厚、层间距为 5 mm 行胆囊区连续扫描
   D. 采用软组织窗技术观察

E. 必要时变换体位扫描

答案：D

3. 关于肾脏 CT 检查方法，下列哪项是错误的

A. 普通扫描可以发现钙化及结节

B. 扫描前禁服钡剂、含钙或金属药物

C. 扫描前 30 分钟口服 1% 泛影葡胺 500ml

D. 扫描前 6 小时禁食

E. 一般不需要增强扫描

答案：E

4. 胰头钩突层面显示位于

A. 第 1 腰椎椎体水平层面

B. 第 1、2 椎体间层面

C. 第 2 腰椎中部层面

D. 肝门稍下方层面

E. 胆囊下层面

答案：C

5. 临床疑肝左叶病变，轴位扫描显示不理想，应变换成

A. 冠状位

B. 矢状位

C. 左侧卧位

D. 右侧卧位

E. 俯卧位或右侧卧位

答案：E

6. 以下哪种疾病适合口服阴性对比剂或水

A. 占位性病变

B. 脂肪肝

C. 肝硬化

D. 肾结石

E. 胆囊炎

答案：E

7. 不适宜做 CT 检查的脏器是

A. 肺脏

B. 肝脏

C. 脾脏

D. 肾脏

E. 小肠

答案：E

8. 腹部横断面 CT 扫描，第 1 腰椎椎体水平层面不能显示的结构是

A. 脾静脉

B. 肾上腺

C. 门静脉

D. 胰头钩突

E. 胰腺体尾部

答案：D

9. 肝脏的左内叶和右前叶之间为

A. 肝左静脉

B. 肝中静脉

C. 肝前静脉

D. 下腔静脉

E. 肝右静脉

答案：B

10. 上腹部 CT 检查，口服稀释的阳性对比剂的作用是

A. 增加图像对比度

B. 显示胃肠道内病变

C. 显示总胆管下端阳性结石

D. 增加胆囊及胆道系统密度

E. 使胃肠道充盈，与欲观察部位鉴别

答案：E

11. 对于缺少脂肪衬托的受检者，为改善显示效果，可采取

A. 调低窗位

B. 调高窗位

C. 调大窗宽

D. 调小窗宽

E. 采用类骨窗

答案：D

12. 关于腹部窗技术的设置，错误的是

A. 肝脏窗宽 100 ~ 1500HU，窗位 45 ~ 60HU

B. 胰腺窗宽 250 ~ 350HU，窗位 35 ~ 50HU

C. 肾脏窗宽 250 ~ 350HU，窗位 35 ~ 45HU

D. 肾上腺窗宽 250 ~ 350HU，窗位 10 ~45HU

E. 腹腔及腹膜后窗宽 300 ~ 400HU，窗位 20 ~40HU

答案：A

13. 在第二肝门层面可见到的解剖结构为

A. 肝右后上段

B. 肝圆韧带

C. 胆囊

D. 肝内门静脉右支

E. 肝尾状叶

答案：A

14. 第二肝门层面自左向右依次为

A. 左外叶、左内叶、右前叶、右后上段

B. 右前叶、右后上段、左内叶、左外叶

C. 右后上段、右前叶、左内叶、左外叶

D. 左外叶、左内叶、右后上段、右前叶

E. 左内叶、左外叶、右后上段、右前叶

答案：A

15. 胰腺 CT 检查中，为清楚显示胰头可采用的方法是

A. 右侧卧位

B. 俯卧位

C. 螺旋扫描

D. 重叠扫描

E. 冠状面扫描

答案：A

16. 关于结肠 CT 扫描的适应证，不包括

A. 结肠良、恶性肿瘤

B. 结肠炎症性病变

C. 肠套叠

D. 肠梗阻

E. 肠壁气囊肿

答案：D

17. 下列腹部 CT 扫描受检者的准备中，与图像清晰度有关的是

A. 禁食

B. 胃肠道清洁

C. 碘过敏试验

D. 屏气训练

E. 口服低浓度碘水对比剂

答案：D

18. 关于胰腺 CT 扫描，正确的是

A. 临扫描前，需口服 1% ~1.5% 阳性对比剂稀释液 500ml，用于区分胃及十二指肠

B. 重建算法采用高分辨率算法

C. 也是三期扫描，延迟时间和肝脏扫描一致

D. 检查范围从十二指肠水平部至胰尾上缘

E. 需要扫描门脉前期图像，一般延迟 25 秒

答案：D

19. 肝脏 CT 扫描图像 W250，C50，CT 范围是

A. －125 ~275HU

B. －95 ~195HU

C. －75 ~175HU

D. －50 ~150HU

E. 50 ~250HU

答案：C

20. 下列哪项是 CT 扫描的适应证

A. 肝脏的良、恶性肿瘤

B. 肝脏囊肿

C. 胰头癌

D. 肾脏肿瘤

E. 卵巢恶性肿瘤

答案：E

21. 肾脏肿瘤 CT 扫描的扫描基线位于

A. 胸 11 椎体中部

B. 胸 12 椎体中部

C. 腰 1 椎体上部

D. 腰 1 椎体中部
E. 腰 1 椎体下部

答案：B

22. 下列有关结肠 CT 描述中，错误的是
A. 检查体位常规为仰卧及俯卧
B. 扫描范围从结肠脾曲上缘扫描至直肠末端
C. 为区别病变组织中的脂肪与空气，可选窗宽 300～400HU，窗位 100～120HU
D. 可做 CT 仿真结肠镜成像
E. 必要时行局部放大摄影

答案：C

多选题

24. 下列腹部 CT 扫描中，不需要口服对比剂的是
A. 胃肿瘤
B. 肝囊肿
C. 胰腺癌
D. 结肠肿瘤
E. 肾结石

答案：DE

25. 胃 CT 扫描的受检者中，不宜肌注山莨菪碱的是
A. 青光眼
B. 陈旧心梗
C. 排尿困难
D. 前列腺肥大
E. 萎缩性胃炎

答案：ACD

26. 构成肝门的组织包括
A. 门静脉
B. 肝动脉
C. 肝管
D. 神经
E. 淋巴管

答案：ABCDE

第五节　盆腔 CT 扫描

核心考点	掌握	熟悉	了解
1. 盆腔非螺旋扫描技术		√	
2. 盆腔 CT 横断面解剖		√	

一、扫描技术

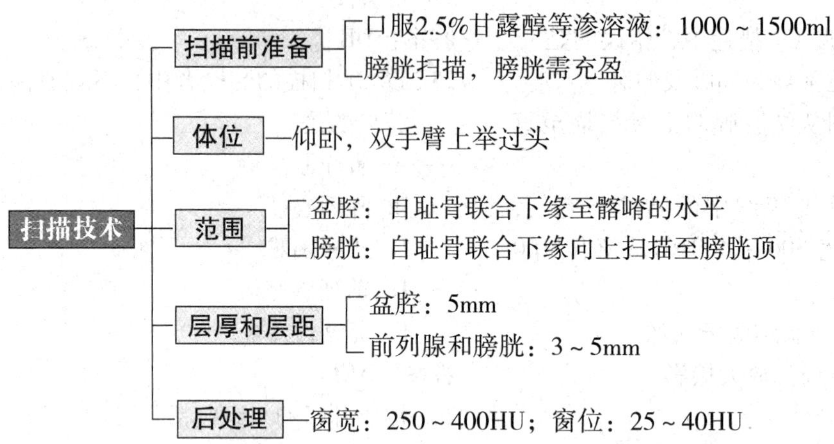
扫描技术
扫描前准备
口服2.5%甘露醇等渗溶液：1000~1500ml
膀胱扫描，膀胱需充盈
体位
仰卧，双手臂上举过头
范围
盆腔：自耻骨联合下缘至髂嵴的水平
膀胱：自耻骨联合下缘向上扫描至膀胱顶
层厚和层距
盆腔：5mm
前列腺和膀胱：3~5mm
后处理
窗宽：250~400HU；窗位：25~40HU

二、横断面解剖

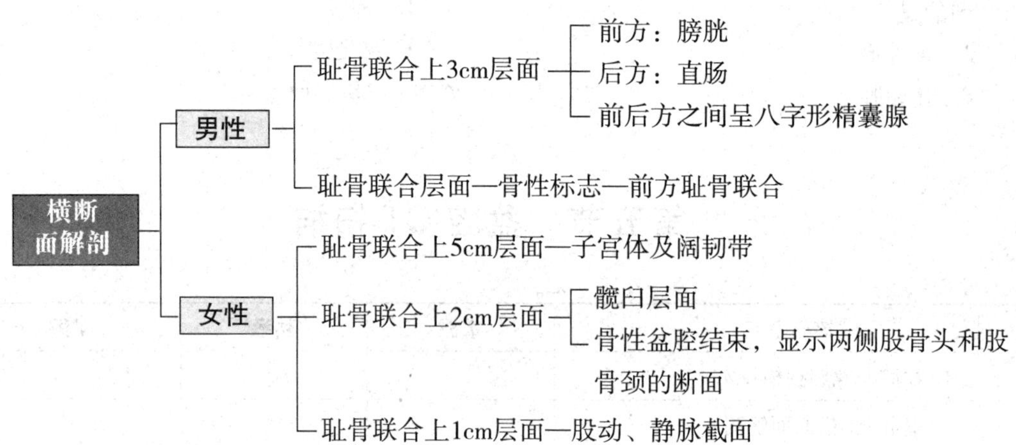
横断面解剖
男性
耻骨联合上3cm层面
前方：膀胱
后方：直肠
前后方之间呈八字形精囊腺
耻骨联合层面—骨性标志—前方耻骨联合
女性
耻骨联合上5cm层面—子宫体及阔韧带
耻骨联合上2cm层面
髋臼层面
骨性盆腔结束，显示两侧股骨头和股骨颈的断面
耻骨联合上1cm层面—股动、静脉截面

【精选习题】

单选题

1. 关于盆腔非螺旋 CT 扫描技术的描述，错误的是
   A. 常规取仰卧位
   B. 扫描范围自耻骨联合下缘至髂前上棘水平
   C. 膀胱扫描应自耻骨联合下缘向上扫描至膀胱顶
   D. 膀胱扫描用 3 ~5mm 的层厚和层距
   E. 盆腔 CT 图像窗宽为 250 ~400HU，窗位 25 ~40HU

答案：B

2. 女性盆腔横断面解剖中，耻骨联合上 1cm 层面不包括
   A. 子宫颈、阴道
   B. 膀胱

C. 股动脉
D. 股静脉
E. 输尿管

答案：E

3. 做盆腔扫描检查的受检者，需注意
A. 提前 1 天做好注射对比剂的准备
B. 口服溶液的方法
C. 对比剂的剂型
D. 体重
E. 性别

答案：B

4. 下列对盆腔 CT 检查前准备的描述，正确的是
A. 检查前 1 周不能进行胃肠道钡剂造影检查
B. 检查前一晚口服泻药，如番泻叶等
C. 检查前 4 小时分别口服阳性对比剂 500ml
D. 可在检查前行保留灌肠
E. 检查前憋尿，使膀胱充盈

答案：E

5. 在横断面上，正常子宫颈的最低平面是
A. 髋关节
B. 坐骨棘
C. 坐骨结节
D. 坐骨支
E. 耻骨弓

答案：B

6. 男性盆腔横断面解剖，由前到后显示顺序正确的是
A. 耻骨联合、膀胱底部、前列腺静脉丛、前列腺、直肠
B. 耻骨联合、前列腺静脉丛、前列腺、膀胱底部、直肠
C. 耻骨联合、前列腺、前列腺静脉丛、膀胱底部、直肠
D. 膀胱、直肠、精囊腺
E. 精囊腺、膀胱、直肠

答案：A

7. 关于尿路结石的 CT 检查，不正确的是
A. 扫描范围从肾上缘扫描至耻骨联合下缘
B. 一般情况下可由平扫确定
C. 也可采用增强 CT 扫描
D. 在排泄期中，更容易发现结石的部位
E. 排泄期，三维图像处理的显示效果较好

答案：A

第六节　脊柱 CT 扫描

核心考点	掌握	熟悉	了解
1. 脊柱非螺旋扫描技术		√	
2. 脊柱 CT 横断面解剖		√	

一、非螺旋扫描技术

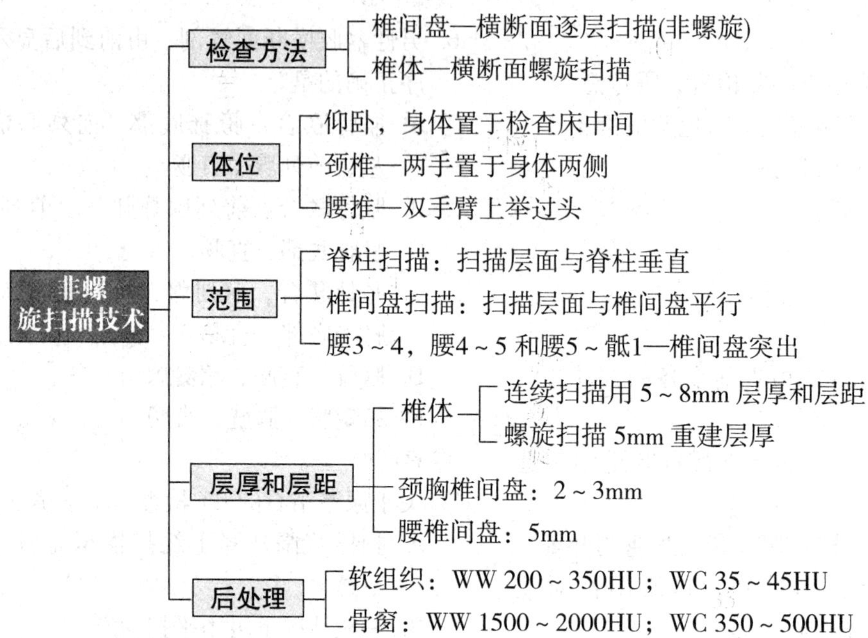
非螺旋扫描技术
检查方法
椎间盘—横断面逐层扫描(非螺旋)
椎体—横断面螺旋扫描
体位
仰卧，身体置于检查床中间
颈椎—两手置于身体两侧
腰推—双手臂上举过头
范围
脊柱扫描：扫描层面与脊柱垂直
椎间盘扫描：扫描层面与椎间盘平行
腰3～4，腰4～5 和腰5～骶1—椎间盘突出
层厚和层距
椎体
连续扫描用 5～8mm 层厚和层距
螺旋扫描 5mm 重建层厚
颈胸椎间盘：2～3mm
腰椎间盘：5mm
后处理
软组织：WW 200～350HU；WC 35～45HU
骨窗：WW 1500～2000HU；WC 350～500HU

二、横断面解剖

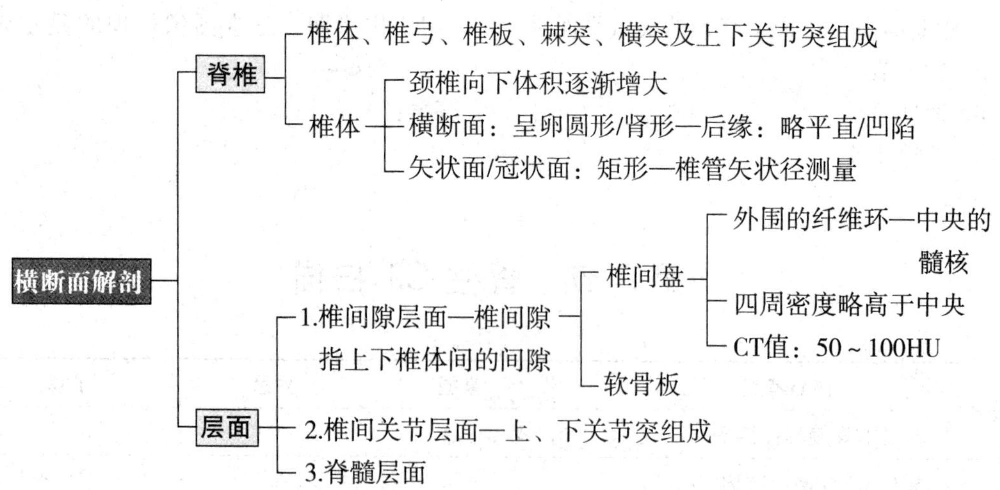
横断面解剖
脊椎
椎体、椎弓、椎板、棘突、横突及上下关节突组成
椎体
颈椎向下体积逐渐增大
横断面：呈卵圆形/肾形—后缘：略平直/凹陷
矢状面/冠状面：矩形—椎管矢状径测量
层面
1.椎间隙层面—椎间隙指上下椎体间的间隙
椎间盘
外围的纤维环—中央的髓核
四周密度略高于中央
CT值：50～100HU
软骨板
2.椎间关节层面—上、下关节突组成
3.脊髓层面

【精选习题】

单选题

1. CT 扫描前，受检者准备工作相对最简单的是

A. 肝脏扫描

B. 胰腺扫描
C. 脊柱扫描
D. 盆腔扫描
E. 心脏扫描

答案：C

2. 脊柱横断位扫描，对扫描线确定的描述，错误的是
A. 扫描线及扫描计划的确定，从侧位定位像上设计
B. 进行椎体扫描时，扫描线应与椎体前后方向的中轴线一致
C. 进行椎间盘扫描时，扫描线应是相邻两椎体缘连线夹角的平分线
D. 椎体与椎间盘兼扫时，应根据脊柱曲度，分段确定
E. 脊柱扫描线确立后的扫描为连续扫描

答案：E

3. 关于椎体和椎间盘CT检查技术的叙述，下列说法错误的是
A. 扫描基线通常根据侧位定位片确定
B. 颈椎一般只扫描椎体，不扫椎间盘
C. 腰椎扫描，双腿抬高使腰椎生理弧度减少
D. 颈椎扫描，头部略垫高使椎间隙与床面垂直
E. 椎间盘检查应使机架倾斜与扫描的椎间隙平行

答案：B

4. 下列关于椎间盘扫描的要求中，错误的是
A. 一般每个椎间盘扫描3～5层
B. 包括椎间盘及其上下椎体的终板上缘或下缘
C. 中间至少一个层面穿过椎间隙，且不包括椎体前后缘
D. 胸椎间盘用5mm的层厚和层距
E. 颈椎间盘用2～3mm的层厚和层距

答案：D

5. 下列关于特殊CT造影的叙述，错误的是
A. 脑池造影CT，对比剂可分为阳性对比剂及阴性对比剂
B. 脑室造影CT，是脑室注入对比剂后6小时进行的CT扫描
C. 关节造影CT，多用于肩关节和膝关节
D. 脊髓造影CT，要在对比剂注入4～6小时之后再行CT扫描
E. 脊髓造影CT，要在对比剂注入1～2小时之后再行CT扫描

答案：E

第六章　螺旋 CT 特殊扫描的临床应用

第一节　颅脑与颈部螺旋 CT 扫描

核心考点	掌握	熟悉	了解
1. 颅脑 CTA	√		
2. 颅脑灌注 CT	√		
3. 颈部 CTA	√		

一、颅脑 CTA

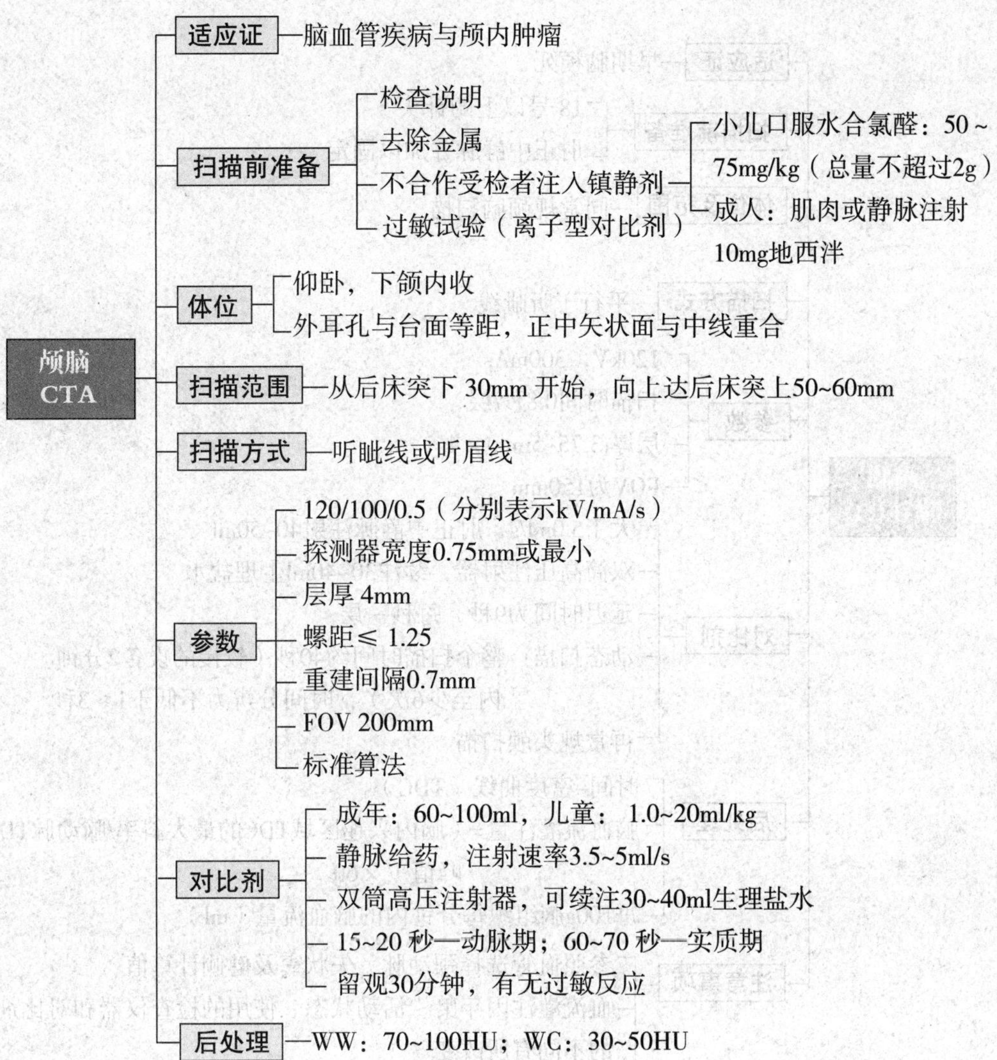
颅脑 CTA
适应证
脑血管疾病与颅内肿瘤
扫描前准备
检查说明
去除金属
不合作受检者注入镇静剂
小儿口服水合氯醛：50~75mg/kg（总量不超过2g）
成人：肌肉或静脉注射10mg地西泮
过敏试验（离子型对比剂）
体位
仰卧，下颌内收
外耳孔与台面等距，正中矢状面与中线重合
扫描范围
从后床突下 30mm 开始，向上达后床突上50~60mm
扫描方式
听眦线或听眉线
参数
120/100/0.5（分别表示kV/mA/s）
探测器宽度0.75mm或最小
层厚 4mm
螺距≤ 1.25
重建间隔0.7mm
FOV 200mm
标准算法
对比剂
成年：60~100ml，儿童： 1.0~20ml/kg
静脉给药，注射速率3.5~5ml/s
双筒高压注射器，可续注30~40ml生理盐水
15~20 秒—动脉期；60~70 秒—实质期
留观30分钟，有无过敏反应
后处理
WW：70~100HU；WC：30~50HU

二、颅脑灌注 CT

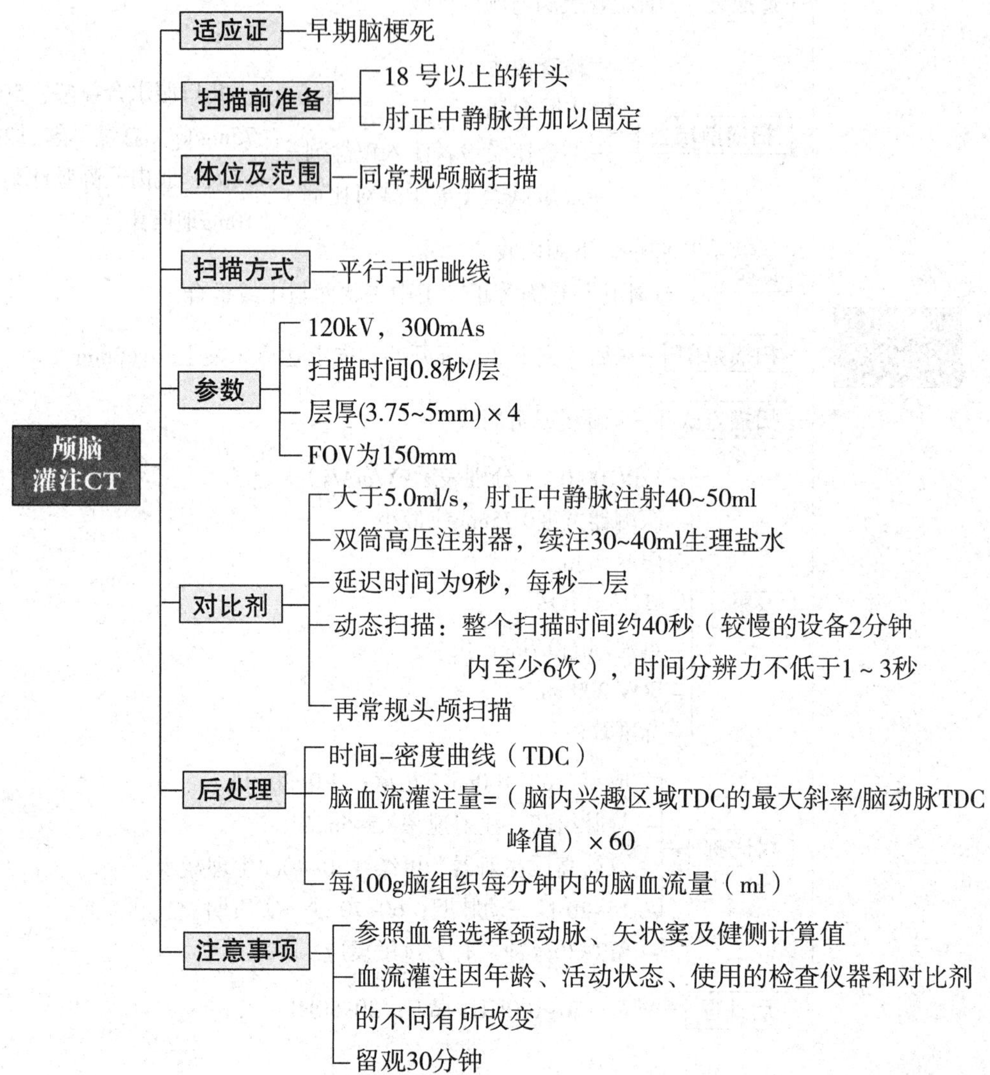
颅脑灌注CT
适应证
早期脑梗死
扫描前准备
18 号以上的针头
肘正中静脉并加以固定
体位及范围
同常规颅脑扫描
扫描方式
平行于听眦线
参数
120kV，300mAs
扫描时间0.8秒/层
层厚(3.75~5mm)×4
FOV为150mm
对比剂
大于5.0ml/s，肘正中静脉注射40~50ml
双筒高压注射器，续注30~40ml生理盐水
延迟时间为9秒，每秒一层
动态扫描：整个扫描时间约40秒（较慢的设备2分钟内至少6次），时间分辨力不低于1～3秒
再常规头颅扫描
后处理
时间–密度曲线（TDC）
脑血流灌注量=（脑内兴趣区域TDC的最大斜率/脑动脉TDC峰值）×60
每100g脑组织每分钟内的脑血流量（ml）
注意事项
参照血管选择颈动脉、矢状窦及健侧计算值
血流灌注因年龄、活动状态、使用的检查仪器和对比剂的不同有所改变
留观30分钟

三、颈部 CTA

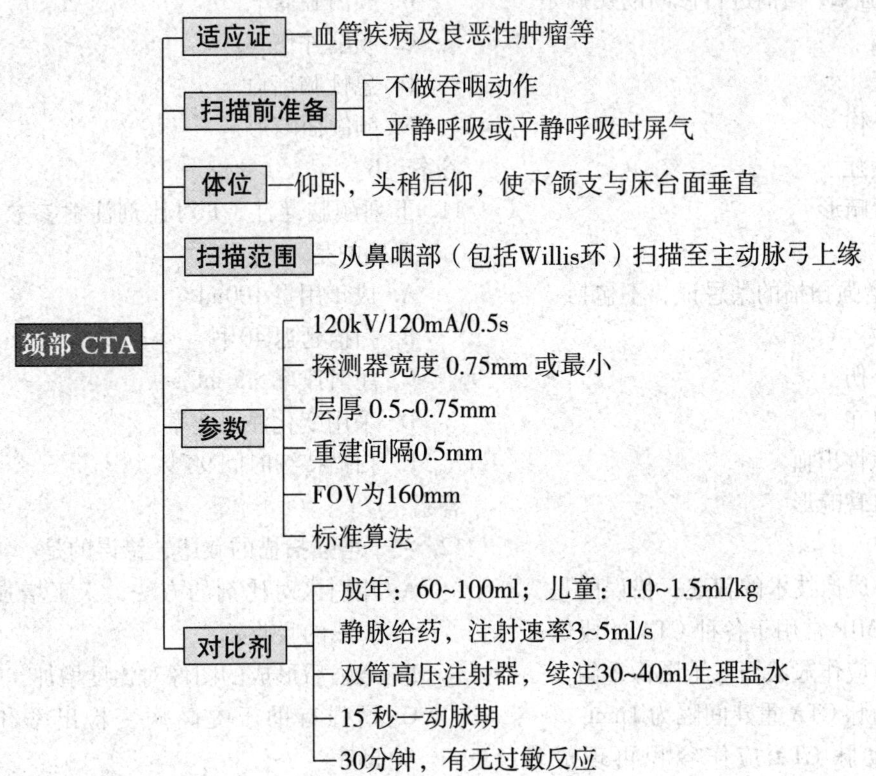
颈部 CTA
适应证
血管疾病及良恶性肿瘤等
扫描前准备
不做吞咽动作
平静呼吸或平静呼吸时屏气
体位
仰卧，头稍后仰，使下颌支与床台面垂直
扫描范围
从鼻咽部（包括Willis环）扫描至主动脉弓上缘
参数
120kV/120mA/0.5s
探测器宽度 0.75mm 或最小
层厚 0.5~0.75mm
重建间隔0.5mm
FOV为160mm
标准算法
对比剂
成年：60~100ml；儿童：1.0~1.5ml/kg
静脉给药，注射速率3~5ml/s
双筒高压注射器，续注30~40ml生理盐水
15 秒—动脉期
30分钟，有无过敏反应

【精选习题】

单选题

1. 颅脑增强扫描时，不增强的解剖结构是
   A. 鼻甲
   B. 鼻咽黏膜
   C. 软腭
   D. 脉络丛
   E. 正常脑组织

答案：E

2. CT 灌注成像，通过组织早期强化密度的改变速率可间接了解
   A. 相对组织血容量
   B. 组织的血流灌注率
   C. 组织的富血管化程度
   D. 血管壁对对比剂的通透性
   E. 血液流过毛细血管床的时间

答案：B

3. 颅脑灌注 CT 主要用于诊断
   A. 脑血管畸形
   B. 脑出血定位
   C. 陈旧脑梗死
   D. 脑萎缩病灶
   E. 早期脑梗死

答案：E

4. 脑血流灌注量的定义为
   A. 某一体积组织内血液的含量
   B. 血液流过毛细血管床所需时间
   C. 单位体积脑组织的相对含血量
   D. 每秒钟流经 100 g 脑组织的血容量

E. 每 100 g 脑组织每分钟的脑血流量

答案：E

5. 须采用增强 CT 扫描进行诊断的疾病是

A. 脑萎缩

B. 脑梗死

C. 颅脑外伤

D. 颅内炎症

E. 脑血管畸形

答案：E

6. 颅脑 CT 增强扫描的禁忌证，不包括

A. 碘过敏

B. 颅脑外伤

C. 严重甲亢

D. 颅内急性出血

E. 颅内血管畸形

答案：E

7. 关于 CTA 成像技术的叙述，错误的是

A. SSD、MIP 常用于各种 CTA 的成像

B. 必要时应作冠状面三维图像重组

C. 颅内动脉 CTA 重建间隔为 1mm

D. 冠状动脉 CTA 应作容积再现成像（VR）

E. 横断面扫描按标准算法重建图像

答案：C

8. 颅内动脉 CTA 扫描开始时间为肘静脉注射对比剂后

A. 5 ~ 10 秒

B. 15 ~ 20 秒

C. 25 ~ 30 秒

D. 35 ~ 40 秒

E. 45 ~ 50 秒

答案：B

9. 颅脑灌注 CT 的时间分辨力不得低于

A. 100 ~ 300 毫秒

B. 500 ~ 750 毫秒

C. 0.7 ~ 1 秒

D. 1 ~ 3 秒

E. 5 ~ 10 秒

答案：D

10. 需要做 CT 增强的是

A. 脑萎缩

B. 颅内肿瘤

C. 颅脑外伤

D. 急性脑出血

E. 颅颌面畸形

答案：B

11. 下列颅脑灌注 CT 对比剂注射参数中，正确的是

A. 成年用量 100ml

B. 扫描延迟 40 秒

C. 注射速率 >5 ml/s

D. 采用变化注射速率

E. 扫描持续时间 9 秒

答案：C

12. 关于增强扫描的叙述，错误的是

A. 用引入对比剂的方法，人工增强对 X 线的吸收差

B. 增强后形成的图像对比度增加

C. 增强有助于提高病变检出率和诊断率

D. 增强扫描与 X 线剂量密切相关

E. 组织和病变对对比剂的吸收和分布有各自特点

答案：D

13. CT 扫描中最常用的使用对比剂的方法是

A. 经静脉注入对比剂的动脉造影

B. 脑室造影

C. 关节造影

D. 脊髓造影

E. 胆囊造影

答案：A

14. 为了得到满意的 CT 图像，对比剂注射速率最快的检查方法是

A. 颅脑灌注 CT

B. 颅脑 CTA

C. 颈部 CTA

D. 下肢 CTA

E. CTU

答案：A

15. 关于脏器组织增强的形式与机制，错误的是

A. 对比剂进入血管和细胞外间隙是组织增强的原因

B. 血流量越大，脏器增强效应越明显

C. 当细胞间质内含碘量最高时，受检器官浓度最大

D. 组织的增强都是低于周围正常组织

E. 血管增强必须在注入对比剂后立即扫描

答案：D

16. 颅内动脉CTA的扫描范围是

A. 从鞍底至鞍底上5cm

B. 从鞍底下1cm至鞍底上3cm

C. 从鞍底下2cm至鞍底上3cm

D. 从鞍底下1cm至鞍底上5cm

E. 从鞍底下2cm至鞍底上5cm

答案：E

17. 颅脑CTA的扫描要求和有关参数中，错误的是

A. 检查需在受检者的配合下完成

B. 必须做过敏试验

C. 一般扫描从后床突下30mm开始，向上达后床突上50～60mm

D. FOV为200mm

E. 开始注射对比剂后15～20秒做动脉期扫描

答案：B

18. 关于颅脑灌注CT的描述，错误的是

A. 主要用于诊断早期脑梗死

B. 扫描基线平行于听眦线

C. FOV为200mm

D. 对比剂注射40～50ml

E. 参照血管可以选择颈动脉、矢状窦等

答案：C

19. 关于颈部CTA扫描技术的叙述，错误的是

A. 扫描期间平静屏气

B. 检查体位为仰卧位

C. 扫描期间不做吞咽动作

D. 下颌内收，听眉线与床台面垂直

E. 扫描范围从鼻咽部至主动脉弓上缘

答案：D

20. 颈部CTA检查的适应证，不包括

A. 颈部血管疾病

B. 颈动脉瘤

C. 颈部感染

D. 颈动脉粥样硬化

E. 颈部良、恶性肿瘤

答案：C

21. 颈部CTA的适应证，不包括

A. 听神经瘤

B. 神经鞘瘤

C. 颈静脉炎

D. 副神经节瘤

E. 神经纤维瘤

答案：A

22. 关于颈部CTA的描述，错误的是

A. 颈部CTA的适应证包括颈部血管疾病

B. 颈部CTA的适应证包括颈部良、恶性肿瘤

C. 扫描范围一般从鼻咽部开始，扫描至主动脉弓上缘

D. 成年人一般用量为90～120ml，儿童按体重用量为1ml/kg

E. 注射对比剂后15秒做动脉期扫描

答案：D

23. 关于颅脑CTA扫描参数的叙述，错误的是

A. 常规采用团注跟踪技术

B. ROI设于升主动脉或主动脉弓内

C. 采用非心电门控螺旋扫描

D. ROI阈值设定为150HU

E. 扫描范围约从C2水平向上至颅顶

答案：E

24. 颅脑 CTA 检查时，成年人对比剂用量为

A. 30～50ml

B. 60～100ml

C. 50～150ml

D. 100～150ml

E. 50～200ml

答案：B

25. 颅脑增强扫描时实质期扫描延迟时间是对比剂开始注射后

A. 31～40 秒

B. 41～50 秒

C. 51～60 秒

D. 60～70 秒

E. 71～80 秒

答案：D

26. CT 使用螺旋扫描，图像质量不如非螺旋扫描的部位是

A. 胸部

B. 腹部

C. 颈部

D. 头部

E. 盆腔

答案：D

多选题

27. 拟定 CTA 检查的患者，检查前 48 小时可继续服用的是

A. 万艾可

B. 镇静剂

C. 阿司匹林

D. 二甲双胍

E. β－受体阻滞剂

答案：ABCE

第二节　胸部螺旋 CT 扫描

核心考点	掌握	熟悉	了解
1. 胸部高分辨力 CT	√		
2. 胸部低辐射剂量普查	√		
3. 胸部肺动脉 CTA	√		
4. 胸部肺功能评估	√		
5. 心脏冠状动脉 CTA	√		
6. 心脏冠状动脉钙化积分	√		

一、胸部高分辨力CT

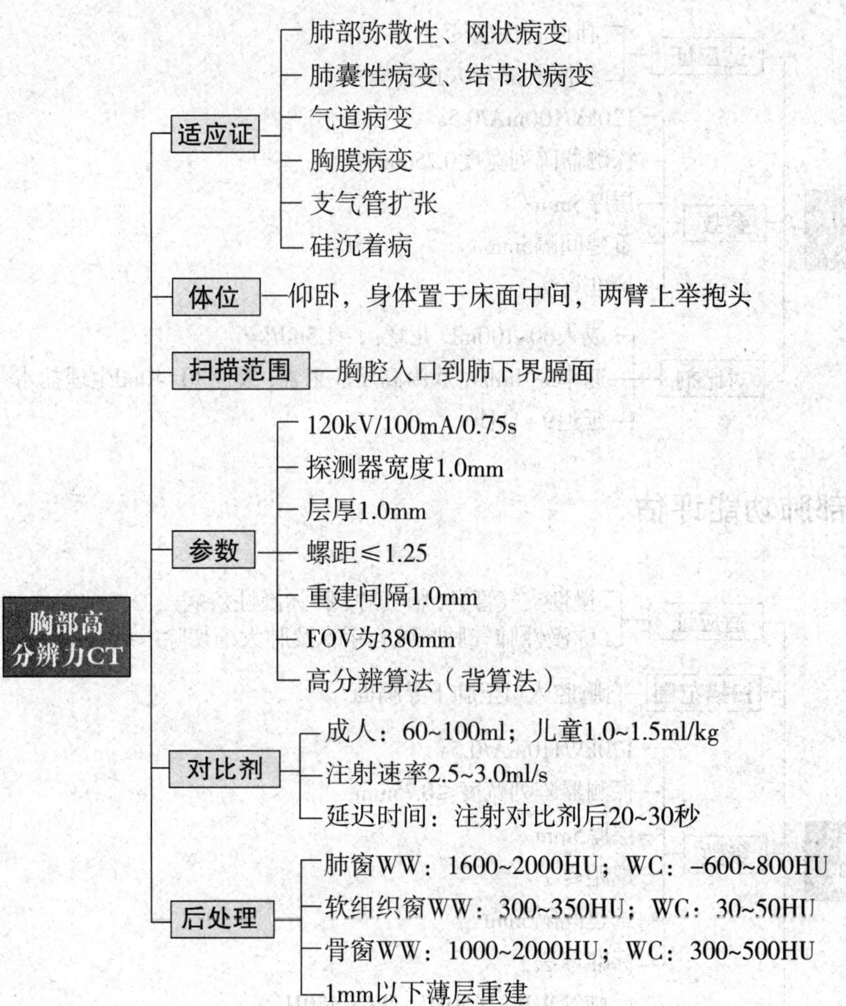
胸部高分辨力CT
适应证
肺部弥散性、网状病变
肺囊性病变、结节状病变
气道病变
胸膜病变
支气管扩张
硅沉着病
体位
仰卧，身体置于床面中间，两臂上举抱头
扫描范围
胸腔入口到肺下界膈面
参数
120kV/100mA/0.75s
探测器宽度1.0mm
层厚1.0mm
螺距≤1.25
重建间隔1.0mm
FOV为380mm
高分辨算法（背算法）
对比剂
成人：60~100ml；儿童1.0~1.5ml/kg
注射速率2.5~3.0ml/s
延迟时间：注射对比剂后20~30秒
后处理
肺窗WW：1600~2000HU；WC：-600~800HU
软组织窗WW：300~350HU；WC：30~50HU
骨窗WW：1000~2000HU；WC：300~500HU
1mm以下薄层重建

二、胸部低辐射剂量普查

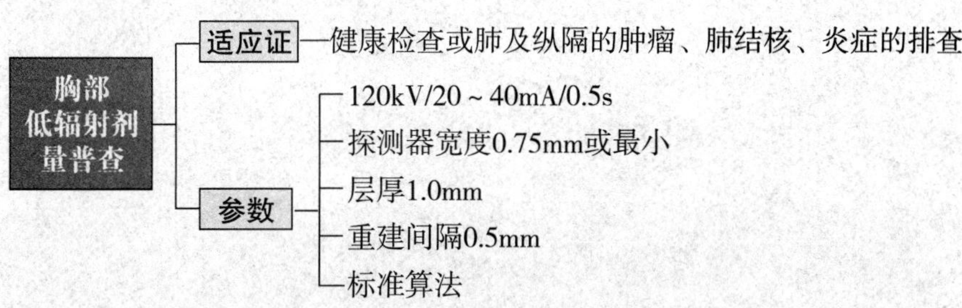
胸部低辐射剂量普查
适应证
健康检查或肺及纵隔的肿瘤、肺结核、炎症的排查
参数
120kV/20～40mA/0.5s
探测器宽度0.75mm或最小
层厚1.0mm
重建间隔0.5mm
标准算法

三、胸部肺动脉 CTA

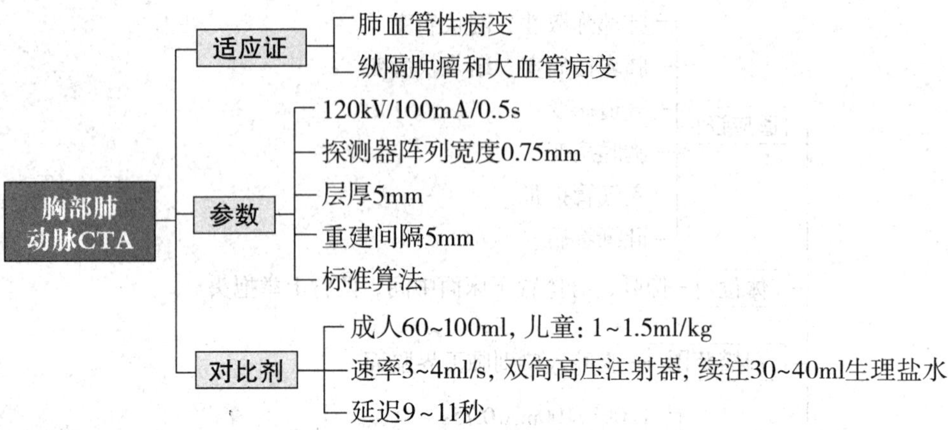
胸部肺动脉CTA
适应证
肺血管性病变
纵隔肿瘤和大血管病变
参数
120kV/100mA/0.5s
探测器阵列宽度0.75mm
层厚5mm
重建间隔5mm
标准算法
对比剂
成人60~100ml，儿童：1~1.5ml/kg
速率3~4ml/s，双筒高压注射器，续注30~40ml生理盐水
延迟9~11秒

四、胸部肺功能评估

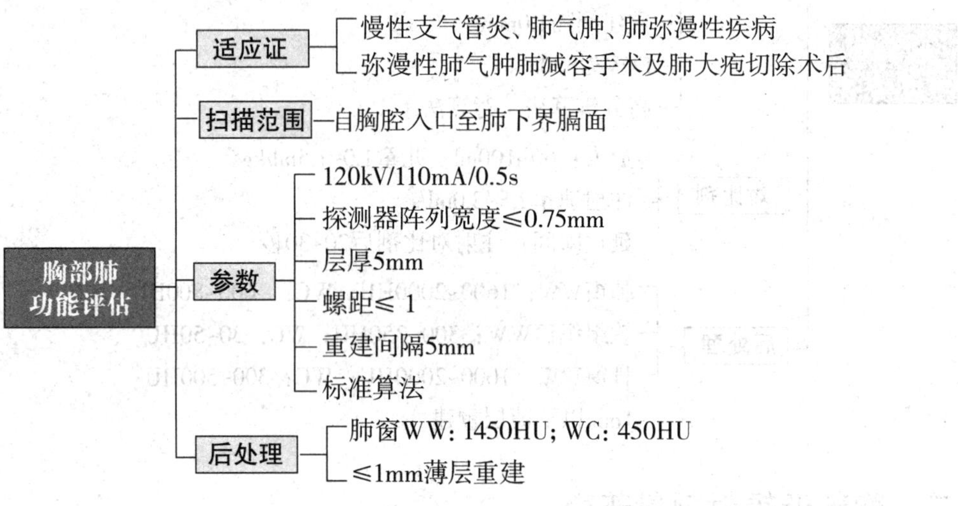
胸部肺功能评估
适应证
慢性支气管炎、肺气肿、肺弥漫性疾病
弥漫性肺气肿肺减容手术及肺大疱切除术后
扫描范围
自胸腔入口至肺下界膈面
参数
120kV/110mA/0.5s
探测器阵列宽度≤0.75mm
层厚5mm
螺距≤1
重建间隔5mm
标准算法
后处理
肺窗WW：1450HU；WC：450HU
≤1mm薄层重建

五、心脏冠状动脉 CTA

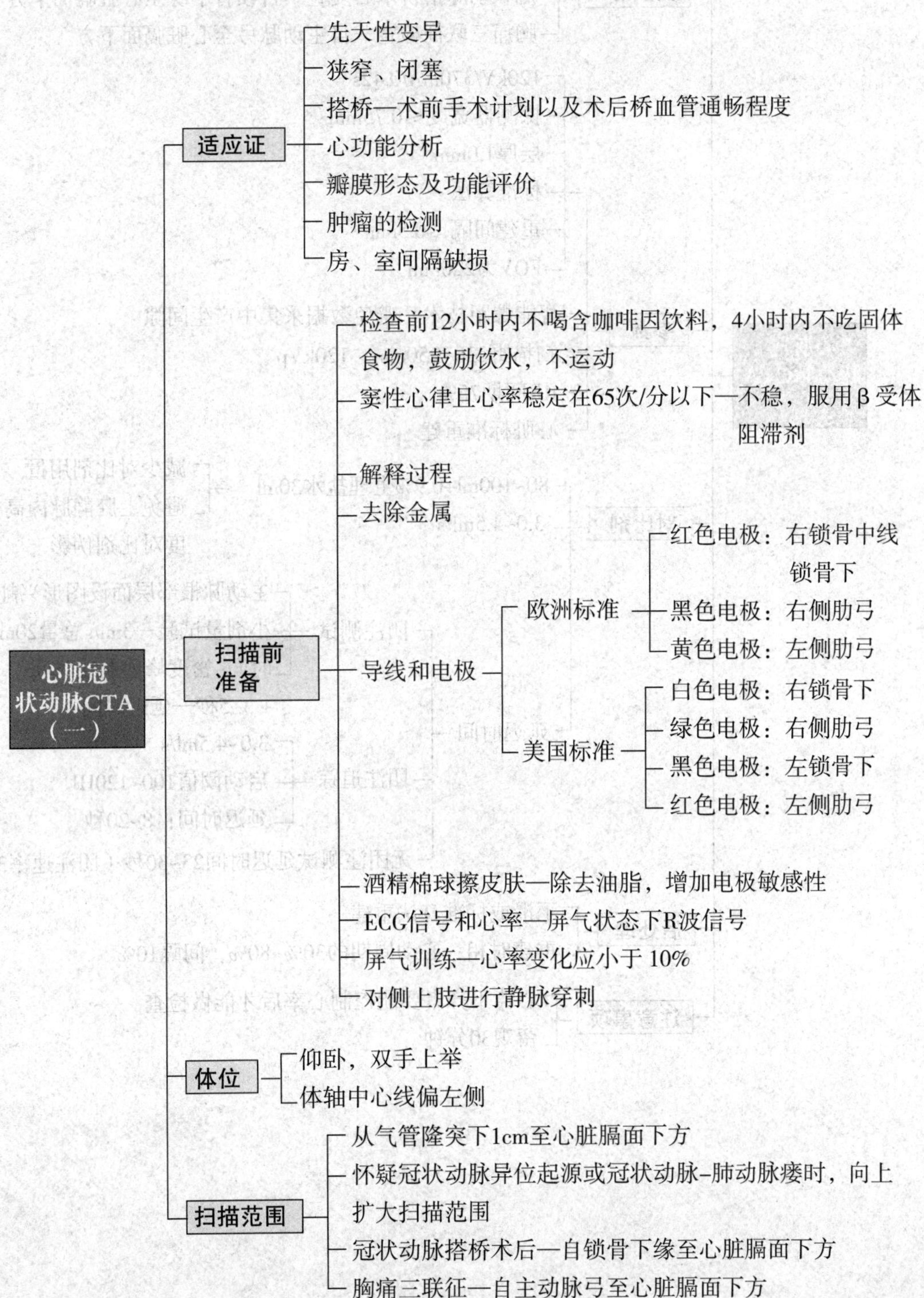
心脏冠状动脉CTA（一）
适应证
先天性变异
狭窄、闭塞
搭桥—术前手术计划以及术后桥血管通畅程度
心功能分析
瓣膜形态及功能评价
肿瘤的检测
房、室间隔缺损
扫描前准备
检查前12小时内不喝含咖啡因饮料，4小时内不吃固体食物，鼓励饮水，不运动
窦性心律且心率稳定在65次/分以下—不稳，服用β受体阻滞剂
解释过程
去除金属
导线和电极
欧洲标准
红色电极：右锁骨中线锁骨下
黑色电极：右侧肋弓
黄色电极：左侧肋弓
美国标准
白色电极：右锁骨下
绿色电极：右侧肋弓
黑色电极：左锁骨下
红色电极：左侧肋弓
酒精棉球擦皮肤—除去油脂，增加电极敏感性
ECG信号和心率—屏气状态下R波信号
屏气训练—心率变化应小于10%
对侧上肢进行静脉穿刺
体位
仰卧，双手上举
体轴中心线偏左侧
扫描范围
从气管隆突下1cm至心脏膈面下方
怀疑冠状动脉异位起源或冠状动脉-肺动脉瘘时，向上扩大扫描范围
冠状动脉搭桥术后—自锁骨下缘至心脏膈面下方
胸痛三联征—自主动脉弓至心脏膈面下方

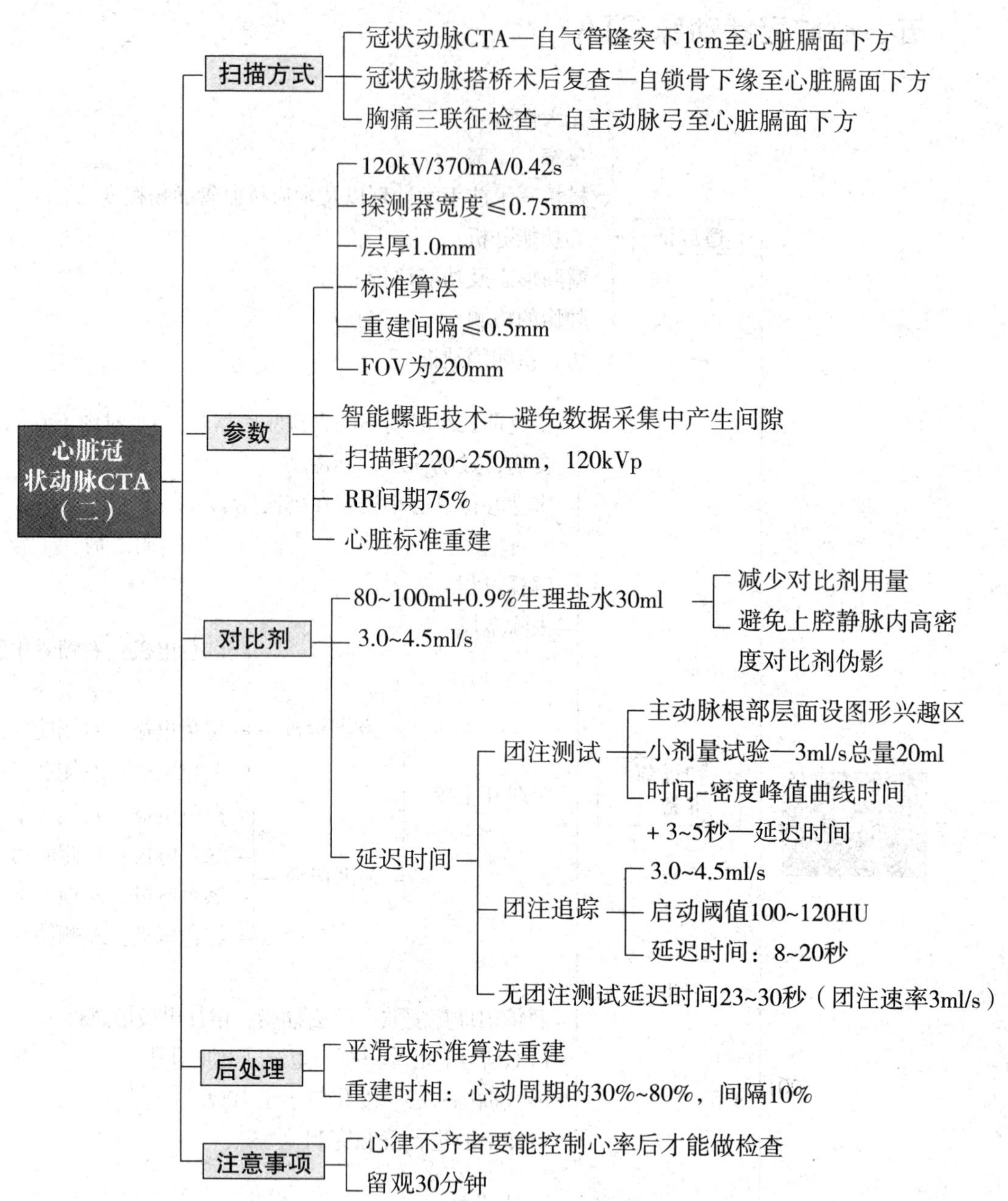
心脏冠状动脉CTA（二）
扫描方式
冠状动脉CTA—自气管隆突下1cm至心脏膈面下方
冠状动脉搭桥术后复查—自锁骨下缘至心脏膈面下方
胸痛三联征检查—自主动脉弓至心脏膈面下方
参数
120kV/370mA/0.42s
探测器宽度≤0.75mm
层厚1.0mm
标准算法
重建间隔≤0.5mm
FOV为220mm
智能螺距技术—避免数据采集中产生间隙
扫描野220~250mm，120kVp
RR间期75%
心脏标准重建
对比剂
80~100ml+0.9%生理盐水30ml
减少对比剂用量
避免上腔静脉内高密度对比剂伪影
3.0~4.5ml/s
延迟时间
团注测试
主动脉根部层面设图形兴趣区
小剂量试验—3ml/s总量20ml
时间-密度峰值曲线时间+3~5秒—延迟时间
团注追踪
3.0~4.5ml/s
启动阈值100~120HU
延迟时间：8~20秒
无团注测试延迟时间23~30秒（团注速率3ml/s）
后处理
平滑或标准算法重建
重建时相：心动周期的30%~80%，间隔10%
注意事项
心律不齐者要能控制心率后才能做检查
留观30分钟

六、冠状动脉钙化积分

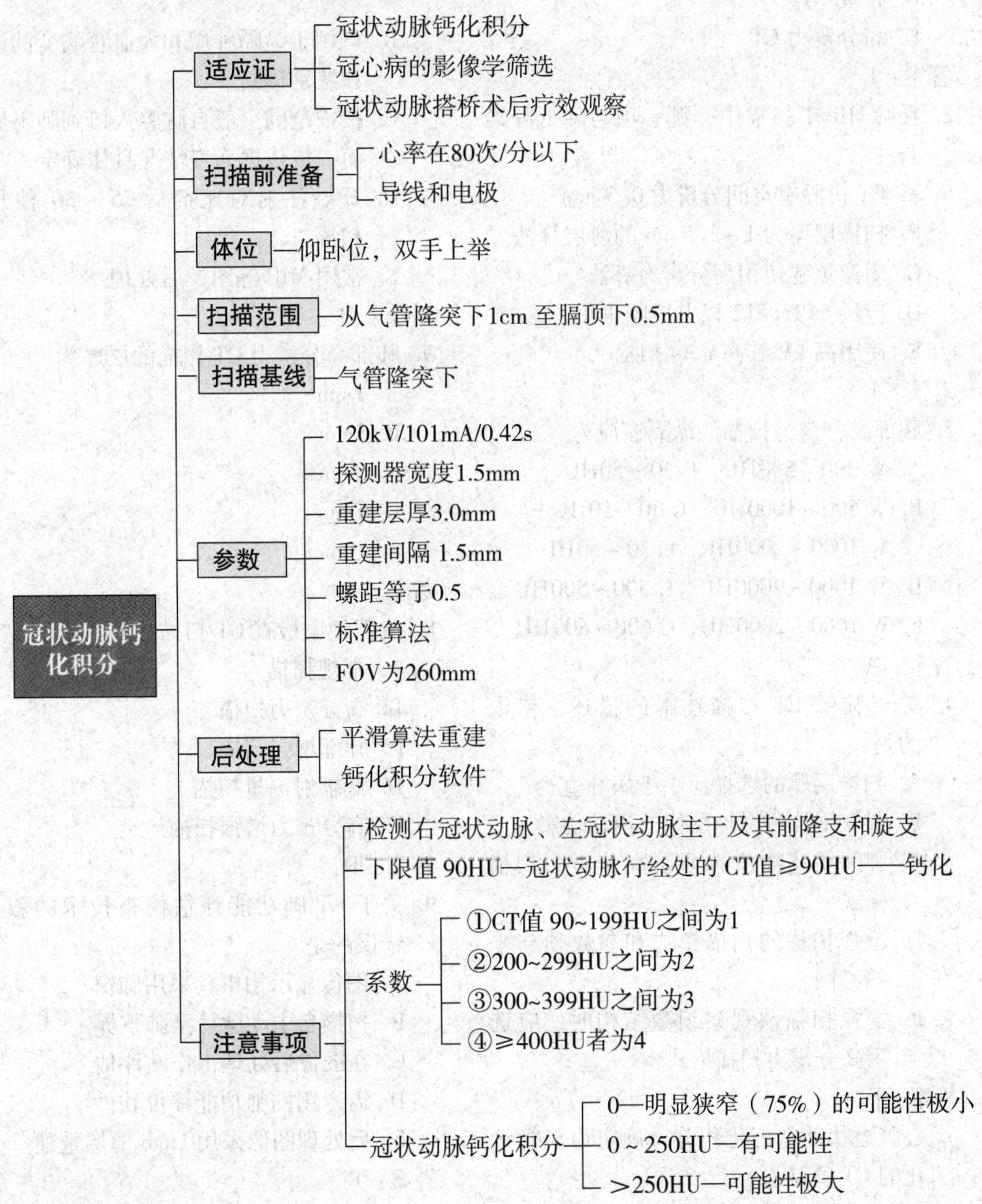
冠状动脉钙化积分
适应证
冠状动脉钙化积分
冠心病的影像学筛选
冠状动脉搭桥术后疗效观察
扫描前准备
心率在80次/分以下
导线和电极
体位
仰卧位，双手上举
扫描范围
从气管隆突下1cm 至膈顶下0.5mm
扫描基线
气管隆突下
参数
120kV/101mA/0.42s
探测器宽度1.5mm
重建层厚3.0mm
重建间隔 1.5mm
螺距等于0.5
标准算法
FOV为260mm
后处理
平滑算法重建
钙化积分软件
注意事项
检测右冠状动脉、左冠状动脉主干及其前降支和旋支
下限值 90HU—冠状动脉行经处的 CT值≥90HU——钙化
系数
①CT值 90~199HU之间为1
②200~299HU之间为2
③300~399HU之间为3
④≥400HU者为4
冠状动脉钙化积分
0—明显狭窄（75%）的可能性极小
0 ~ 250HU—有可能性
>250HU—可能性极大

【精选习题】

单选题

1. 对肺弥漫性病变诊断价值最大的检查方法是

A. 平片

B. 断层
C. 透视
D. 常规 CT
E. 高分辨力 CT

答案：E

2. 在肺 HRCT 扫描中，哪一项与降低噪声有关
A. CT 机固有空间分辨力 0.5 mm
B. 扫描层厚为 1～1.5mm 的薄层算法
C. 图像重建使用高分辨力算法
D. 应用 512×512 以上矩阵采集
E. 使用高 kV 和高 mAs 扫描

答案：E

3. 胸部高分辨力扫描的纵隔窗应为
A. W 300～500HU，C 30～50HU
B. W 500～1000HU，C 30～50HU
C. W 1000～2000HU，C 30～50HU
D. W 1000～2000HU，C 300～500HU
E. W 1600～2000HU，C 600～800HU

答案：A

4. 关于肺部 CT 扫描技术的描述，错误的是
A. 扫描层厚的选择应小于病灶直径
B. 屏气不佳可增加图像的运动伪影
C. 肺间质病变应选薄层高分辨力扫描模式
D. 增强扫描的扫描模式和参数须与平扫相同
E. 增强扫描欲观察细微结构时，应选用高分辨力扫描模式

答案：E

5. 心脏冠状动脉钙化积分，确定为血管钙化的 CT 值是
A. 大于 10HU
B. 大于 30HU
C. 大于 50HU
D. 大于 70HU
E. 大于 90HU

答案：E

6. 关于肺动脉 CT 扫描的描述，错误的是
A. 可用于肺血管性病变的诊断和鉴别诊断
B. 可用于纵隔肿瘤和大血管病变的诊断和鉴别诊断
C. 扫描范围一般自胸腔入口到肺下界膈面，或依据病变情况具体确定
D. 开始注射对比剂后 25～30 秒开始扫描
E. 常用 MIP 等图像后处理

答案：D

7. 肺部高分辨力 CT 扫描的层厚为
A. 1mm
B. 3mm
C. 5mm
D. 7mm
E. 10mm

答案：A

8. 胸部健康检查 CT 扫描，最好采用
A. 常规扫描
B. 高分辨力扫描
C. 肺部增强扫描
D. 低辐射剂量扫描
E. 高分辨力增强扫描

答案：D

9. 关于 CT 肺功能评估检查技术的叙述，错误的是
A. 图像显示拍摄仪采用肺窗
B. 扫描自主动脉弓至肺下界
C. 在图像后处理工作站评估
D. 需专用的肺功能评价软件
E. 后处理图像采用 1mm 薄层重建

答案：B

10. 关于肺低射线剂量普查 CT 扫描参数的叙述，正确的是
A. 增加管电压
B. 降低管电流
C. 缩小扫描螺距
D. 提高机架转速

E. 增加扫描层厚

答案：B

11. 肺部高分辨力扫描，一般选择

A. 层厚1.0 mm，螺距1.25

B. 层厚5.0mm，螺距0.5

C. 层厚1.0mm，螺距0.5

D. 层厚10mm，螺距1

E. 层厚5mm，螺距1

答案：A

12. 胸部高分辨力CT的适应证，不包括

A. 肺部弥散性、网状病变的诊断和鉴别诊断

B. 肺囊性病变、结节状病变的诊断和鉴别诊断

C. 矽肺

D. 大叶性肺炎

E. 支气管扩张

答案：D

13. 关于冠状动脉CTA检查的叙述，错误的是

A. 通过静脉注射对比剂

B. 采用压力注射器给药

C. 延迟时间主要采用经验值法

D. 扫描结束须留观30分钟

E. 需要ECG信号满足成像要求才能进行检查

答案：C

14. 关于胸部肺功能评估的适应证，不包括

A. 慢性支气管炎

B. 肺气肿

C. 肺弥漫性疾病

D. 肺大疱

E. 弥漫性肺气肿肺减容手术后的疗效评估

答案：D

15. 冠状动脉钙化积分提示冠状动脉明显狭窄可能性极大的是

A. 积分为0

B. 积分在0～250之间

C. 积分>250

D. 积分>400

E. 积分>600

答案：C

16. CT扫描中，属于前瞻性心电门控触发序列优点的是

A. 选择性扫描，无法准确选择心律复杂、不规则患者的扫描时机

B. 受检者的辐射剂量较小

C. 重要的解剖结构有可能遗漏

D. 心动周期的相位不一致

E. 不能做心脏功能的评价检查

答案：B

17. 冠状动脉CTA横断图像重建的常规算法是

A. 骨算法

B. 高分辨算法

C. 平滑算法

D. 锐利算法

E. 边像增强算法

答案：C

18. 关于冠状动脉CTA对比剂的描述，错误的是

A. 无需口服对比剂

B. 采用高压注射器肘静脉给药

C. 注射对比剂后追加生理盐水

D. 心率快时注射速度应该较慢

E. 扫描启动阈值100～120HU

答案：D

19. 婴幼儿胸部增强扫描对比剂注射剂量为每千克体重

A. 0.3ml

B. 0.8ml

C. 1.0ml

D. 1.5ml

E. 2.0ml

答案：D

20. 下列患者可以做冠状动脉CTA检查的是

A. 顽固性心力衰竭患者
B. 严重幽闭恐惧症患者
C. 碘过敏患者
D. 冠状动脉搭桥术后患者
E. 肝肾功能不全患者

答案：D

21. 胸部高分辨力增强扫描的延迟时间是注射对比剂后
A. 15～25秒
B. 20～30秒
C. 40～50秒
D. 55～60秒
E. 65～75秒

答案：B

22. 16层MDCT行冠状动脉CTA扫描时，心率常需控制在
A. 90～100次/分
B. 80～90次/分
C. 70～80次/分
D. 60～70次/分
E. 50次/分以下

答案：D

23. 关于心脏门控成像的叙述，错误的是
A. 前瞻性ECG触发是在预先设定的心电时相扫描
B. 回顾性ECG门控采用螺旋扫描采集心脏容积数据
C. 单扇区重建的时间分辨力高于多扇区重建
D. 数据采集的时间分辨力影响心脏成像的质量
E. 心脏成像采用半重建技术进行图像重建

答案：C

24. 前瞻性心电门控触发CT扫描，叙述正确的是
A. X线管球连续曝光
B. 检查床匀速运动
C. 扫描时间长
D. 辐射剂量小
E. 可作心功能评价

答案：D

25. 冠状动脉CTA在下述哪种层面进行小剂量实验，以确定扫描延迟时间
A. 鞍上1cm层面
B. 在胸主动脉中段层面
C. 主动脉根部底层
D. 在门静脉主干层面
E. 腹主动脉腹腔干开口层面

答案：C

26. 冠状动脉CT图像重建中的单扇区重建所采用的扫描数据范围是
A. 240°
B. 180°或240°
C. 120°
D. 90°
E. 60°

答案：B

27. 冠状动脉CTA检查前鼓励受检者饮水的目的是
A. 提高影像质量
B. 增加物体对比
C. 预防过敏反应
D. 稳定受检者心率
E. 加速对比剂排泄

答案：C

28. 心电触发门控技术的触发点是
A. P波
B. Q波
C. R波
D. S波
E. T波

答案：C

29. CT检查肺动脉栓塞造影时，对比剂延迟时间为
A. 注射与扫描同时开始
B. 开始注射对比剂后5秒以内
C. 开始注射对比剂后9～11秒

D. 开始注射对比剂后 22 ~ 25 秒
E. 开始注射对比剂后 23 ~ 40 秒

答案：C

30. 关于冠状动脉 CTA 扫描技术的叙述，错误的是
A. 冠状动脉钙化积分采用步进扫描模式
B. 冠状动脉平扫采用前瞻性心电触发
C. 冠状动脉 CTA 采用前瞻性心电触发
D. 冠状动脉 CTA 采用回顾性心电触发
E. 冠状动脉 CTA 采用螺旋扫描模式

答案：B

31. 经肘静脉注入对比剂，最先显影的是
A. 上腔静脉
B. 肺动脉
C. 主动脉
D. 肾动脉
E. 门静脉

答案：A

32. 胸部肺动脉栓塞扫描，对比剂的使用错误的是
A. 口服对比剂
B. 一般用量 60 ~ 100ml
C. 儿童按 1.5ml/kg
D. 注射速率 3 ~ 4ml/s
E. 开始注射对比剂后 9 ~ 11 秒后扫描

答案：A

33. 关于心脏冠状动脉钙化积分扫描前的准备，错误的是
A. 心动过速者，扫描前须用药物控制心率在 70 次/分以下
B. 去掉外衣和颈、胸部金属饰物
C. 在粘贴电极片部位用酒精棉球擦拭或涂抹少量导电胶
D. 按要求放置电极
E. 电极放置欧美不同

答案：A

34. 冠状动脉 CTA 重建间距一般应小于层厚的
A. 10%
B. 30%
C. 50%
D. 70%
E. 90%

答案：C

35. 关于低剂量扫描叙述错误的是
A. 适用于正常人群的病变筛查
B. 低剂量要慎重使用
C. 在保证图像质量的前提下，可以采用低剂量扫描
D. 每例 CT 检查都要尽可能采用低剂量
E. 应用低剂量检查要严格把握适应证

答案：D

36. 心脏冠状动脉 CTA 无法诊断出的是
A. 冠状动脉狭窄
B. 冠状动脉搭桥术前评估
C. 冠状支架术后复查
D. 肺动脉栓塞
E. 肺心病

答案：E

37. 以下需要采用高分辨力 CT 扫描的是
A. 心包囊肿
B. 肺孤立结节
C. 脑梗死病灶
D. 腹膜后血肿
E. 多发肝囊肿

答案：B

38. 影响冠状动脉 CTA 图像质量的因素不包括
A. 屏气期间心率变化过大
B. 严重心律不齐
C. 屏气配合不理想
D. 对比剂浓度不够
E. 窦性心率整齐

答案：E

39. 提示冠状动脉有严重的斑块负荷时，其钙化积分为
A. 积分为 0

B. 积分为8~10

C. 积分为80~100

D. 积分为150~200

E. 积分≥400

答案：E

40. 做冠脉CTA时，连接导线和放置电极的方法，不属于美国标准的是

A. 黑色电极：置于左锁骨下

B. 绿色电极：置于右侧肋弓

C. 黄色电极：置于脐下3cm

D. 白色电极：置于右锁骨下

E. 红色电极：置于左侧肋弓

答案：C

41. 胸部低剂量普查扫描参数正确组合的是（kV/mA/s）

A. 120/20/0.5

B. 120/100/0.5

C. 120/200/0.5

D. 120/300/0.5

E. 120/400/0.5

答案：A

42. 关于CT检查的多扇区重建的叙述，正确的是

A. 适用于前瞻性心电门控触发序列

B. 不能提高心脏成像的图像质量

C. 多用于低心率患者

D. 心率较快时可改善成像的时间分辨力

E. 多用于心律不齐患者

答案：D

多选题

43. 以下胸部CT扫描检查中，通常只做平扫，不包括

A. 冠状动脉CT检查

B. 肺血管CT检查

C. 主动脉CT检查

D. 肺间质病变CT检查

E. 胸部低辐射剂量普查

答案：ABC

44. 关于胸部低辐射剂量CT普查的相关描述，正确的是

A. 胸部低辐射剂量普查的适应证包括健康检查

B. 胸部低辐射剂量普查的适应证包括肺及纵隔的肿瘤

C. 肺窗窗宽1600~2000HU，窗位600~800HU

D. 软组织窗窗宽300~350HU，窗位30~50HU

E. 骨窗窗宽1000~2000HU，窗位300~500HU

答案：ABD

45. 决定CT多扇区重建时间分辨率的因素有

A. 曝光时间

B. 对比剂用量

C. X线球管的旋转速度

D. 受检者心率

E. 计算机系统

答案：CD

第三节 腹部螺旋CT扫描

核心考点	掌握	熟悉	了解
1. 腹主动脉CT扫描	√		
2. 肝脏多期CT扫描	√		

续表

核心考点	掌握	熟悉	了解
3. 胰腺多期 CT 扫描	√		
4. 胃 CT 扫描		√	
5. 肾脏 CT 扫描	√		
6. 结肠 CT 扫描	√		
7. 肾脏、输尿管、膀胱扫描			

一、腹主动脉

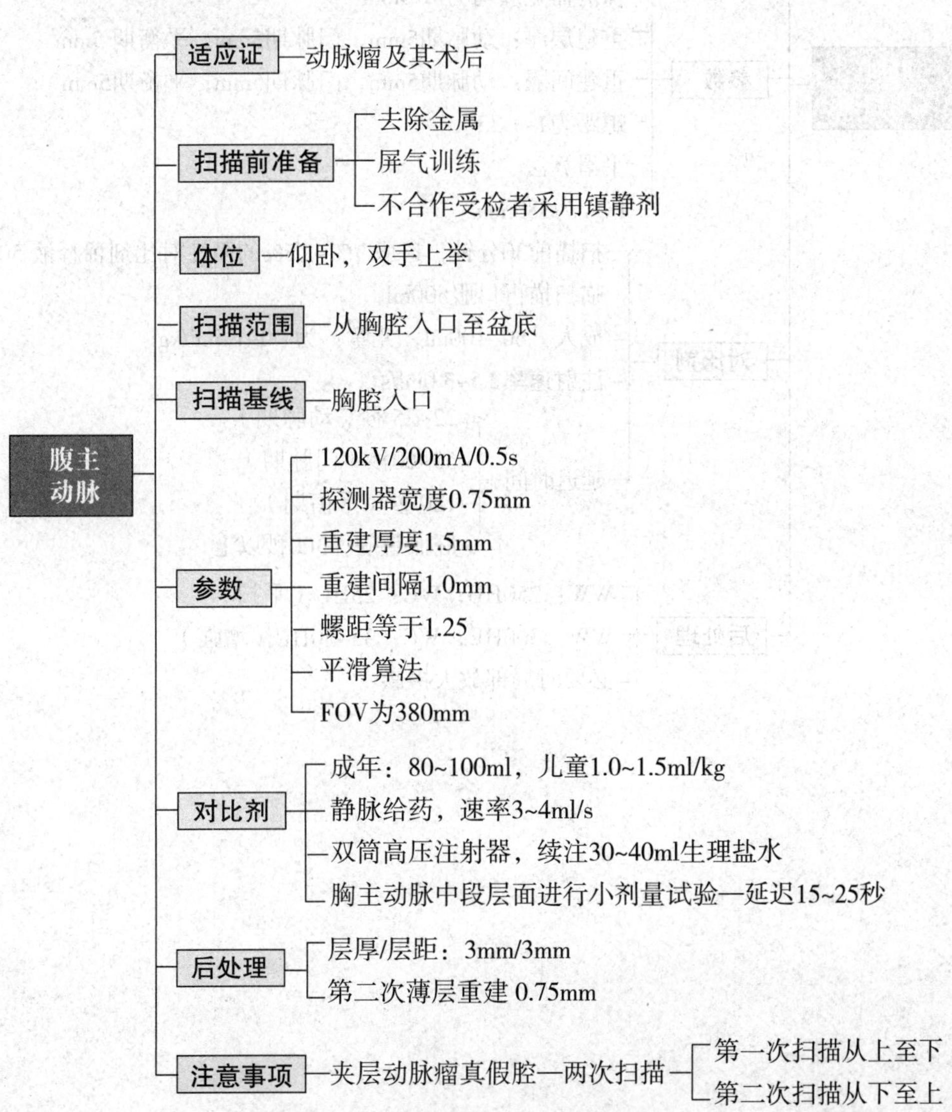
腹主动脉
适应证—动脉瘤及其术后
扫描前准备
去除金属
屏气训练
不合作受检者采用镇静剂
体位—仰卧，双手上举
扫描范围—从胸腔入口至盆底
扫描基线—胸腔入口
参数
120kV/200mA/0.5s
探测器宽度0.75mm
重建厚度1.5mm
重建间隔1.0mm
螺距等于1.25
平滑算法
FOV为380mm
对比剂
成年：80~100ml，儿童1.0~1.5ml/kg
静脉给药，速率3~4ml/s
双筒高压注射器，续注30~40ml生理盐水
胸主动脉中段层面进行小剂量试验—延迟15~25秒
后处理
层厚/层距：3mm/3mm
第二次薄层重建 0.75mm
注意事项—夹层动脉瘤真假腔—两次扫描
第一次扫描从上至下
第二次扫描从下至上

二、肝脏多期扫描

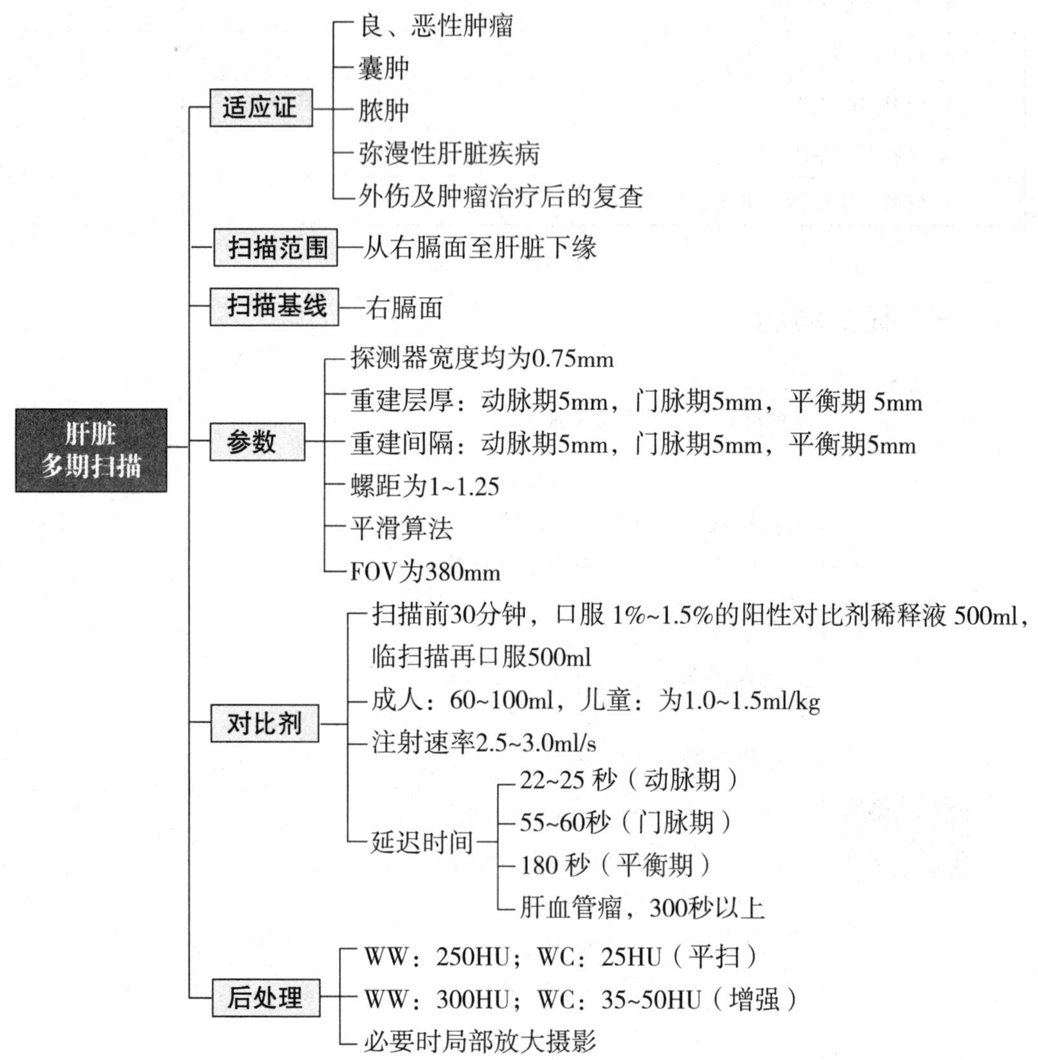
肝脏
多期扫描
适应证
良、恶性肿瘤
囊肿
脓肿
弥漫性肝脏疾病
外伤及肿瘤治疗后的复查
扫描范围
从右膈面至肝脏下缘
扫描基线
右膈面
参数
探测器宽度均为0.75mm
重建层厚：动脉期5mm，门脉期5mm，平衡期 5mm
重建间隔：动脉期5mm，门脉期5mm，平衡期5mm
螺距为1~1.25
平滑算法
FOV为380mm
对比剂
扫描前30分钟，口服 1%~1.5%的阳性对比剂稀释液 500ml，临扫描再口服500ml
成人：60~100ml，儿童：为1.0~1.5ml/kg
注射速率2.5~3.0ml/s
延迟时间
22~25 秒（动脉期）
55~60秒（门脉期）
180 秒（平衡期）
肝血管瘤，300秒以上
后处理
WW：250HU；WC：25HU（平扫）
WW：300HU；WC：35~50HU（增强）
必要时局部放大摄影

三、胰腺多期扫描

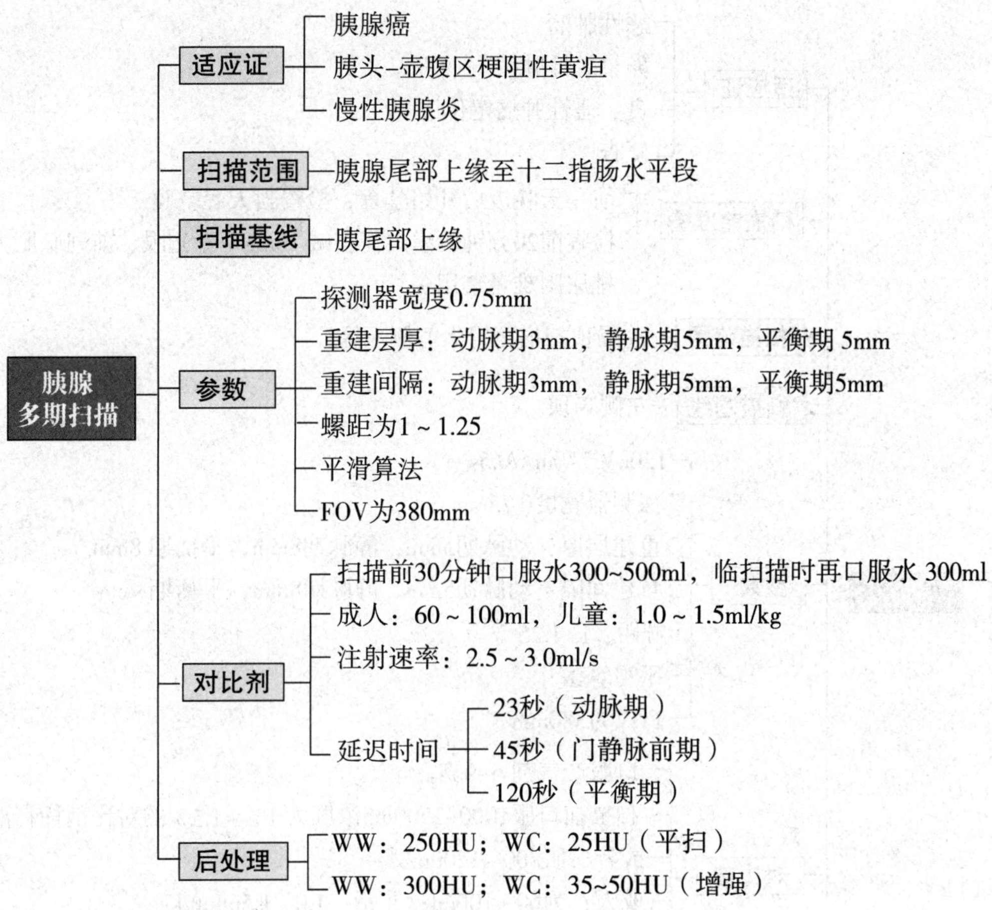
胰腺
多期扫描
适应证
胰腺癌
胰头-壶腹区梗阻性黄疸
慢性胰腺炎
扫描范围
胰腺尾部上缘至十二指肠水平段
扫描基线
胰尾部上缘
参数
探测器宽度0.75mm
重建层厚：动脉期3mm，静脉期5mm，平衡期 5mm
重建间隔：动脉期3mm，静脉期5mm，平衡期5mm
螺距为1 ~ 1.25
平滑算法
FOV为380mm
对比剂
扫描前30分钟口服水300~500ml，临扫描时再口服水 300ml
成人：60 ~ 100ml，儿童：1.0 ~ 1.5ml/kg
注射速率：2.5 ~ 3.0ml/s
延迟时间
23秒（动脉期）
45秒（门静脉前期）
120秒（平衡期）
后处理
WW：250HU；WC：25HU（平扫）
WW：300HU；WC：35~50HU（增强）

四、胃

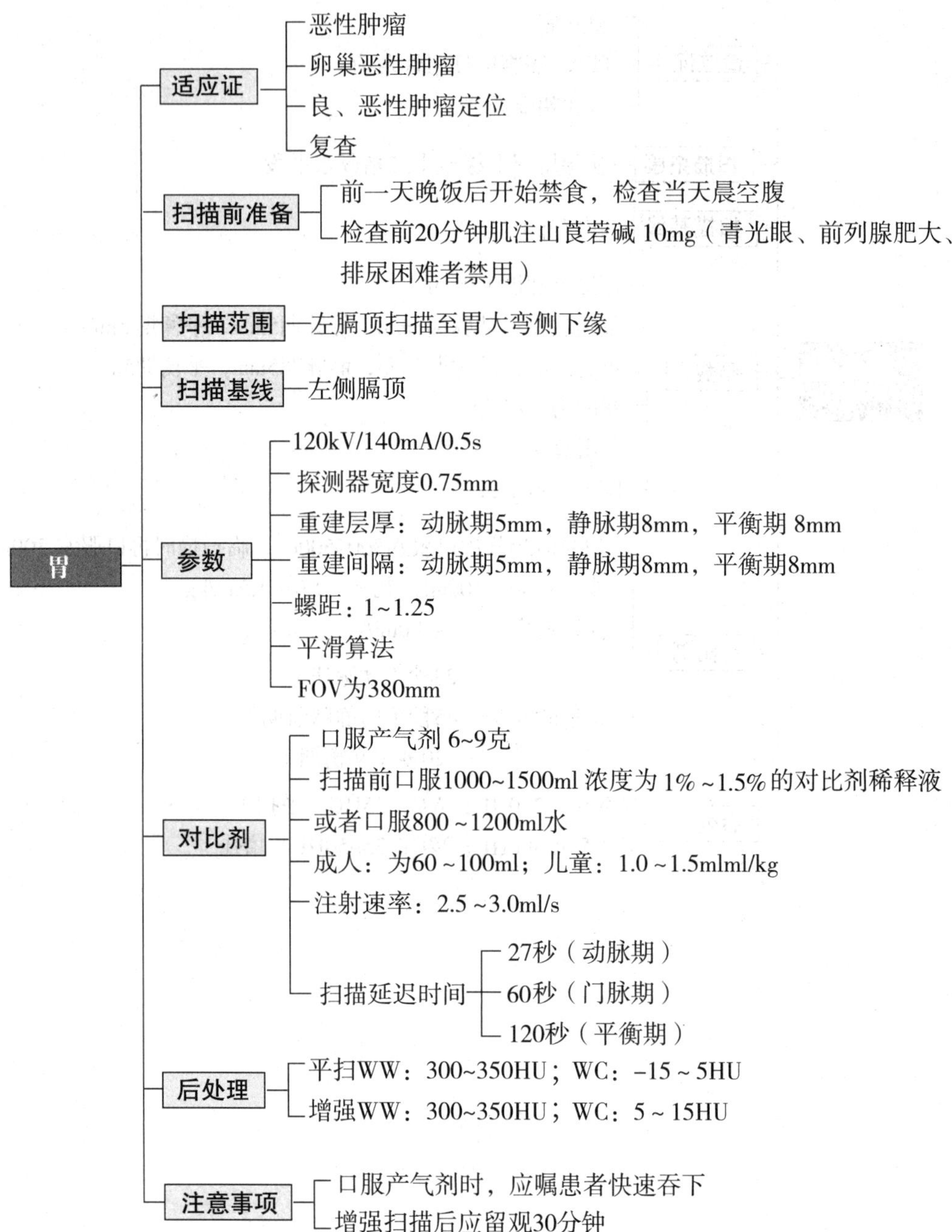
胃
适应证
恶性肿瘤
卵巢恶性肿瘤
良、恶性肿瘤定位
复查
扫描前准备
前一天晚饭后开始禁食，检查当天晨空腹
检查前20分钟肌注山莨菪碱 10mg（青光眼、前列腺肥大、排尿困难者禁用）
扫描范围
左膈顶扫描至胃大弯侧下缘
扫描基线
左侧膈顶
参数
120kV/140mA/0.5s
探测器宽度0.75mm
重建层厚：动脉期5mm，静脉期8mm，平衡期 8mm
重建间隔：动脉期5mm，静脉期8mm，平衡期8mm
螺距：1~1.25
平滑算法
FOV为380mm
对比剂
口服产气剂 6~9克
扫描前口服1000~1500ml 浓度为 1%~1.5%的对比剂稀释液
或者口服800~1200ml水
成人：为60~100ml；儿童：1.0~1.5mlml/kg
注射速率：2.5~3.0ml/s
扫描延迟时间
27秒（动脉期）
60秒（门脉期）
120秒（平衡期）
后处理
平扫WW：300~350HU；WC：-15~5HU
增强WW：300~350HU；WC：5~15HU
注意事项
口服产气剂时，应嘱患者快速吞下
增强扫描后应留观30分钟

五、肾脏

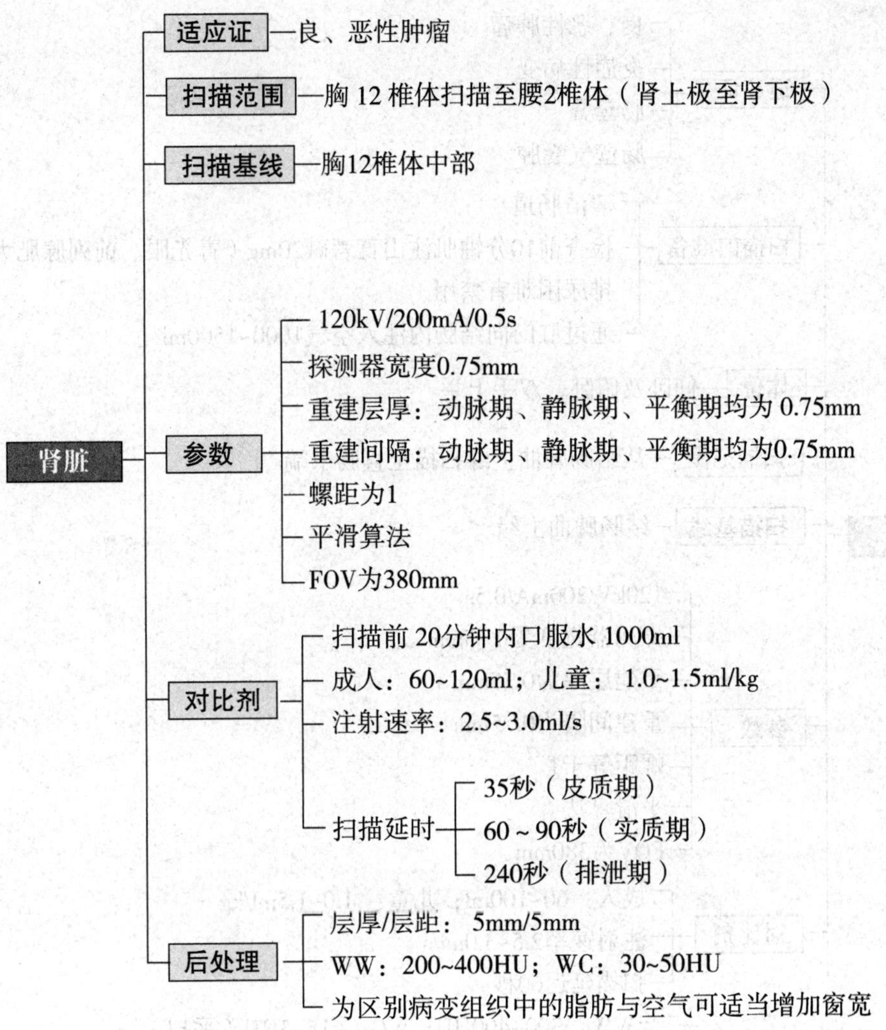
肾脏
适应证
良、恶性肿瘤
扫描范围
胸 12 椎体扫描至腰2椎体（肾上极至肾下极）
扫描基线
胸12椎体中部
参数
120kV/200mA/0.5s
探测器宽度0.75mm
重建层厚：动脉期、静脉期、平衡期均为 0.75mm
重建间隔：动脉期、静脉期、平衡期均为0.75mm
螺距为1
平滑算法
FOV为380mm
对比剂
扫描前 20分钟内口服水 1000ml
成人：60~120ml；儿童：1.0~1.5ml/kg
注射速率：2.5~3.0ml/s
扫描延时
35秒（皮质期）
60 ~ 90秒（实质期）
240秒（排泄期）
后处理
层厚/层距： 5mm/5mm
WW：200~400HU；WC：30~50HU
为区别病变组织中的脂肪与空气可适当增加窗宽

六、结肠

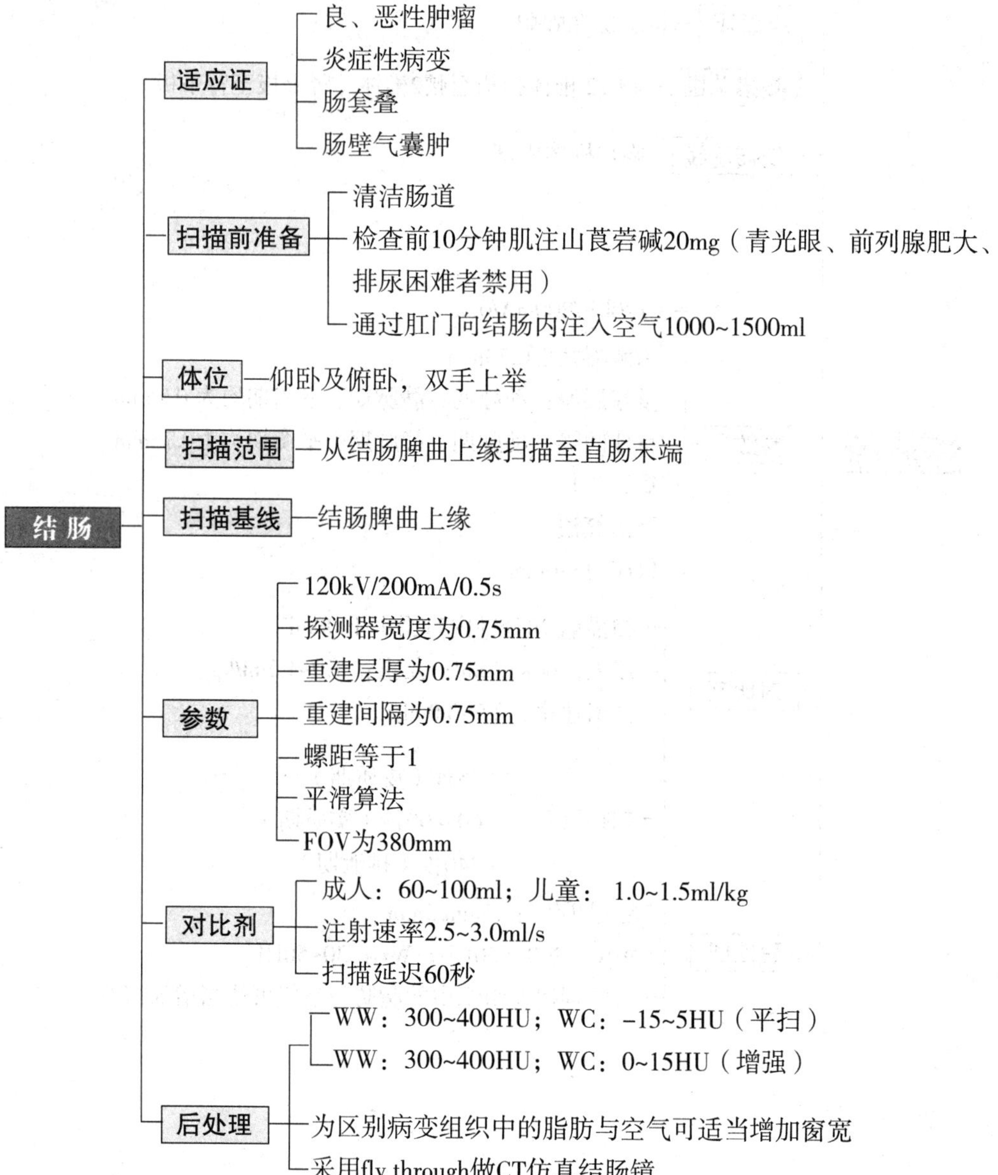
结肠
适应证
良、恶性肿瘤
炎症性病变
肠套叠
肠壁气囊肿
扫描前准备
清洁肠道
检查前10分钟肌注山莨菪碱20mg（青光眼、前列腺肥大、排尿困难者禁用）
通过肛门向结肠内注入空气1000~1500ml
体位
仰卧及俯卧，双手上举
扫描范围
从结肠脾曲上缘扫描至直肠末端
扫描基线
结肠脾曲上缘
参数
120kV/200mA/0.5s
探测器宽度为0.75mm
重建层厚为0.75mm
重建间隔为0.75mm
螺距等于1
平滑算法
FOV为380mm
对比剂
成人：60~100ml；儿童：1.0~1.5ml/kg
注射速率2.5~3.0ml/s
扫描延迟60秒
后处理
WW：300~400HU；WC：-15~5HU（平扫）
WW：300~400HU；WC：0~15HU（增强）
为区别病变组织中的脂肪与空气可适当增加窗宽
采用fly through做CT仿真结肠镜

七、肾脏、输尿管、膀胱（泌尿系）

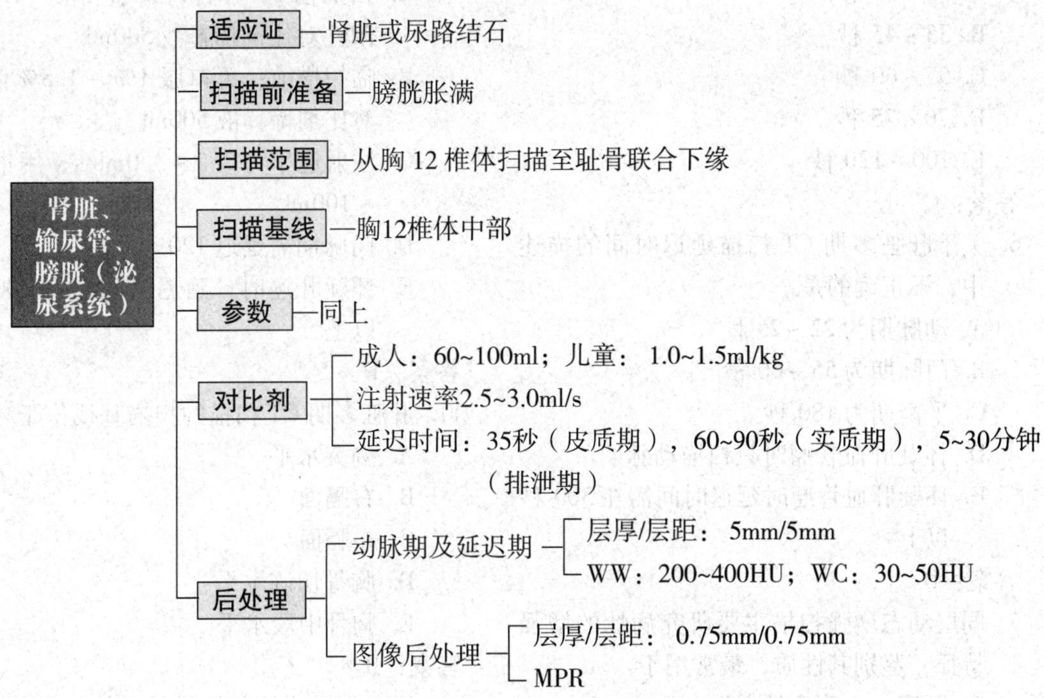
肾脏、输尿管、膀胱（泌尿系统）
适应证—肾脏或尿路结石
扫描前准备—膀胱胀满
扫描范围—从胸 12 椎体扫描至耻骨联合下缘
扫描基线—胸12椎体中部
参数—同上
对比剂
成人：60~100ml；儿童：1.0~1.5ml/kg
注射速率2.5~3.0ml/s
延迟时间：35秒（皮质期），60~90秒（实质期），5~30分钟（排泄期）
后处理
动脉期及延迟期
层厚/层距：5mm/5mm
WW：200~400HU；WC：30~50HU
图像后处理
层厚/层距：0.75mm/0.75mm
MPR

【精选习题】

单选题

1. 关于腹主动脉 CT 的描述，错误的是
   A. 用于动脉瘤及动脉瘤术后疗效观察
   B. 扫描延迟时间为 5 ~ 10 秒
   C. 为了观察夹层动脉瘤真假腔情况，可以行 2 次扫描
   D. 增强扫描后，应留观 30 分钟
   E. 重建层厚一般为 3mm

答案：B

2. 腹主动脉 CTA 不能显示的血管是
   A. 肾动脉
   B. 脾动脉
   C. 无名动脉
   D. 腹腔动脉
   E. 肠系膜下动脉

答案：C

3. 通过肘静脉给药的 CTA 检查，扫描延迟时间最长的是
   A. 脑动脉
   B. 门静脉
   C. 肝动脉
   D. 冠状动脉
   E. 颈内动脉

答案：B

4. 腹主动脉 CT 扫描，在下列哪个层面进行小剂量试验，以确定延迟时间
   A. 主动脉根部
   B. 主动脉弓
   C. 胸主动脉中段
   D. 腹主动脉上段
   E. 腹主动脉中段

答案：C

5. 肝脏多期 CT 扫描观察门脉栓塞时，延迟扫描的时间是
A. 22～25 秒
B. 35～45 秒
C. 55～60 秒
D. 70～75 秒
E. 100～120 秒
答案：C

6. 关于肝脏多期 CT 扫描延迟时间的描述中，不正确的是
A. 动脉期为 22～25 秒
B. 门脉期为 55～60 秒
C. 平衡期为 180 秒
D. 怀疑肝血管瘤时只扫描动脉期
E. 怀疑肝血管瘤时延迟时间需在 300 秒以上
答案：D

7. 同层动态增强扫描主要研究病灶的增强特征，鉴别其性质，最常用于
A. 肝癌与血管瘤的定性
B. 提高小肝癌的检出率
C. 判断肝门淋巴结有无转移
D. 肝癌与肝脓肿的鉴别
E. 提高肝腺瘤的检出率
答案：A

8. 关于胃 CT 增强扫描的描述，错误的是
A. 提前口服产气剂 6～9g
B. 扫描前服用 1000～1500ml 浓度为 1%～1.5%的对比剂稀释液
C. 扫描前口服 1000～1500ml 水
D. 注射对比剂用量 60～100ml
E. 注射速率 1～1.5ml/s
答案：E

9. 怀疑肝血管瘤时，首选 CT 检查方法为
A. 肝脏 CT 平扫
B. 肝脏 CT 动脉期
C. 肝脏 CT 静脉期
D. 肝脏 CT 延迟扫描
E. 肝脏 CT 多期扫描
答案：D

10. 关于肝脏 CT 扫描的叙述，错误的是
A. 扫描前 30 分钟，口服 1%～1.5%阳性对比剂稀释液 500ml
B. 临扫描前，再口服 1%～1.5%阳性对比剂稀释液 500ml
C. 注射速率为 2.5～3.0ml/s，用量 60～100ml
D. 门脉期需延迟 120 秒
E. 怀疑肝癌时，延迟时间需在 300 秒以上
答案：D

11. 肝脏多期 CT 扫描的扫描基线位于
A. 剑突水平
B. 右膈面
C. 左膈面
D. 胸骨切迹水平
E. 胸骨中段水平
答案：B

12. 增强扫描对比剂用量最大的部位是
A. 肾脏增强
B. 肾上腺增强
C. 颅脑增强
D. 肝脏增强
E. 腮腺增强
答案：D

13. 口服胆囊造影 CT 扫描，使用的对比剂是
A. 碘番酸
B. 碘比乐
C. 碘化钠
D. 泛影葡胺
E. 胆影葡胺
答案：A

14. 静脉胆囊造影 CT 扫描注射胆影葡胺
A. 10～20ml
B. 20～30ml
C. 30～40ml
D. 40～50 ml

E. 50 ~ 60ml

答案：B

15. CT扫描行静脉胆囊造影，所采用的胆影葡胺的浓度是

A. 10% ~ 20%

B. 20% ~ 30%

C. 30% ~ 40%

D. 40% ~ 50%

E. 50% ~ 60%

答案：D

16. 胰腺多期CT扫描，动脉期重建层厚是

A. 1mm

B. 2mm

C. 3mm

D. 4mm

E. 5mm

答案：C

17. 尿路结石的CT增强扫描，最易明确判断结石部位的是

A. 动脉期

B. 静脉期

C. 排泄期

D. 毛细血管期

E. 肾盂肾盏期

答案：C

18. 有关肾脏和肾上腺CT扫描技术的叙述，正确的是

A. CT不能确定和区分肾脏的良、恶性肿瘤

B. 需观察泌尿系有无结石，宜先做碘过敏试验

C. 延迟扫描能观察肾盂及肾盏内的占位

D. 肾上腺体积较小，常采用高分辨力模式

E. 鉴别输尿管结石应加做70秒延迟扫描

答案：C

19. 关于肾脏CT检查，错误的是

A. 扫描范围从T12 ~ L2

B. 图像重建采用平滑算法

C. 扫描前20分钟内口服水1000 ml

D. 35秒（皮质期）、60 ~ 90秒（实质期）、240秒（排泄期）

E. 排泄期需延迟300秒以上

答案：E

20. 注入对比剂后，初期增强效果明显，持续时间长的是

A. 肝脏

B. 胆囊

C. 肾脏

D. 胰腺

E. 脾脏

答案：C

21. 肾脏CT增强扫描，需要进行5分钟后延迟扫描的病变是

A. 肾动脉狭窄

B. 肾实质病变

C. 肾盂囊肿

D. 肾皮质囊肿

E. 肾上腺腺瘤

答案：C

22. 双肾螺旋CT扫描皮质期延迟时间一般为

A. 30秒

B. 35秒

C. 50秒

D. 60秒

E. 70秒

答案：B

23. 结肠CT增强扫描的扫描延迟时间是

A. 30秒

B. 40秒

C. 50秒

D. 60秒

E. 120秒

答案：D

24. 下列部位做增强扫描时不需要做动态

增强的是
A. 肝脏
B. 肾脏
C. 胰腺
D. 前列腺
E. 脾脏
答案：D

25. 胰腺 CT 多期扫描口服对比剂稀释液的作用是
A. 防止患者虚脱
B. 清洁肠道
C. 充盈胃、十二指肠
D. 稀释对比剂
E. 降低对比剂不良反应
答案：C

26. 肾脏增强扫描分期包括
A. 平扫＋动脉期＋静脉期
B. 平扫＋门脉器＋实质期
C. 皮质期＋实质期＋排泄期
D. 动脉期＋静脉期
E. 动脉期＋排泄期
答案：C

27. 肝脏海绵状血管瘤扫描技术的“两快一慢”指的是
A. 快速扫描，快速重建，慢速注药
B. 快速注药，快速扫描，快速重建
C. 快速注药，快速重建，延迟扫描
D. 快速注药，快速扫描，延迟重建
E. 快速注药，快速扫描，延迟扫描
答案：E

28. 肝脏血管瘤的鉴别诊断需要采用
A. 常规扫描
B. 增强扫描
C. 灌注扫描
D. 高分辨力扫描
E. 定位扫描
答案：B

29. 在行腹主动脉 CTA 检查时，需要追加一次扫描的是
A. 动脉瘤的有无
B. 动脉瘤术后疗效观察
C. 主动脉夹层的有无
D. 主动脉夹层的真假腔鉴别
E. 主动脉夹层术后的疗效观察
答案：D

第四节 四肢螺旋 CT 扫描

核心考点	掌握	熟悉	了解
上下肢 CTA			√

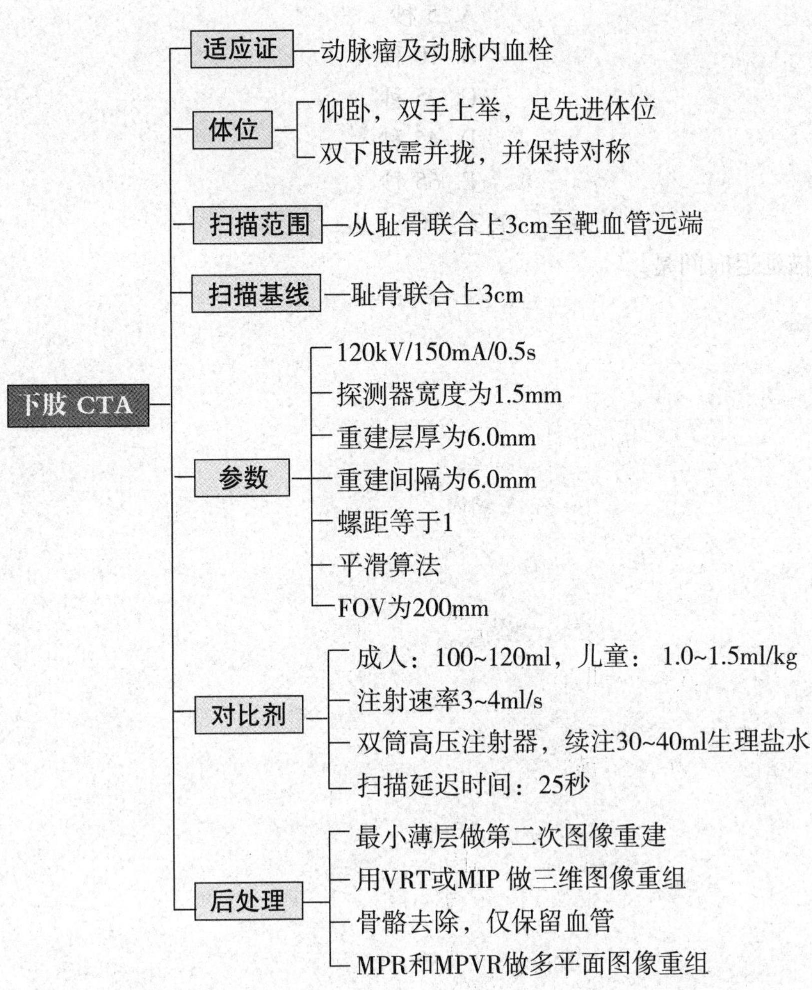
下肢 CTA
适应证
动脉瘤及动脉内血栓
体位
仰卧，双手上举，足先进体位
双下肢需并拢，并保持对称
扫描范围
从耻骨联合上3cm至靶血管远端
扫描基线
耻骨联合上3cm
参数
120kV/150mA/0.5s
探测器宽度为1.5mm
重建层厚为6.0mm
重建间隔为6.0mm
螺距等于1
平滑算法
FOV为200mm
对比剂
成人：100~120ml，儿童：1.0~1.5ml/kg
注射速率3~4ml/s
双筒高压注射器，续注30~40ml生理盐水
扫描延迟时间：25秒
后处理
最小薄层做第二次图像重建
用VRT或MIP 做三维图像重组
骨骼去除，仅保留血管
MPR和MPVR做多平面图像重组

【精选习题】

单选题

1. 常规 CT 扫描采取俯卧位的是
   A. 头颅轴扫
   B. 双膝轴扫
   C. 双踝轴扫
   D. 双腕轴扫
   E. 双髋轴扫

答案：D

2. 关于骨关节软组织 CT 扫描，错误的是
   A. 为发现骨病变行增强检查
   B. 应用骨窗和软组织窗同时检查
   C. 在 X 线平片指导下，确定扫描范围
   D. 肢体检查应双相同时扫描
   E. 有时可采用斜位扫描

答案：A

3. 关于下肢 CTA 的叙述，正确的是
   A. 扫描起始线耻骨联合下 3cm
   B. 动脉瘤形成属于适应证
   C. 双手上举，只能头先进体位
   D. 采用滴注对比剂
   E. 扫描延迟时间一般为 55 秒

答案：B

4. 下肢动脉 CTA 的扫描基线通常是

A. L4
B. L5
C. 骶髂关节
D. 耻骨联合
E. 耻骨联合上 3cm

答案：E

5. 常规双下肢 CTA 扫描延迟时间是

A. 5 秒
B. 10 秒
C. 25 秒
D. 45 秒
E. 65 秒

答案：C

第七章 CT 图像质量

第一节 常用 CT 图像质量测试方法

核心考点	掌握	熟悉	了解
1. 分辨力测试			√
2. 体模测试			√

一、分辨力测试

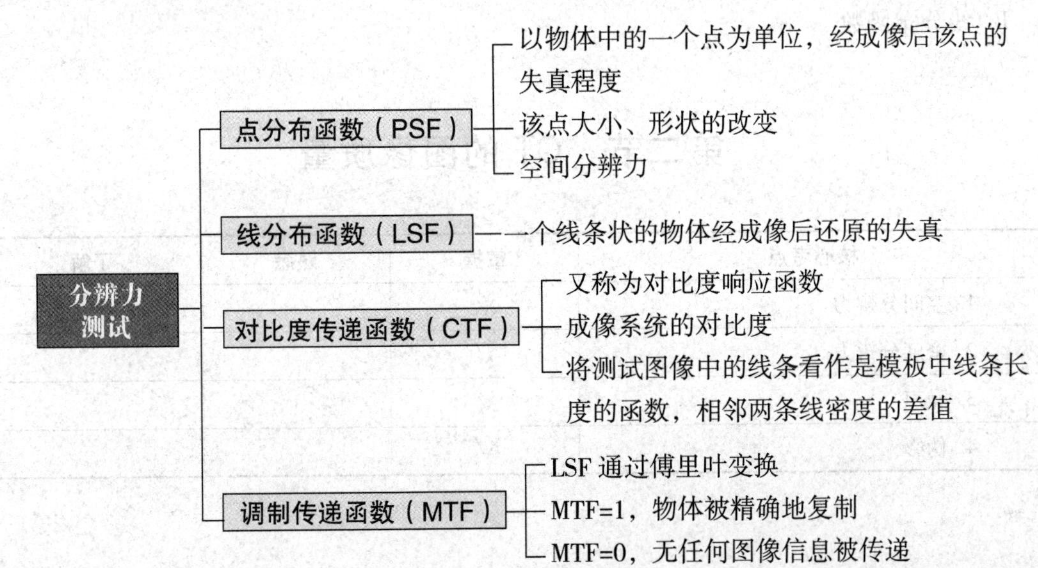

分辨力测试
点分布函数（PSF）
以物体中的一个点为单位，经成像后该点的失真程度
该点大小、形状的改变
空间分辨力
线分布函数（LSF）
一个线条状的物体经成像后还原的失真
对比度传递函数（CTF）
又称为对比度响应函数
成像系统的对比度
将测试图像中的线条看作是模板中线条长度的函数，相邻两条线密度的差值
调制传递函数（MTF）
LSF 通过傅里叶变换
MTF=1，物体被精确地复制
MTF=0，无任何图像信息被传递

二、体模测试

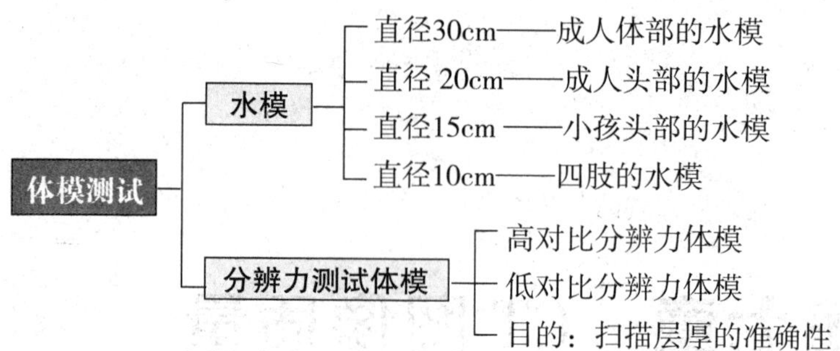
体模测试
水模
直径30cm——成人体部的水模
直径 20cm——成人头部的水模
直径15cm ——小孩头部的水模
直径10cm——四肢的水模
分辨力测试体模
高对比分辨力体模
低对比分辨力体模
目的：扫描层厚的准确性

【精选习题】

单选题

1. 常用 CT 图像质量的测试方法，不包括
   A. 点分布函数（PSF）
   B. 线分布函数（LSF）
   C. 对比度传递函数（CTF）
   D. 调制传递函数（MTF）
   E. CT 剂量指数测定（CTDI）

答案：E

2. 由线分布测试傅里叶变换方法得到的测试是
   A. 点分布函数
   B. 线分布函数
   C. 对比度传递函数
   D. 调制传递函数
   E. 三角函数

答案：D

3. 代表成人头部的水模直径为
   A. 30cm
   B. 20cm
   C. 15cm
   D. 10cm
   E. 5cm

答案：B

第二节　CT 的图像质量

核心考点	掌握	熟悉	了解
1. 空间分辨力	√		
2. 密度分辨力	√		
3. 噪声	√		
4. 伪影	√		

一、空间分辨力

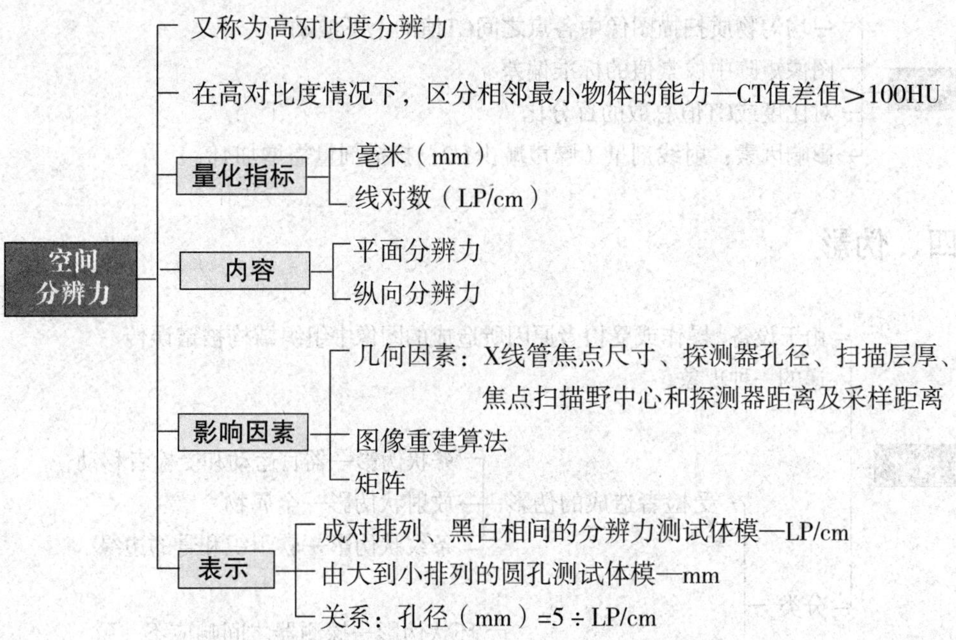

空间分辨力
又称为高对比度分辨力
在高对比度情况下，区分相邻最小物体的能力—CT值差值＞100HU
量化指标
毫米（mm）
线对数（LP/cm）
内容
平面分辨力
纵向分辨力
影响因素
几何因素：X线管焦点尺寸、探测器孔径、扫描层厚、焦点扫描野中心和探测器距离及采样距离
图像重建算法
矩阵
表示
成对排列、黑白相间的分辨力测试体模—LP/cm
由大到小排列的圆孔测试体模—mm
关系：孔径（mm）=5 ÷ LP/cm

二、密度分辨力

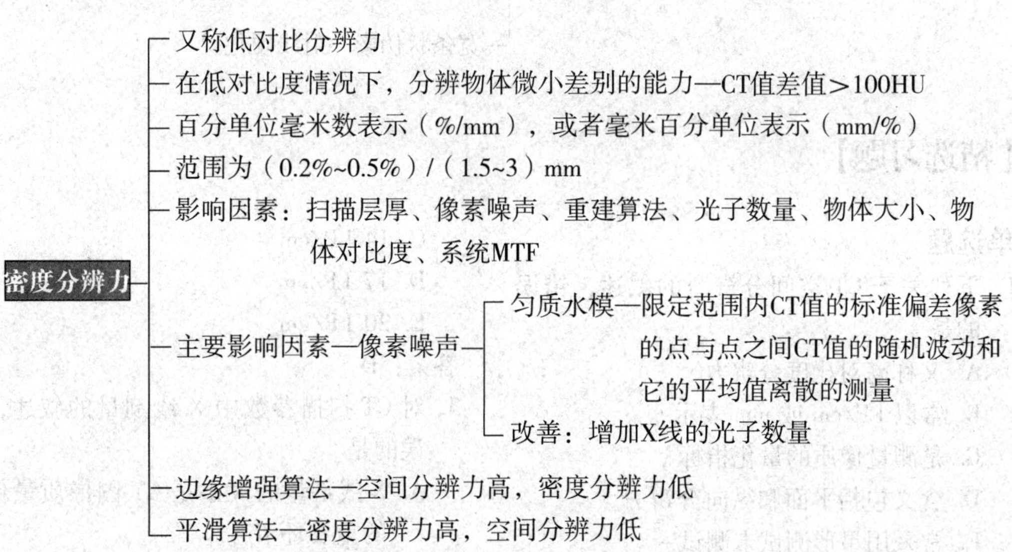

密度分辨力
又称低对比分辨力
在低对比度情况下，分辨物体微小差别的能力—CT值差值＞100HU
百分单位毫米数表示（%/mm），或者毫米百分单位表示（mm/%）
范围为（0.2%~0.5%）/（1.5~3）mm
影响因素：扫描层厚、像素噪声、重建算法、光子数量、物体大小、物体对比度、系统MTF
主要影响因素—像素噪声
匀质水模—限定范围内CT值的标准偏差像素的点与点之间CT值的随机波动和它的平均值离散的测量
改善：增加X线的光子数量
边缘增强算法—空间分辨力高，密度分辨力低
平滑算法—密度分辨力高，空间分辨力低

三、噪声

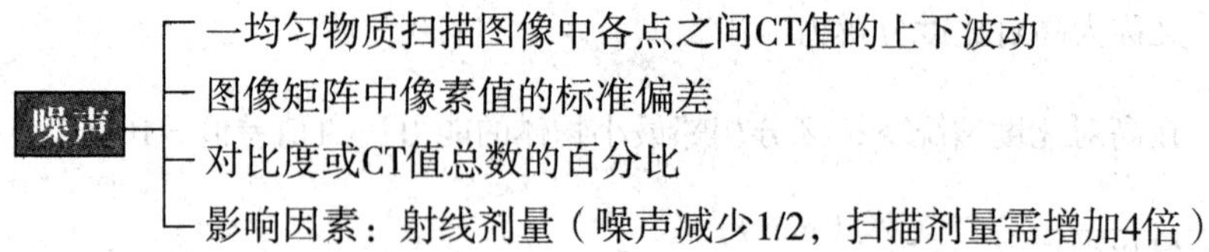
噪声
一均匀物质扫描图像中各点之间CT值的上下波动
图像矩阵中像素值的标准偏差
对比度或CT值总数的百分比
影响因素：射线剂量（噪声减少1/2，扫描剂量需增加4倍）

四、伪影

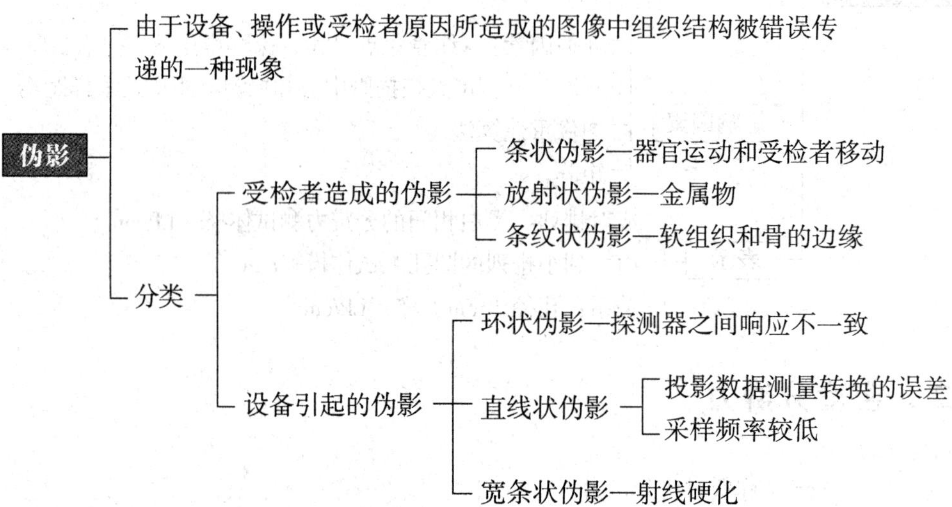
伪影
由于设备、操作或受检者原因所造成的图像中组织结构被错误传递的一种现象
分类
受检者造成的伪影
条状伪影—器官运动和受检者移动
放射状伪影—金属物
条纹状伪影—软组织和骨的边缘
设备引起的伪影
环状伪影—探测器之间响应不一致
直线状伪影
投影数据测量转换的误差
采样频率较低
宽条状伪影—射线硬化

【精选习题】

单选题

1. 下列关于 CT 空间分辨力的叙述，错误的是
   A. 又称高对比度分辨力
   B. 常以 LP/cm 或 mm 表示
   C. 是测量像质的量化指标
   D. 含义包括平面和纵向分辨力
   E. 常采用星形测试卡测试

答案：D

2. 某台 CT 机的空间分辨力为 0.3mm，以线对数方法表示，正确的是
   A. 6 LP/cm
   B. 10 LP/cm
   C. 14 LP/cm
   D. 17 LP/cm
   E. 20 LP/cm

答案：D

3. 对 CT 扫描参数中 X 线剂量的叙述，错误的是
   A. X 线剂量的大小是 CT 图像质量保证的重要环节
   B. 增加 X 线剂量可减少图像噪声
   C. 减少 X 线剂量，可降低噪声
   D. 内耳扫描需采用大的 X 线剂量
   E. X 线剂量提高，图像质量改善，但受检者受照剂量加大

答案：C

4. 决定空间分辨力的主要因素是
   A. 扫描方式
   B. 有效视野
   C. 重建矩阵
   D. 显示矩阵
   E. 探测器数目

答案：C

5. 关于 CT 的空间分辨力，错误的叙述是
   A. 是指在高对比的情况下鉴别细微结构的能力
   B. 可通过选择不同的褶积滤波器而改变
   C. 由 X 线束的几何尺寸所决定
   D. 高于普通 X 线检查的空间分辨力
   E. 受到探测器的大小、采样间隔等因素的限制

答案：D

6. 提高 CT 图像的空间分辨力，不包括
   A. 薄层扫描
   B. 采用边缘增强的算法
   C. 增大矩阵
   D. 使用较窄的射线束
   E. 使用大焦点

答案：E

7. 关于 CT 空间分辨力的叙述，正确的是
   A. 又被称为低对比度分辨力
   B. 是在 $\Delta CT > 100HU$ 情况下区分相邻最小物体的能力
   C. 其结果通常以 mm/% 表示
   D. 包括平面分辨力和横向分辨力
   E. 不受成像矩阵大小的影响

答案：B

8. 下列说法错误的是
   A. 射线束的宽度对空间分辨力有着举足轻重的影响
   B. 焦点越大，射线束宽度越小
   C. 射线束与焦点 - 物体和物体 - 探测器距离有关
   D. 探测器的孔径大小也与有效射线束宽度相关
   E. CT 机的固有分辨力主要取决于探测器孔径的宽度

答案：B

9. 不会影响 CT 空间分辨力的因素是
   A. 射线束的宽度
   B. 扫描层厚
   C. 滤波函数
   D. 重建算法
   E. 显示矩阵

答案：A

10. CT 机的固有分辨力主要取决于
    A. 显示器的配置
    B. 受检者与探测器的相对位置
    C. X 线球管焦点的尺寸
    D. 探测器孔径的宽度
    E. 射线束的宽度

答案：D

11. 下列说法中错误的是
    A. CT 的平面分辨力概念与普通 X 线摄影基本相同
    B. 空间分辨力受矩阵的影响，矩阵越小图像分辨力越高
    C. 空间分辨力受矩阵的影响，矩阵越小图像分辨力越低
    D. 空间分辨力具有平面分辨率和纵向分辨力
    E. 噪声可影响图像的质量

答案：B

12. CT 值大于下列哪一项的对比差称为高对比度
    A. 10HU
    B. 20HU
    C. 50HU
    D. 80HU
    E. 100HU

答案：E

13. 有效射线束宽度与下列哪个系统参数无关

A. 焦点尺寸
B. 探测器孔径
C. 一次投影射线束通过的路径
D. 焦点至受检者的距离
E. 焦点外辐射至探测器的距离
答案：D

14. 当两种物质密度差大于 0.35% 时即可被 CT 分辨，则该 CT 机的密度分辨力为
A. 0.035%
B. 0.35%
C. 1%
D. 3.5%
E. 10%
答案：B

15. 同时影响空间分辨力和密度分辨力的因素是
A. 射线束的宽度
B. 光通量
C. 扫描层厚
D. 重建算法
E. 重建矩阵
答案：C

16. 与密度分辨力无关的因素是
A. 图像矩阵
B. 物体大小
C. 系统 MTF
D. 噪声
E. 辐射剂量
答案：A

17. 密度分辨力的主要影响因素是
A. 扫描层厚
B. 像素噪声
C. 重建算法
D. 光子的数量
E. 物体的大小
答案：B

18. 影响密度分辨力的因素是
A. 光通量
B. 扫描层厚和重建算法
C. 扫描层厚和光通量
D. 重建算法和光通量
E. 光通量、扫描层厚和重建算法
答案：E

19. CT 值小于下列哪一项的对比差称为低对比度
A. 5HU
B. 10HU
C. 20HU
D. 50HU
E. 100HU
答案：B

20. 有关 CT 噪声水平影响因素的叙述，错误的是
A. 扫描层厚
B. 扫描条件
C. 图像重建算法
D. 探测器灵敏度
E. 探测器阵列开关电路
答案：E

21. 在单层螺旋 CT 扫描中，如 mAs 设置相同，单层螺旋 CT 扫描的噪声比非螺旋 CT 扫描约高
A. 10%
B. 15%
C. 20%
D. 25%
E. 30%
答案：B

22. 下列哪项不是影响噪声的因素
A. 毫安秒
B. 球管电压
C. 物体的大小
D. 扫描的层厚
E. 受检者与探测器的相对位置
答案：E

23. 关于 CT 噪声的描述，错误的是
A. 一物质扫描图像中各点之间 CT 值

的上下波动
B. 也可解释为是像素矩阵中像素值的标准偏差
C. 噪声水平是对比度或 CT 值总数的百分比
D. 噪声的产生与到达探测器上光子数量的大小有关
E. 噪声可影响图像的质量

答案：A

24. 减少 CT 图像噪声的措施，不包括
A. 增加 mAs
B. 扩大扫描野
C. 超薄层扫描
D. 层厚增加
E. 采用平滑算法

答案：C

25. 关于 CT 噪声定义的解释，正确的是
A. 探测器检测到光子数的不均匀性
B. 各组织平均 CT 值的差异
C. 扫描均匀物质成像中，其像素 CT 值的标准偏差
D. 水在各图像点上的 CT 值的差别
E. 影像中密度的不均匀性

答案：C

26. 下列说法中错误的是
A. 噪声水平是对比度或 CT 值总数的百分比
B. 噪声对图像质量没有影响
C. 射线剂量越大，噪声越小
D. 噪声是一均匀物质扫描图像中各点之间 CT 值的上下波动
E. 噪声可影响图像的质量

答案：B

27. 下列 CT 图像伪影中，属于设备原因的是
A. 肠气
B. 碘油
C. 血管支架
D. 残留钡剂
E. 采样误差

答案：E

28. 缩短 CT 检查时间的最大优点是
A. 减少受检者的辐射剂量
B. 避免运动伪影
C. 噪声增加
D. 噪声降低
E. 增加受检者的辐射剂量

答案：B

29. 关于 CT 图像伪影的概念，下列论述正确的是
A. 图像中不正常的解剖影像
B. 被检体以外物质影像的显示
C. 被检体内不存在的假影像
D. 图像中密度过高或过低的影像
E. 影片中图像的变形

答案：C

30. 因探测器灵敏度不一致，采集系统故障造成的伪影形态为
A. 移动条纹伪影
B. 放射状伪影
C. 模糊伪影
D. 帽状伪影
E. 环状伪影

答案：E

31. 放射状伪影多见于
A. 受检者的随意运动
B. 受检者的不随意运动
C. 受检者体内外有高密度结构
D. 采集系统故障
E. 图像重建故障

答案：C

32. 为减少运动伪影产生，采取的措施中最重要的是
A. 耐心解释、消除受检者顾虑和紧张情绪
B. 做好受检者呼吸训练
C. 对不合作患者给予镇静或麻醉
D. 缩短扫描时间

E. 采取固定措施
答案：D
33. 与产生伪影无关的准备工作是
A. 做好呼吸训练
B. 不吃含金属药物
C. 给予镇定剂
D. 更衣、换鞋入机房
E. 摘掉金属饰品
答案：D
34. 不属于 CT 伪影的是
A. 运动伪影
B. 静电伪影
C. 模糊伪影
D. 角度伪影
E. 环状伪影
答案：D
35. 与 CT 伪影产生的原因无关的是
A. X 线剂量
B. 受检者移动
C. 肠蠕动
D. 金属异物
E. 受检者呼吸
答案：A
36. 属于 CT 运动伪影的是
A. 交叠混淆伪影
B. 移动条纹伪影
C. 角度伪影
D. 杯状伪影
E. 环状伪影
答案：B
37. 关于 CT 伪影的叙述，错误的是
A. 伪影在扫描和信息处理过程中产生
B. 数据采集系统故障可产生伪影
C. 探测器的采样频率与伪影无关
D. 缩短扫描时间可减少运动伪影
E. 严格控制机房工作环境可减少伪影
答案：C
38. 关于容积效应的解释，错误的
A. 部分容积效应也是 CT 图像质量控制的重要参数
B. 在扫描中，凡小于层厚的病变，在其密度组织中较低密度的病灶，呈现出的 CT 值偏高
C. 在低密度组织中较小的高密度病灶，CT 值偏低
D. 高档 CT 机不存在容积效应
E. 部分容积效应是 CT 扫描中不可避免的
答案：D
39. 关于周围间隙现象的理解，正确的是
A. 周围间隙现象与部分容积效应产生的原因不相干
B. 在同一层面上与其相垂直且密度不同的组织，其边缘 CT 值会出现误差
C. 相邻组织中，密度高的边缘 CT 值大
D. 相邻组织中，密度低的边缘 CT 值小
E. 周围间隙现象并不是 CT 图像质量控制的重要内容
答案：B
40. 受 CT 图像噪声影响最大的是
A. 密度分辨力
B. 空间分辨力
C. 后处理能力
D. 调制传递函数
E. 数据采集系统
答案：A

多选题

41. 表示空间分辨力的单位是
A. HU
B. LP/cm
C. mm
D. ms
E. MB
答案：BC

第三节 影响 CT 图像质量的因素

核心考点	掌握	熟悉	了解
1. X 射线源		√	
2. 几何因素	√		
3. 重建算法	√		
4. 影响空间分辨力的因素	√		
5. 影响密度分辨力的因素	√		
6. 影响噪声的因素	√		

一、X 线源

X线源
- 量子起伏
- 最小对比度—光子数量的多少

二、几何因素

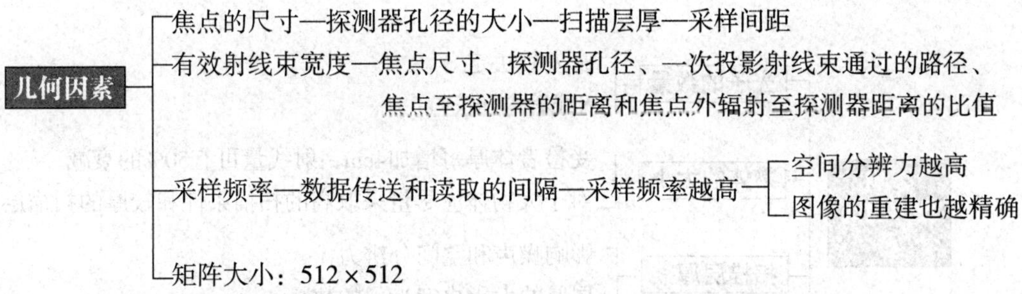

几何因素
焦点的尺寸—探测器孔径的大小—扫描层厚—采样间距
有效射线束宽度—焦点尺寸、探测器孔径、一次投影射线束通过的路径、
焦点至探测器的距离和焦点外辐射至探测器距离的比值
采样频率—数据传送和读取的间隔—采样频率越高
空间分辨力越高
图像的重建也越精确
矩阵大小：512×512

三、重建算法

重建算法
- 重建算法卷积—加权方法：标准、边缘增强和平滑算法
- 反投影—未经校正

四、影响空间分辨力的因素

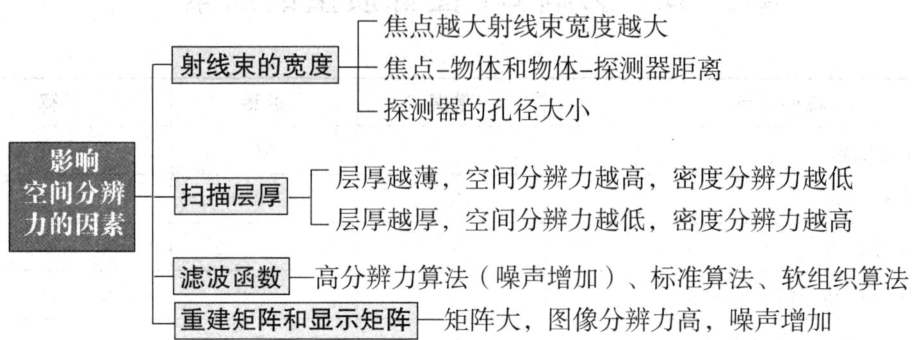
影响空间分辨力的因素
射线束的宽度
焦点越大射线束宽度越大
焦点-物体和物体-探测器距离
探测器的孔径大小
扫描层厚
层厚越薄，空间分辨力越高，密度分辨力越低
层厚越厚，空间分辨力越低，密度分辨力越高
滤波函数
高分辨力算法（噪声增加）、标准算法、软组织算法
重建矩阵和显示矩阵
矩阵大，图像分辨力高，噪声增加

五、影响密度分辨力的因素

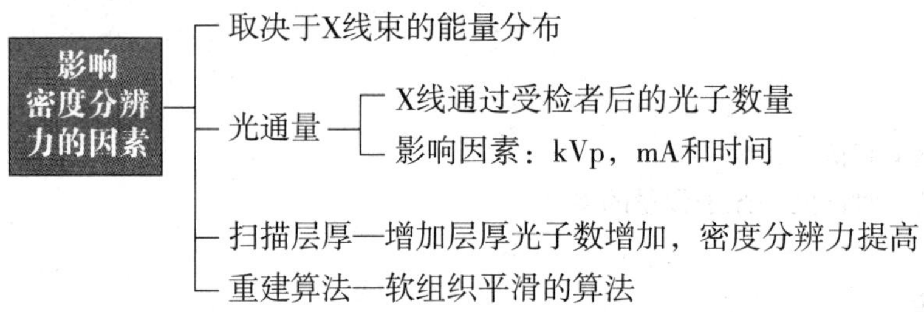
影响密度分辨力的因素
取决于X线束的能量分布
光通量
X线通过受检者后的光子数量
影响因素：kVp，mA和时间
扫描层厚—增加层厚光子数增加，密度分辨力提高
重建算法—软组织平滑的算法

六、影响噪声的因素

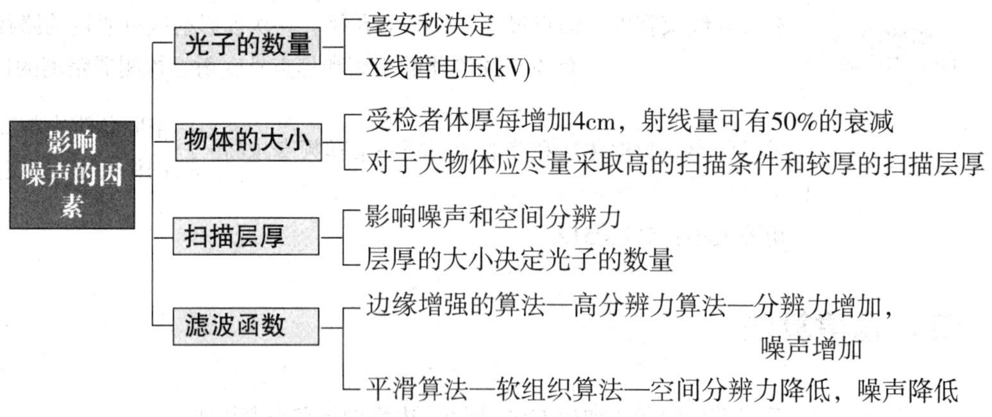
影响噪声的因素
光子的数量
毫安秒决定
X线管电压(kV)
物体的大小
受检者体厚每增加4cm，射线量可有50%的衰减
对于大物体应尽量采取高的扫描条件和较厚的扫描层厚
扫描层厚
影响噪声和空间分辨力
层厚的大小决定光子的数量
滤波函数
边缘增强的算法—高分辨力算法—分辨力增加，噪声增加
平滑算法—软组织算法—空间分辨力降低，噪声降低

【精选习题】

单选题

1. 与图像质量无关的 CT 机的技术性能指标是

A. 扫描时间
B. 重建时间
C. 重建矩阵

D. 探测器数目

E. 球管焦点

答案：B

2. 几何因素是影响图像质量的一个重要方面，不包括

A. 量子起伏

B. 焦点的尺寸

C. 探测器孔径的大小

D. 扫描层厚

E. 采样间距

答案：A

3. 在实际扫描中，受检者厚度每增加4cm，射线量可有多少衰减

A. 10%

B. 20%

C. 30%

D. 40%

E. 50%

答案：E

4. 不会影响CT图像质量的是

A. X线剂量

B. X线的光谱特性

C. 被扫物体的透光性

D. 扫描层厚

E. 扫描床的大小

答案：E

5. 关于部分容积效应的叙述，错误的是

A. 高密度组织中的低密度病灶，测出的CT值偏高

B. 低密度组织中的高密度病灶，测出的CT值偏低

C. CT扫描中的部分容积效应是不可避免的

D. 在同一层面中，不同密度的组织CT值均化现象

E. 高档CT机，不存在部分容积效应

答案：E

6. 下列可以引起放射状伪影的情况是

A. 受检者自主运动

B. 受检者不自主运动

C. 受检者身上携带金属物

D. 设备运行不稳定

E. 投影数据转换误差

答案：C

7. 关于噪声影响因素的叙述，正确的是

A. 增加管电压可增加噪声

B. 增加扫描层厚，降低了噪声，降低了空间分辨力

C. 增加扫描层厚，增加了噪声，提高了空间分辨力

D. 减少扫描层厚，增加了噪声，降低了空间分辨力

E. 减少扫描层厚，降低了噪声，降低了空间分辨力

答案：B

多选题

8. 与CT图像噪声相关的因素包括

A. 层厚

B. kV

C. mAs

D. 显示矩阵

E. 重建算法

答案：ABCE

第四节 CT 图像质量控制

核心考点	掌握	熟悉	了解
1. 质量保证的基本概念			√
2. CT 质量控制的内容			√
3. 质量控制的基本方法			√
4. 验收测试和质控测试			√

一、概念

概念—**质量保证**—对受检者及检查者，以最小的代价和最少的射线剂量，获得一张优良图像的一种有组织、有计划的行为

二、内容

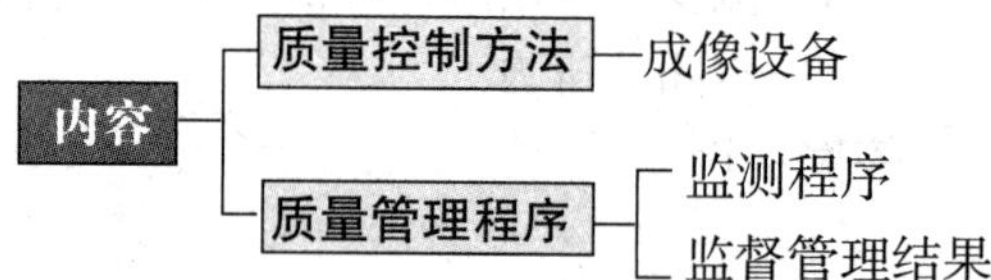

内容
质量控制方法
成像设备
质量管理程序
监测程序
监督管理结果

三、基本方法

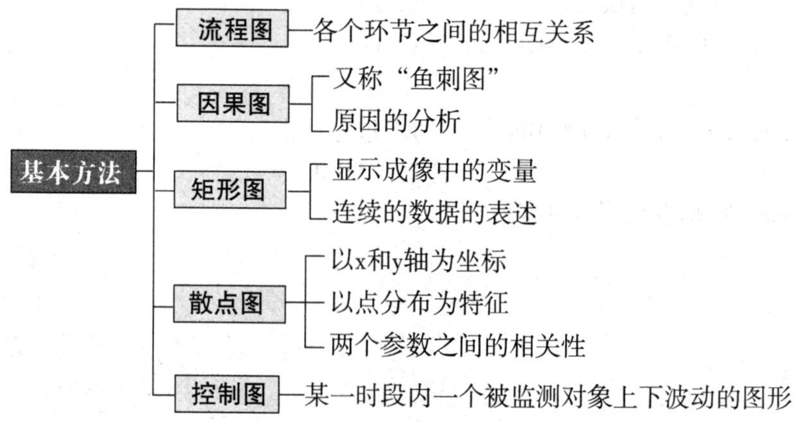

基本方法
流程图
各个环节之间的相互关系
因果图
又称“鱼刺图”
原因的分析
矩形图
显示成像中的变量
连续的数据的表述
散点图
以x和y轴为坐标
以点分布为特征
两个参数之间的相关性
控制图
某一时段内一个被监测对象上下波动的图形

四、测试

测试
- 验收测试
- 质控测试

【精选习题】

单选题

1. CT 图像质量控制的基本方法，常用的图表不包括
   A. 流程图
   B. 折线图
   C. 矩形图
   D. 散点图
   E. 控制图

答案：B

2. 关于 CT 机安装与测试，错误的叙述是
   A. CT 机的安装首先必须注意开箱检查
   B. 各部件的放置应事先安排，尽量一次到位
   C. 要检查电源电压、频率、功率是否符合设备的要求
   D. CT 机的调试工作基本上都是由硬件来完成
   E. 水模测试主要是测试照射野范围内射线剂量的均匀一致性和 CT 值的准确性

答案：D

3. CT 质量控制是指
   A. 管理检查者
   B. 管理受检者
   C. 监测和维护成像设备系统的一种方法
   D. 减少受检者辐射剂量
   E. 要求获得高质量的 CT 图像

答案：C

4. CT 机房设计与布局可不考虑
   A. CT 机各部件功能的发挥
   B. 便于日常工作的开展
   C. 充分利用有效空间
   D. 选择向阳房间
   E. 射线的防护

答案：D

5. 医学影像主观评价的最新方法是
   A. NEQ
   B. DQE
   C. RMS
   D. MTF
   E. ROC

答案：E

6. CT 机房的工作环境要求不包括
   A. 电源功率大，频率稳定
   B. 符合磁屏蔽要求
   C. 保持 40% ~60% 的相对湿度
   D. 清洁、防尘的工作环境
   E. 保持 18 ~22℃ 的室温

答案：B

第五节 质控基本内容的测试方法

核心考点	掌握	熟悉	了解
1. 水模平均 CT 值测试			√
2. CT 值的均匀性测试			√
3. 噪声水平的测试			√
4. 高对比度分辨力的测试			√
5. 低对比度分辨力的测试			√
6. 层厚的测试（非螺旋扫描）			√
7. 层厚测试（螺旋扫描）			√
8. 检查床定位精确性测试			√
9. 定位线指示灯的精确性测试			√
10. 散射线剂量和防护测试			√

一、水模平均 CT 值测试

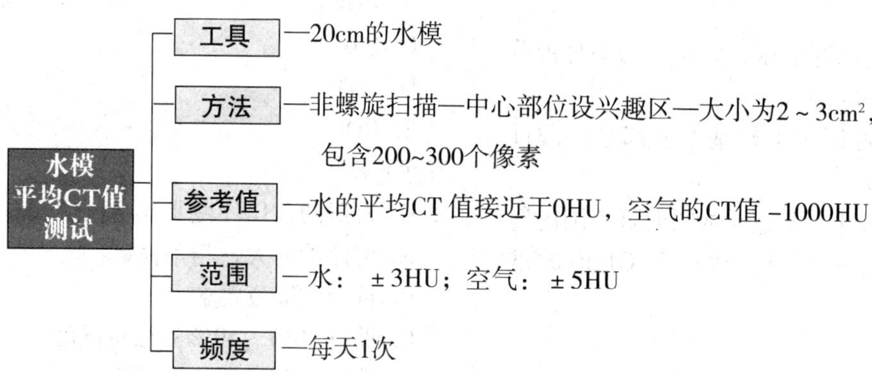
水模
平均CT值
测试
工具
—20cm的水模
方法
—非螺旋扫描—中心部位设兴趣区—大小为2～3cm²，
包含200~300个像素
参考值
—水的平均CT 值接近于0HU，空气的CT值 -1000HU
范围
—水：±3HU；空气：±5HU
频度
—每天1次

二、CT 值的均匀性测试

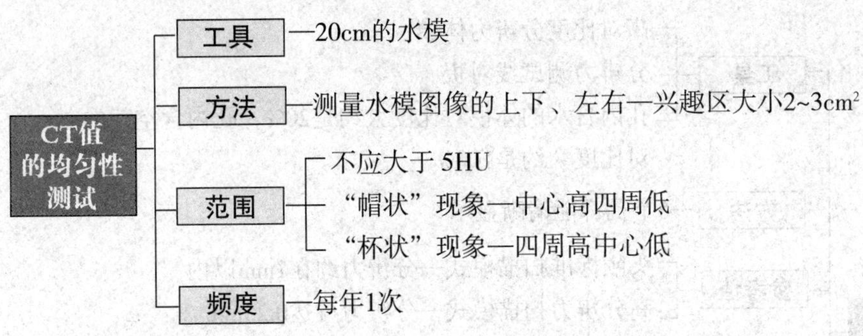
CT值的均匀性测试
工具
—20cm的水模
方法
—测量水模图像的上下、左右—兴趣区大小2~3cm²
范围
不应大于 5HU
"帽状"现象—中心高四周低
"杯状"现象—四周高中心低
频度
—每年1次

三、噪声水平的测试

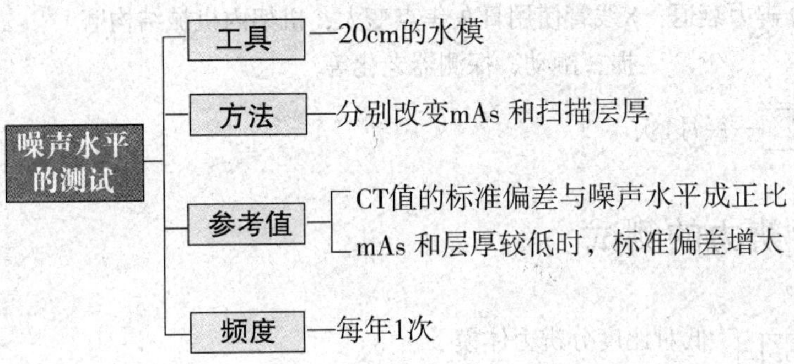
噪声水平的测试
工具
—20cm的水模
方法
—分别改变mAs 和扫描层厚
参考值
CT值的标准偏差与噪声水平成正比
mAs 和层厚较低时，标准偏差增大
频度
—每年1次

四、高对比度分辨力的测试

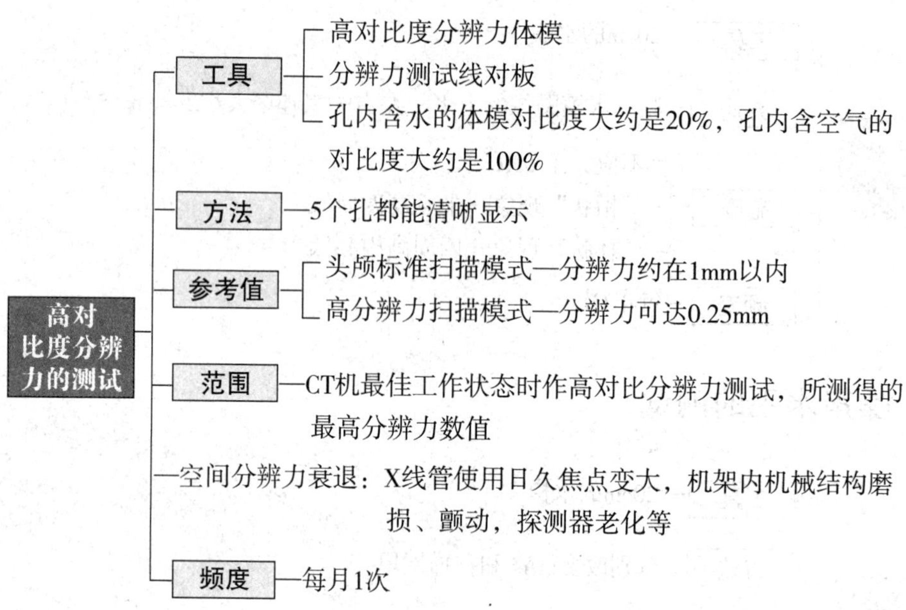
高对比度分辨力的测试
工具
高对比度分辨力体模
分辨力测试线对板
孔内含水的体模对比度大约是20%，孔内含空气的对比度大约是100%
方法
5个孔都能清晰显示
参考值
头颅标准扫描模式—分辨力约在1mm以内
高分辨力扫描模式—分辨力可达0.25mm
范围
CT机最佳工作状态时作高对比分辨力测试，所测得的最高分辨力数值
空间分辨力衰退：X线管使用日久焦点变大，机架内机械结构磨损、颤动，探测器老化等
频度
每月1次

五、低对比度分辨力的测试

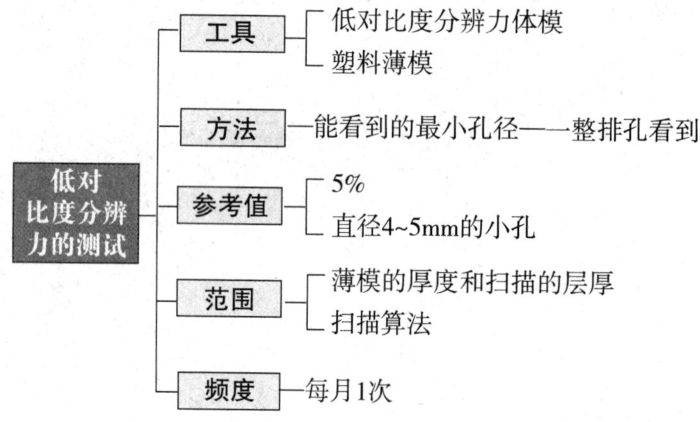
低对比度分辨力的测试
工具
低对比度分辨力体模
塑料薄模
方法
能看到的最小孔径——整排孔看到
参考值
5%
直径4~5mm的小孔
范围
薄模的厚度和扫描的层厚
扫描算法
频度
每月1次

六、非螺旋扫描的层厚测试

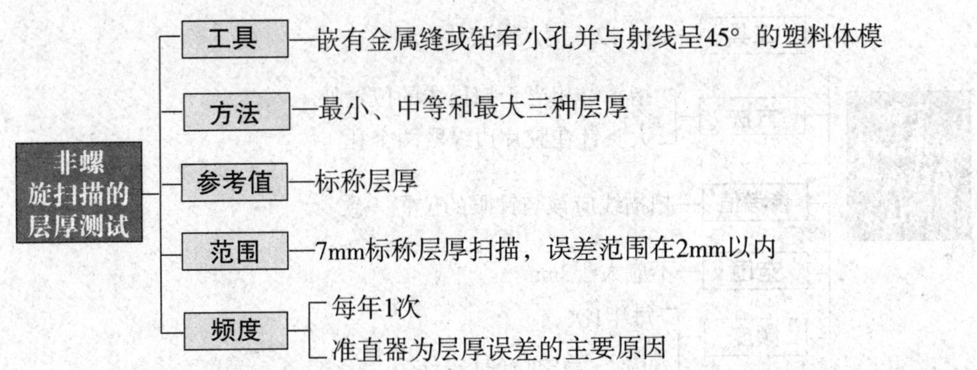
非螺旋扫描的层厚测试
工具
嵌有金属缝或钻有小孔并与射线呈45° 的塑料体模
方法
最小、中等和最大三种层厚
参考值
标称层厚
范围
7mm标称层厚扫描，误差范围在2mm以内
频度
每年1次
准直器为层厚误差的主要原因

七、螺旋扫描的层厚测试

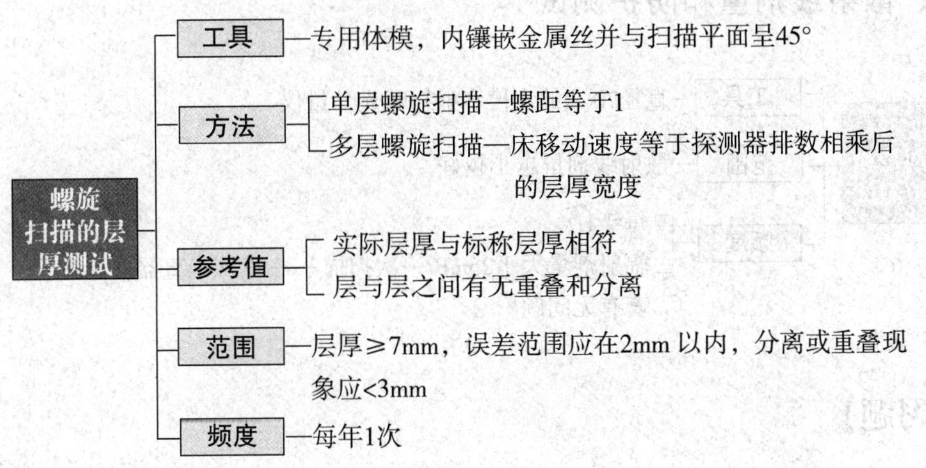
螺旋扫描的层厚测试
工具
专用体模，内镶嵌金属丝并与扫描平面呈45°
方法
单层螺旋扫描—螺距等于1
多层螺旋扫描—床移动速度等于探测器排数相乘后的层厚宽度
参考值
实际层厚与标称层厚相符
层与层之间有无重叠和分离
范围
层厚≥7mm，误差范围应在2mm 以内，分离或重叠现象应<3mm
频度
每年1次

八、检查床定位精确性测试

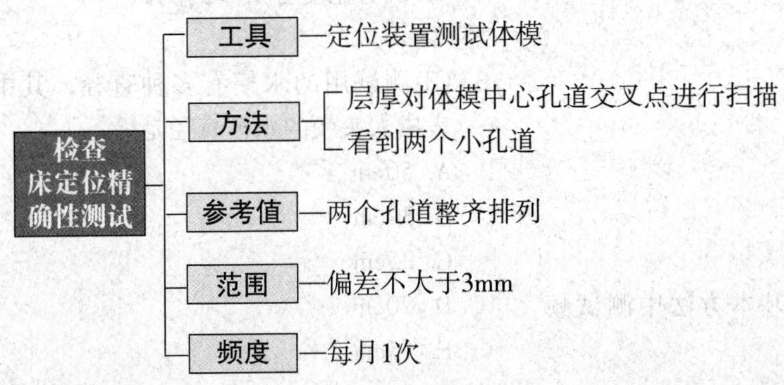
检查床定位精确性测试
工具
定位装置测试体模
方法
层厚对体模中心孔道交叉点进行扫描
看到两个小孔道
参考值
两个孔道整齐排列
范围
偏差不大于3mm
频度
每月1次

九、定位线指示灯的精确性测试

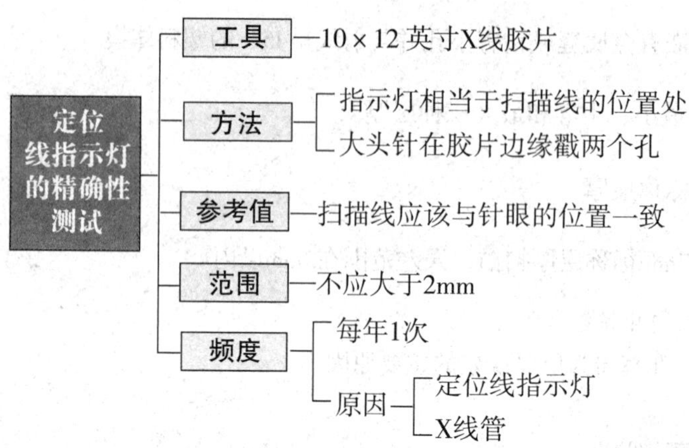
定位线指示灯的精确性测试
工具
10×12 英寸X线胶片
方法
指示灯相当于扫描线的位置处
大头针在胶片边缘戳两个孔
参考值
扫描线应该与针眼的位置一致
范围
不应大于2mm
频度
每年1次
原因
定位线指示灯
X线管

十、散射线剂量和防护测试

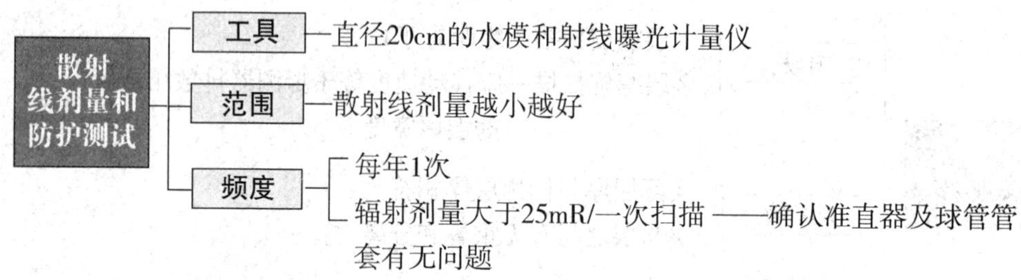
散射线剂量和防护测试
工具
直径20cm的水模和射线曝光计量仪
范围
散射线剂量越小越好
频度
每年1次
辐射剂量大于25mR/一次扫描——确认准直器及球管管套有无问题

【精选习题】

单选题

1. 水模 CT 值标准偏差测试的兴趣区应置于
   A. 水模的上方
   B. 水模的下方
   C. 水模的右侧
   D. 水模的左侧
   E. 水模的中心

答案：E

2. CT 质量控制测试的基本方法中测试频度需每年进行的是
   A. 水模平均 CT 值测试
   B. 水模 CT 值标准差测试
   C. 显示器图像测试
   D. CT 值均匀性测试
   E. 低对比度分辨率的测试

答案：D

3. CT 测试用的水模有多种直径，其中代表成人头颅的水模直径是
   A. 50cm
   B. 30cm
   C. 25cm
   D. 20cm
   E. 15cm

答案：D

4. 水模平均 CT 值的测试，错误的是

A. 直径20cm的水模
B. 采用非螺旋方法扫描水模，重建图像
C. 改变mAs和扫描层厚，做数次扫描
D. 在水模的中心部位设置一个兴趣区，测量平均CT值
E. 空气的CT值可从图像全黑处获得

答案：C

5. 与扫描定位精度无关的是
A. 准直器
B. X线束的准直校正
C. 扫描方式
D. 检查床运动控制系统
E. 定位投光器

答案：C

6. 下列哪项不是CT质量控制的测试项目
A. CT值的准确性
B. 噪声
C. 床位置精确性
D. 伪影
E. 层厚

答案：D

7. 扫描床定位的精度是
A. 0.2mm
B. 0.25mm
C. 0.5mm
D. 1mm
E. 1.5mm

答案：B

8. CT检查床定位的精确性测试频率为
A. 半个月1次
B. 1个月1次
C. 3个月1次
D. 半年1次
E. 1年1次

答案：B

9. CT散射线剂量和防护测试频率为
A. 1个月1次
B. 3个月1次
C. 6个月1次
D. 9个月1次
E. 1年1次

答案：E

10. 引起CT层厚误差过大的主要原因是
A. 滑环直径
B. 准直器
C. 探测器
D. X线球管
E. X线焦点

答案：B

11. CT定位线指示灯精确性测试频率为
A. 3个月1次
B. 6个月1次
C. 9个月1次
D. 1年1次
E. 1年半1次

答案：D

12. 水模CT值标准差测试频度为
A. 每天1次
B. 每天2次
C. 每周1次
D. 每月1次
E. 每月2次

答案：A

13. 高对比度分辨率和低对比度分辨率的测试频度为
A. 每天1次
B. 每周1次
C. 每月1次
D. 每2个月1次
E. 每年1次

答案：C

14. 距离测量标尺误差范围是
A. 0.1 mm内
B. 0.2mm内
C. 0.5mm内
D. 1mm内
E. 2mm内

答案：D

第六节 CT 辐射防护

核心考点	掌握	熟悉	了解
1. 概述	√		
2. CT 受检者的剂量及防护	√		

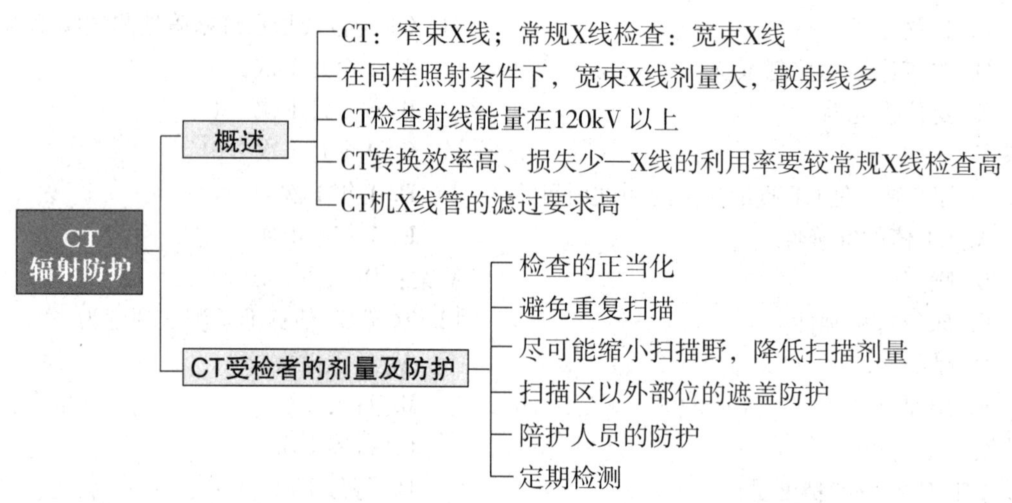
CT 辐射防护
概述
CT：窄束X线；常规X线检查：宽束X线
在同样照射条件下，宽束X线剂量大，散射线多
CT检查射线能量在120kV 以上
CT转换效率高、损失少—X线的利用率要较常规X线检查高
CT机X线管的滤过要求高
CT受检者的剂量及防护
检查的正当化
避免重复扫描
尽可能缩小扫描野，降低扫描剂量
扫描区以外部位的遮盖防护
陪护人员的防护
定期检测

【精选习题】

单选题

1. 为减少辐射剂量，CT 透视时应严格控制
   A. 曝光时间
   B. 球管电压
   C. 扫描层厚
   D. 扫描视野
   E. 球管旋转速度

答案：A

2. 有关 CT 检查防护的论述，错误的是
   A. CT 检查比较安全不等于没有损伤
   B. 生物效应是造成 X 线对人体损伤的根本
   C. 随机和非随机效应均属于辐射生物效应
   D. 随机效应存在着剂量的阈值
   E. 重点防止非随机效应，限制随机效应

答案：D

3. 有关 CT X 线辐射防护的描述，错误的是
   A. 重点在于防止发生有害的非随机效应
   B. 应将随机效应的发生率降到最低水平
   C. 应注意 CT 机房的固有防护
   D. 对儿童的扫描可适当降低剂量
   E. 为保证图像质量，应尽可能加大

剂量

答案：E

4. 关于 CT 检查时受检者防护的措施，错误的是
   - A. 减少重复扫描
   - B. 控制扫描范围
   - C. 扩大扫描视野
   - D. 优化辐射曝光参数
   - E. 扫描区以外的屏蔽防护

答案：C

5. 与受检者防护无关的措施是
   - A. 辐射实践正当化
   - B. 防护水平最优化
   - C. 受检者指导水平
   - D. 机房的固有防护
   - E. CT 机的固有防护

答案：D

6. CT 扫描检查，受检者受线量的多少主要取决于
   - A. kV 高低
   - B. mA 高低
   - C. 曝光时间长短
   - D. 散射线量
   - E. 扫描层数

答案：E

第二篇　MR 成像技术

第一章　磁共振成像的物理学基础

第一节　概　述

核心考点	掌握	熟悉	了解
1. 磁共振成像的起源及定义	√		
2. 磁共振成像特点及局限性	√		

一、MRI 起源时间线

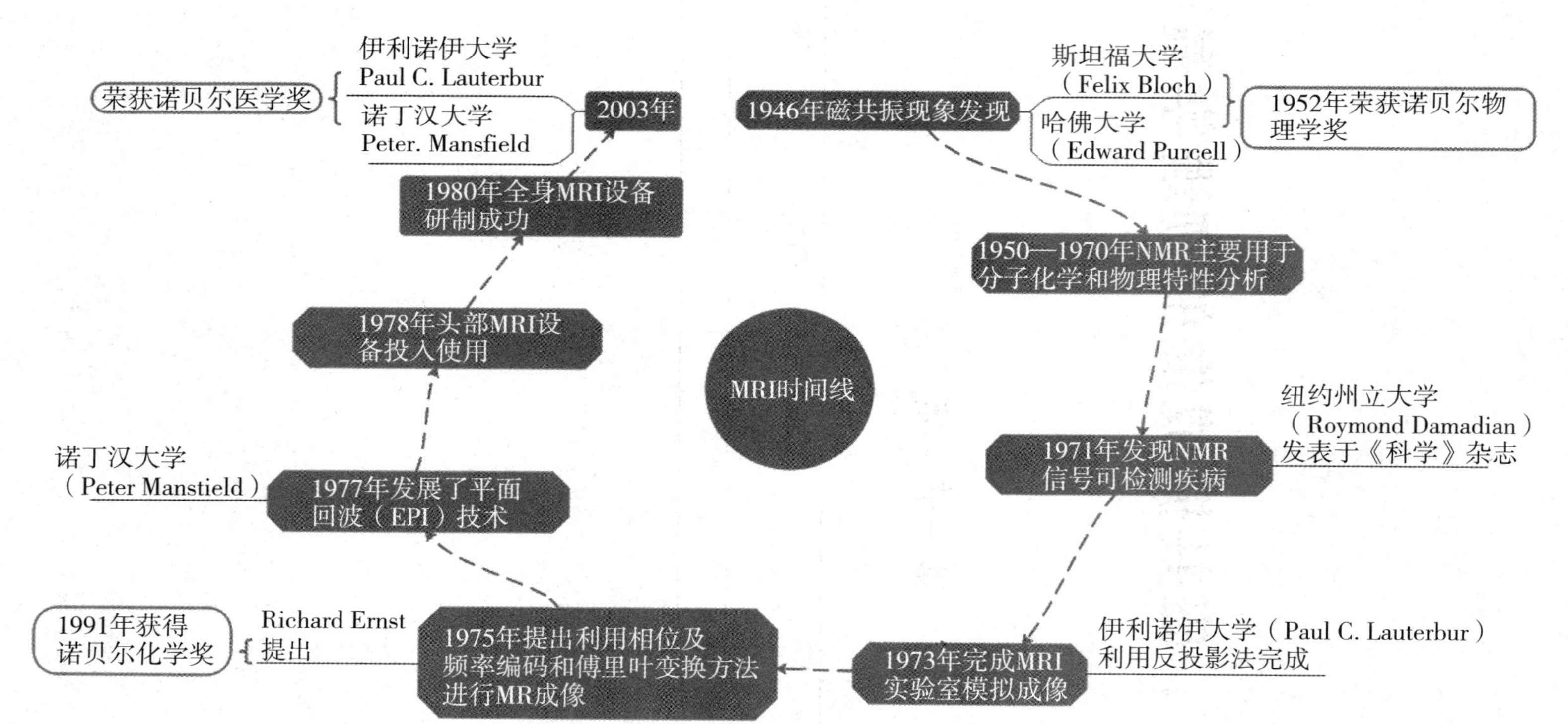
MRI时间线
1946年磁共振现象发现
斯坦福大学
（Felix Bloch）
哈佛大学
（Edward Purcell）
1952年荣获诺贝尔物理学奖
1950—1970年NMR主要用于分子化学和物理特性分析
1971年发现NMR信号可检测疾病
纽约州立大学
（Roymond Damadian）
发表于《科学》杂志
1973年完成MRI实验室模拟成像
伊利诺伊大学（Paul C. Lauterbur）
利用反投影法完成
1975年提出利用相位及频率编码和傅里叶变换方法进行MR成像
Richard Ernst
提出
1991年获得诺贝尔化学奖
1977年发展了平面回波（EPI）技术
诺丁汉大学
（Peter Manstield）
1978年头部MRI设备投入使用
1980年全身MRI设备研制成功
2003年
伊利诺伊大学
Paul C. Lauterbur
诺丁汉大学
Peter. Mansfield
荣获诺贝尔医学奖

二、MRI 特点及局限性

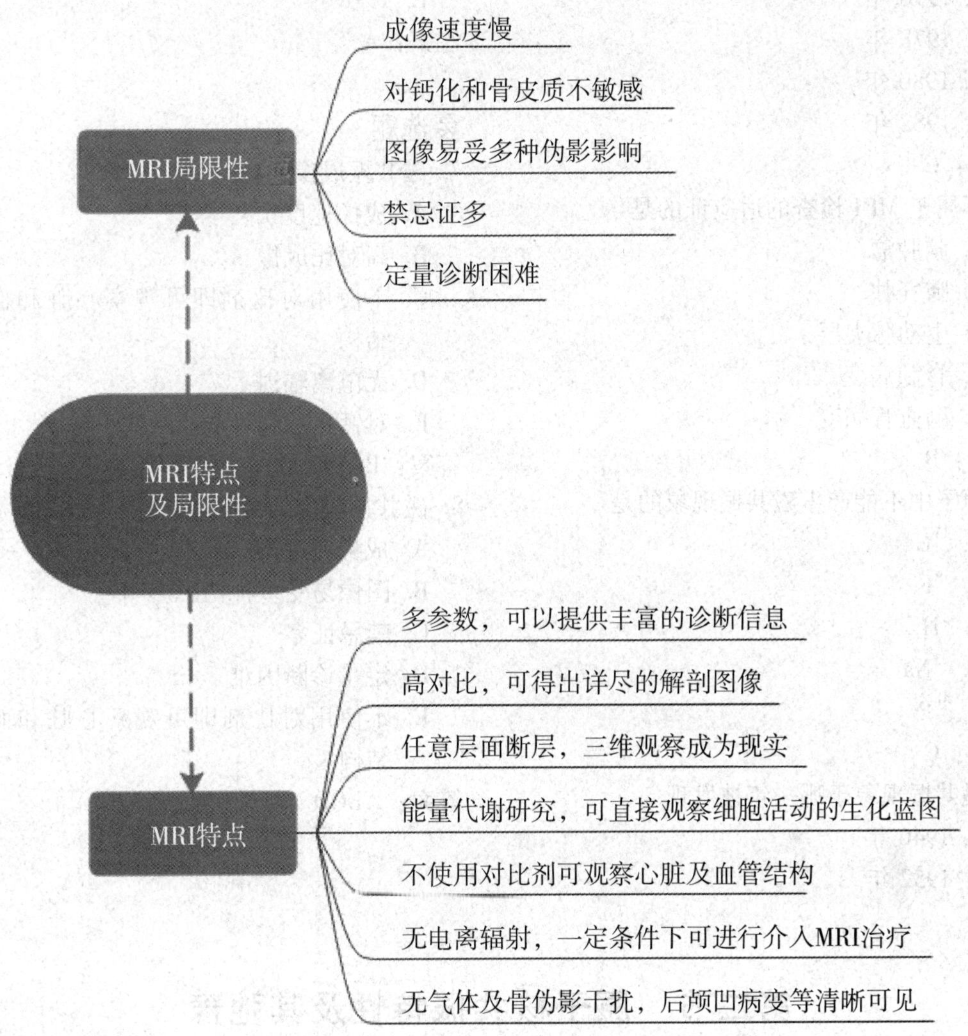
成像速度慢
对钙化和骨皮质不敏感
MRI局限性
图像易受多种伪影影响
禁忌证多
定量诊断困难
MRI特点
及局限性
多参数，可以提供丰富的诊断信息
高对比，可得出详尽的解剖图像
任意层面断层，三维观察成为现实
MRI特点
能量代谢研究，可直接观察细胞活动的生化蓝图
不使用对比剂可观察心脏及血管结构
无电离辐射，一定条件下可进行介入MRI治疗
无气体及骨伪影干扰，后颅凹病变等清晰可见

【精选习题】

单选题

1. 磁共振理论发现者是
   A. 伦琴
   B. 布劳克
   C. 柏塞尔
   D. 布劳克和柏塞尔
   E. 伦琴和布劳克

答案：D

2. 磁共振成像完成的时间是
   A. 1946 年
   B. 1952 年
   C. 1968 年
   D. 1978 年
   E. 1980 年

答案：D

3. 世界上第一台头部 MRI 设备投入临床使

用的时间是
A. 1974 年
B. 1976 年
C. 1978 年
D. 1980 年
E. 1982 年
答案：C
4. 不属于 MRI 检查的适应证的是
A. 脑肿瘤
B. 肺气肿
C. 主动脉夹层
D. 脊髓病变
E. 脑血管病变
答案：B
5. 原子中不能产生磁共振现象的是
A. ^{13}C
B. ^{19}F
C. ^{2}H
D. ^{23}Na
E. ^{31}P
答案：C
6. 磁共振现象于哪一年被发现
A. 1946 年
B. 1952 年
C. 1963 年
D. 1971 年
E. 1978 年
答案：A

多选题

7. 磁共振成像的特点为
A. 成像速度快
B. 高对比成像
C. 不使用对比剂即可观察心脏和血管结构
D. 无电离辐射
E. 对钙化灶和骨皮质结构不敏感
答案：BCDE
8. 磁共振成像的局限性包括
A. 成像速度慢
B. 图像易受多种伪影影响
C. 禁忌证多
D. 定量诊断困难
E. 不使用对比剂即可观察心脏和血管结构
答案：ABCD

第二节　原子核共振特性及其弛豫

核心考点	掌握	熟悉	了解
1. 原子核的自旋		√	
2. 原子核在外加磁场中的自旋变化		√	
3. 核磁共振现象		√	
4. 弛豫过程		√	
5. 核磁共振信号	√		

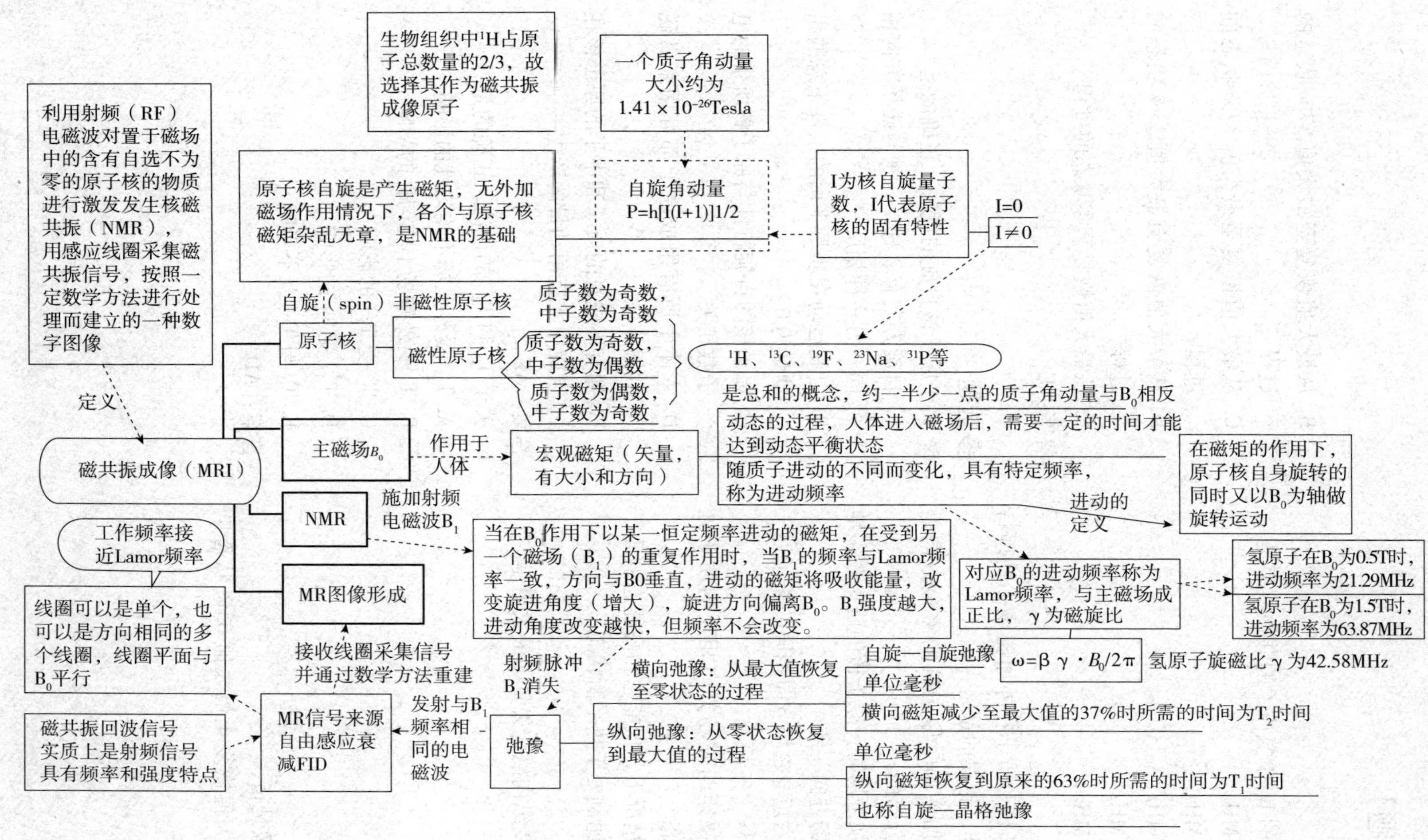
利用射频（RF）电磁波对置于磁场中的含有自选不为零的原子核的物质进行激发发生核磁共振（NMR），用感应线圈采集磁共振信号，按照一定数学方法进行处理而建立的一种数字图像
定义
磁共振成像（MRI）
生物组织中1H占原子总数量的2/3，故选择其作为磁共振成像原子
一个质子角动量大小约为1.41×10-26Tesla
原子核自旋是产生磁矩，无外加磁场作用情况下，各个与原子核磁矩杂乱无章，是NMR的基础
自旋角动量 P=h[I(I+1)]1/2
I为核自旋量子数，I代表原子核的固有特性
I=0
I≠0
自旋（spin）
原子核
非磁性原子核
质子数为奇数，中子数为奇数
磁性原子核
质子数为奇数，中子数为偶数
质子数为偶数，牛子数为奇数
1H、13C、19F、23Na、31P等
主磁场B0
作用于人体
宏观磁矩（矢量，有大小和方向）
是总和的概念，约一半少一点的质子角动量与B0相反
动态的过程，人体进入磁场后，需要一定的时间才能达到动态平衡状态
随质子进动的不同而变化，具有特定频率，称为进动频率
进动的定义
在磁矩的作用下，原子核自身旋转的同时又以B0为轴做旋转运动
NMR
施加射频电磁波B1
当在B0作用下以某一恒定频率进动的磁矩，在受到另一个磁场（B1）的重复作用时，当B1的频率与Lamor频率一致，方向与B0垂直，进动的磁矩将吸收能量，改变旋进角度（增大），旋进方向偏离B0。B1强度越大，进动角度改变越快，但频率不会改变。
对应B0的进动频率称为Lamor频率，与主磁场成正比，γ为磁旋比
氢原子在B0为0.5T时，进动频率为21.29MHz
氢原子在B0为1.5T时，进动频率为63.87MHz
ω=β γ · B0/2π
氢原子旋磁比γ为42.58MHz
工作频率接近Lamor频率
线圈可以是单个，也可以是方向相同的多个线圈，线圈平面与B0平行
MR图像形成
接收线圈采集信号并通过数学方法重建
磁共振回波信号实质上是射频信号具有频率和强度特点
MR信号来源自由感应衰减FID
发射与B1频率相同的电磁波
射频脉冲B1消失
弛豫
横向弛豫：从最大值恢复至零状态的过程
自旋—自旋弛豫
单位毫秒
横向磁矩减少至最大值的37%时所需的时间为T2时间
纵向弛豫：从零状态恢复到最大值的过程
单位毫秒
纵向磁矩恢复到原来的63%时所需的时间为T1时间
也称自旋—晶格弛豫

【精选习题】

单选题

1. 在 1.0T 的 B_0 中氢质子的共振频率是
   A. 42.6 MHz
   B. 43.6 MHz
   C. 44.6 MHz
   D. 45.6 MHz
   E. 46.6 MHz

答案：A

2. 关于原子核和质子在外加磁场中物理特性的叙述，错误的是
   A. 无外加磁场时原子核的磁矩方向是随机分布的
   B. 有外加磁场时，原子核的磁矩较多地与磁场方向一致
   C. 自旋磁矩与磁场方向相同的质子处于低能态
   D. 自旋磁矩与磁场方向相反的质子处于稳态
   E. 通常情况下，低能态和高能态的质子群的比例处于热平衡状态

答案：D

3. T_1 值恢复纵向磁化矢量的最大值是
   A. 37%
   B. 43%
   C. 53%
   D. 63%
   E. 73%

答案：D

4. 横向弛豫是指
   A. 从最大值恢复至最大值 63% 状态的过程
   B. 从最大值恢复至最大值 57% 状态的过程
   C. 从最大值恢复至最大值 37% 状态的过程
   D. 从最大值恢复至最大值 33% 状态的过程
   E. 从最大值恢复至零状态的过程

答案：E

多选题

5. 关于原子核自旋的说法，正确的是
   A. 自旋方向有 2 种，一种与磁场方向相同，另一种相反
   B. 自旋运动在质量平衡的条件下总的角动量为 0
   C. 原子核的自旋特性与原子核所带的电子数相关
   D. 人体中所有组成原子都可用来做磁共振成像
   E. 拥有不成对的质子和中子的原子核在自旋中才有角动量的产生

答案：AE

6. 关于 T_2 和 $T_2{}^*$ 的说法，正确的是
   A. $T_2{}^*$ 受外磁场不均匀性的影响
   B. T_2 受外磁场不均匀性的影响
   C. T_2 受 $T_2{}^*$ 的影响
   D. $T_2{}^*$ 受 T_2 的影响
   E. T_2 与 $T_2{}^*$ 互不影响

答案：AD

第三节 磁共振成像的空间定位

核心考点	掌握	熟悉	了解
1. MRI 的数据采集方法		√	
2. MRI 断层平面信号的空间编码		√	
3. MR 图像重建理论			√

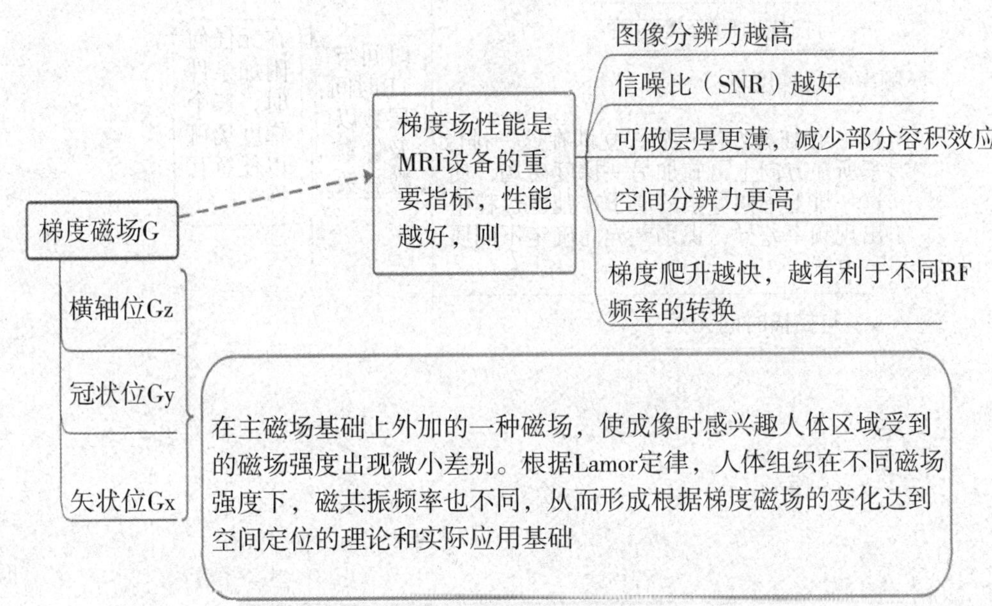
梯度磁场G
梯度场性能是MRI设备的重要指标，性能越好，则
图像分辨力越高
信噪比（SNR）越好
可做层厚更薄，减少部分容积效应
空间分辨力更高
梯度爬升越快，越有利于不同RF频率的转换
横轴位Gz
冠状位Gy
矢状位Gx
在主磁场基础上外加的一种磁场，使成像时感兴趣人体区域受到的磁场强度出现微小差别。根据Lamor定律，人体组织在不同磁场强度下，磁共振频率也不同，从而形成根据梯度磁场的变化达到空间定位的理论和实际应用基础

梯度磁场G

- 层面选择梯度场
  - 横轴位G_Z、冠状位Gy和矢状位Gx均可作为层面选择梯度场，需要做不同方向的成像时只用电脑控制启动对应轴上的梯度场即可
- 相位编码梯度场
  - 选层结束后，在另一方向上施加第二个梯度场，将空间位置的不同体素用不同相位状态来分辨
    - 与扫描时间直接相关
- 频率编码梯度场
  - 在一个RF激发停止后，立即在这一排像素所在方向上再施加另一梯度磁场，使这一排上不同像素的质子在弛豫过程中出现频率差异，识别差异而确定不同质子位置
    - 与扫描时间无关

相位编码梯度场、频率编码梯度场：时间与TR时间、层数以及像素数有关

在无任何附加条件时，三个梯度场可以任意互换

MR图像重建：K空间填充技术

- K空间填充技术：将采集到的信号按其相位和频率信息填充到K空间对应位置的技术
  - K空间：在计算机中，按相位和频率两种坐标组成的一种虚拟的空间位置排列矩阵；这个位置并非实际的空间位置，只是计算机根据相位和频率不同而给予的暂时识别定位
  - 具有共轭对称性，是K空间部分填充技术的基础
    - K空间中心决定对比度
    - K空间边缘决定解剖细节
  - 轨迹填充
    - 逐行填充
    - 螺旋状填充
    - 圆形填充
    - 辐射填充
    - 随机填充
- 二维傅里叶图像重建法
  - 将K空间排列整合了相位、频率和强度信息的原始数据逐行、逐点地解析和填补到真正的空间位置上，形成反映信号强弱的MR图像的方法
  - MR特有且最常用的图像重建方法

【精选习题】

单选题

1. 磁共振成像中 Z 轴方向上空间的定位是由
   A. 频率编码梯度实现的
   B. 相位编码梯度实现的
   C. 层面梯度实现的
   D. 相位编码梯度和频率编码梯度共同实现的
   E. 梯度场强实现的

答案：D

2. 梯度磁场是
   A. 一个很弱的均匀磁场
   B. 在一定方向上其强度随空间位置而变化的磁场
   C. 始终与主磁场同方向的弱磁场
   D. 一个交变磁场，其频率等于拉莫尔频率
   E. 一个交变磁场，其频率随自旋质子所在位置而不同

答案：B

3. 能实现磁共振成像中 X 轴左右方向上空间定位的是
   A. 频率编码梯度
   B. 相位编码梯度
   C. 层面梯度
   D. 相位编码梯度和层面梯度

E. 梯度场强

答案：D

4. K空间中央区域的相位编码线和K空间周边区域的相位编码线，分别决定

A. 图像的对比度，图像的解剖细节

B. 图像的解剖细节，图像的空间信息

C. 图像的空间信息，图像的密度对比度

D. 图像的解剖细节，图像的对比度

E. 图像的亮度，图像的对比度

答案：A

多选题

5. 磁共振图像空间定位利用的是

A. 层面梯度

B. 相位编码梯度

C. 频率编码梯度

D. 射频脉冲功率

E. 接收线圈阵列

答案：ABC

6. 影响层厚的梯度因素是

A. 梯度场强度

B. 梯度切换率

C. 爬升时间

D. 梯度磁场的方向性

E. 线性特性

答案：ABC

7. 关于磁共振信号的说法，错误的是

A. MRI信号即是指MRI机中接收线圈接收到的电磁波

B. 磁共振信号的产生实际上是与射频脉冲同步

C. MRI信号具有一定的相位、频率和强度

D. MRI设备中发射线圈与接收线圈一般不会为同一个线圈

E. 自由感应衰减信号描述的是信号瞬间幅度与时间的对应关系

答案：BD

《 第二章　射频脉冲与脉冲序列

第一节　脉冲序列的基本概念

核心考点	掌握	熟悉	了解
1. 脉冲序列的概念	√		
2. 脉冲序列的构成	√		
3. 脉冲序列的基本参数	√		

一、定义

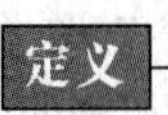
定义

为不同成像目的而设计的一系列射频脉冲、梯度脉冲和信号采集按一定时序排列称作脉冲序列—MR信号强度—射频脉冲的发射方式／梯度场的引入方式／MR信号的读取方式

二、构成

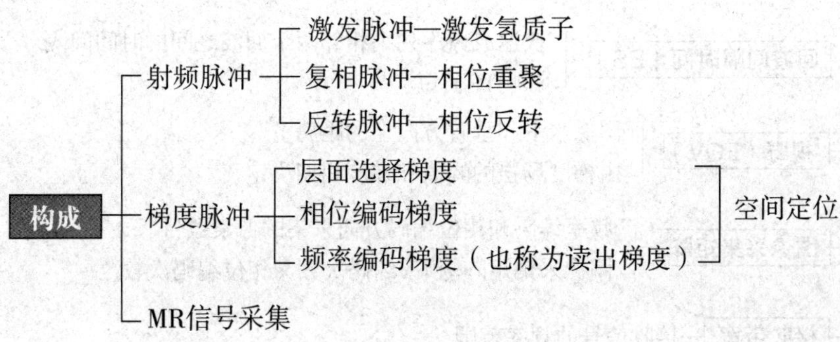
构成
射频脉冲
激发脉冲—激发氢质子
复相脉冲—相位重聚
反转脉冲—相位反转
梯度脉冲
层面选择梯度
相位编码梯度
频率编码梯度（也称为读出梯度）
空间定位
MR信号采集

三、基本参数

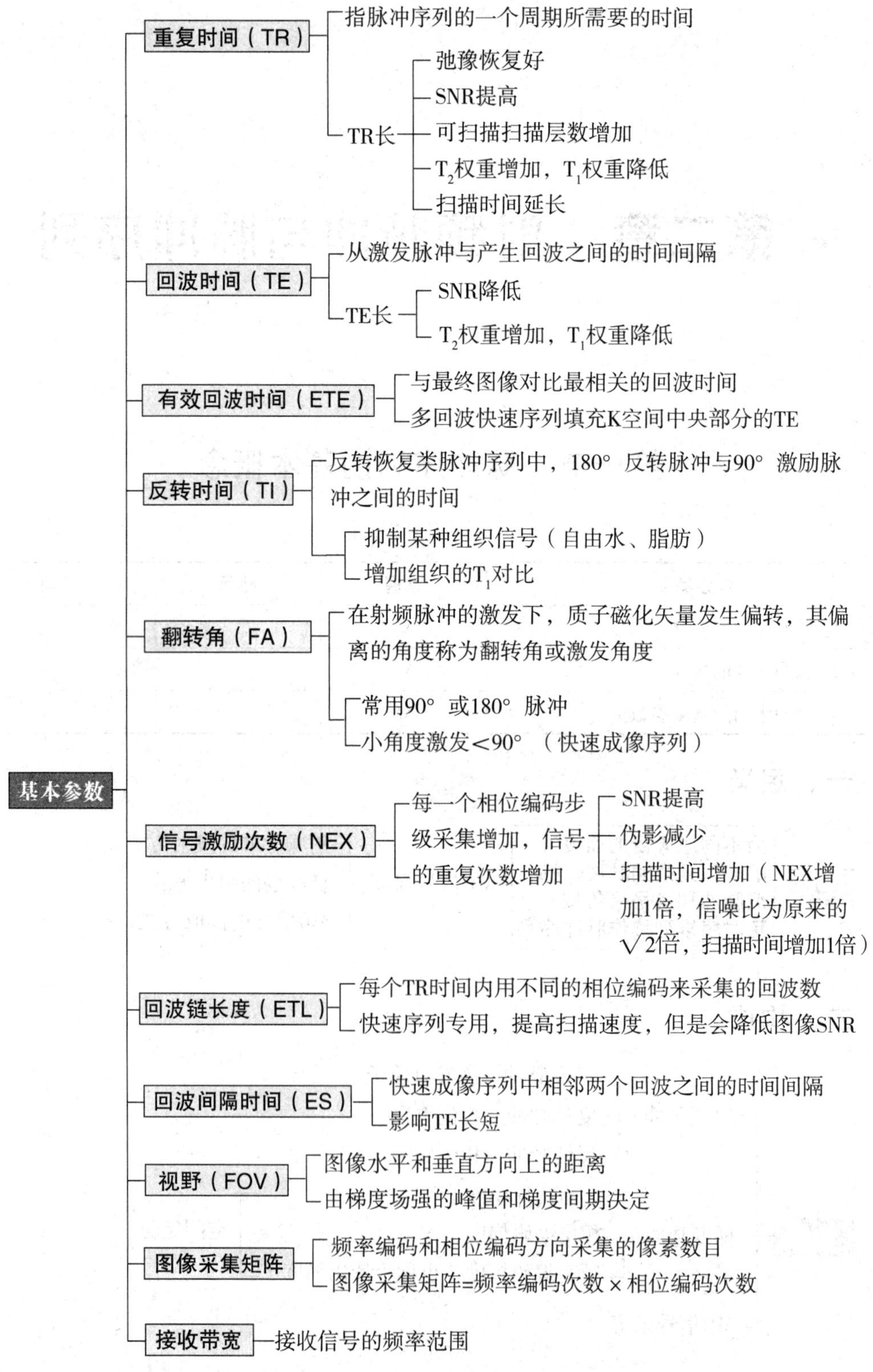

基本参数
重复时间（TR）
指脉冲序列的一个周期所需要的时间
TR长
弛豫恢复好
SNR提高
可扫描扫描层数增加
T_2权重增加，T_1权重降低
扫描时间延长
回波时间（TE）
从激发脉冲与产生回波之间的时间间隔
TE长
SNR降低
T_2权重增加，T_1权重降低
有效回波时间（ETE）
与最终图像对比最相关的回波时间
多回波快速序列填充K空间中央部分的TE
反转时间（TI）
反转恢复类脉冲序列中，180°反转脉冲与90°激励脉冲之间的时间
抑制某种组织信号（自由水、脂肪）
增加组织的T_1对比
翻转角（FA）
在射频脉冲的激发下，质子磁化矢量发生偏转，其偏离的角度称为翻转角或激发角度
常用90°或180°脉冲
小角度激发<90°（快速成像序列）
信号激励次数（NEX）
每一个相位编码步级采集增加，信号的重复次数增加
SNR提高
伪影减少
扫描时间增加（NEX增加1倍，信噪比为原来的$\sqrt{2}$倍，扫描时间增加1倍）
回波链长度（ETL）
每个TR时间内用不同的相位编码来采集的回波数
快速序列专用，提高扫描速度，但是会降低图像SNR
回波间隔时间（ES）
快速成像序列中相邻两个回波之间的时间间隔
影响TE长短
视野（FOV）
图像水平和垂直方向上的距离
由梯度场强的峰值和梯度间期决定
图像采集矩阵
频率编码和相位编码方向采集的像素数目
图像采集矩阵=频率编码次数×相位编码次数
接收带宽
接收信号的频率范围

【精选习题】

单选题

1. 关于 TE 的描述，错误的是
   A. TE 范围为 8 ~ 300ms
   B. 原则上讲 TE 无最佳绝对值
   C. TE 短则 T_1 对比好
   D. TE 长则 T_1 对比好
   E. T_2 加权的 TE 值为 60 ~ 150ms

答案：D

2. T_1 加权像的英文简写表达是
   A. TBI
   B. T_1FI
   C. T_1HI
   D. T_1PI
   E. T_1WI

答案：E

3. SE 序列中两次相邻的 90°脉冲的时间间隔称为
   A. TE
   B. TR
   C. TI
   D. RT
   E. IT

答案：B

多选题

4. 脉冲序列的构成
   A. 激发脉冲
   B. 射频脉冲
   C. 梯度脉冲
   D. MR 信号采集
   E. 反转回复序列

答案：BCD

第二节　自旋回波脉冲序列

核心考点	掌握	熟悉	了解
1. 自旋回波脉冲序列（SE）	√		
2. T_1 加权像	√		
3. T_2 加权像	√		
4. 质子密度加权像	√		
5. RARE 技术的概念	√		
6. 快速自旋回波脉冲序列	√		
7. 半傅里叶采集单次激发快速自旋回波序列	√		

一、定义

自旋回波序列（SE）—— 采用90° 激发脉冲和180° 复相脉冲进行成像
- 90° 脉冲作用：宏观磁化矢量倒向XOY平面
- 180° 脉冲作用：相位重聚

二、常用参数

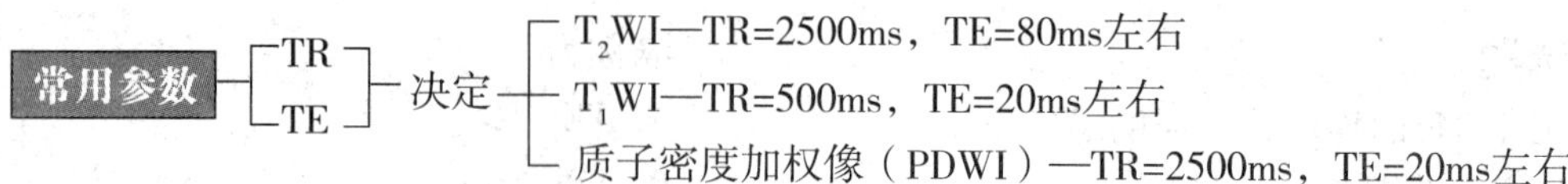
常用参数
TR
TE
决定
T_2WI—TR=2500ms，TE=80ms左右
T_1WI—TR=500ms，TE=20ms左右
质子密度加权像（PDWI）—TR=2500ms，TE=20ms左右

三、扩展序列

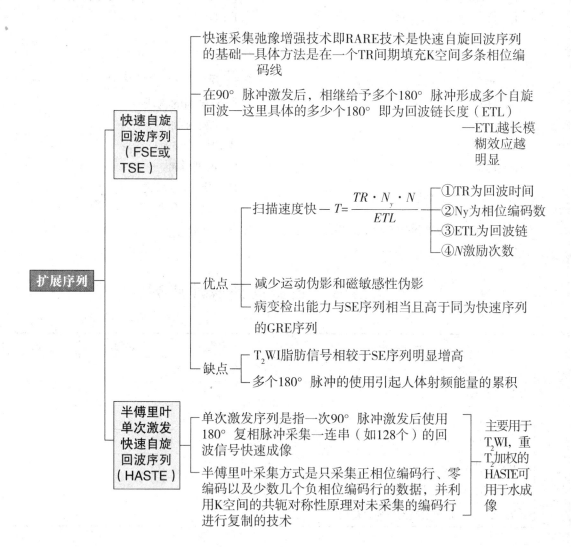

- 扩展序列
  - 快速自旋回波序列（FSE或TSE）
    - 快速采集弛豫增强技术即RARE技术是快速自旋回波序列的基础—具体方法是在一个TR间期填充K空间多条相位编码线
    - 在90°脉冲激发后，相继给予多个180°脉冲形成多个自旋回波—这里具体的多少个180°即为回波链长度（ETL）—ETL越长模糊效应越明显
    - 优点
      - 扫描速度快—$T=\frac{TR \cdot N_y \cdot N}{ETL}$
        - ①TR为回波时间
        - ②Ny为相位编码数
        - ③ETL为回波链
        - ④N激励次数
      - 减少运动伪影和磁敏感性伪影
      - 病变检出能力与SE序列相当且高于同为快速序列的GRE序列
    - 缺点
      - T_2WI脂肪信号相较于SE序列明显增高
      - 多个180°脉冲的使用引起人体射频能量的累积
  - 半傅里叶单次激发快速自旋回波序列（HASTE）
    - 单次激发序列是指一次90°脉冲激发后使用180°复相脉冲采集一连串（如128个）的回波信号快速成像
    - 半傅里叶采集方式是只采集正相位编码行、零编码以及少数几个负相位编码行的数据，并利用K空间的共轭对称性原理对未采集的编码行进行复制的技术
    - （以上两项）—主要用于T_2WI，重T_2加权的HASTE可用于水成像

【精选习题】

单选题

1. SE序列质子密度加权成像参数选择

A. TR 500ms 左右，TE 90ms 左右

B. TR 90ms 左右，TE 500ms 左右

C. TR 900ms 左右，TE 60ms 左右
D. TR 2500ms 左右，TE 30ms 左右
E. TR 1000ms 左右，TE 150ms 左右
答案：D

2. T_1 加权成像是指这种成像方法重点突出组织
A. 横向弛豫差别，而尽量减少组织纵向弛豫、组织的质子含量等对图像的影响
B. 质子含量差别，而尽量减少组织横向弛豫、纵向弛豫等对图像的影响
C. 纵向弛豫差别，而尽量减少组织横向弛豫、组织的质子含量等对图像的影响
D. 纵向弛豫、组织的质子含量差别，而尽量减少组织横向弛豫对图像的影响
E. 横向弛豫、组织的质子含量差别，而尽量减少组织纵向弛豫等对图像的影响
答案：C

3. 不影响快速自旋回波脉冲序列的总扫描时间的是
A. TE
B. TR
C. 采集层数
D. 相位编码步
E. 回波链长
答案：A

4. 自旋回波序列的特点有
A. 小角度激发
B. 180°复相脉冲
C. 180°反转脉冲
D. 180°激发脉冲
E. 梯度切换
答案：B

5. 在 SE 序列中 180°的作用在于
A. 使质子群磁化向量转向负 Z 轴
B. 使质子群磁化向量失去相位
C. 使质子群磁化向量开始进动
D. 使质子群磁化向量频率加快
E. 使质子群磁化向量重聚
答案：E

6. 自旋回波序列先发射一个
A. 180° RF 脉冲，间隔 TE/2 时间后，再发射一个 90°RF 脉冲
B. 180°RF 脉冲，间隔 TE/4 时间后，再发射一个 90°RF 脉冲
C. 90°RF 脉冲，间隔 TE/2 时间后，再发射一个 180°RF 脉冲
D. 90°RF 脉冲，间隔 TE/4 时间后，再发射一个 180°RF 脉冲
E. 120°RF 脉冲，间隔 TE/2 时间后，再发射一个 60°RF 脉冲
答案：C

7. 在回波链长的描述中，不正确的是
A. 回波链长，即 ETL
B. 回波链长是在一个 TR 周期内出现的回波次数
C. 常用于 FSE 序列
D. ETL 与成像时间成反比
E. SE 序列回波链长度为 10
答案：E

8. 进行 T_1 加权像扫描时，若适当延长 TR 值其变化是
A. 图像对比度提高，扫描时间缩短
B. 图像对比度提高，扫描时间可能延长
C. 图像对比度不变，扫描时间缩短
D. 图像对比度不变，扫描时间延长
E. 图像对比度下降，扫描时间不变
答案：B

9. 在相同扫描条件下，当回波链长度为 18 时，应用 FSE（TSE）序列比常规 SE 序列扫描时间将
A. 减少 18 倍
B. 增加 18 倍
C. 减少 9 倍
D. 增加 9 倍

E. 不变

答案：A

10. SE 序列 T_2 加权成像是采用

A. 短 TR，短 TE

B. 短 TR，长 TE

C. 长 TR，短 TE

D. 长 TR，长 TE

E. 短 TE

答案：D

11. 与 SE 序列相比，FSE 序列的特点是

A. 图像信噪比提高

B. 图像对比度增加

C. 脂肪信号增高

D. 能量沉积较少

E. 图像模糊效应减轻

答案：C

多选题

12. 关于 SE 序列质子密度加权像的叙述，正确的是

A. MR 信号强度由组织的氢质子密度决定

B. 选用长 TR 可以消除 T_1 的影响

C. 选用短 TE 可以减少 T_2 的影响

D. 图像具有轻度 T_2 加权的特性

E. 骨皮质的信号强

答案：ABCD

13. 关于 SE 序列的描述，正确的是

A. 是最经典的序列

B. 以后的很多序列都是在其基础上发展而来

C. 纵向磁化恢复的程度取决于 TR 和 T_1

D. 仅改变选层梯度场的幅度

E. 两个 90°脉冲之间的时间为重复时间（TR）

答案：ABCE

14. 关于自旋回波序列（SE），下列说法正确的是

A. 采用 90°激发脉冲和 180°复相脉冲进行成像

B. T_1WI 选择长 TR 和长 TE 值

C. T_2WI 选择短 TR 和短 TE 值

D. 质子密度加权成像选择较长 TR 和较短 TE

E. TE 指回波时间，TR 指重复时间

答案：ADE

15. 关于快速自旋回波的叙述，正确的是

A. 扫描速度大大提高

B. 与 SE 相比病变检出能力提高

C. 减少了运动伪影和磁敏感伪影

D. 相同的时间内可进行的扫描层面数增加

E. 临床上 FSE 序列可完全替代 SE 序列

答案：ACD

第三节　反转恢复脉冲序列

核心考点	掌握	熟悉	了解
1. 反转恢复脉冲序列的理论基础		√	
2. 快速反转恢复脉冲序列（FIR）		√	
3. 短 TI 反转恢复脉冲序列		√	
4. 液体衰减反转恢复脉冲序列		√	

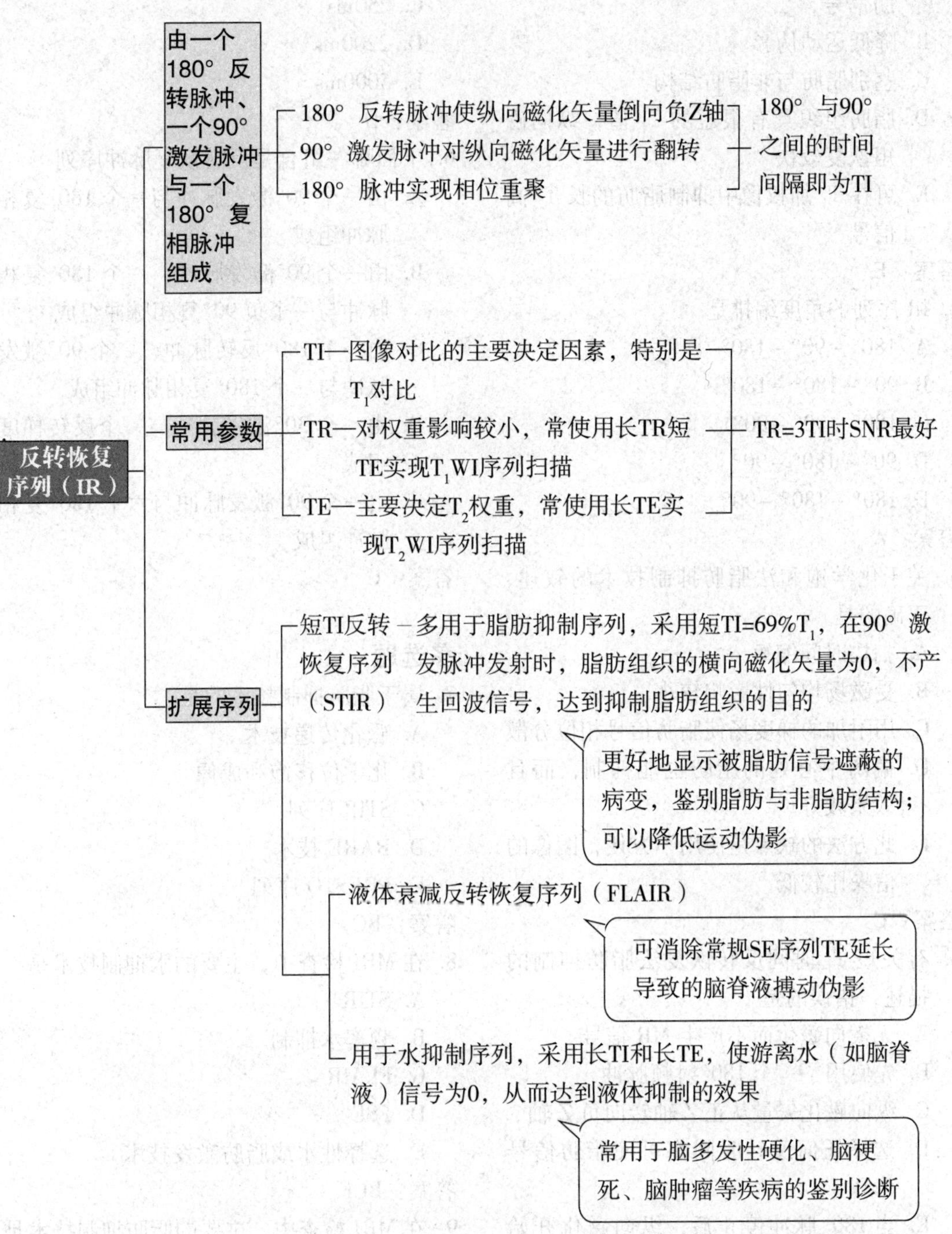
反转恢复序列（IR）
由一个180° 反转脉冲、一个90° 激发脉冲与一个180° 复相脉冲组成
180° 反转脉冲使纵向磁化矢量倒向负Z轴
90° 激发脉冲对纵向磁化矢量进行翻转
180° 脉冲实现相位重聚
180° 与90° 之间的时间间隔即为TI
常用参数
TI—图像对比的主要决定因素，特别是T1对比
TR—对权重影响较小，常使用长TR短TE实现T1WI序列扫描
TE—主要决定T2权重，常使用长TE实现T2WI序列扫描
TR=3TI时SNR最好
扩展序列
短TI反转恢复序列（STIR）
多用于脂肪抑制序列，采用短TI=69%T1，在90° 激发脉冲发射时，脂肪组织的横向磁化矢量为0，不产生回波信号，达到抑制脂肪组织的目的
更好地显示被脂肪信号遮蔽的病变，鉴别脂肪与非脂肪结构；可以降低运动伪影
液体衰减反转恢复序列（FLAIR）
可消除常规SE序列TE延长导致的脑脊液搏动伪影
用于水抑制序列，采用长TI和长TE，使游离水（如脑脊液）信号为0，从而达到液体抑制的效果
常用于脑多发性硬化、脑梗死、脑肿瘤等疾病的鉴别诊断

【精选习题】

单选题

1. 关于短 TI 反转恢复脉冲序列成像的叙述，错误的是

A. 抑制骨髓、眶窝、腹部等部位的脂

肪信号

B. 降低运动伪影

C. 鉴别脂肪与非脂肪结构

D. 脂肪组织具有很短的 T_1 值，纵向磁矩恢复较快

E. 可在 T_1 加权像中抑制脂肪的长 T_2 高信号

答案：E

2. IR 序列的角度编排是

A. 180°－90°－180°

B. 90°－180°－180°

C. 180°－90°－90°

D. 90°－180°－90°

E. 180°－180°－90°

答案：A

3. 关于化学饱和法脂肪抑制技术的叙述，正确的是

A. 扫描时间缩短

B. 受磁场均匀性影响较小

C. 用附加的梯度场使脂肪信号相位分散

D. 偏离中心处的脂肪也能抑制，而且效果较好

E. 此方法的缺点是使用不方便，图像的信噪比较低

答案：C

4. 有关短 T_1 时间反转恢复法脂肪抑制的描述，错误的是

A. 无横向磁化而不产生 MR 信号

B. 先使用了一个 180°射频脉冲

C. 纵向磁化矢量从正 Z 轴转向负 Z 轴

D. 选择任何反转时间都可使脂肪信号为 0

E. 当 180°脉冲停止后，纵向磁化开始恢复，由负方向恢复至平衡状态

答案：D

5. 当静磁场为 1.5T 时，T_2 FLAIR 序列中，为抑制脑脊液信号，TI 值选择

A. 50ms

B. 150ms

C. 250ms

D. 2200ms

E. 5000ms

答案：D

6. 下面哪一组合是反转恢复脉冲序列

A. 由一个 90°激发脉冲与一个 180°复相脉冲组成

B. 由一个 90°激发脉冲、一个 180°复相脉冲与一个负 90°复相脉冲组成

C. 由一个 180°反转脉冲、一个 90°激发脉冲与一个 180°复相脉冲组成

D. 由一个 30°激发脉冲与一个反转梯度组成

E. 由一个 90°激发脉冲与六个 180°复相脉冲组成

答案：C

多选题

7. 属于脂肪抑制技术的是

A. 磁化传递技术

B. 化学位移饱和成像

C. STIR 序列

D. RARE 技术

E. PRESTO 序列

答案：BC

8. 在 MRI 检查中，主要的水抑制技术是

A. STIR

B. 频率水抑制

C. FLAIR

D. FSE

E. 选择性水或脂肪激发技术

答案：BCE

9. 在 MRI 检查中，主要的脂肪抑制技术是

A. FLAIR

B. 频率脂肪抑制

C. STIR

D. 选择性水或脂肪激发技术

E. Dixon 技术

答案：BCDE

10. 关于 IR 序列的 TI 叙述，正确的是
   A. 该值越长越好
   B. 是决定 T_2 对比的最主要因素
   C. 是决定 IR 序列信号对比的重要因素
   D. 指 180°和 90°脉冲之间的间隔时间
   E. 要扩大 T_1 对比度，可适当延长反转时间

答案：CDE

11. 关于反转时间（TI）的叙述，正确的是
   A. TI 时间用于各种反转恢复脉冲序列
   B. 改变 TI，可获得不同的脉冲序列图像
   C. 短反转时间反转恢复序列达到脂肪抑制目的
   D. 中等反转时间反转恢复序列可以获得脑灰质、脑白质对比度高的图像
   E. 长反转时间反转恢复序列达到自由水抑制的目的

答案：ABCDE

第四节　梯度回波脉冲序列

核心考点	掌握	熟悉	了解
1. 梯度回波脉冲序列的基础理论	√		
2. 稳态梯度回波脉冲序列		√	
3. 扰相位梯度回波脉冲序列		√	
4. 快速梯度回波脉冲序列	√		
5. 磁化准备快速梯度回波脉冲序列		√	
6. 梯度自旋回波序列			√

一、定义

梯度回波脉冲序列（GRE）：采用小于90° 小角度射频脉冲激发，并较短的TR时间；用反方向梯度取代180° 复相脉冲。

获得T_2^*加权像

二、常用参数

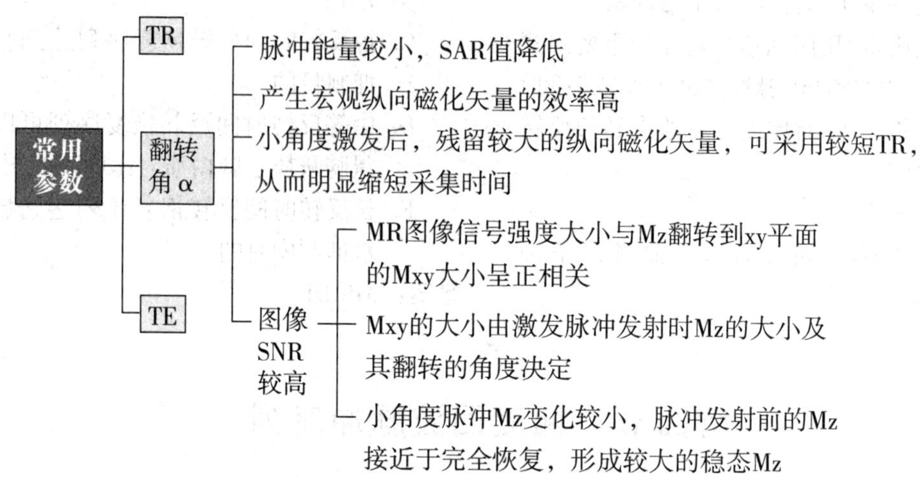
常用参数
TR
翻转角α
TE
脉冲能量较小，SAR值降低
产生宏观纵向磁化矢量的效率高
小角度激发后，残留较大的纵向磁化矢量，可采用较短TR，从而明显缩短采集时间
图像SNR较高
MR图像信号强度大小与Mz翻转到xy平面的Mxy大小呈正相关
Mxy的大小由激发脉冲发射时Mz的大小及其翻转的角度决定
小角度脉冲Mz变化较小，脉冲发射前的Mz接近于完全恢复，形成较大的稳态Mz

三、拓展序列

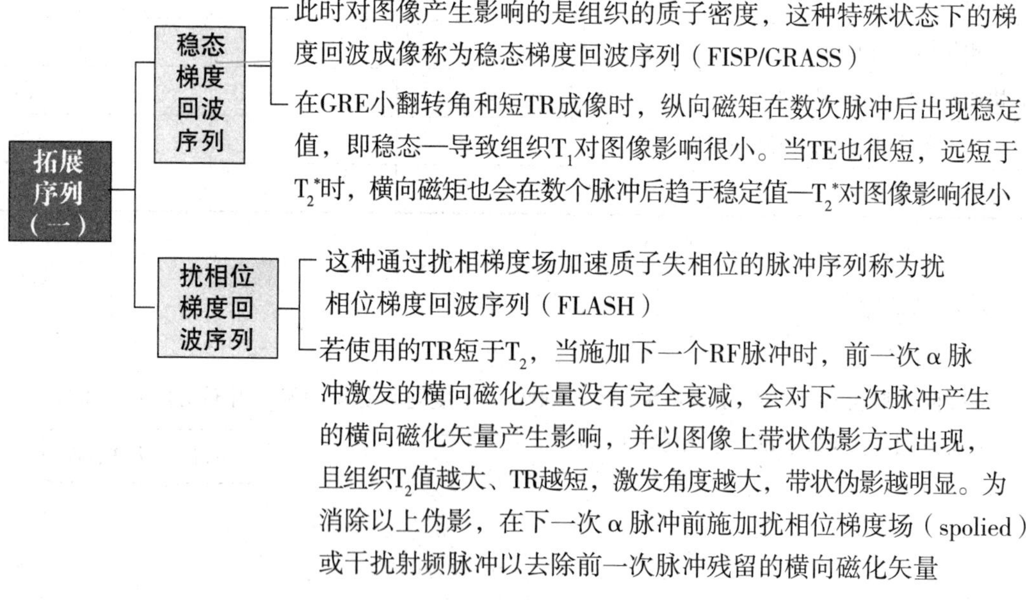
拓展序列（一）
稳态梯度回波序列
此时对图像产生影响的是组织的质子密度，这种特殊状态下的梯度回波成像称为稳态梯度回波序列（FISP/GRASS）
在GRE小翻转角和短TR成像时，纵向磁矩在数次脉冲后出现稳定值，即稳态—导致组织T_1对图像影响很小。当TE也很短，远短于T_2^*时，横向磁矩也会在数个脉冲后趋于稳定值—T_2^*对图像影响很小
扰相位梯度回波序列
这种通过扰相梯度场加速质子失相位的脉冲序列称为扰相位梯度回波序列（FLASH）
若使用的TR短于T_2，当施加下一个RF脉冲时，前一次α脉冲激发的横向磁化矢量没有完全衰减，会对下一次脉冲产生的横向磁化矢量产生影响，并以图像上带状伪影方式出现，且组织T_2值越大、TR越短，激发角度越大，带状伪影越明显。为消除以上伪影，在下一次α脉冲前施加扰相位梯度场（spolied）或干扰射频脉冲以去除前一次脉冲残留的横向磁化矢量

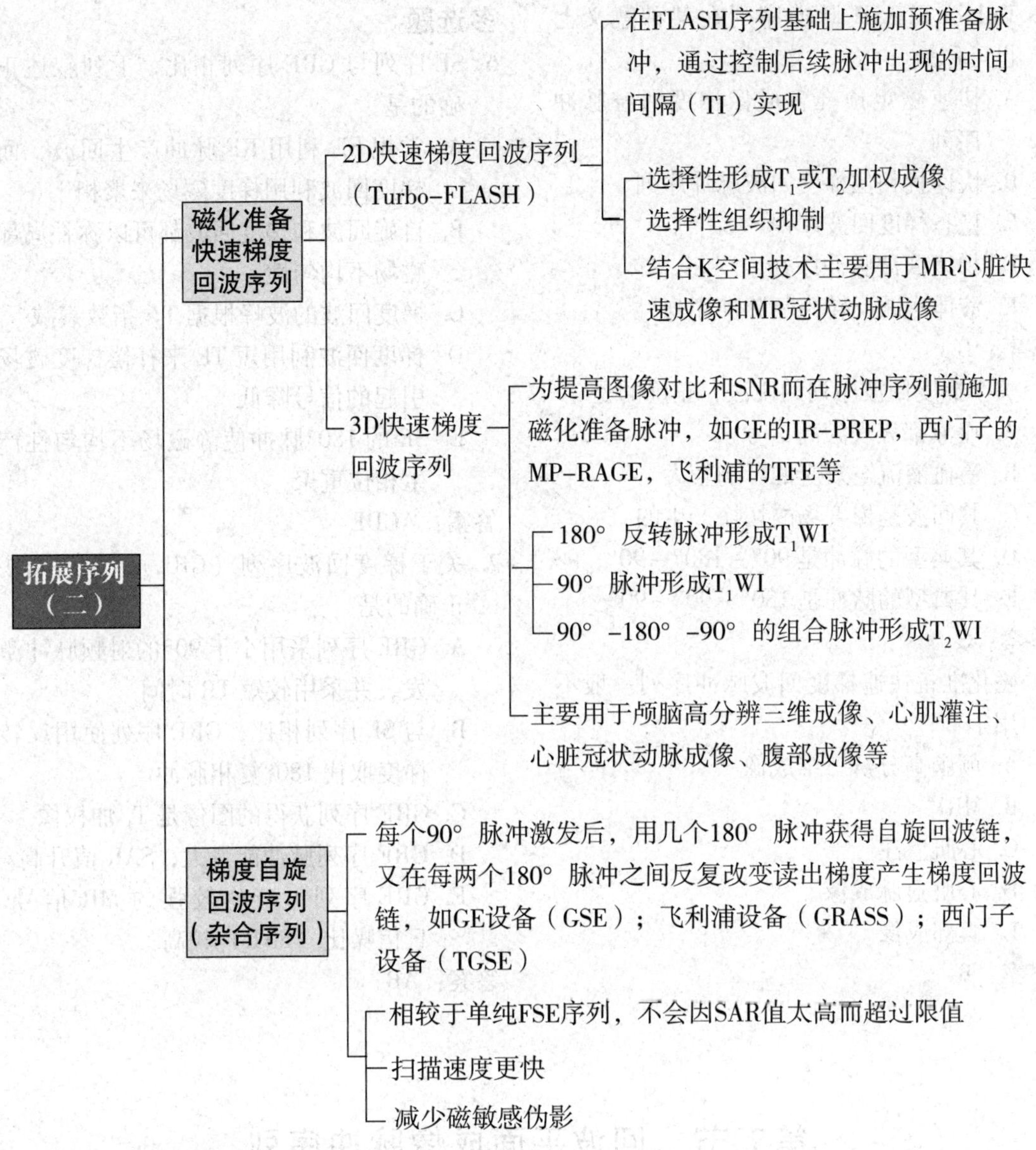
拓展序列（二）
磁化准备快速梯度回波序列
2D快速梯度回波序列（Turbo-FLASH）
在FLASH序列基础上施加预准备脉冲，通过控制后续脉冲出现的时间间隔（TI）实现
选择性形成T1或T2加权成像
选择性组织抑制
结合K空间技术主要用于MR心脏快速成像和MR冠状动脉成像
3D快速梯度回波序列
为提高图像对比和SNR而在脉冲序列前施加磁化准备脉冲，如GE的IR-PREP，西门子的MP-RAGE，飞利浦的TFE等
180° 反转脉冲形成T1WI
90° 脉冲形成T1WI
90° -180° -90° 的组合脉冲形成T2WI
主要用于颅脑高分辨三维成像、心肌灌注、心脏冠状动脉成像、腹部成像等
梯度自旋回波序列（杂合序列）
每个90° 脉冲激发后，用几个180° 脉冲获得自旋回波链，又在每两个180° 脉冲之间反复改变读出梯度产生梯度回波链，如GE设备（GSE）；飞利浦设备（GRASS）；西门子设备（TGSE）
相较于单纯FSE序列，不会因SAR值太高而超过限值
扫描速度更快
减少磁敏感伪影

【精选习题】

单选题

1. 在梯度回波脉冲序列中，保持 TR 不变的前提下，翻转角越小所获图像越接近于
   A. 质子密度加权像
   B. T_1 加权像
   C. 磁敏感加权像
   D. T_2^* 加权像
   E. 弥散加权像

答案：D

2. GRE T_1 加权成像序列选择
   A. 10°～20°，TR 100～200ms
   B. 10°～45°，TR 100～200ms
   C. 20°～40°，TR 300～400ms
   D. 80°～90°，TR 100～200ms
   E. 90°，TR 300～400ms

答案：D

3. Turbo－FLASH 脉冲序列在某种意义上也可称为
   A. 快速磁矩预准备成像梯度回波脉冲序列
   B. 快速扰相位梯度回波脉冲序列
   C. 稳态梯度回波序列
   D. 梯度回波脉冲序列
   E. 液体衰减反转恢复脉冲序列

答案：B

4. 关于梯度回波序列的说法，正确的是
   A. 血液都表现为高信号
   B. 受血液流空效应的影响较大
   C. 其回波是梯度场的切换产生的
   D. 其典型的脉冲是 90°－180°－90°
   E. 其典型的脉冲是 180°－90°－90°

答案：C

5. 磁化准备快速梯度回波脉冲序列一般不用于
   A. 颅脑高分辨三维成像
   B. MRV
   C. 心肌灌注
   D. 心脏冠脉成像
   E. 腹部成像

答案：B

多选题

6. SE 序列与 GRE 序列相比，下列叙述正确的是
   A. 常规 SE 利用 RF 脉冲产生回波，而梯度回波利用梯度磁场来聚相
   B. 自旋回波和梯度回波都可以弥补局部磁场不均匀性
   C. 梯度回波的波峰根据 T_2^* 指数衰减
   D. 梯度回波利用短 TE 来补偿梯度磁场引起的信号降低
   E. SE 的 180°脉冲使静磁场不均匀性产生相位重聚

答案：ACDE

7. 关于梯度回波序列（GRE），下列说法正确的是
   A. GRE 序列采用小于 90°的射频脉冲激发，并采用较短 TR 时间
   B. 与 SE 序列相比，GRE 序列使用反转梯度取代 180°复相脉冲
   C. GRE 序列获得的图像是 T_1 加权像
   D. GRE 序列脉冲能量大，SAR 值升高
   E. GRE 序列可产生较强的 MR 信号，且信噪比（SNR）较高

答案：AB

第五节 回波平面成像脉冲序列

核心考点	掌握	熟悉	了解
1. K 空间轨迹	√		
2. EPI 的概念	√		
3. EPI 序列的分类	√		
4. 反转恢复 EPI		√	
5. PRESTO 序列			√

一、定义

- 回波平面序列(EPI)
  - 每次切换产生一个梯度回波，故而会产生多个梯度回波，即回波链在一次或多次射频脉冲激发后，利用读出梯度场的连续正反方向切换
  - K空间迂回填充
    - 按照某种顺序填充数据的方式称为K空间轨迹
      - 直线
      - 圆形
      - 螺旋线等
      - 椭圆形
    - 需要相位编码梯度场与读出梯度场配合完成，相位编码梯度场在每个回波采集结束后施加，其持续时间的中点正好与读出梯度场切换过零点时重叠

二、分类

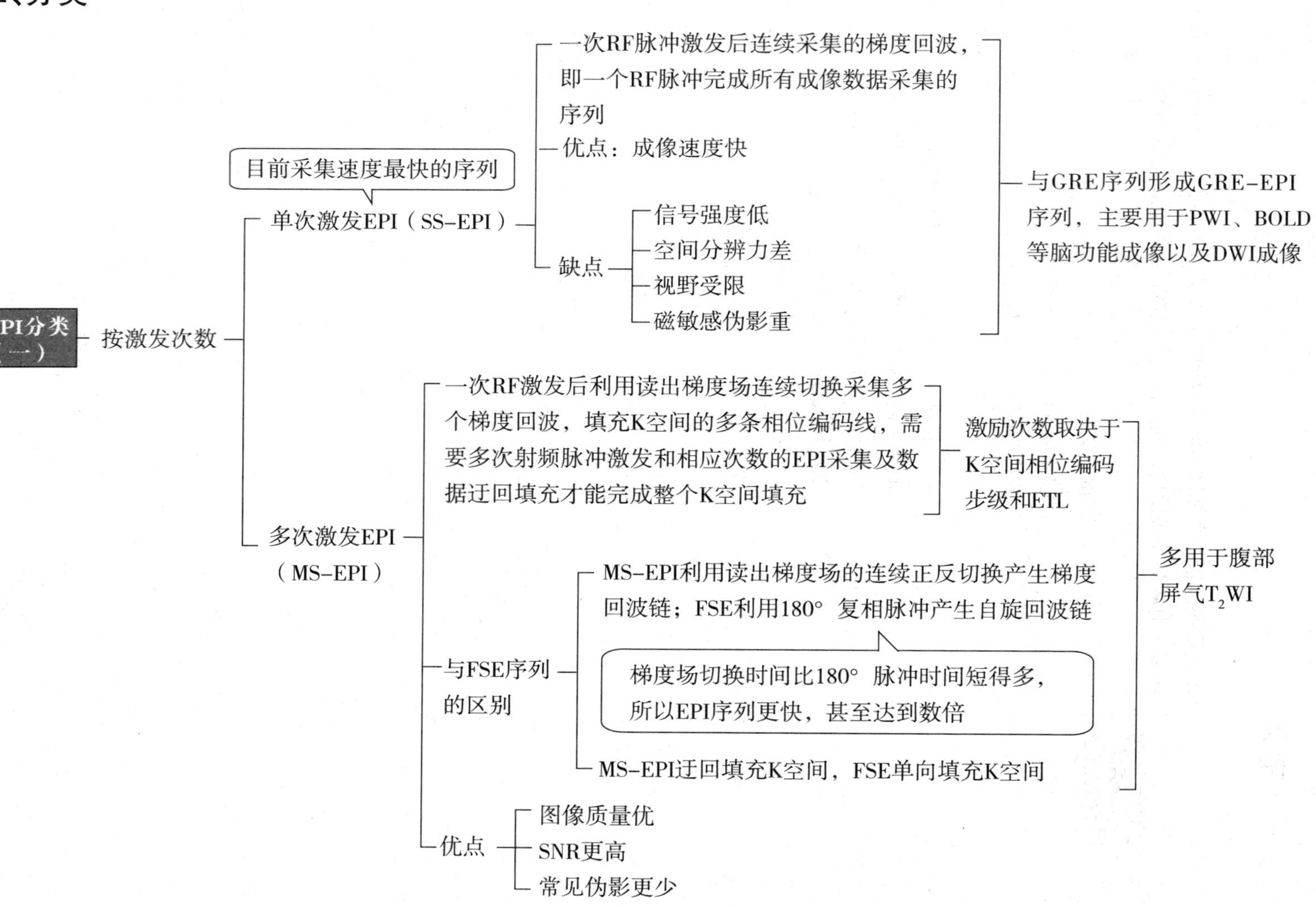
EPI分类（一）
按激发次数
单次激发EPI（SS-EPI）
目前采集速度最快的序列
一次RF脉冲激发后连续采集的梯度回波，即一个RF脉冲完成所有成像数据采集的序列
优点：成像速度快
缺点
信号强度低
空间分辨力差
视野受限
磁敏感伪影重
与GRE序列形成GRE-EPI序列，主要用于PWI、BOLD等脑功能成像以及DWI成像
多次激发EPI（MS-EPI）
一次RF激发后利用读出梯度场连续切换采集多个梯度回波，填充K空间的多条相位编码线，需要多次射频脉冲激发和相应次数的EPI采集及数据迂回填充才能完成整个K空间填充
激励次数取决于K空间相位编码步级和ETL
与FSE序列的区别
MS-EPI利用读出梯度场的连续正反切换产生梯度回波链；FSE利用180°复相脉冲产生自旋回波链
梯度场切换时间比180°脉冲时间短得多，所以EPI序列更快，甚至达到数倍
MS-EPI迂回填充K空间，FSE单向填充K空间
优点
图像质量优
SNR更高
常见伪影更少
多用于腹部屏气T2WI

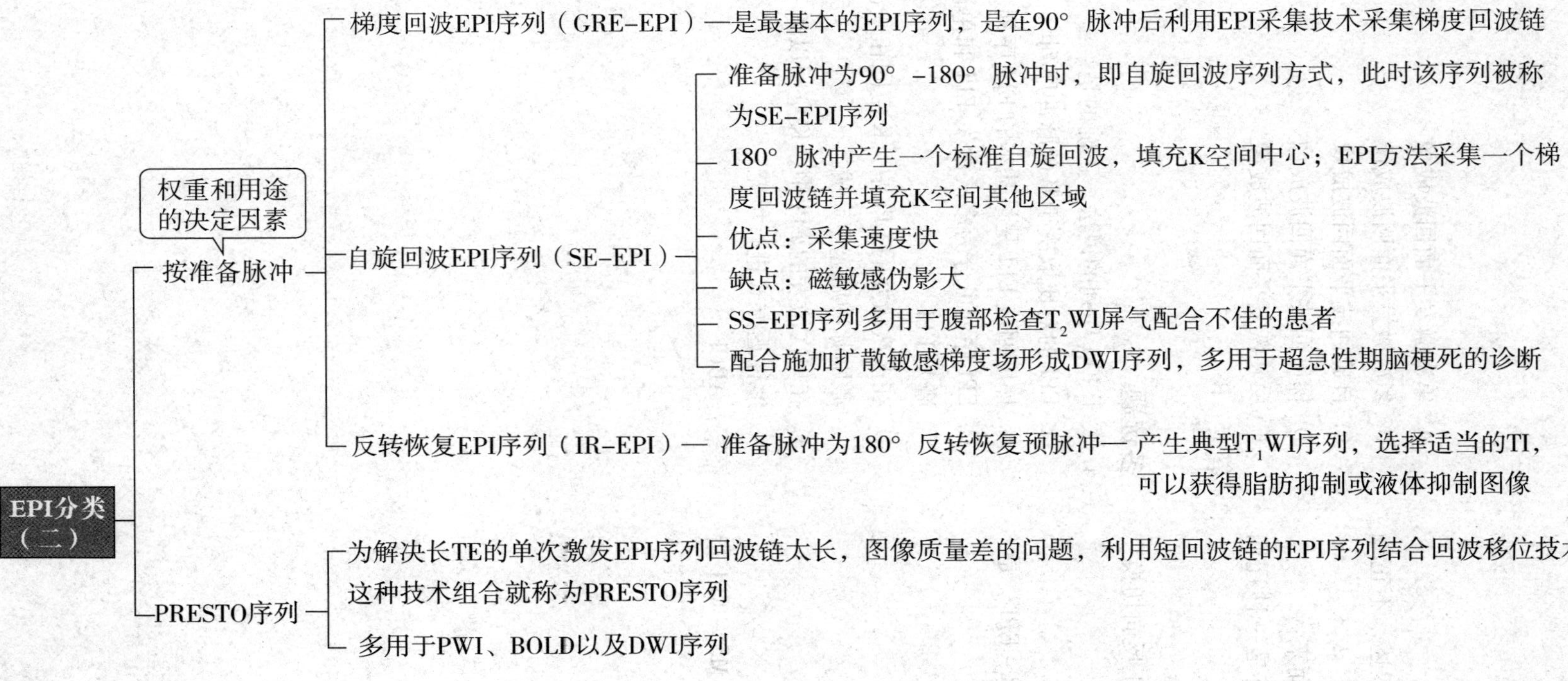
EPI分类（二）
按准备脉冲
权重和用途的决定因素
梯度回波EPI序列（GRE-EPI）—是最基本的EPI序列，是在90° 脉冲后利用EPI采集技术采集梯度回波链
自旋回波EPI序列（SE-EPI）
准备脉冲为90° -180° 脉冲时，即自旋回波序列方式，此时该序列被称为SE-EPI序列
180° 脉冲产生一个标准自旋回波，填充K空间中心；EPI方法采集一个梯度回波链并填充K空间其他区域
优点：采集速度快
缺点：磁敏感伪影大
SS-EPI序列多用于腹部检查T2WI屏气配合不佳的患者
配合施加扩散敏感梯度场形成DWI序列，多用于超急性期脑梗死的诊断
反转恢复EPI序列（IR-EPI）— 准备脉冲为180° 反转恢复预脉冲— 产生典型T1WI序列，选择适当的TI，可以获得脂肪抑制或液体抑制图像
PRESTO序列
为解决长TE的单次激发EPI序列回波链太长，图像质量差的问题，利用短回波链的EPI序列结合回波移位技术，这种技术组合就称为PRESTO序列
多用于PWI、BOLD以及DWI序列

【精选习题】

单选题

1. 下列有关平面回波成像的叙述，不正确的是
   A. 在梯度回波基础上发展而来
   B. 数据在 K 空间内的填充是一种迂回轨迹
   C. 超快速成像方法
   D. 利用读出梯度场的连续正反向切换
   E. 没有回波链的存在

答案：E

2. 磁共振成像中英文简写“IR - EPI”是
   A. 自旋回波平面回波成像
   B. 反转恢复平面回波成像
   C. 梯度回波平面回波成像
   D. 单次激发平面回波成像
   E. 多次激发平面回波成像

答案：B

3. 磁共振成像中，英文简写 MS - EPI 指的是
   A. 单次激发平面回波成像
   B. 多次激发平面回波成像
   C. 自旋回波平面回波成像
   D. 梯度回波平面回波成像
   E. 反转恢复平面回波成像

答案：B

多选题

4. 关于 EPI 序列的说法，正确的是
   A. EPI 的对比取决于基础脉冲序列
   B. 梯度回波 EPI 是最基本的 EPI 序列
   C. EPI 序列可分为多次激发 EPI 和单次激发 EPI
   D. 在多次激发的 EPI 中，K 空间在一次激励脉冲后充填完成
   E. 在单次激发的 EPI 中，K 空间以 Z 字形往返方式进行填充

答案：ABCE

第六节　磁共振成像特殊技术

核心考点	掌握	熟悉	了解
1. 并行采集		√	
2. 脂肪抑制	√		
3. 磁化传递			√
4. 化学位移成像		√	
5. 水脂分离			√

一、并行采集技术

并行采集技术

- 常规MR序列扫描时长与相位编码步数呈正相关；利用在相位编码方向采用多个表面线圈、多通道采集的方法——解决因减少相位编码数导致的相位编码方向FOV变小及卷折伪影的产生
- **分类**（GE公司名称是ASSET；飞利浦公司名称是SENSE；西门子公司名称是iPAT）
  - 敏感度编码技术（SENSE）数据采集后先进行傅里叶转换，得到相位编码发向的短视野形成的卷折图像，然后利用线圈空间敏感度信息去除单个线圈的图像卷折
  - 空间协调同时采集（SMASH）或一般性自动校准部分并行采集（GRAPPA）—数据采集后先利用线圈空间敏感度信息填充整个K空间，再进行傅里叶转换重建图像
- **优劣势**
  - 优点—采集时间减少，减少单次激发EPI序列的磁敏感伪影
  - 缺点—信噪比降低，出现未完全去除的卷折伪影，尤其是当采用较大并行采集加速因子时

二、脂肪抑制技术

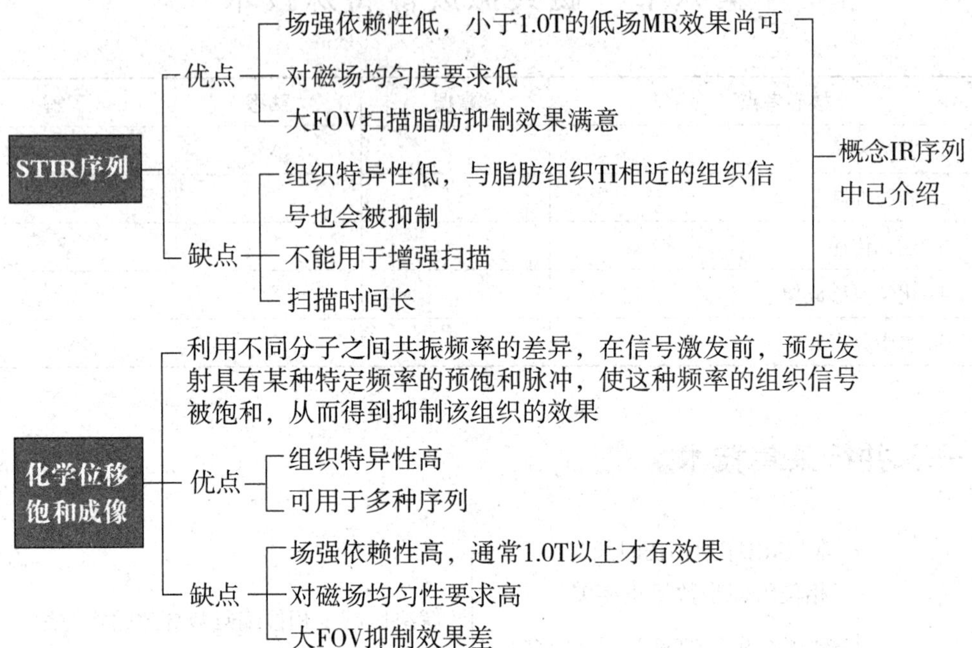
STIR序列
优点
场强依赖性低，小于1.0T的低场MR效果尚可
对磁场均匀度要求低
大FOV扫描脂肪抑制效果满意
缺点
组织特异性低，与脂肪组织TI相近的组织信号也会被抑制
不能用于增强扫描
扫描时间长
概念IR序列中已介绍
化学位移饱和成像
利用不同分子之间共振频率的差异，在信号激发前，预先发射具有某种特定频率的预饱和脉冲，使这种频率的组织信号被饱和，从而得到抑制该组织的效果
优点
组织特异性高
可用于多种序列
缺点
场强依赖性高，通常1.0T以上才有效果
对磁场均匀性要求高
大FOV抑制效果差

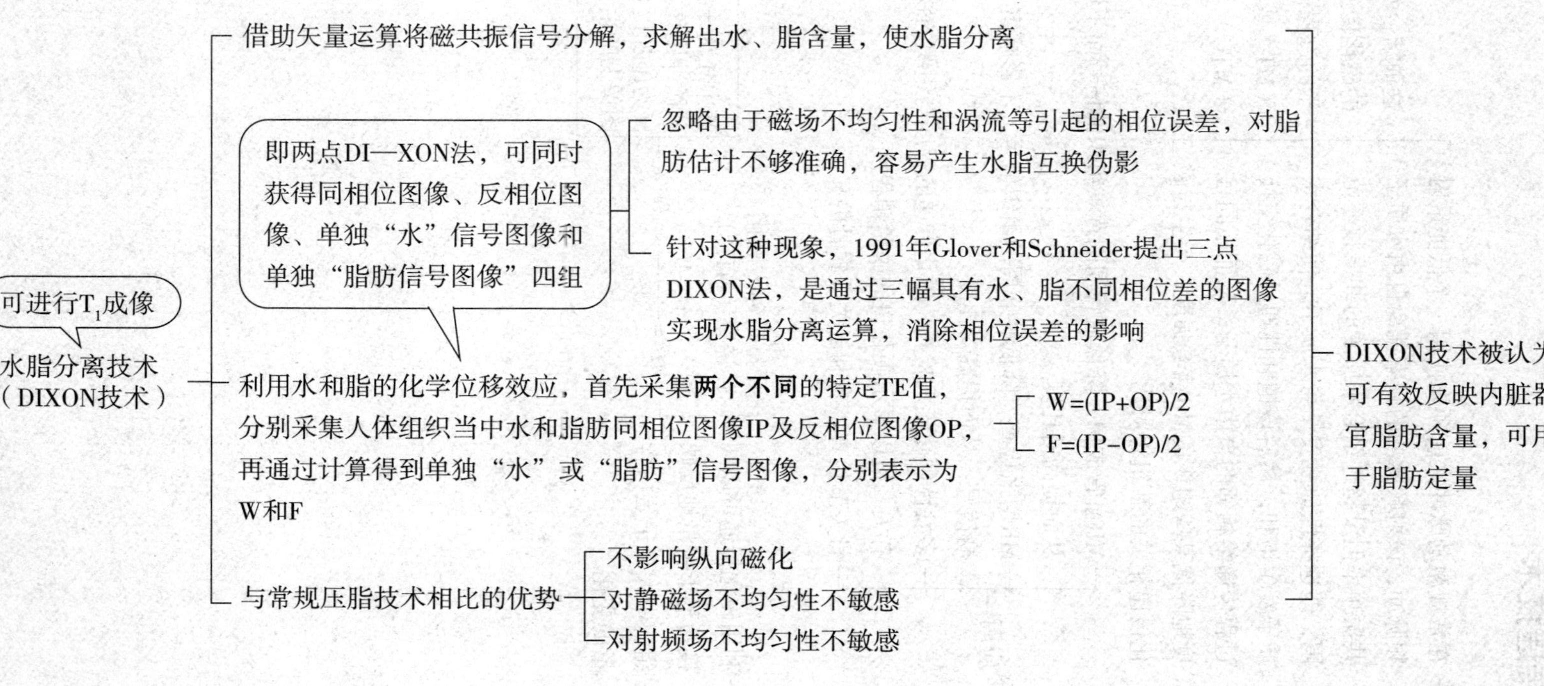
可进行T1成像
水脂分离技术（DIXON技术）
借助矢量运算将磁共振信号分解，求解出水、脂含量，使水脂分离
即两点DI—XON法，可同时获得同相位图像、反相位图像、单独“水”信号图像和单独“脂肪信号图像”四组
忽略由于磁场不均匀性和涡流等引起的相位误差，对脂肪估计不够准确，容易产生水脂互换伪影
针对这种现象，1991年Glover和Schneider提出三点DIXON法，是通过三幅具有水、脂不同相位差的图像实现水脂分离运算，消除相位误差的影响
利用水和脂的化学位移效应，首先采集两个不同的特定TE值，分别采集人体组织当中水和脂肪同相位图像IP及反相位图像OP，再通过计算得到单独“水”或“脂肪”信号图像，分别表示为W和F
W=(IP+OP)/2
F=(IP−OP)/2
与常规压脂技术相比的优势
不影响纵向磁化
对静磁场不均匀性不敏感
对射频场不均匀性不敏感
DIXON技术被认为可有效反映内脏器官脂肪含量，可用于脂肪定量

三、磁化传递技术

磁化传递技术

- 在常规激励脉冲之前预先使用一个低能量射频脉冲，该射频脉冲的频率偏离自由水质子共振频率但没超过结合水质子的共振频率范围，即选择性地激发结合水质子，使结合水质子发生饱和，然后该饱和性通过磁化交换过程传递给相邻的自由水质子，从而不同程度地降低某些组织的MR信号强度，产生与磁化传递相关的新组织对比
  - 这种结合水质子将饱和的磁化传递给自由水质子的过程称为磁化传递（MT）或磁化传递对比（MTC）
- 应用
  - MR血管成像，降低血管周围背景组织的信号而不影响血管信号，从而提高对比度
  - MR增强检查，降低肿瘤周围组织信号，不影响富含钆对比剂的肿瘤信号，从而提高对比度
  - 多发性硬化疾病检查，磁化传递的程度与组织的物理和化学状态有关，可以显示硬化斑的脱髓鞘程度
  - 骨关节检查，有利于关节软骨的显示
- 利用磁化传递可以间接乃至半定量地反映组织中大分子蛋白含量的变化
  - 定量指标为磁化传递率（MTR）
  - $MIR=\frac{M_0-M_t}{M_0}\times 100\%$
    - 其中M_0为未加磁化传递预脉冲图像上的信号强度；M_t为施加磁化传递预脉冲图像上的信号强度

四、化学位移成像

化学位移成像

- 原子核的共振频率与磁场强度成正比，但局部化学环境会影响质子的共振频率，围绕着原子核旋转的电子不同程度地削弱了静磁场强度，若固定静磁场强度大小，周围电子云较薄的原子经受的局部磁场强度较高，其共振频率较高；而周围电子云较厚的原子局部磁场强度较低，其共振频率也较低，这种因分子环境不同引起的共振频率差异称作化学位移（chemical shift）
- 磁共振波谱的基础，用于检测组织细胞内的代谢物质
- 突出或抑制某种组织信号
  - 水抑制成像
  - 脂肪抑制成像
- 诱发化学位移伪影
- 水脂同反相位成像
  - 在1.0T静磁场中，水质子比脂肪质子快一周期所用的时间为6.8ms。当激发停止后，水质子横向磁化矢量与脂肪质子横向磁化矢量每隔6.8ms出现相位相同的状态，即同相位，此时两者信号相加
  - 在1.0T静磁场中，水质子比脂肪质子快一周期所用的时间为6.8ms。当激发停止后，水质子横向磁化矢量与脂肪质子横向磁化矢量每隔6.8/2=3.4ms出现相位相反的状态，即反相位，此时两者信号相减——常用于肾上腺肿瘤和肝脏脂肪浸润检查
  - （以上两者）GRE序列中TE选择6.8ms或其倍数得到同相位图像；TE选择3.4ms或其倍数得到反相位图像

【精选习题】

多选题

1. 磁化传递对比技术主要应用包括

   A. 化学位移成像

   B. MR 血管成像

   C. MR 增强检查

   D. 多发性硬化病变的检查

   E. 骨关节检查

答案：BCDE

2. PROPELLER 技术的基本原理包括

   A. 数据采集

   B. 相位校正

   C. 旋转校正

   D. 平移校正

   E. 相关性加权和图像重建

答案：ABCDE

3. 关于水脂反相位成像技术的描述，正确的是
   A. 水脂混合组织信号衰减明显
   B. 纯脂肪组织几乎无衰减
   C. 有勾边效应
   D. 肾上腺腺瘤反相位无衰减
   E. 脂肪肝反相位衰减明显

答案：ABCE

第三章　磁共振成像系统的组成

第一节　磁体系统

核心考点	掌握	熟悉	了解
1. 引言		√	
2. 磁体系统的组成	√		
3. 磁体的性能指标			√
4. MRI 设备磁体类型		√	
5. MRI 超导型磁体性能及其相关性		√	
6. 磁屏蔽		√	
7. 匀场及匀场线圈			√

一、匀场与磁屏蔽

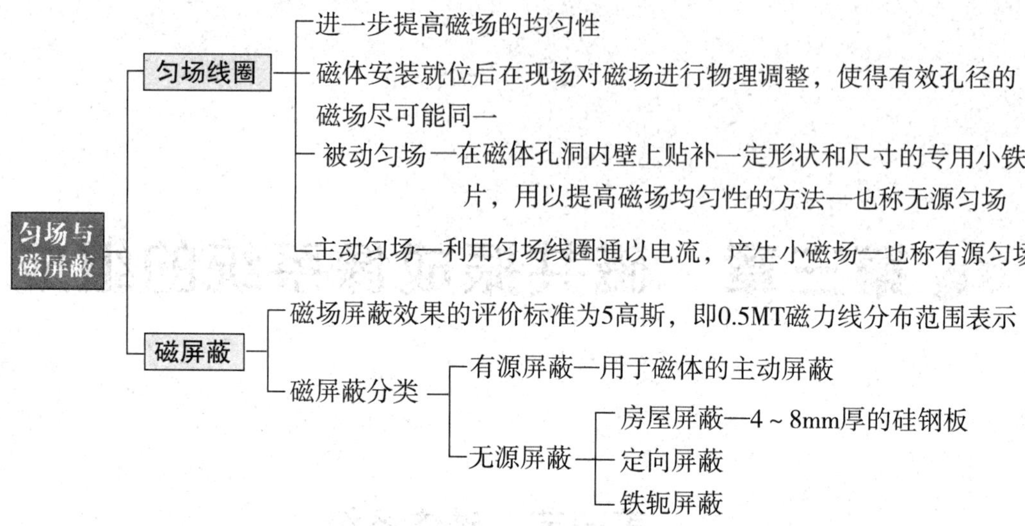
匀场与磁屏蔽
匀场线圈
进一步提高磁场的均匀性
磁体安装就位后在现场对磁场进行物理调整，使得有效孔径的磁场尽可能同一
被动匀场一在磁体孔洞内壁上贴补一定形状和尺寸的专用小铁片，用以提高磁场均匀性的方法—也称无源匀场
主动匀场—利用匀场线圈通以电流，产生小磁场—也称有源匀场
磁屏蔽
磁场屏蔽效果的评价标准为5高斯，即0.5MT磁力线分布范围表示
磁屏蔽分类
有源屏蔽—用于磁体的主动屏蔽
无源屏蔽
房屋屏蔽—4 ~ 8mm厚的硅钢板
定向屏蔽
铁轭屏蔽

二、磁体的性能指标

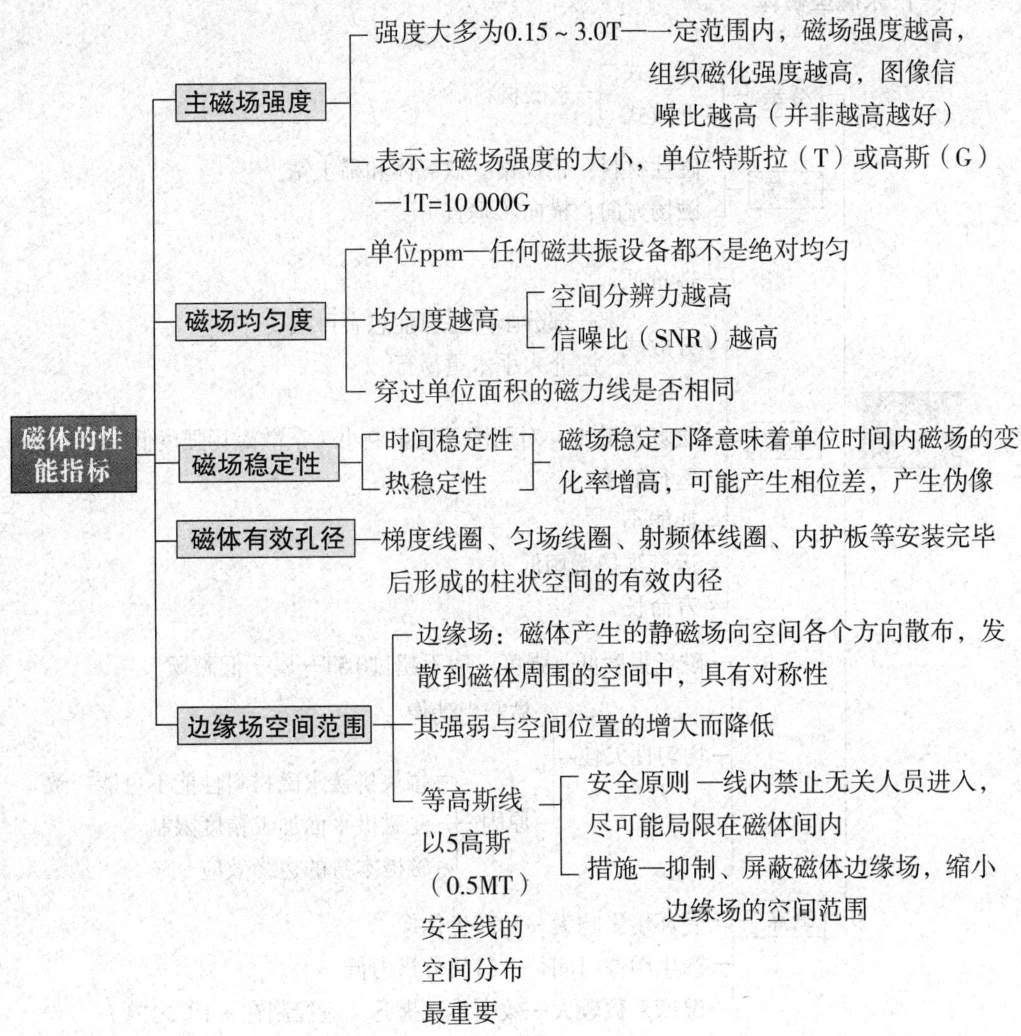
磁体的性能指标
主磁场强度
强度大多为0.15～3.0T——一定范围内，磁场强度越高，组织磁化强度越高，图像信噪比越高（并非越高越好）
表示主磁场强度的大小，单位特斯拉（T）或高斯（G）—1T=10 000G
磁场均匀度
单位ppm—任何磁共振设备都不是绝对均匀
均匀度越高
空间分辨力越高
信噪比（SNR）越高
穿过单位面积的磁力线是否相同
磁场稳定性
时间稳定性
热稳定性
磁场稳定下降意味着单位时间内磁场的变化率增高，可能产生相位差，产生伪像
磁体有效孔径
梯度线圈、匀场线圈、射频体线圈、内护板等安装完毕后形成的柱状空间的有效内径
边缘场空间范围
边缘场：磁体产生的静磁场向空间各个方向散布，发散到磁体周围的空间中，具有对称性
其强弱与空间位置的增大而降低
等高斯线以5高斯（0.5MT）安全线的空间分布最重要
安全原则—线内禁止无关人员进入，尽可能局限在磁体间内
措施—抑制、屏蔽磁体边缘场，缩小边缘场的空间范围

三、磁体类型

（一）永磁型磁体

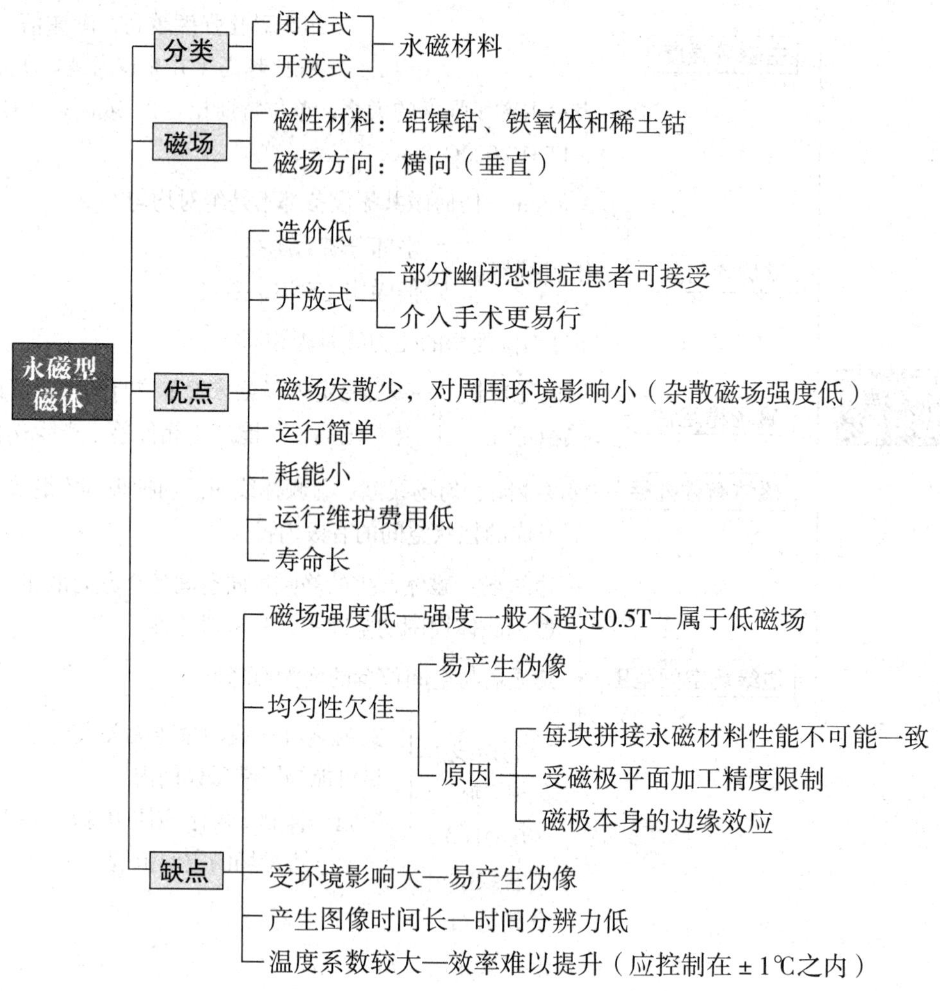
永磁型磁体
分类
闭合式
开放式
永磁材料
磁场
磁性材料：铝镍钴、铁氧体和稀土钴
磁场方向：横向（垂直）
优点
造价低
开放式
部分幽闭恐惧症患者可接受
介入手术更易行
磁场发散少，对周围环境影响小（杂散磁场强度低）
运行简单
耗能小
运行维护费用低
寿命长
缺点
磁场强度低—强度一般不超过0.5T—属于低磁场
均匀性欠佳
易产生伪像
原因
每块拼接永磁材料性能不可能一致
受磁极平面加工精度限制
磁极本身的边缘效应
受环境影响大—易产生伪像
产生图像时间长—时间分辨力低
温度系数较大—效率难以提升（应控制在±1℃之内）

（二）常导型磁体

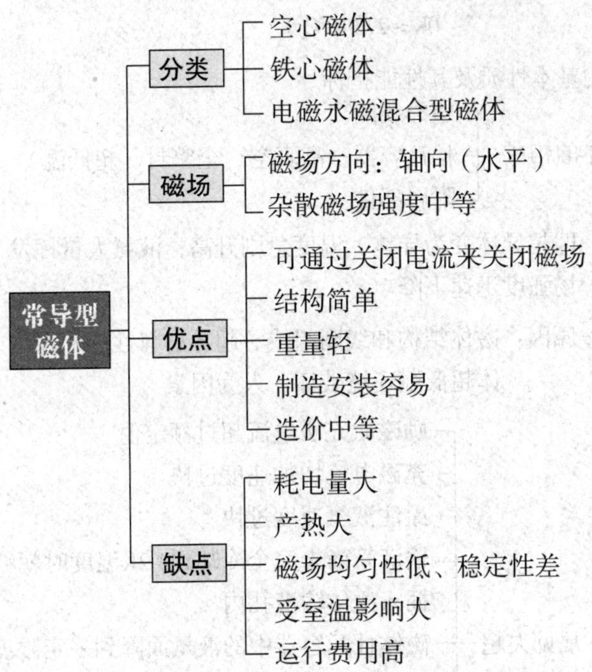
常导型磁体
分类
空心磁体
铁心磁体
电磁永磁混合型磁体
磁场
磁场方向：轴向（水平）
杂散磁场强度中等
优点
可通过关闭电流来关闭磁场
结构简单
重量轻
制造安装容易
造价中等
缺点
耗电量大
产热大
磁场均匀性低、稳定性差
受室温影响大
运行费用高

（三）超导型磁体

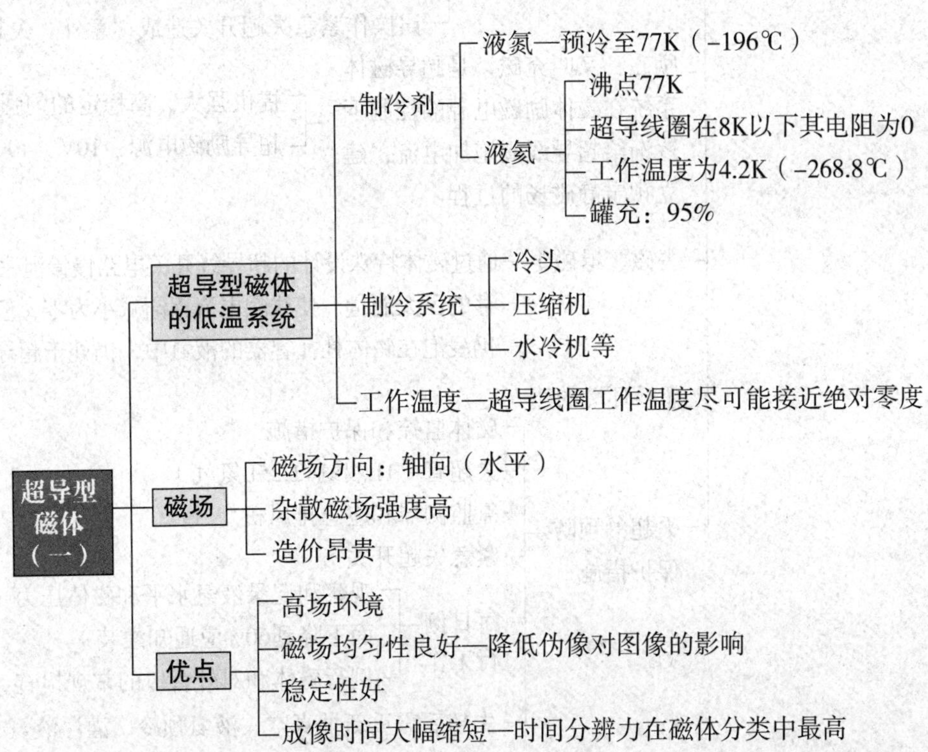
超导型磁体（一）
超导型磁体的低温系统
制冷剂
液氮—预冷至77K（–196℃）
液氦
沸点77K
超导线圈在8K以下其电阻为0
工作温度为4.2K（–268.8℃）
罐充：95%
制冷系统
冷头
压缩机
水冷机等
工作温度—超导线圈工作温度尽可能接近绝对零度
磁场
磁场方向：轴向（水平）
杂散磁场强度高
造价昂贵
优点
高场环境
磁场均匀性良好—降低伪像对图像的影响
稳定性好
成像时间大幅缩短—时间分辨力在磁体分类中最高

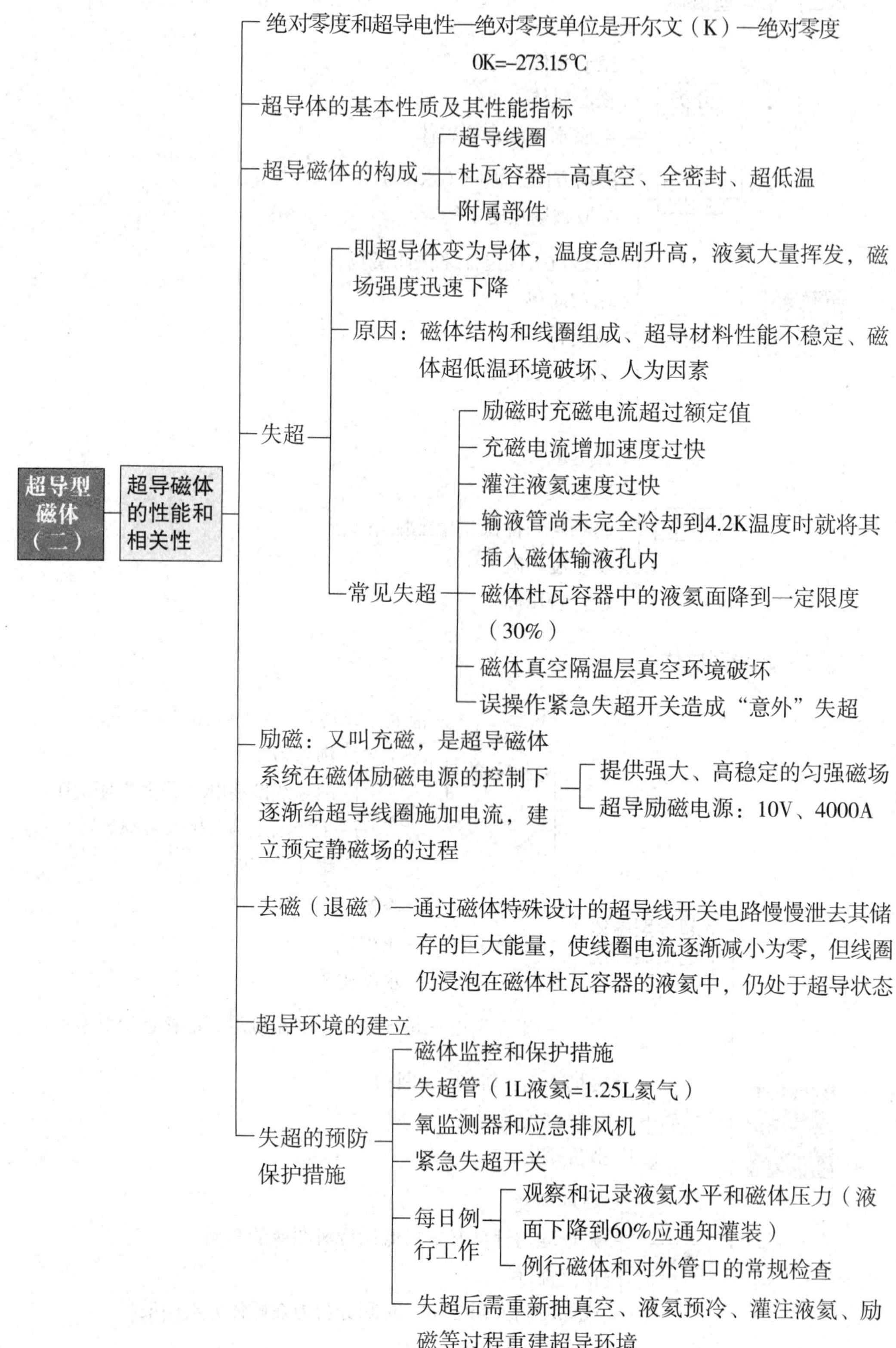
超导型
磁体
（二）
超导磁体
的性能和
相关性
绝对零度和超导电性—绝对零度单位是开尔文（K）—绝对零度
0K=-273.15℃
超导体的基本性质及其性能指标
超导磁体的构成
超导线圈
杜瓦容器—高真空、全密封、超低温
附属部件
失超
即超导体变为导体，温度急剧升高，液氦大量挥发，磁场强度迅速下降
原因：磁体结构和线圈组成、超导材料性能不稳定、磁体超低温环境破坏、人为因素
常见失超
励磁时充磁电流超过额定值
充磁电流增加速度过快
灌注液氦速度过快
输液管尚未完全冷却到4.2K温度时就将其插入磁体输液孔内
磁体杜瓦容器中的液氦面降到一定限度（30%）
磁体真空隔温层真空环境破坏
误操作紧急失超开关造成“意外”失超
励磁：又叫充磁，是超导磁体系统在磁体励磁电源的控制下逐渐给超导线圈施加电流，建立预定静磁场的过程
提供强大、高稳定的匀强磁场
超导励磁电源：10V、4000A
去磁（退磁）—通过磁体特殊设计的超导线开关电路慢慢泄去其储存的巨大能量，使线圈电流逐渐减小为零，但线圈仍浸泡在磁体杜瓦容器的液氦中，仍处于超导状态
超导环境的建立
失超的预防保护措施
磁体监控和保护措施
失超管（1L液氦=1.25L氦气）
氧监测器和应急排风机
紧急失超开关
每日例行工作
观察和记录液氦水平和磁体压力（液面下降到60%应通知灌装）
例行磁体和对外管口的常规检查
失超后需重新抽真空、液氦预冷、灌注液氦、励磁等过程重建超导环境

（四）混合型磁体

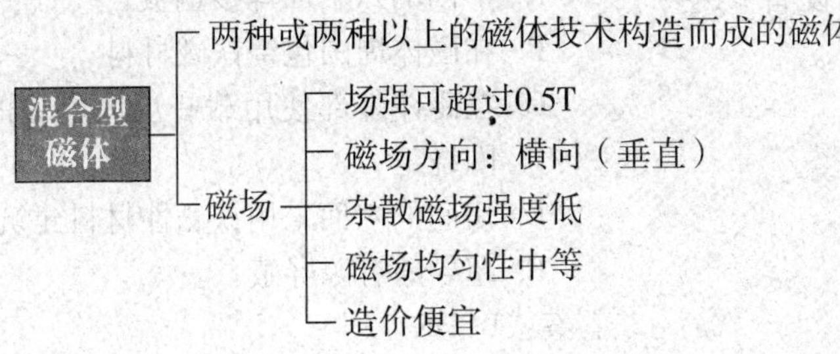
混合型磁体
两种或两种以上的磁体技术构造而成的磁体
磁场
场强可超过0.5T
磁场方向：横向（垂直）
杂散磁场强度低
磁场均匀性中等
造价便宜

【精选习题】

单选题

1. 组成磁体系统的组件不包括
   A. 匀场线圈
   B. 梯度线圈
   C. 射频发射线圈
   D. 脉冲发射线圈
   E. 接收体线圈

答案：D

2. 下列匀场技术中，错误的是
   A. 主动匀场使用电磁线圈
   B. 被动匀场使用小线圈
   C. 被动匀场方便省电
   D. 主动和被动匀场同时使用会使 B_0 超均匀
   E. 匀场不定期进行

答案：E

3. 关于永磁型磁体的论述，错误的是
   A. 与稀土有关
   B. 场强低
   C. 重量、体积大
   D. 造价高
   E. 稳定性差

答案：D

4. 定期补充液氦的原因是
   A. 超导系统出现故障
   B. 使用回收系统
   C. 环境湿度升高
   D. 正常情况下蒸发泄漏
   E. 使用频繁

答案：D

5. 超导线圈温度的临界值是
   A. 1K
   B. 2K
   C. 4K
   D. 6K
   E. 8～10K

答案：E

6. 超导制冷剂中液氮的作用，错误的是
   A. 制冷剂和液氦混合使用
   B. 不是常规超导制冷剂
   C. 在液氦使用前用于预冷的制冷剂
   D. 是超导低温的过渡
   E. 液氮的制冷温度高于液氦

答案：B

7. 关于超导型磁体的叙述，不正确的是
   A. 电磁线圈的工作温度在绝对温标 4.2K
   B. 达到绝对零度（－273°C）
   C. 电流在闭合的超导线圈内几乎无衰减地循环流动
   D. 超导磁体配有一个励磁电源
   E. 其静磁场的强度一般低于 0.3T

答案：E

多选题

8. 磁共振成像设备（简称 MRI 设备）主要由下列哪几部分构成
   A. 磁体系统
   B. 梯度磁场系统
   C. 低温保障冷却系统
   D. 射频系统
   E. 计算机及图像处理系统

答案：ABDE

9. 关于磁体性能的评价指标，正确的是
   A. 主要包括主磁场强度、磁场均匀度、磁场稳定性、磁体有效孔径及边缘场范围
   B. 目前应用于临床上的 MRI 设备主磁场强度大多为 0.5～3.0T
   C. 磁场均匀度的单位为 ppm，值越大说明均匀性越好
   D. 磁体孔径一般来说必须至少达到 60cm，越大越好，但难以实现
   E. 磁场强度一定的前提下，5 高斯线空间范围越小越好

答案：ADE

10. 磁体系统的主要性能指标是
   A. 磁场强度
   B. 均匀度
   C. 稳定性
   D. 孔径大小
   E. 足够管电压

答案：ABCD

11. 关于磁屏蔽的做法，正确的是
   A. 房间的六个面焊接铜板
   B. 在磁体周围包绕铁磁材料
   C. 在磁体外部使用载有反向电流的线圈绕组
   D. 房间的六面采用铁磁性材料建筑
   E. 超导的有源屏蔽

答案：BCDE

12. 下列属于无源屏蔽的是
   A. 磁屏蔽线圈
   B. 房屋屏蔽
   C. 定向屏蔽
   D. 铁轭屏蔽
   E. 铅屏蔽

答案：BCD

13. 按照磁体类型分类，MRI 设备分为
   A. 永磁型 MRI 设备
   B. 常导型 MRI 设备
   C. 超导型 MRI 设备
   D. 永动型 MRI 设备
   E. 混合型 MRI 设备

答案：ABCE

14. 关于永磁体特性的描述，正确的是
   A. 由具有铁磁性的材料组成
   B. 不能做成开放磁体
   C. 不需要电流和冷却剂
   D. 对环境温度没有要求
   E. 杂散场小

答案：ACE

第二节　梯度系统

核心考点	掌握	熟悉	了解
1. 梯度系统和梯度磁场的组成	√		
2. 梯度磁场性能指标		√	
3. 梯度磁场的功能		√	

一、梯度系统和梯度磁场的组成

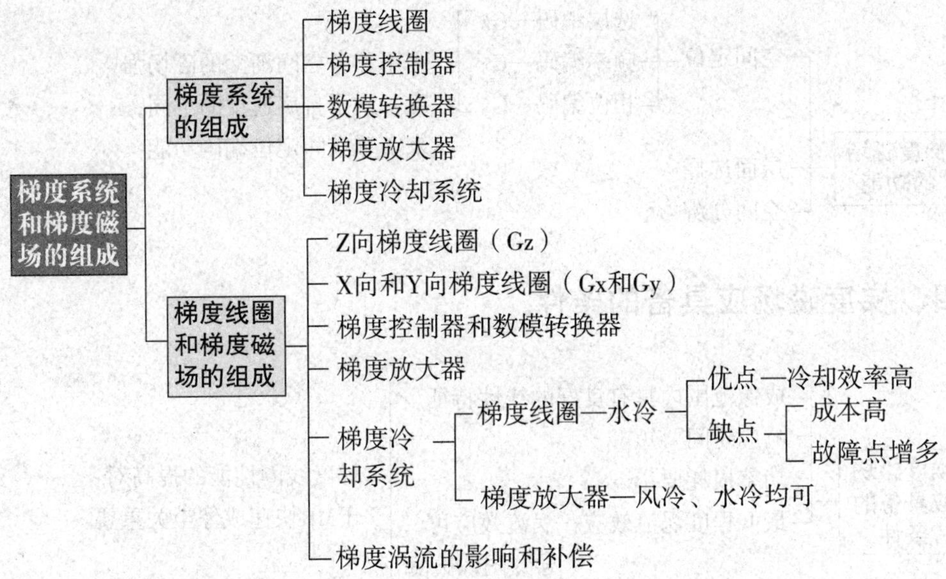
梯度系统和梯度磁场的组成
梯度系统的组成
梯度线圈
梯度控制器
数模转换器
梯度放大器
梯度冷却系统
梯度线圈和梯度磁场的组成
Z向梯度线圈（Gz）
X向和Y向梯度线圈（Gx和Gy）
梯度控制器和数模转换器
梯度放大器
梯度冷却系统
梯度线圈—水冷
优点—冷却效率高
缺点
成本高
故障点增多
梯度放大器—风冷、水冷均可
梯度涡流的影响和补偿

二、梯度磁场性能指标

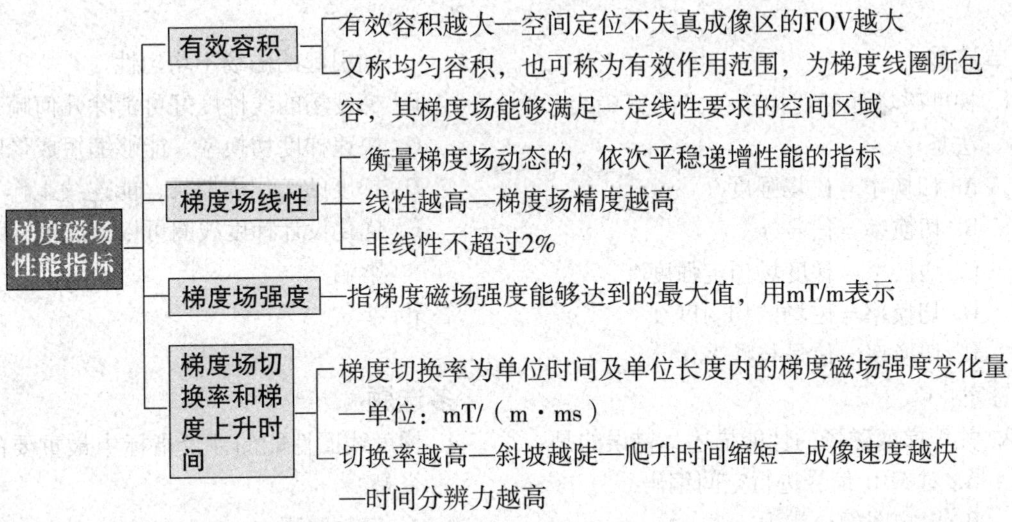
梯度磁场性能指标
有效容积
有效容积越大—空间定位不失真成像区的FOV越大
又称均匀容积，也可称为有效作用范围，为梯度线圈所包容，其梯度场能够满足一定线性要求的空间区域
梯度场线性
衡量梯度场动态的，依次平稳递增性能的指标
线性越高—梯度场精度越高
非线性不超过2%
梯度场强度
指梯度磁场强度能够达到的最大值，用mT/m表示
梯度场切换率和梯度上升时间
梯度切换率为单位时间及单位长度内的梯度磁场强度变化量—单位：mT/（m·ms）
切换率越高—斜坡越陡—爬升时间缩短—成像速度越快—时间分辨力越高

三、梯度磁场的功能

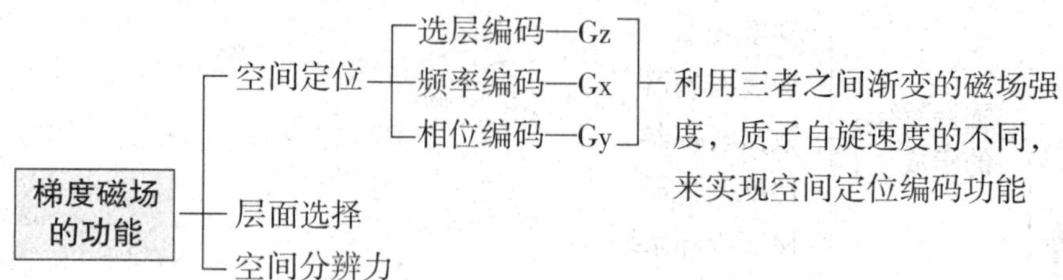
梯度磁场的功能
空间定位
选层编码—Gz
频率编码—Gx
相位编码—Gy
利用三者之间渐变的磁场强度，质子自旋速度的不同，来实现空间定位编码功能
层面选择
空间分辨力

四、梯度磁场应具备的条件

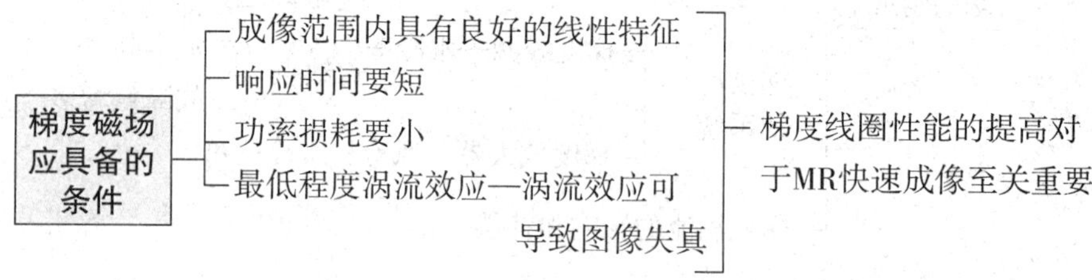
梯度磁场应具备的条件
成像范围内具有良好的线性特征
响应时间要短
功率损耗要小
最低程度涡流效应—涡流效应可导致图像失真
梯度线圈性能的提高对于MR快速成像至关重要

【精选习题】

单选题

1. 梯度磁场强度切换率公式的正确表示方法是
   A. 切换率 = 磁场强度/t
   B. 切换率 = 信号/t
   C. 切换率 = 梯度场预定强度/t
   D. 切换率 = 磁场的均匀度/t
   E. 切换率 = 信号与噪声/t

答案：C

2. 关于梯度磁场的性能描述，错误的是
   A. 对 MRI 信号进行空间编码
   B. 影响图像分辨力
   C. 影响图像信噪比
   D. 影响不同射频之间的转换
   E. 影响 K－空间填充方式

答案：E

3. 关于影响梯度性能的因素中，错误的是
   A. 高梯度场强可克服因组织磁化率不同引起的磁场不均匀性
   B. 梯度场的线性度好可消除几何畸变
   C. 快速梯度切换率，能够缩短成像时间
   D. 梯度的工作周期长，能连续工作
   E. 优化设计梯度线圈可以彻底消除涡流影响

答案：E

多选题

4. 梯度线圈性能的评价指标中最重要的两个是
   A. 有效容积
   B. 线性
   C. 梯度场强度
   D. 梯度场切换率
   E. 梯度场上升时间

答案：CD

第三节　射频系统

核心考点	掌握	熟悉	了解
1. 射频系统的组成和作用	√		
2. 射频脉冲	√		
3. 射频线圈		√	
4. 射频脉冲发射单元		√	
5. 射频脉冲接收单元		√	
6. 射频屏蔽			√

一、射频发射和接收线圈

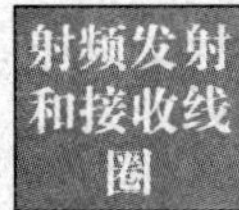
射频发射和接收线圈

射频发射线圈—发射射频脉冲—激发被检测体产生MR信号

射频接收线圈—接受MR信号

二、射频组成

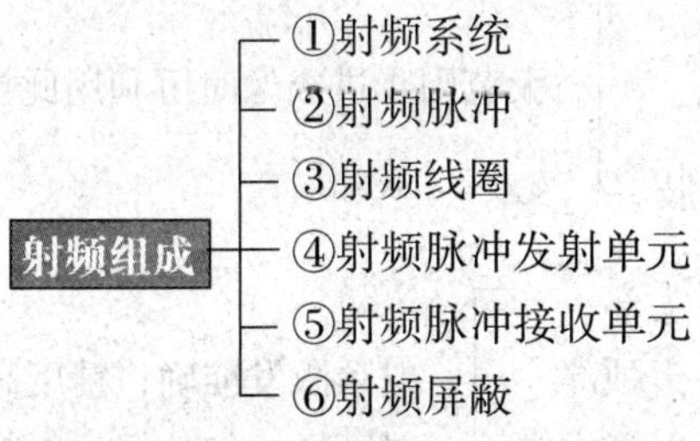
射频组成
①射频系统
②射频脉冲
③射频线圈
④射频脉冲发射单元
⑤射频脉冲接收单元
⑥射频屏蔽

（一）射频线圈

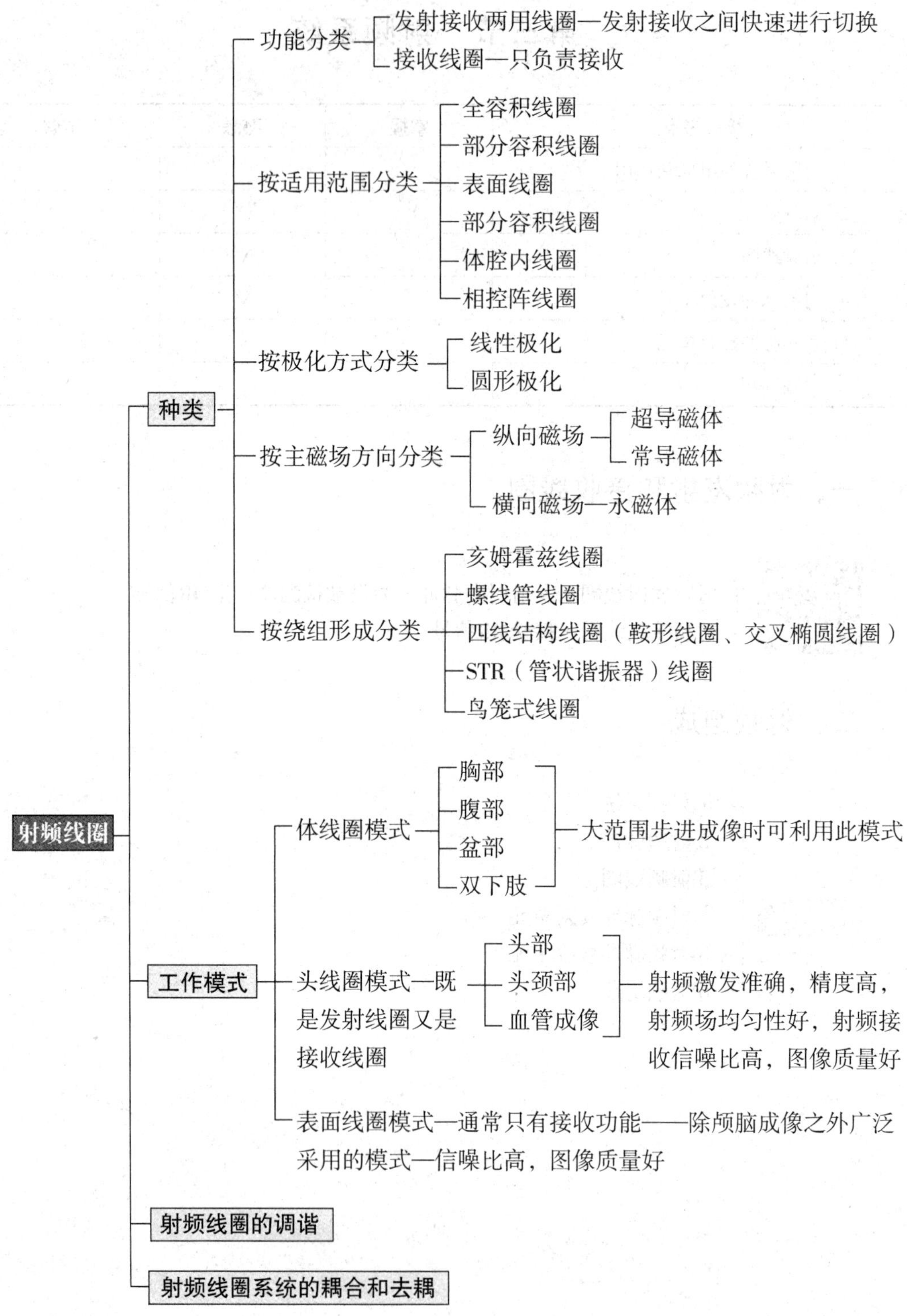
射频线圈
种类
功能分类
发射接收两用线圈—发射接收之间快速进行切换
接收线圈—只负责接收
按适用范围分类
全容积线圈
部分容积线圈
表面线圈
部分容积线圈
体腔内线圈
相控阵线圈
按极化方式分类
线性极化
圆形极化
按主磁场方向分类
纵向磁场
超导磁体
常导磁体
横向磁场—永磁体
按绕组形成分类
亥姆霍兹线圈
螺线管线圈
四线结构线圈（鞍形线圈、交叉椭圆线圈）
STR（管状谐振器）线圈
鸟笼式线圈
工作模式
体线圈模式
胸部
腹部
盆部
双下肢
大范围步进成像时可利用此模式
头线圈模式—既是发射线圈又是接收线圈
头部
头颈部
血管成像
射频激发准确，精度高，射频场均匀性好，射频接收信噪比高，图像质量好
表面线圈模式—通常只有接收功能——除颅脑成像之外广泛采用的模式—信噪比高，图像质量好
射频线圈的调谐
射频线圈系统的耦合和去耦

（二）射频脉冲发射单元

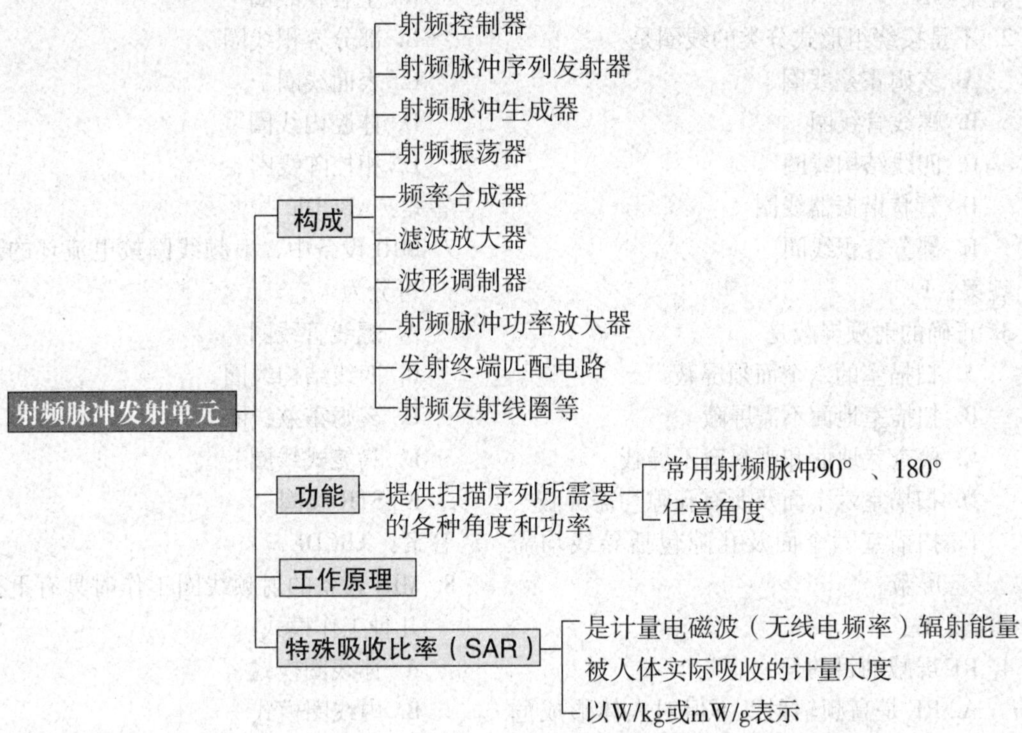
射频脉冲发射单元
构成
射频控制器
射频脉冲序列发射器
射频脉冲生成器
射频振荡器
频率合成器
滤波放大器
波形调制器
射频脉冲功率放大器
发射终端匹配电路
射频发射线圈等
功能
提供扫描序列所需要的各种角度和功率
常用射频脉冲90°、180°
任意角度
工作原理
特殊吸收比率（SAR）
是计量电磁波（无线电频率）辐射能量被人体实际吸收的计量尺度
以W/kg或mW/g表示

（三）射频脉冲接收单元

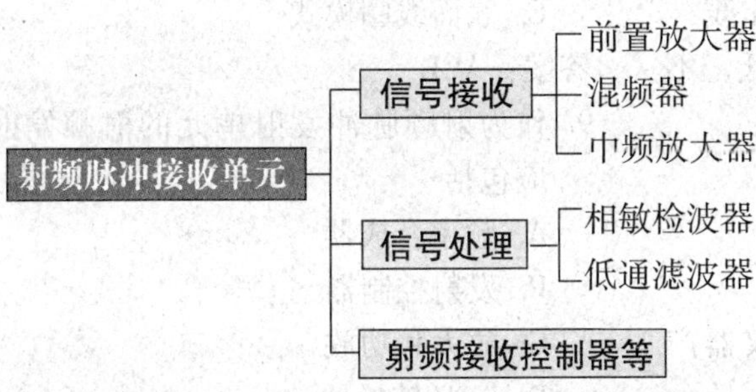
射频脉冲接收单元
信号接收
前置放大器
混频器
中频放大器
信号处理
相敏检波器
低通滤波器
射频接收控制器等

（四）射频屏蔽

射频屏蔽—屏蔽要求对射频衰减在90dB以上

【精选习题】

单选题

1. 射频脉冲系统不包括
   A. 发射器
   B. 接收线圈
   C. 功率放大器
   D. 微波放大器

E. 低噪声信号放大器

答案：D

2. 不是按绕组形式分类的线圈是

A. 亥姆霍兹线圈

B. 螺线管线圈

C. 四线结构线圈

D. 管状谐振器线圈

E. 部分容积线圈

答案：E

3. 正确的射频屏蔽是

A. 扫描室的六个面须屏蔽

B. 扫描室地面不需屏蔽

C. 检查室地面和观察窗不屏蔽

D. 扫描室六个面及所有孔隙均需屏蔽

E. 扫描室六个面及孔隙包括导线均需屏蔽

答案：E

4. RF 屏蔽的目的是

A. RF 是高频辐射，不但对人体形成危害，而且使其能量丢失

B. 对人体无害，故是安全的

C. 由于 RF 能量低，它会形成软 X 线

D. RF 是电磁波辐射，它的能量低，不引起干扰

E. RF 和 X 线都是强的射线

答案：A

5. 安装射频屏蔽的叙述，错误的是

A. 防止射频脉冲对邻近的精密仪器产生干扰

B. 防止外界射频脉冲对磁共振信号干扰

C. 防止射频脉冲对邻近的信号干扰和外界射频脉冲对磁共振信号干扰

D. 防止主磁场干扰相控阵线圈

E. 安装射频屏蔽，以避免磁体间内外的设备互相干扰

答案：D

多选题

6. 按照适用范围大小分类，射频线圈可分为

A. 全容积线圈

B. 部分容积线圈

C. 表面线圈

D. 体腔内线圈

E. 相控阵线圈

答案：ABCDE

7. MRI 设备中，射频线圈按电流环的形式可分为

A. 螺线管线圈

B. 四线结构线圈

C. 亥姆霍兹线圈

D. 鸟笼式线圈

E. STR 线圈

答案：ABCDE

8. MRI 设备的射频线圈工作时具有下列哪几种工作模式

A. 体线圈模式

B. 内线圈模式

C. 头线圈模式

D. 尾线圈模式

E. 表面线圈模式

答案：ACE

9. 作为射频脉冲发射单元的射频发射器，应包括

A. 频率合成器

B. 发射控制器

C. 放大和功放

D. A/D 转换器

E. RF 生成器

答案：ABCE

10. 射频脉冲接收单元包括

A. A/D 转换器

B. 低频放大与低通滤波器

C. 相敏检波器

D. 混频器与滤波器

E. 前置放大器

答案：ABCDE

第四节 信号采集、图像重建系统及主控计算机

核心考点	掌握	熟悉	了解
1. 信号采集			√
2. 数据处理和图像重建系统			√
3. 主控计算机及图像显示系统			√
4. 图像显示			√
5. 主控计算机中的软件			√
6. 高级影像后处理工作站			√

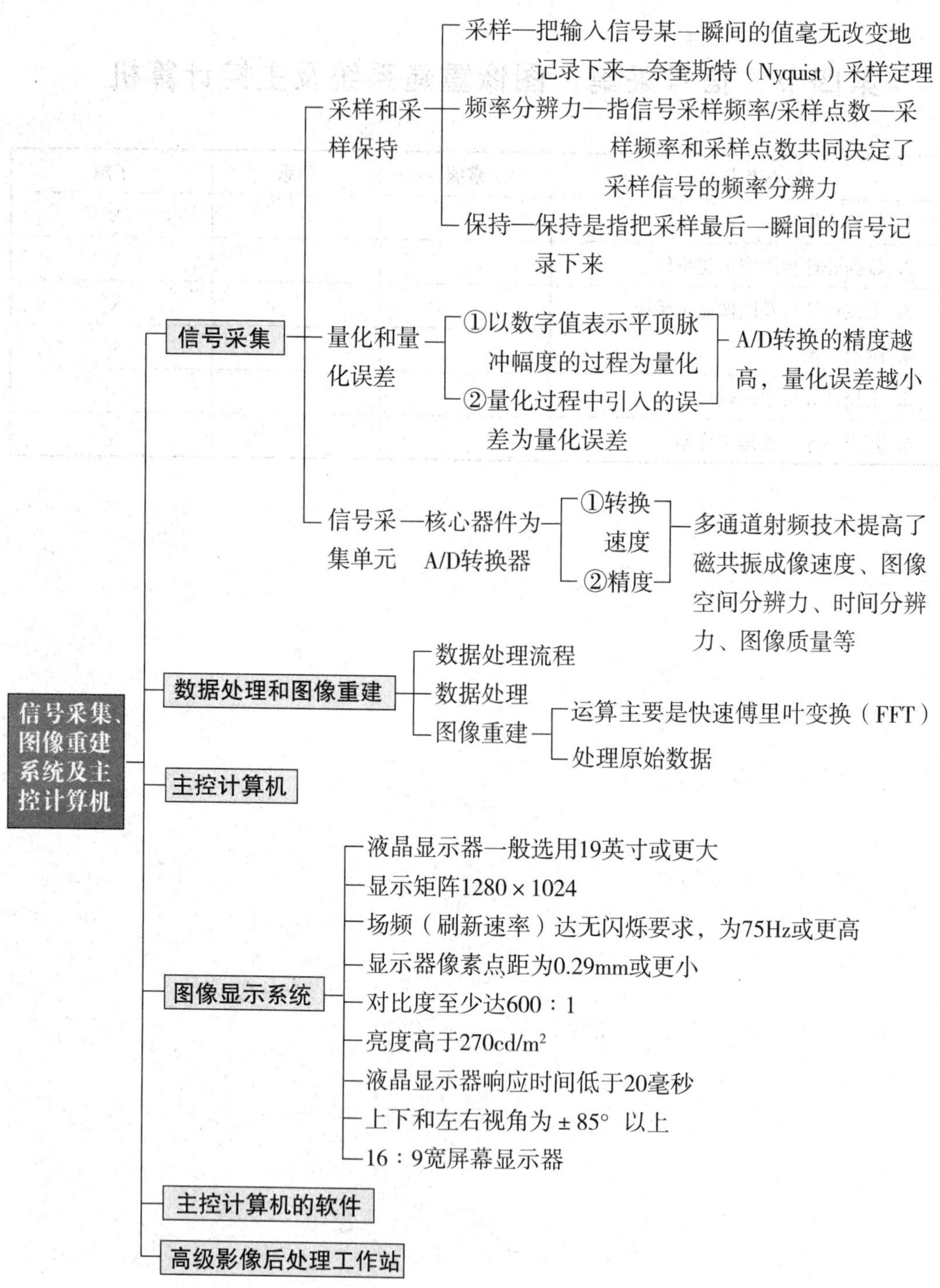
信号采集、图像重建系统及主控计算机
信号采集
采样和采样保持
采样—把输入信号某一瞬间的值毫无改变地记录下来—奈奎斯特（Nyquist）采样定理
频率分辨力—指信号采样频率/采样点数—采样频率和采样点数共同决定了采样信号的频率分辨力
保持—保持是指把采样最后一瞬间的信号记录下来
量化和量化误差
①以数字值表示平顶脉冲幅度的过程为量化
②量化过程中引入的误差为量化误差
A/D转换的精度越高，量化误差越小
信号采集单元
核心器件为A/D转换器
①转换速度
②精度
多通道射频技术提高了磁共振成像速度、图像空间分辨力、时间分辨力、图像质量等
数据处理和图像重建
数据处理流程
数据处理
图像重建
运算主要是快速傅里叶变换（FFT）
处理原始数据
主控计算机
图像显示系统
液晶显示器一般选用19英寸或更大
显示矩阵1280×1024
场频（刷新速率）达无闪烁要求，为75Hz或更高
显示器像素点距为0.29mm或更小
对比度至少达600：1
亮度高于270cd/m²
液晶显示器响应时间低于20毫秒
上下和左右视角为±85°以上
16：9宽屏幕显示器
主控计算机的软件
高级影像后处理工作站

【精选习题】

多选题

1. MRI 扫描程序直接控制的内容有
   A. 扫描序列脉冲的控制
   B. MR 图像信号的采集
   C. MR 图像重建
   D. 显示及后处理
   E. 静磁场强度

答案：ABCD

第五节 MRI 附属设施

核心考点	掌握	熟悉	了解
1. 数字光纤射频平台技术			√
2. 全身一体化射频线圈平台技术			√
3. 多湃发射射频平台技术			√
4. 配电系统			√
5. 照明系统			√
6. 氦压缩机及水冷系统		√	
7. 安全和监测设施		√	

安全和监测设施
- 照明系统：36V直流电白炽灯
- 警示标识—设置明显的“强磁场区域危险”标识—防止体内外装有电子、金属植入物者误入5G磁力线区域
- 金属探测器
- 氧气监测器及应急换气机—人体所需最低氧浓度为18%
- 紧急失超开关
- 断电报警装置
- 系统紧急断电开关
- 消防器材—磁共振室须采用无磁灭火器具

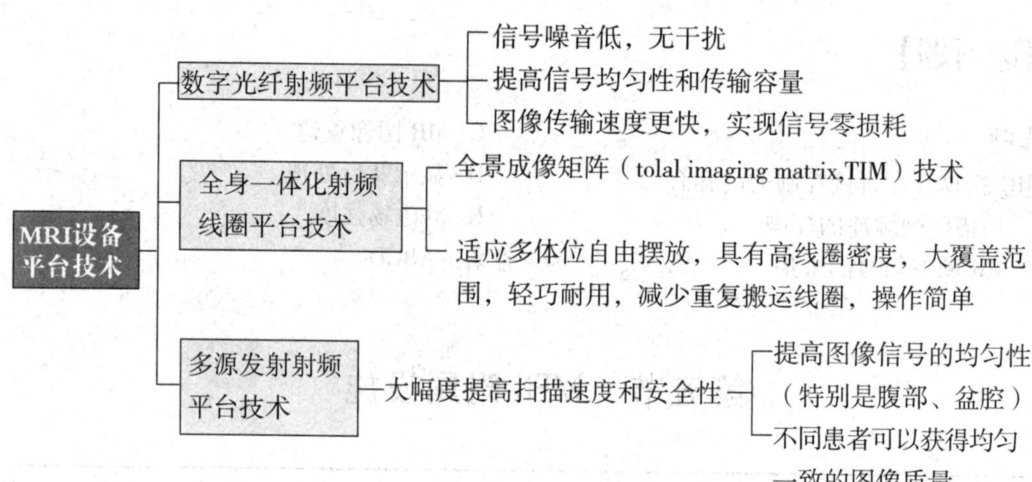
MRI设备平台技术
数字光纤射频平台技术
信号噪音低，无干扰
提高信号均匀性和传输容量
图像传输速度更快，实现信号零损耗
全身一体化射频线圈平台技术
全景成像矩阵（tolal imaging matrix,TIM）技术
适应多体位自由摆放，具有高线圈密度，大覆盖范围，轻巧耐用，减少重复搬运线圈，操作简单
多源发射射频平台技术
大幅度提高扫描速度和安全性
提高图像信号的均匀性（特别是腹部、盆腔）
不同患者可以获得均匀一致的图像质量

《 第四章　磁共振成像质量及其控制

第一节　磁共振成像的质量控制及其影响因素

核心考点	掌握	熟悉	了解
1. 磁共振成像的质量控制			√
2. 空间分辨力	√		
3. 信号噪声比	√		
4. 对比噪声比		√	
5. 均匀度		√	

一、磁共振成像的质量控制

- 概述
  - 根据诊断要求及受检者的具体情况确定检查计划和质量要求
  - 确定相应的成像系统、对比剂及相应器具
  - 确定扫描方法及其质量控制程序
  - 数据后处理，图像质量审查，归档保存
  - MR室安全管理与清洁卫生
  - 技术人员专业培训并持证上岗
  - 编写有关的技术文件、指南、规范等
  - MR图像质量主要有三种因素
    - 空间分辨力
    - 信号噪声比（SNR）
    - 图像对比度及对比噪声比（CNR）

- 质量保证和质量控制
  - 质量保证（QA）包括了所有管理实施方案
    - 扫描的图像要包含解决问题所必需的信息
    - 记录的信息得到正确的解释，并被受检者的主管医师及时利用
    - 检查结果的获得应尽可能减少受检者可能发生的意外、花费及受检者的不便，且同时满足必需的信息
    - 只要有助于MR成像、研究，向受检者提供帮助的任何人都应当看作是质量保证委员会（QAC）的一员
  - 质量控制是质量保证的重要组成部分，是获得优质MR图像的控制方法，不能包括或代替质量保证
    - 验收检测—新安装或进行大修的设备检测—大修包括替换或修理以下子系统部件：梯度放大器、梯度线圈、磁体、射频放大器、数字板和信号处理电路板
    - 设备基准性能的建立—应该在整个MRI系统和附属的子系统之上进行，比如修理、替换和升级射频线圈
    - 发展并排查设备性能上的改变以免在图像上产生影响
    - 设备性能产生异常，劣化原因自己校正的核实
  - 优质的MR图像能够清晰准确地显示解剖和病变结构，提供足够的诊断信息。通过对图像的数据检测分析，可定量地评价图像质量，通过调控一些参数，进行图像质量的定量分析，达到图像质量控制的目的

- MRI质量控制中相关人员职责（一）
  - MRI质量保证管理人员（诊断医师）的特定职责
    - 确保技师具有充足的MRI方面的培训和继续教育
    - 向MRI技师提供符合本单位实际临床需要的MRI扫描程序计划
    - 确保本单位所有MRI有效质量控制程序的存在。主管放射医师应向质量控制程序的所有方面提供激发、监督和指导作用
    - 指定一名技师作为主要质控技师，执行预定的质量控制检测和管理QC程序
    - 确保适当的测试设备和材料应用于执行技师的QC测试
    - 安排员工和时间表以便有充足的时间应用于质量控制测试和记录、解释结果
    - 向技师提供有关临床照片质量和质量控制的步骤，定期反馈正、反面的信息
    - 至少每三个月回顾一次质控技师的测试结果，如果还未获得稳定的结果,则应更加频繁
    - 监督或指定一个受过专业培训的人，来管理工作人员、受检者以其周围公众的安全防护
    - 确保工作人员资格认证，MRI原始记录和程序、质量控制、安全和防护相关的记录正确保存
    - 在影像阅读中发现质量低劣的影像时，遵循质量校正程序。此外还应该监督和定期评价MRI诊断报告的质量
  - MRI诊断医师在MRI质量控制中的领导职责
    - 从事MRI的医师必须回顾测试结果和阶段性趋向，在发现问题时提供指导
    - MRI医师必须确保有充足时间应用于质量控制程序
    - 保证质量控制测试执行的稳定性，必须为每个MRI系统选择固定的技师
    - MRI医师要最终负责在其指导下产生的照片质量，同时承担最终责任
    - MRI诊断医师、质量控制技师和其他相关人员应该建立并遵循适用于所有成员的MRI质量保证程序手册
      - 确保QA/QC检测的规定职责和进行过程
      - 质量控制技师和医学物理师或MRI技术专家最近完成的质量控制检测记录
      - 对MRI操作技师的指导程序的描述，应包括进行时间和内容
      - 设备的正确使用和维护程序
      - 应用的MRI技术，包括关于体位、线圈、脉冲序列和对比剂管理等有关信息
      - 有关保护患者和设备操作技师免受不必要的MRI强磁场、脉冲磁场、梯度脉冲和射频脉冲等影响的预防措施
      - 记录的正确保留，包括质量控制和质量保证测试，设备修理、维护记录，以及质量保证会议记录等
      - MRI系统及附属设备的清洁和消毒灭菌程序

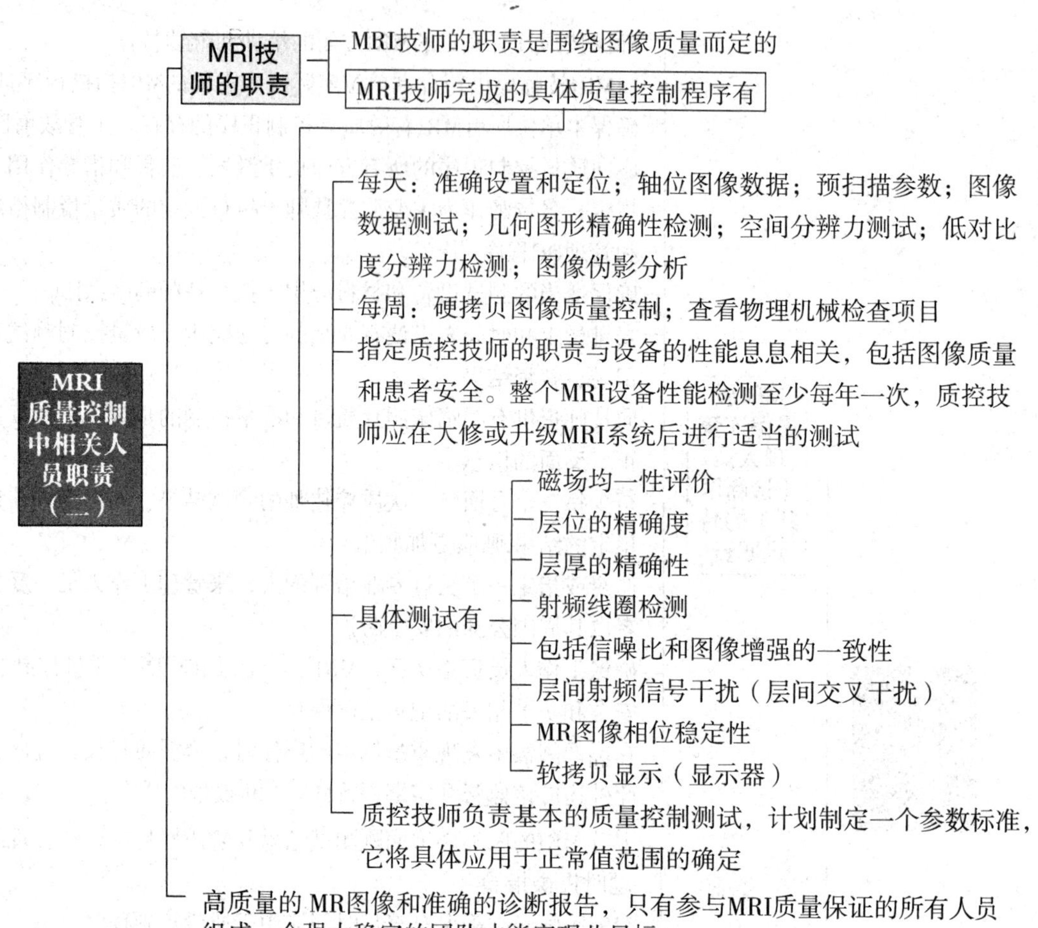
MRI质量控制中相关人员职责（二）
MRI技师的职责
MRI技师的职责是围绕图像质量而定的
MRI技师完成的具体质量控制程序有
每天：准确设置和定位；轴位图像数据；预扫描参数；图像数据测试；几何图形精确性检测；空间分辨力测试；低对比度分辨力检测；图像伪影分析
每周：硬拷贝图像质量控制；查看物理机械检查项目
指定质控技师的职责与设备的性能息息相关，包括图像质量和患者安全。整个MRI设备性能检测至少每年一次，质控技师应在大修或升级MRI系统后进行适当的测试
具体测试有
磁场均一性评价
层位的精确度
层厚的精确性
射频线圈检测
包括信噪比和图像增强的一致性
层间射频信号干扰（层间交叉干扰）
MR图像相位稳定性
软拷贝显示（显示器）
质控技师负责基本的质量控制测试，计划制定一个参数标准，它将具体应用于正常值范围的确定
高质量的MR图像和准确的诊断报告，只有参与MRI质量保证的所有人员组成一个强大稳定的团队才能实现此目标

二、空间分辨力

- **空间分辨力**
  - 控制和评价MRI图像质量的因素之一
    - 空间分辨力是指影像设备系统对组织细微解剖结构的显示能力
    - 用可辨的线对（LP/cm）或最小圆孔直径（mm）数表示
    - 在一定范围内，空间分辨力越高，图像质量越好
    - 与MR系统的磁场强度、梯度磁场、人为因素有关
  - MR的每幅图像都是由像素组成的
    - 像素的物理意义是MR图像的最小单位平面
    - 在图像平面内像素的大小是由FOV和矩阵的比值确定的，像素的大小与FOV和矩阵两者密切相关
    - 像素的面积取决于FOV和矩阵的大小，像素面积=FOV/矩阵
    - 像素是构成矩阵相位和频率方向上数目的最小单位
    - 矩阵是频率编码次数和相位编码步级数的乘积，即矩阵=频率编码次数×相位编码步级数
    - 当FOV一定时，改变矩阵的行数（相位方向）或列数（频率方向），像素大小都会发生变化
  - 体素是像素与层面厚度的乘积
    - 它的物理意义是MR成像的最小体积单位（立方体）
    - 层面厚度实际上就是像素的厚度
    - 体素的大小取决于FOV、矩阵和层面厚度三个基本成像参数，其大小等于FOV×层面厚度/矩阵
    - 体素容积小时，能分辨出组织的细微结构，空间分辨力高，反之亦然
  - 层面厚度越厚，体素越大，空间分辨力越低
    - 当FOV确定后，矩阵越大，体素越小，空间分辨力越高
    - 当矩阵确定后，FOV越小，空间分辨力越高
    - 体素的大小与层面厚度和FOV成正比，与矩阵成反比
  - 信号强度与每个体素内共振质子的数量成正比，增大体素会增加信号强度，使信噪比增大
  - FOV主要由成像部位的大小决定
    - FOV选择过小，会产生卷褶伪影
    - FOV选择过大，会降低图像的空间分辨力
    - FOV大小的选择还受到射频线圈的限制
    - 在实际工作中常使用矩形FOV，将图像部位的最小径线放在相位FOV方向，最大径线放在频率FOV方向—相位方向FOV缩小时，减少扫描时间，而频率方向FOV缩小，不会减少扫描时间

三、信号噪声比

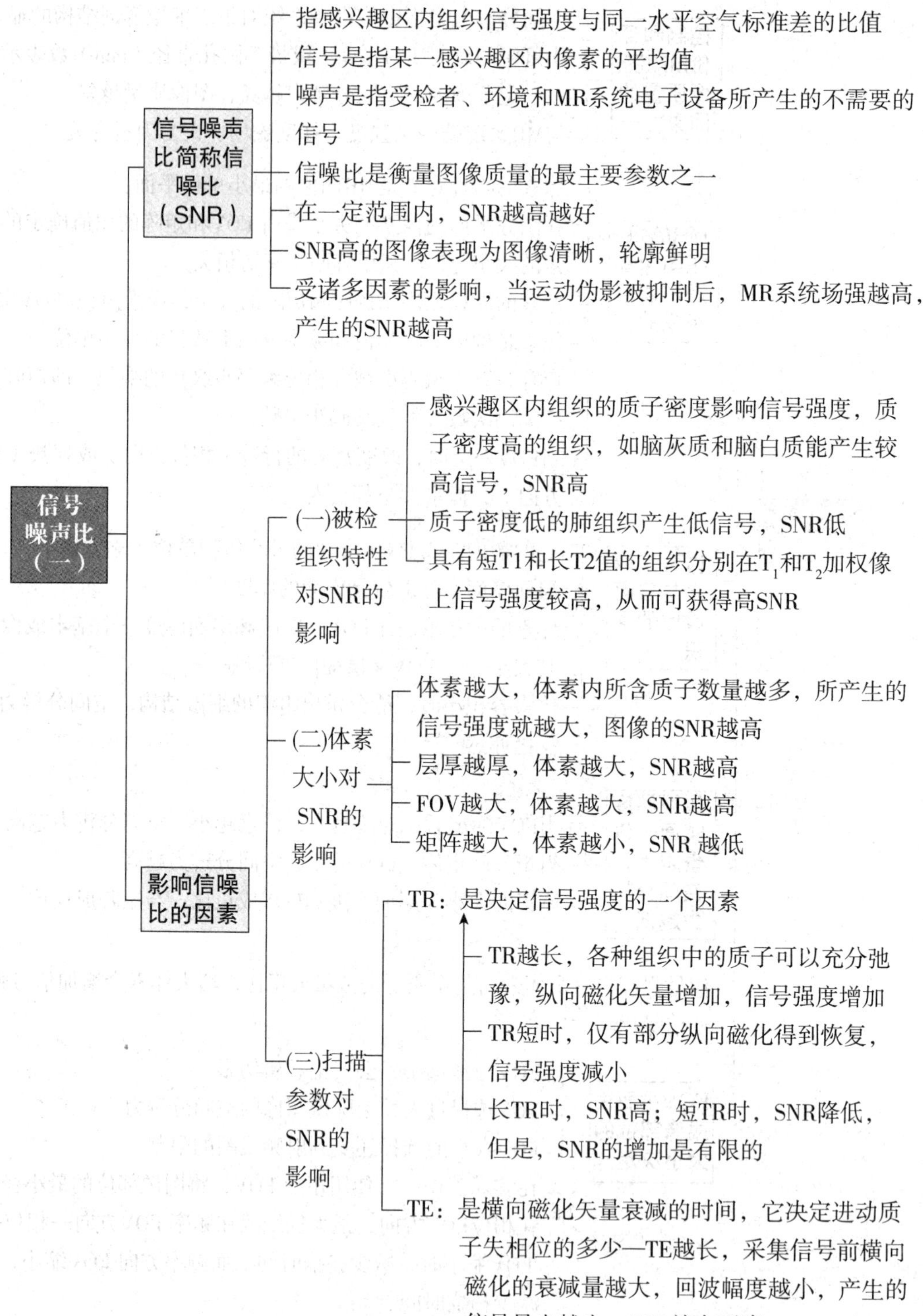
信号噪声比（一）
信号噪声比简称信噪比（SNR）
指感兴趣区内组织信号强度与同一水平空气标准差的比值
信号是指某一感兴趣区内像素的平均值
噪声是指受检者、环境和MR系统电子设备所产生的不需要的信号
信噪比是衡量图像质量的最主要参数之一
在一定范围内，SNR越高越好
SNR高的图像表现为图像清晰，轮廓鲜明
受诸多因素的影响，当运动伪影被抑制后，MR系统场强越高，产生的SNR越高
影响信噪比的因素
(一)被检组织特性对SNR的影响
感兴趣区内组织的质子密度影响信号强度，质子密度高的组织，如脑灰质和脑白质能产生较高信号，SNR高
质子密度低的肺组织产生低信号，SNR低
具有短T1和长T2值的组织分别在T_1和T_2加权像上信号强度较高，从而可获得高SNR
(二)体素大小对SNR的影响
体素越大，体素内所含质子数量越多，所产生的信号强度就越大，图像的SNR越高
层厚越厚，体素越大，SNR越高
FOV越大，体素越大，SNR越高
矩阵越大，体素越小，SNR 越低
(三)扫描参数对SNR的影响
TR：是决定信号强度的一个因素
TR越长，各种组织中的质子可以充分弛豫，纵向磁化矢量增加，信号强度增加
TR短时，仅有部分纵向磁化得到恢复，信号强度减小
长TR时，SNR高；短TR时，SNR降低，但是，SNR的增加是有限的
TE：是横向磁化矢量衰减的时间，它决定进动质子失相位的多少—TE越长，采集信号前横向磁化的衰减量越大，回波幅度越小，产生的信号量也越少，SNR就会下降

信号噪声比（二）
- 影响信噪比的因素
  - (三)扫描参数对SNR的影响
    - 翻转角：翻转角度决定了有多少纵向磁化转变成横向磁化
      - 翻转角越小，产生的信号越弱，SNR就越低
      - SE序列使用90°射频脉冲，使纵向磁化均转变为横向磁化；而梯度回波脉冲序列，纵向磁化只能部分转变为横向磁化
      - SE脉冲序列使用的是180°射频脉冲使相位重叠，GRE脉冲序列是用梯度翻转产生相位重聚，前者比后者更好
      - SE脉冲序列获得的信号更强，SNR也更高
    - 信号采集次数：增加采集信号的平均次数，反复采样，可消除图像中的毛刺状阴影，降低噪声，提高SNR—SNR的变化与采集信号平均次数的平方根成正比，会大大增加扫描时间
    - 层间距：扫描时所选择的层间距越大，SNR 就越高
    - 接收带宽：减少接收带宽，就减少了信号采集范围，也就减少了噪声接收量，从而提高了SNR
  - (四)射频线圈对SNR的影响—射频线圈的类型影响着 SNR
    - 线圈的类型、形状、大小、敏感性、检查部位与线圈间的距离均能影响SNR
    - 信号受噪声干扰的程度取决于线圈的大小和形状，与检查部位的容积有关
    - 线圈分为体线圈、头线圈及各种表面线圈
      - 体线圈SNR最低，因为它包含的组织体积大，产生的噪声量也大，同时成像组织与线圈之间的距离也大，衰减了信号强度
      - 表面线圈的SNR最高，在操作时，应尽量选择合适的表面线圈以提高SNR

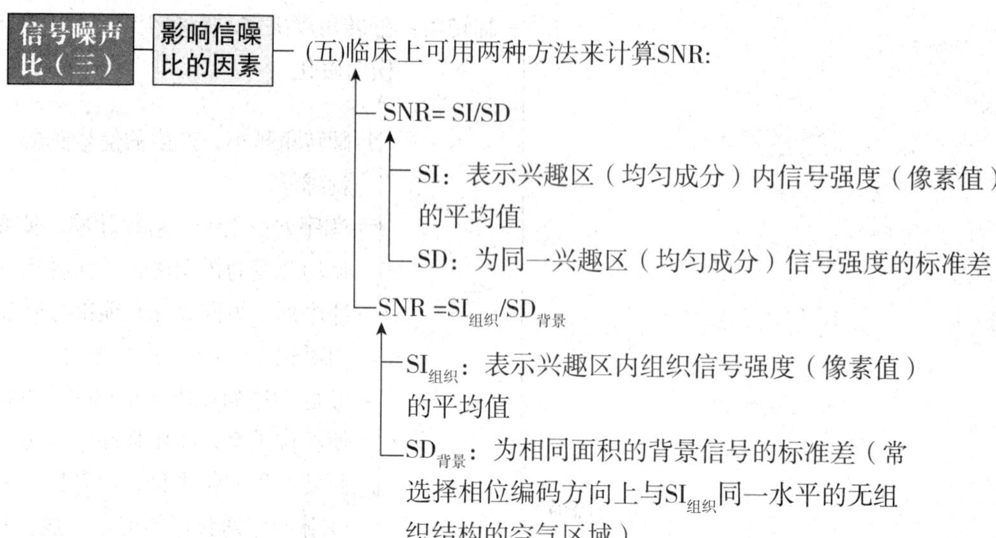
信号噪声比（三）
影响信噪比的因素
(五)临床上可用两种方法来计算SNR:
SNR= SI/SD
SI：表示兴趣区（均匀成分）内信号强度（像素值）的平均值
SD：为同一兴趣区（均匀成分）信号强度的标准差
SNR =SI组织/SD背景
SI组织：表示兴趣区内组织信号强度（像素值）的平均值
SD背景：为相同面积的背景信号的标准差（常选择相位编码方向上与SI组织同一水平的无组织结构的空气区域）

四、对比度噪声比

对比度噪声比

- **CNR：是指两种组织信号强度差值与背景噪声的标准差之比**
  - 在保证一定 SNR 的前提下，MR 图像的另一个重要的质量参数是对比度
  - 对比度是指两种组织信号强度的相对差别，差别越大则图像对比越好
  - CNR有一个应用问题
    - 为对比度的计算需要测量两个物体区域到达人眼的光子流量大小，它会随显示系统的不同而不同，难以执行
    - 解决方法：一种简单易行的替代方法是信号差异噪声比（signal difference to noise ratio，SDNR），它使用原始数据的信号差值来取代对显示影像对比度的评估
    - 表达式为：$SDNR=(S_A-S_B)/SD_{背景}$
      - S_A代表组织A兴趣区像素的平均值
      - S_B代表组织B兴趣区像素的平均值
      - $SD_{背景}$为相同面积的背景信号的标准差（常选择相位编码方向上与$SD_{背景}$同一水平的无组织结构的空气区域，代表背景的随机噪声）
- **具有足够信噪比的MR图像，其 CNR 受三个方面的影响**
  - 组织间的固有差别：即两种组织的T_1值、T_2值、质子密度、运动等的差别，差别大者则CNR较大，对比越好。如果组织间的固有差别很小，即便检查技术用得最好，CNR 也很小
  - 成像技术：包括场强、所用序列、成像参数等，合理的成像技术可提高 CNR
  - 人工对比：有的组织间的固有差别很小，可以利用对比剂的方法增加两者间的 CNR提高病变检出率
- **对比度噪声比用于评估产生临床有用影像对比度的能力**
  - 影像对比度本身不能精确地衡量影像的质量
  - 对比度噪声比包含了这两个因素，给出了有用对比度的客观测量
  - 某种采集技术产生的影像对比度是另一种技术产生对比度的2倍，要想获得较好的临床影像，噪声的增加必须小于2倍

五、均匀度

均匀度
- 是指图像上均匀物质信号强度的偏差
- 偏差越大说明均匀度越低
- 均匀度包括信号强度的均匀度、SNR均匀度、CNR均匀度
- 在实际测量中，可用水模来进行，可在视野内取5个以上不同位置的感兴趣区进行测量

【精选习题】

单选题

1. 在 FOV 的概念中，错误的是
   A. FOV 即扫描视野
   B. 扫描时根据情况选定 FOV
   C. 当选用 FOV 时，矩阵和像素成反比
   D. 矩阵减少时像素值也减少
   E. 增加 FOV，矩阵不变时像素值也增大

答案：D

2. 部分容积效应可通过改变下列哪一项参数加以控制
   A. 选用厚层扫描
   B. 选用薄层扫描
   C. 改变 TR
   D. 改变 TE
   E. 选用大的扫描野

答案：B

多选题

3. 控制和评价 MR 图像质量的主要因素有
   A. 空间分辨力
   B. 信号噪声比
   C. 图像对比度及对比噪声比
   D. 对比剂
   E. 成像时间

答案：ABC

4. MR 图像质量与以下哪些因素相关
   A. 主磁场强度
   B. 主磁场均匀性
   C. 主磁场范围
   D. 梯度线圈
   E. 射频接收线圈

答案：ABDE

第二节 图像对比度

核心考点	掌握	熟悉	了解
1. 概述		√	
2. TR 对图像对比度的影响		√	
3. TE 对图像对比度的影响		√	
4. TI 对图像对比度的影响		√	
5. 翻转角对图像对比度的影响		√	
6. 增强对比剂对图像对比度的影响		√	

一、概述

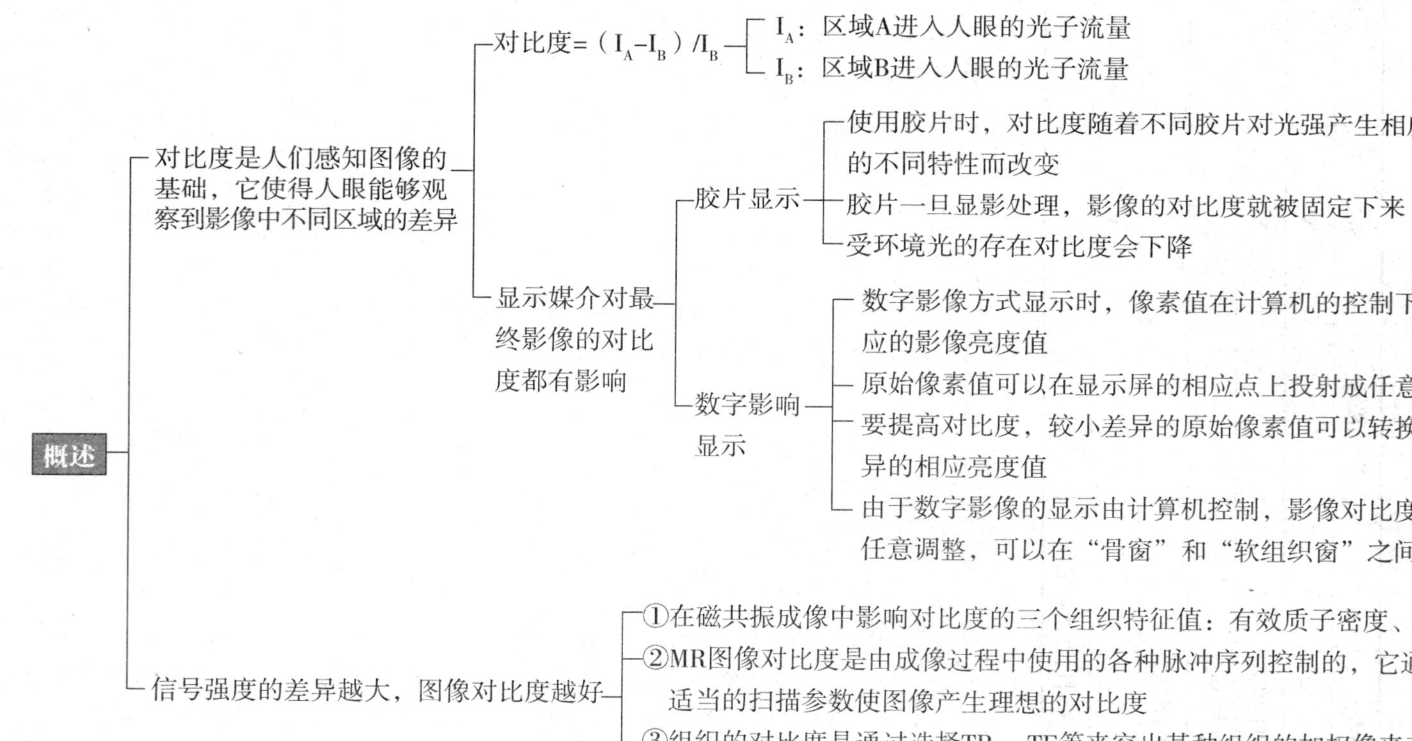
概述
对比度是人们感知图像的基础，它使得人眼能够观察到影像中不同区域的差异
对比度=（I_A−I_B）/I_B
I_A：区域A进入人眼的光子流量
I_B：区域B进入人眼的光子流量
显示媒介对最终影像的对比度都有影响
胶片显示
使用胶片时，对比度随着不同胶片对光强产生相应黑化度的不同特性而改变
胶片一旦显影处理，影像的对比度就被固定下来
受环境光的存在对比度会下降
数字影响显示
数字影像方式显示时，像素值在计算机的控制下投射成相应的影像亮度值
原始像素值可以在显示屏的相应点上投射成任意的亮度
要提高对比度，较小差异的原始像素值可以转换为较大差异的相应亮度值
由于数字影像的显示由计算机控制，影像对比度可以进行任意调整，可以在“骨窗”和“软组织窗”之间快速切换
信号强度的差异越大，图像对比度越好
①在磁共振成像中影响对比度的三个组织特征值：有效质子密度、T_1、T_2
②MR图像对比度是由成像过程中使用的各种脉冲序列控制的，它通过选择适当的扫描参数使图像产生理想的对比度
③组织的对比度是通过选择TR、TE等来突出某种组织的加权像来产生的

二、TR 对图像对比度的影响

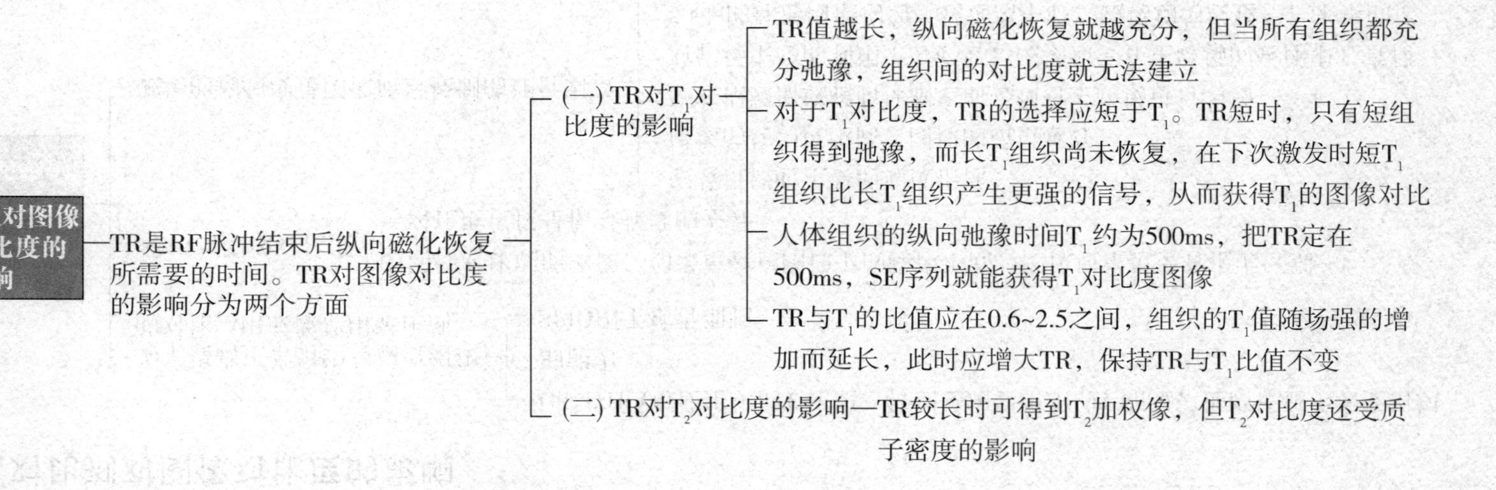
TR对图像对比度的影响
TR是RF脉冲结束后纵向磁化恢复所需要的时间。TR对图像对比度的影响分为两个方面
(一) TR对T_1对比度的影响
TR值越长，纵向磁化恢复就越充分，但当所有组织都充分弛豫，组织间的对比度就无法建立
对于T_1对比度，TR的选择应短于T_1。TR短时，只有短组织得到弛豫，而长T_1组织尚未恢复，在下次激发时短T_1组织比长T_1组织产生更强的信号，从而获得T_1的图像对比
人体组织的纵向弛豫时间T_1约为500ms，把TR定在500ms，SE序列就能获得T_1对比度图像
TR与T_1的比值应在0.6~2.5之间，组织的T_1值随场强的增加而延长，此时应增大TR，保持TR与T_1比值不变
(二) TR对T_2对比度的影响—TR较长时可得到T_2加权像，但T_2对比度还受质子密度的影响

三、TE 对图像对比度的影响

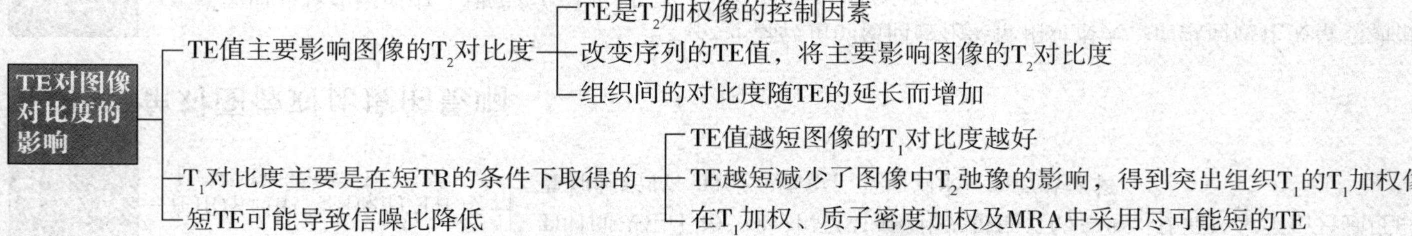
TE对图像对比度的影响
TE值主要影响图像的T_2对比度
TE是T_2加权像的控制因素
改变序列的TE值，将主要影响图像的T_2对比度
组织间的对比度随TE的延长而增加
T_1对比度主要是在短TR的条件下取得的
TE值越短图像的T_1对比度越好
TE越短减少了图像中T_2弛豫的影响，得到突出组织T_1的T_1加权像
在T_1加权、质子密度加权及MRA中采用尽可能短的TE
短TE可能导致信噪比降低

四、TI 对图像对比度的影响

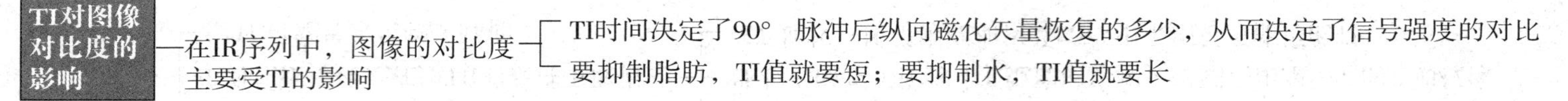
TI对图像对比度的影响
在IR序列中，图像的对比度主要受TI的影响
TI时间决定了90° 脉冲后纵向磁化矢量恢复的多少，从而决定了信号强度的对比
要抑制脂肪，TI值就要短；要抑制水，TI值就要长

五、翻转角对图像对比度的影响

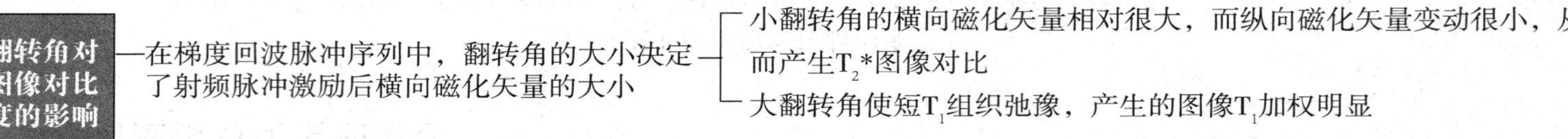
翻转角对图像对比度的影响
在梯度回波脉冲序列中，翻转角的大小决定了射频脉冲激励后横向磁化矢量的大小
小翻转角的横向磁化矢量相对很大，而纵向磁化矢量变动很小，从而产生T_2*图像对比
大翻转角使短T_1组织弛豫，产生的图像T_1加权明显

六、对比剂对图像对比度的影响

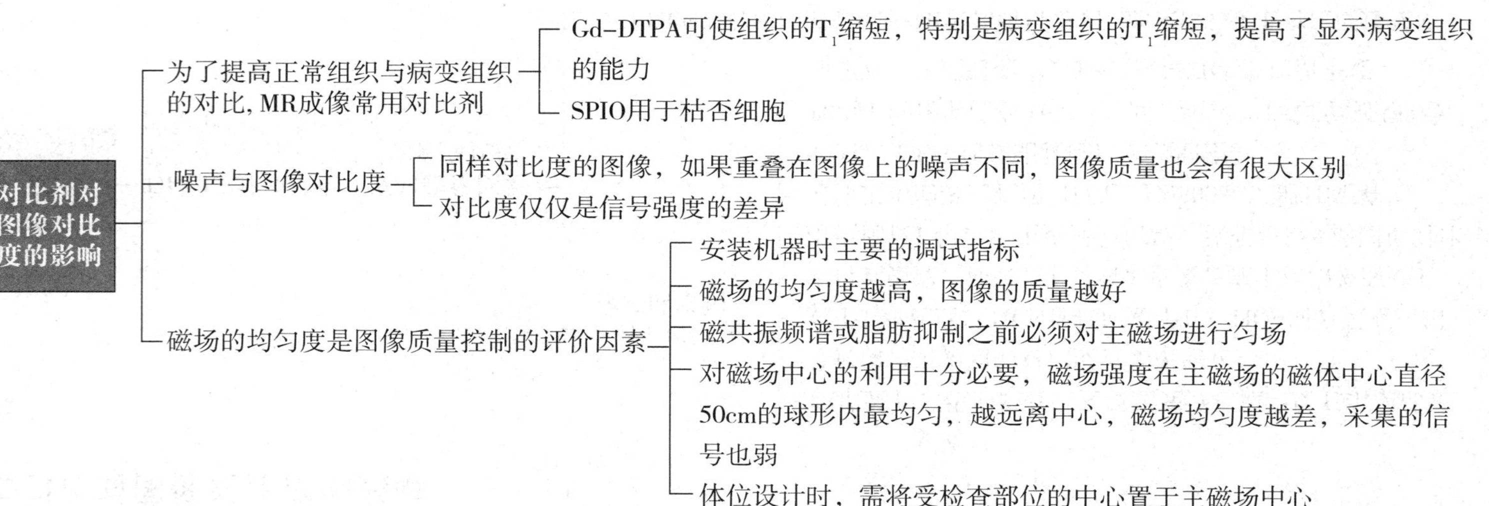
对比剂对图像对比度的影响
为了提高正常组织与病变组织的对比，MR成像常用对比剂
Gd-DTPA可使组织的T_1缩短，特别是病变组织的T_1缩短，提高了显示病变组织的能力
SPIO用于枯否细胞
噪声与图像对比度
同样对比度的图像，如果重叠在图像上的噪声不同，图像质量也会有很大区别
对比度仅仅是信号强度的差异
磁场的均匀度是图像质量控制的评价因素
安装机器时主要的调试指标
磁场的均匀度越高，图像的质量越好
磁共振频谱或脂肪抑制之前必须对主磁场进行匀场
对磁场中心的利用十分必要，磁场强度在主磁场的磁体中心直径50cm的球形内最均匀，越远离中心，磁场均匀度越差，采集的信号也弱
体位设计时，需将受检查部位的中心置于主磁场中心

第三节 磁共振成像的伪影

核心考点	掌握	熟悉	了解
1. 装备伪影	√		
2. 运动伪影	√		
3. 金属异物伪影	√		

一、概述

MRI是出现伪影最多的一种影像技术

- 伪影是指在磁共振扫描或信息处理过程中，由于某种或几种原因出现了一些人体本身不存在的图像信息
- 表现为图像变形、重叠、缺失、模糊等，致使图像质量下降的影像，也称假影或鬼影（ghost）
- MRI伪影主要造成三个方面的问题
  - 使图像质量下降，无法分析
  - 掩盖病灶，造成漏诊
  - 出现假病灶，造成误诊
- MRI伪影的原因与其扫描序列以及成像参数多、成像过程复杂有关
- 伪影产生的原因：装备伪影、运动伪影和金属异物伪影

二、装备伪影

装备伪影（一）

- 装备伪影是指机器设备系统本身产生的伪影
- 装备伪影主要取决于生产厂家设计生产的产品质量以及某些人为因素，如机器设备的安装、调试以及扫描参数的选择，相互匹配不当等
- 与机器设备有关但主要由操作者掌握的各种参数，如TR、TE、矩阵、观察野等出现偏差也可出现伪影

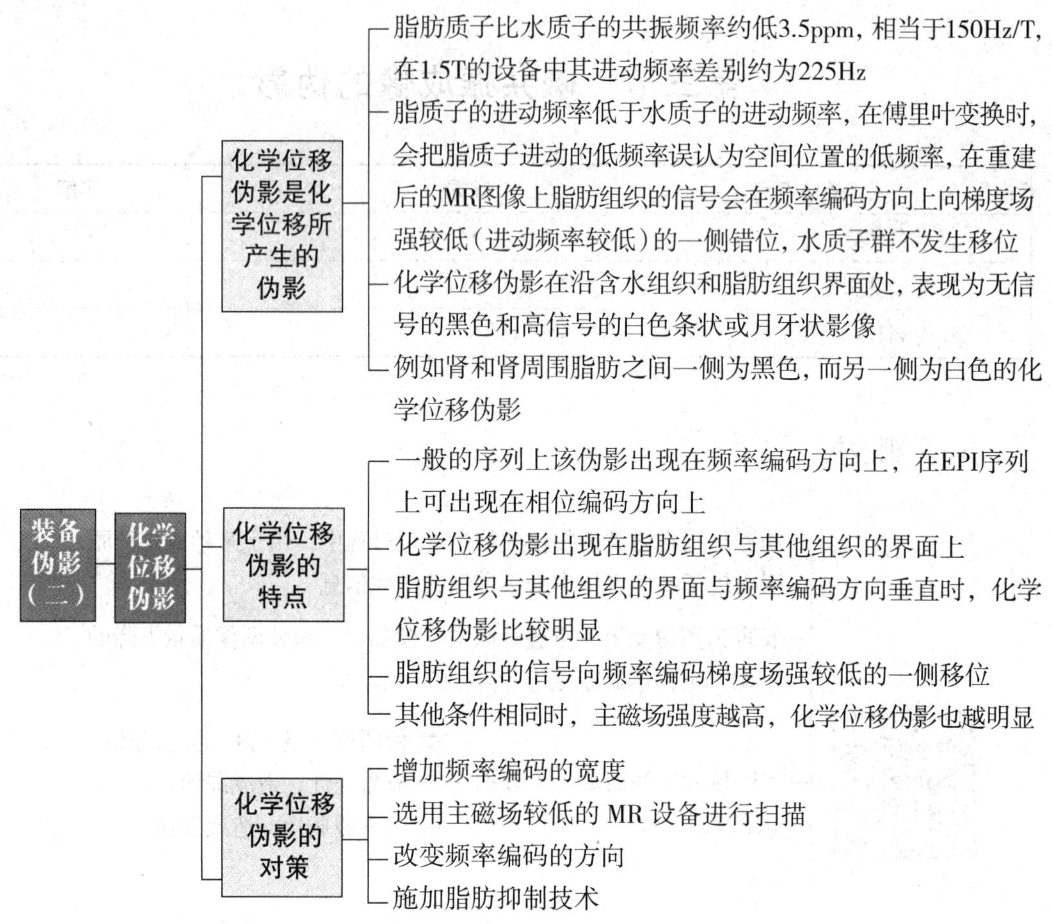
装备伪影（二）
化学位移伪影
化学位移伪影是化学位移所产生的伪影
脂肪质子比水质子的共振频率约低3.5ppm，相当于150Hz/T，在1.5T的设备中其进动频率差别约为225Hz
脂质子的进动频率低于水质子的进动频率，在傅里叶变换时，会把脂质子进动的低频率误认为空间位置的低频率，在重建后的MR图像上脂肪组织的信号会在频率编码方向上向梯度场强较低（进动频率较低）的一侧错位，水质子群不发生移位
化学位移伪影在沿含水组织和脂肪组织界面处，表现为无信号的黑色和高信号的白色条状或月牙状影像
例如肾和肾周围脂肪之间一侧为黑色，而另一侧为白色的化学位移伪影
化学位移伪影的特点
一般的序列上该伪影出现在频率编码方向上，在EPI序列上可出现在相位编码方向上
化学位移伪影出现在脂肪组织与其他组织的界面上
脂肪组织与其他组织的界面与频率编码方向垂直时，化学位移伪影比较明显
脂肪组织的信号向频率编码梯度场强较低的一侧移位
其他条件相同时，主磁场强度越高，化学位移伪影也越明显
化学位移伪影的对策
增加频率编码的宽度
选用主磁场较低的 MR 设备进行扫描
改变频率编码的方向
施加脂肪抑制技术

装备伪影（三）

卷褶伪影

- 被检查的解剖部位的大小超出了观察野（FOV）范围，FOV范围以外部分的解剖部位的影像移位或卷褶到图像的另一端——MR信号在图像上的位置取决于信号的相位和频率，信号的相位和频率具有一定范围，当FOV外的组织信号融入图像后，将发生相位或频率的错误，把FOV外一侧的组织信号错当成另一侧的组织信号，因而把信号卷褶到对侧形成卷褶伪影
- 卷褶伪影可以出现在频率编码方向，也可以出现在相位编码方向上
  - 目前采用频率方向超范围编码技术，频率编码方向不出现卷褶伪影
  - 卷褶伪影一般出现在相位编码方向上
  - 三维MR成像序列中，由于在层面方向上也采用了相位编码，卷褶伪影也可以出现在层面方向上，表现为第一层外的组织信号卷褶到最后一层的图像中

卷褶伪影的对策

- 增大FOV，使之大于受检部位
- 切换频率编码与相位编码的方向
- 相位编码方向过采样
- 施加空间预饱和带

截断伪影

- 由于数据采集不足所致，在空间分辨力较低的图像比较明显
  - 在图像中，高、低信号差别大的两个组织的界面，如颅骨与脑表面、脂肪与肌肉界面等会产生信号振荡，出现环形黑白条纹，即截断伪影
  - 像素尺寸范围内的组织信号都被平均或归一化为一个数值，两个相邻像素间原本连续的解剖结构会由于信号的平均发生截断或不连续
  - 像素尺寸越大，包括的组织结构就越多，相邻像素间所产生的截断差别越大，就可能出现肉眼可见的明暗相间的条带
- 出现截断伪影的两种情况
  - 图像空间分辨力较低（即像素较大）
  - 在两种信号强度差别很大的组织间，如T_2WI上脑脊液与骨皮质之间

截断伪影的特点

- 出现在空间分辨力较低的图像上
- 相位编码方向往往更为明显，因为为了缩短采集时间相位编码方向的空间分辨力往往更低
- 表现为多条明暗相间的弧线或条带

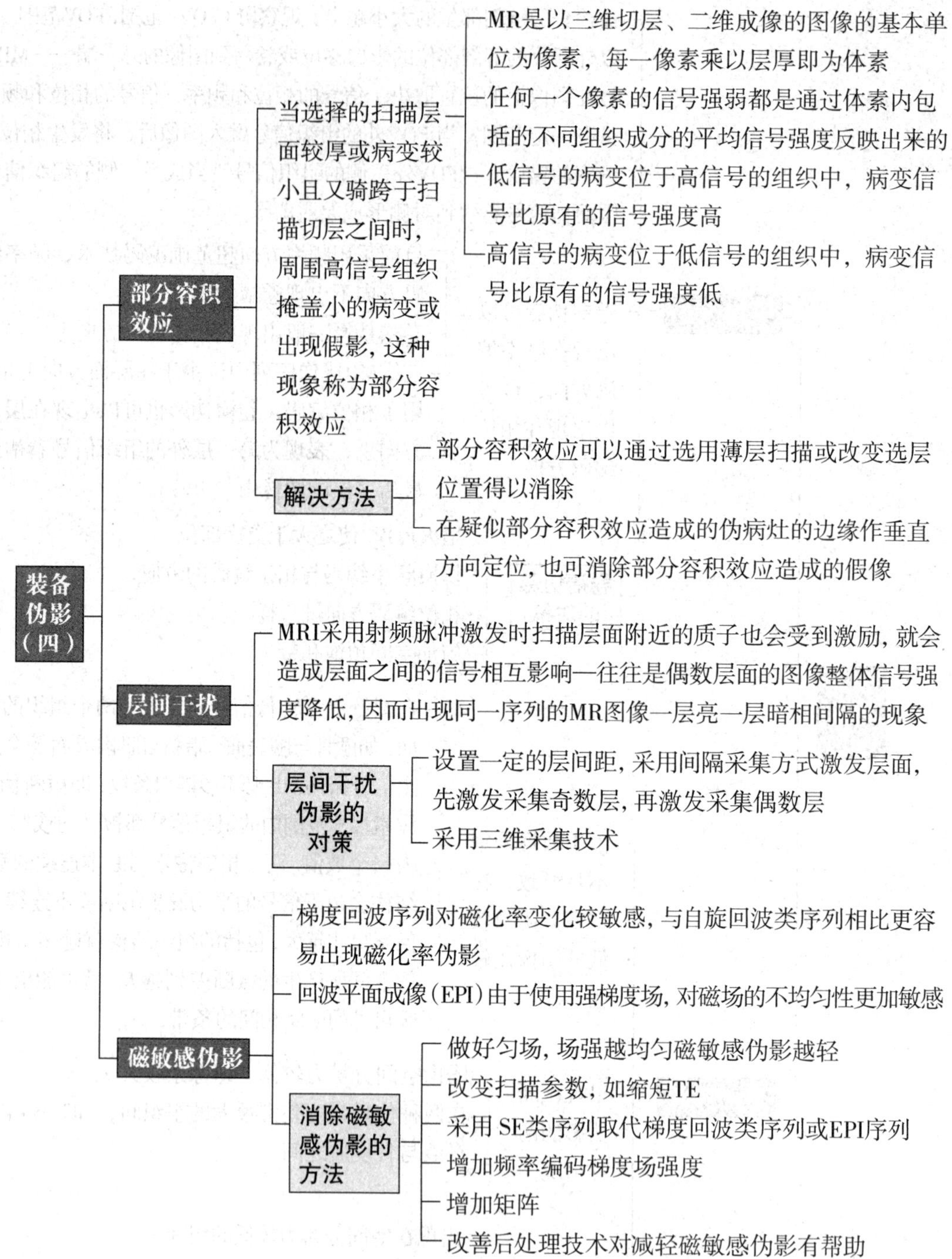
装备伪影（四）
部分容积效应
当选择的扫描层面较厚或病变较小且又骑跨于扫描切层之间时，周围高信号组织掩盖小的病变或出现假影，这种现象称为部分容积效应
MR是以三维切层、二维成像的图像的基本单位为像素，每一像素乘以层厚即为体素
任何一个像素的信号强弱都是通过体素内包括的不同组织成分的平均信号强度反映出来的
低信号的病变位于高信号的组织中，病变信号比原有的信号强度高
高信号的病变位于低信号的组织中，病变信号比原有的信号强度低
解决方法
部分容积效应可以通过选用薄层扫描或改变选层位置得以消除
在疑似部分容积效应造成的伪病灶的边缘作垂直方向定位，也可消除部分容积效应造成的假像
层间干扰
MRI采用射频脉冲激发时扫描层面附近的质子也会受到激励，就会造成层面之间的信号相互影响—往往是偶数层面的图像整体信号强度降低，因而出现同一序列的MR图像一层亮一层暗相间隔的现象
层间干扰伪影的对策
设置一定的层间距，采用间隔采集方式激发层面，先激发采集奇数层，再激发采集偶数层
采用三维采集技术
磁敏感伪影
梯度回波序列对磁化率变化较敏感，与自旋回波类序列相比更容易出现磁化率伪影
回波平面成像（EPI）由于使用强梯度场，对磁场的不均匀性更加敏感
消除磁敏感伪影的方法
做好匀场，场强越均匀磁敏感伪影越轻
改变扫描参数，如缩短TE
采用 SE类序列取代梯度回波类序列或EPI序列
增加频率编码梯度场强度
增加矩阵
改善后处理技术对减轻磁敏感伪影有帮助

三、运动伪影

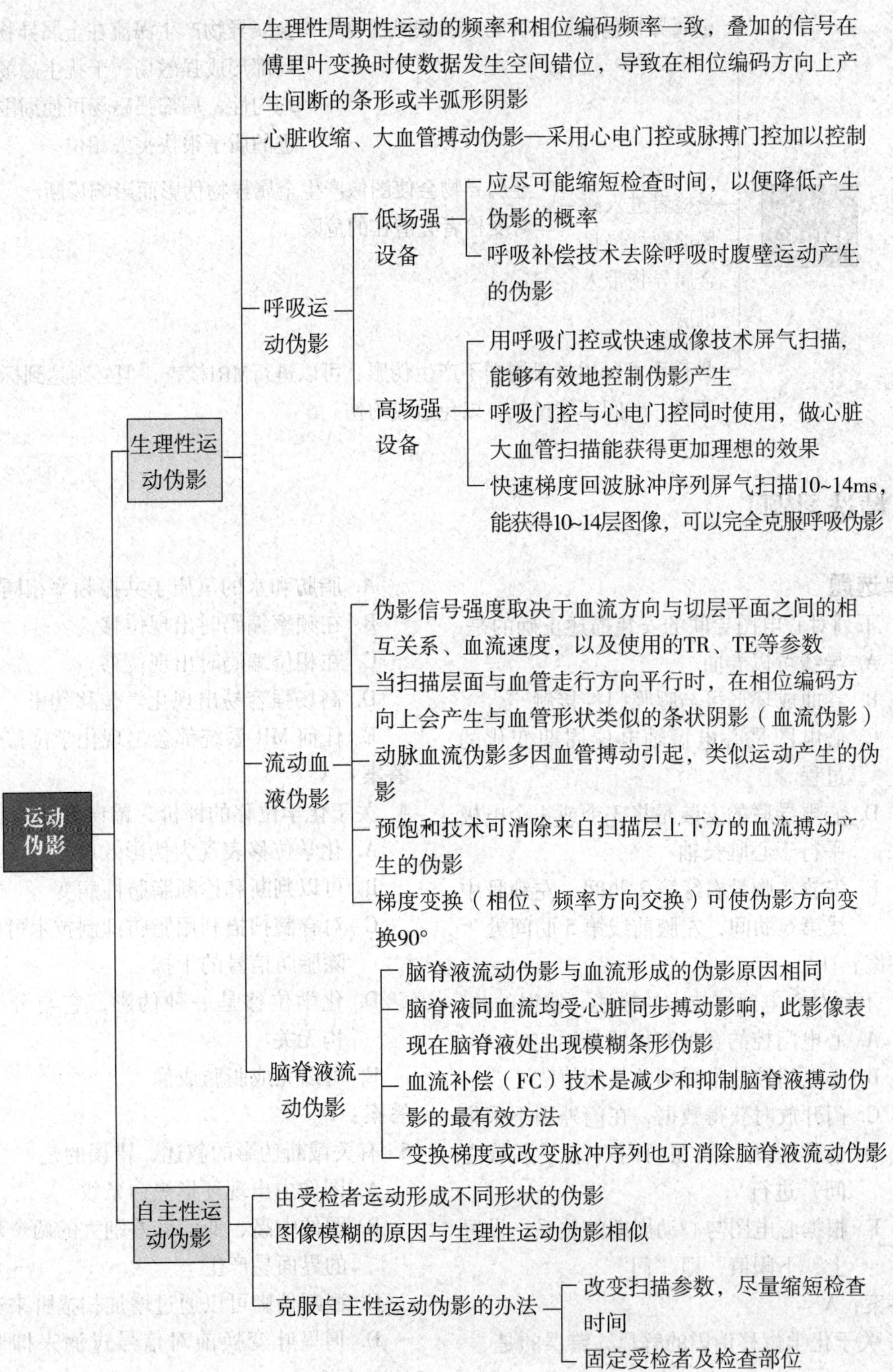
运动伪影
生理性运动伪影
生理性周期性运动的频率和相位编码频率一致，叠加的信号在傅里叶变换时使数据发生空间错位，导致在相位编码方向上产生间断的条形或半弧形阴影
心脏收缩、大血管搏动伪影—采用心电门控或脉搏门控加以控制
呼吸运动伪影
低场强设备
应尽可能缩短检查时间，以便降低产生伪影的概率
呼吸补偿技术去除呼吸时腹壁运动产生的伪影
高场强设备
用呼吸门控或快速成像技术屏气扫描，能够有效地控制伪影产生
呼吸门控与心电门控同时使用，做心脏大血管扫描能获得更加理想的效果
快速梯度回波脉冲序列屏气扫描10~14ms，能获得10~14层图像，可以完全克服呼吸伪影
流动血液伪影
伪影信号强度取决于血流方向与切层平面之间的相互关系、血流速度，以及使用的TR、TE等参数
当扫描层面与血管走行方向平行时，在相位编码方向上会产生与血管形状类似的条状阴影（血流伪影）
动脉血流伪影多因血管搏动引起，类似运动产生的伪影
预饱和技术可消除来自扫描层上下方的血流搏动产生的伪影
梯度变换（相位、频率方向交换）可使伪影方向变换90°
脑脊液流动伪影
脑脊液流动伪影与血流形成的伪影原因相同
脑脊液同血流均受心脏同步搏动影响，此影像表现在脑脊液处出现模糊条形伪影
血流补偿（FC）技术是减少和抑制脑脊液搏动伪影的最有效方法
变换梯度或改变脉冲序列也可消除脑脊液流动伪影
自主性运动伪影
由受检者运动形成不同形状的伪影
图像模糊的原因与生理性运动伪影相似
克服自主性运动伪影的办法
改变扫描参数，尽量缩短检查时间
固定受检者及检查部位

四、金属异物伪影

金属异物伪影
- 金属异物包括抗磁性物质及铁磁性物质—金属异物产生涡流在金属异物的局部形成强磁场，干扰主磁场的均匀性，局部强磁场可使周围旋进的质子很快丧失相位
- 受检者进入磁场前要杜绝将金属异物带入机房
  - 金属异物会使图像产生金属异物伪影而影响诊断
  - 对受检者有潜在的危险
- 骨科手术所用材料周围不产生伪影，可以进行MRI检查，但必须达到标准要求，时间不能过长，以免造成灼伤

【精选习题】

单选题

1. 下列对心电图导联的安装描述正确的是
   A. 导线可以卷曲
   B. 卷曲成环形可与呼吸门控接触
   C. 心电图是心电短轴电位周期变化的过程
   D. 心电导联的安装是将3个或4个电极平行于心脏长轴
   E. 安放在胸骨右缘第2肋间，左锁骨中线第6肋间，左腋前线第5肋间处

答案：D

2. 下列对心电门控技术的描述，错误的是
   A. 心电门控的宽度和位置是固定的
   B. 心电门控技术采用的是阈值法
   C. 门开放时获得数据，在门外则不采集
   D. 数据采集只能在门内（上下区域之间）进行
   E. 根据心电图与心动周期的关系，设置上、下阈值，即“门”

答案：A

3. 关于化学位移伪影的解释，错误的是
   A. 脂肪和水的氢质子共振频率相同
   B. 在频率编码时出现位移
   C. 在相位编码时出现位移
   D. 高场强容易出现化学位移伪影
   E. 任何MR系统都会出现化学位移伪影

答案：A

4. 关于化学位移的评价，错误的是
   A. 化学位移表现为伪影效应
   B. 可以判断和诊断脂肪性病变
   C. 对脊髓扫描利用脂肪抑制技术可以消除脂肪信号的干扰
   D. 化学位移是一种伪影，它与分子结构无关
   E. 可以完成脂肪成像

答案：D

5. 有关截断伪影的叙述，错误的是
   A. 图像中出现环形黑白条纹
   B. 图像中高、低信号差别大的两个环境的界面易产生
   C. 截断伪影可以通过增加扫描野来避免
   D. 傅里叶变换前对信号过滤来抑制或

消除截断伪影

E. 是因为数据采集不足所致

答案：C

多选题

6. 门控技术包括

A. 接收带宽

B. 心电门控

C. 脉搏门控

D. 呼吸门控

E. 采集矩阵

答案：BCD

7. 关于频率编码和相位编码方向的设置，正确的是

A. 相位编码方向应设置在成像平面最小径线方向

B. 频率编码方向上的 FOV 缩小时不减少扫描时间

C. 相位编码方向上的 FOV 缩小时，可减少扫描时间

D. 相位编码方向应使运动伪影不在主要观察区

E. 频率编码方向上的 FOV 减小，可减少扫描时间

答案：ABCD

8. 关于预饱和技术的叙述，正确的是

A. 预饱和技术可抑制各种运动伪影

B. 预饱和带越多，抑制伪影效果越好

C. 增多饱和带，可增加扫描时间

D. 饱和带越窄，越靠近兴趣区，抑制伪影效果越好

E. 饱和带越宽，越靠近兴趣区，抑制伪影效果越好

答案：ABCD

9. 关于流动补偿技术的叙述，正确的是

A. 用一特定梯度场补偿血流、脑脊液中流动质子产生的伪影

B. 血液或脑脊液流动在相位编码方向上产生伪影

C. 流动补偿技术常用于 FSE T_2 加权序列及 MRA

D. 用于 T_1 加权脑脊液流动质子的补偿

E. 扫描时应使层面选择方向与血流方向相平行

答案：ABC

10. 关于呼吸补偿技术的叙述，正确的是

A. 在呼吸运动敏感的相位方向

B. 在呼吸运动敏感的频率方向

C. 集中采集呼吸周期呼气末至吸气初阶段的信号

D. 集中采集呼吸周期吸气初至呼气末阶段的信号

E. 用于抑制呼吸运动造成的伪影

答案：ACE

11. MRI 出现伪影的原因与下列哪些因素有关

A. 扫描序列

B. 成像参数多

C. 成像过程复杂

D. 扫描时间

E. 扫描速度

答案：ABCDE

12. 根据 MRI 伪影产生的原因可分为

A. 装备伪影

B. 运动伪影

C. 化学位移伪影

D. 金属异物伪影

E. 卷褶伪影

答案：ABD

13. 关于装备伪影的说法，正确的是

A. 卷褶伪影属于装备伪影

B. 与主磁场强度不均匀有关

C. 与受检者不自主的生理运动有关

D. 与装机时机架内遗留的金属物有关

E. SE 序列 T_2 加权或质子密度加权像易出现

答案：ABE

14. 关于化学位移伪影的叙述，正确的是

A. 脂肪质子比水质子的共振频率高 3.5ppm
B. 在 1.5T 时，它约为 225Hz
C. 在 1.5T 时，它约为 230Hz
D. 在 1.5T、32 kHz 的带宽和 256 × 256 矩阵时，它约为 2 个像素
E. 化学位移伪影为条带状

答案：BD

15. 关于化学位移伪影的特点，正确的是
A. 在一般的序列上该伪影出现在相位编码方向
B. 化学位移伪影出现在脂肪组织和其他组织的界面上
C. 脂肪组织和其他组织的界面与频率编码方向平行时化学位移伪影比较明显
D. 脂肪组织的信号向频率编码梯度场强较低的一侧移位
E. 其他条件相同时，主磁场强度越高，化学位移伪影也越明显

答案：BDE

16. 下列可以降低化学位移伪影的是
A. 使用脂肪抑制技术
B. 采用更低的磁场
C. 改变频率编码方向
D. 增加带宽
E. 降低带宽

答案：ABCD

17. 为了减轻卷褶伪影的影响，可以采用
A. 尽可能使用表面线圈
B. 尽可能减小视野 FOV
C. 使用预饱和脉冲
D. 切换相位编码与频率编码方向
E. 相位编码方向过采样

答案：ACDE

18. 采用下列哪几项措施可以减少截断伪影
A. 减小像素大小
B. 增加采样时间
C. 增大相位编码方向的采样点
D. 增大视野
E. 增大采集矩阵

答案：ABCE

19. 下列属于生理性运动伪影的是
A. 心脏收缩
B. 呼吸运动
C. 吞咽运动
D. 咀嚼运动
E. 脑脊液流动

答案：ABE

20. 磁共振成像的生理性运动伪影包括
A. 心脏收缩、大血管搏动伪影
B. 呼吸运动伪影
C. 流动血液伪影
D. 脑脊液流动伪影
E. 自主运动伪影

答案：ABCD

21. 为了克服 MR 成像过程中产生的各种伪影，常使用的一些特殊技术包括
A. 心电门控
B. 脉搏门控
C. 血压门控
D. 呼吸门控
E. 脂肪抑制技术

答案：ABDE

22. 下列哪些措施可以减轻运动伪影的影响
A. 快速扫描技术
B. 对烦躁患者扫描前使用镇静药物
C. 采用 3D 成像技术
D. 尽可能使用流动补偿
E. 采用导航扫描

答案：ABDE

第四节　磁共振成像技术参数及其对图像质量的影响

核心考点	掌握	熟悉	了解	核心考点	掌握	熟悉	了解
1. 层数	√			11. 门控技术	√		
2. 层厚	√			12. 重复时间（TR）	√		
3. 层面系数		√		13. 回波时间（TE）	√		
4. 层间距	√			14. 反转时间（TI）	√		
5. 接收带宽		√		15. 翻转身		√	
6. 扫描野（FOV）	√			16. 回波次数		√	
7. 相位编码和频率编码方向	√			17. 回波链		√	
8. 矩阵	√			18. 流动补偿技术		√	
9. 信号平均次数		√		19. 呼吸补偿技术		√	
10. 预饱和技术		√		20. 扫描时间		√	

一、层数

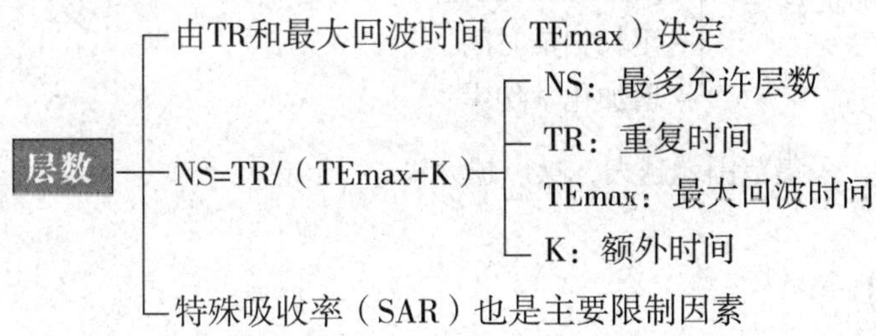
层数
由TR和最大回波时间（TEmax）决定
NS=TR/（TEmax+K）
NS：最多允许层数
TR：重复时间
TEmax：最大回波时间
K：额外时间
特殊吸收率（SAR）也是主要限制因素

二、层厚

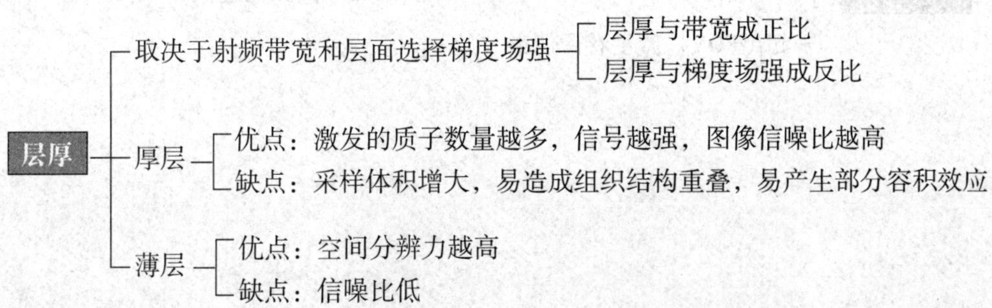
层厚
取决于射频带宽和层面选择梯度场强
层厚与带宽成正比
层厚与梯度场强成反比
厚层
优点：激发的质子数量越多，信号越强，图像信噪比越高
缺点：采样体积增大，易造成组织结构重叠，易产生部分容积效应
薄层
优点：空间分辨力越高
缺点：信噪比低

三、层面系数

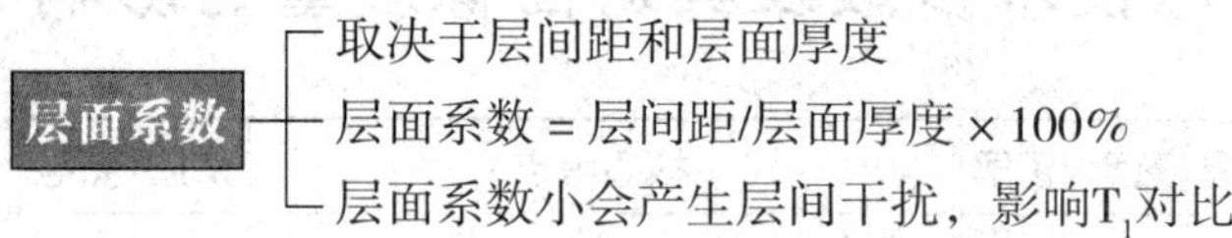
层面系数
取决于层间距和层面厚度
层面系数 = 层间距/层面厚度 × 100%
层面系数小会产生层间干扰，影响T_1对比

四、层间距

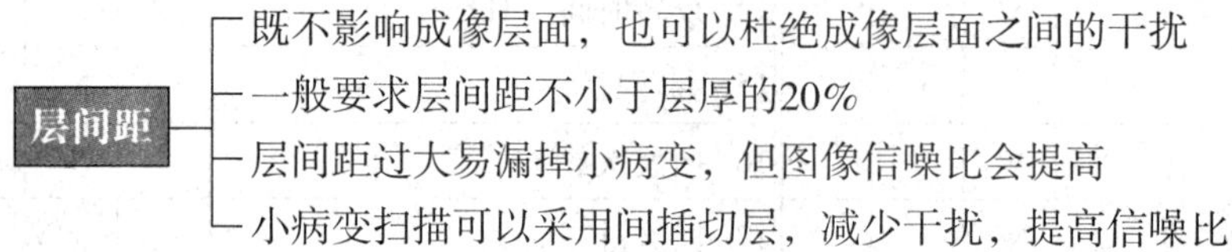
层间距
既不影响成像层面，也可以杜绝成像层面之间的干扰
一般要求层间距不小于层厚的20%
层间距过大易漏掉小病变，但图像信噪比会提高
小病变扫描可以采用间插切层，减少干扰，提高信噪比

五、接受带宽

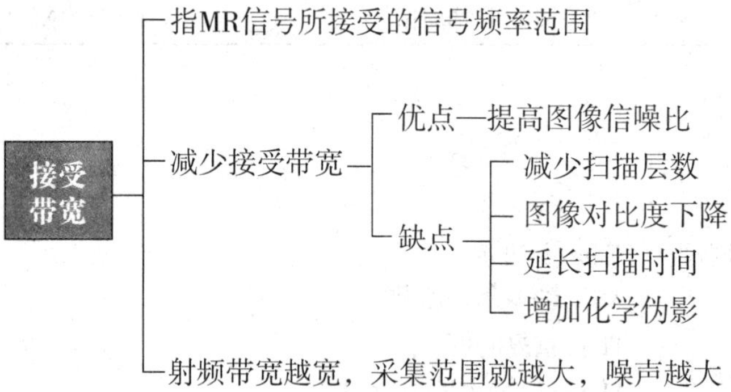
接受带宽
指MR信号所接受的信号频率范围
减少接受带宽
优点—提高图像信噪比
缺点
减少扫描层数
图像对比度下降
延长扫描时间
增加化学伪影
射频带宽越宽，采集范围就越大，噪声越大

六、扫描野（FOV）

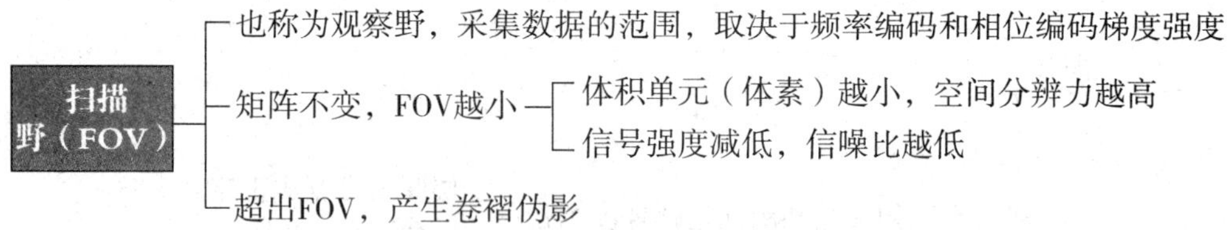
扫描野（FOV）
也称为观察野，采集数据的范围，取决于频率编码和相位编码梯度强度
矩阵不变，FOV越小
体积单元（体素）越小，空间分辨力越高
信号强度减低，信噪比越低
超出FOV，产生卷褶伪影

七、相位编码和频率编码方向

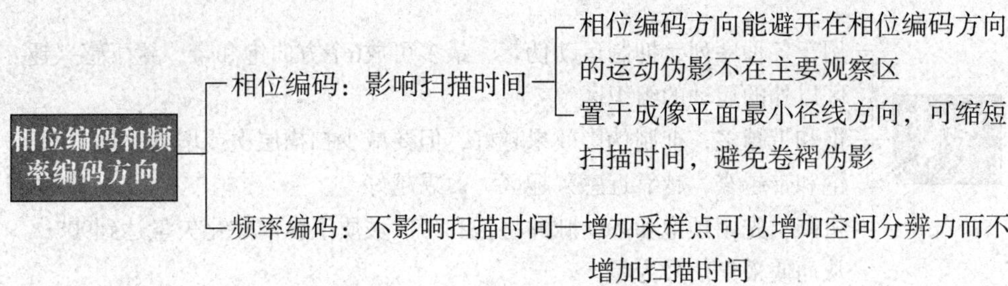
相位编码和频率编码方向
相位编码：影响扫描时间
相位编码方向能避开在相位编码方向的运动伪影不在主要观察区
置于成像平面最小径线方向，可缩短扫描时间，避免卷褶伪影
频率编码：不影响扫描时间
增加采样点可以增加空间分辨力而不增加扫描时间

八、矩阵

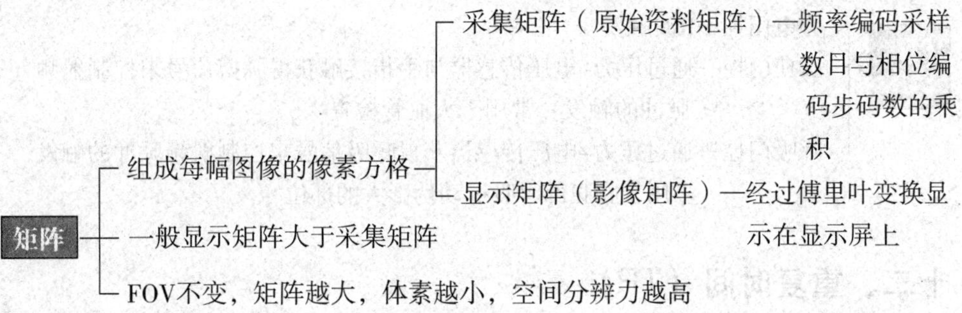
矩阵
组成每幅图像的像素方格
采集矩阵（原始资料矩阵）—频率编码采样数目与相位编码步码数的乘积
显示矩阵（影像矩阵）—经过傅里叶变换显示在显示屏上
一般显示矩阵大于采集矩阵
FOV不变，矩阵越大，体素越小，空间分辨力越高

九、信号平均次数

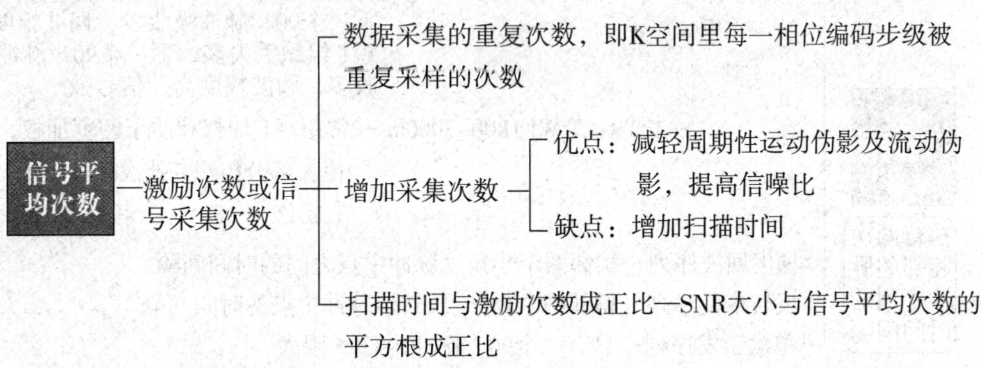
信号平均次数
激励次数或信号采集次数
数据采集的重复次数，即K空间里每一相位编码步级被重复采样的次数
增加采集次数
优点：减轻周期性运动伪影及流动伪影，提高信噪比
缺点：增加扫描时间
扫描时间与激励次数成正比—SNR大小与信号平均次数的平方根成正比

十、预饱和技术

预饱和技术
- 用于各种序列，抑制运动伪影，最多可放6个方向饱和带，置于感兴趣区以外的运动的组织区
- 饱和带越多，抑制伪影效果越好，但要减少扫描层次或增减扫描时间
- 饱和带越窄，越靠近感兴趣区，效果越好
- 机制：先用预饱和90° 脉冲将饱和带区域质子纵向磁化矢量达到90°，从而使采集信号为零

十一、门控技术

门控技术
- 心电门控—R波触发
- 脉搏门控—通过压力-电压传感器与手指接触获得脉搏信号来控制射频脉冲的触发，常用于大血管检查
- 呼吸门控—通过压力-电压传感器获得呼吸信号来控制射频脉冲的触发，多用于胸腹部呼吸运动伪影大的部位

十二、重复时间（TR）

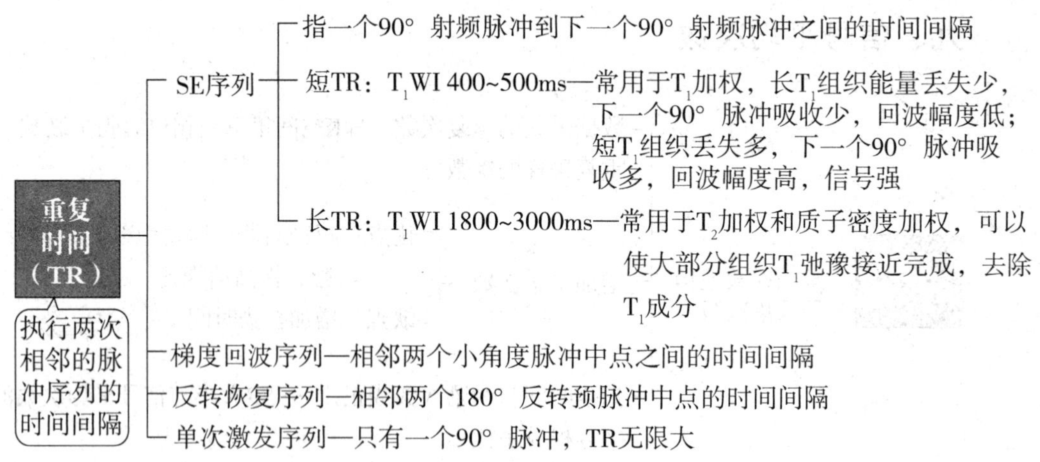
重复时间（TR）
执行两次相邻的脉冲序列的时间间隔
SE序列
指一个90° 射频脉冲到下一个90° 射频脉冲之间的时间间隔
短TR：T_1WI 400~500ms—常用于T_1加权，长T_1组织能量丢失少，下一个90° 脉冲吸收少，回波幅度低；短T_1组织丢失多，下一个90° 脉冲吸收多，回波幅度高，信号强
长TR：T_1WI 1800~3000ms—常用于T_2加权和质子密度加权，可以使大部分组织T_1弛豫接近完成，去除T_1成分
梯度回波序列—相邻两个小角度脉冲中点之间的时间间隔
反转恢复序列—相邻两个180° 反转预脉冲中点的时间间隔
单次激发序列—只有一个90° 脉冲，TR无限大

十三、回波时间（TE）

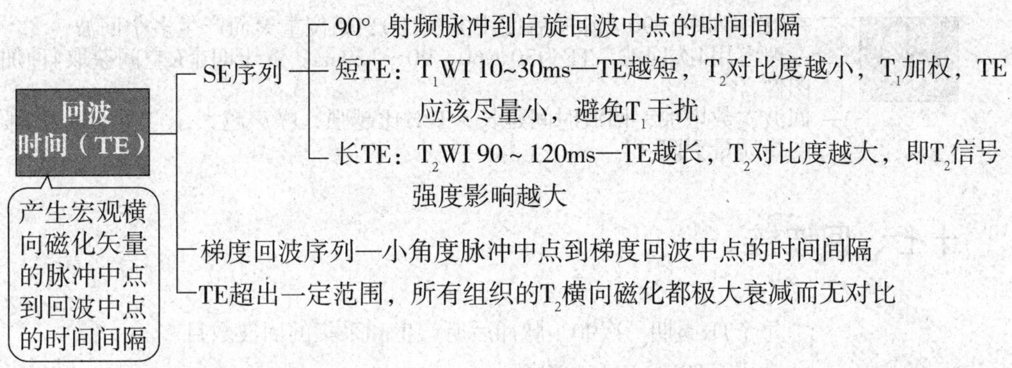
回波时间（TE）
产生宏观横向磁化矢量的脉冲中点到回波中点的时间间隔
SE序列
90° 射频脉冲到自旋回波中点的时间间隔
短TE：T_1WI 10~30ms—TE越短，T_2对比度越小，T_1加权，TE应该尽量小，避免T_1干扰
长TE：T_2WI 90 ~ 120ms—TE越长，T_2对比度越大，即T_2信号强度影响越大
梯度回波序列—小角度脉冲中点到梯度回波中点的时间间隔
TE超出一定范围，所有组织的T_2横向磁化都极大衰减而无对比

十四、反转时间（TI）

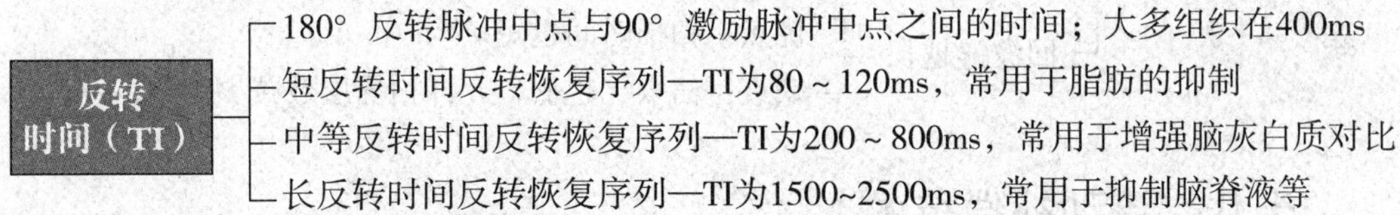
反转时间（TI）
180° 反转脉冲中点与90° 激励脉冲中点之间的时间；大多组织在400ms
短反转时间反转恢复序列—TI为80 ~ 120ms，常用于脂肪的抑制
中等反转时间反转恢复序列—TI为200 ~ 800ms，常用于增强脑灰白质对比
长反转时间反转恢复序列—TI为1500~2500ms，常用于抑制脑脊液等

十五、偏转角（翻转角）

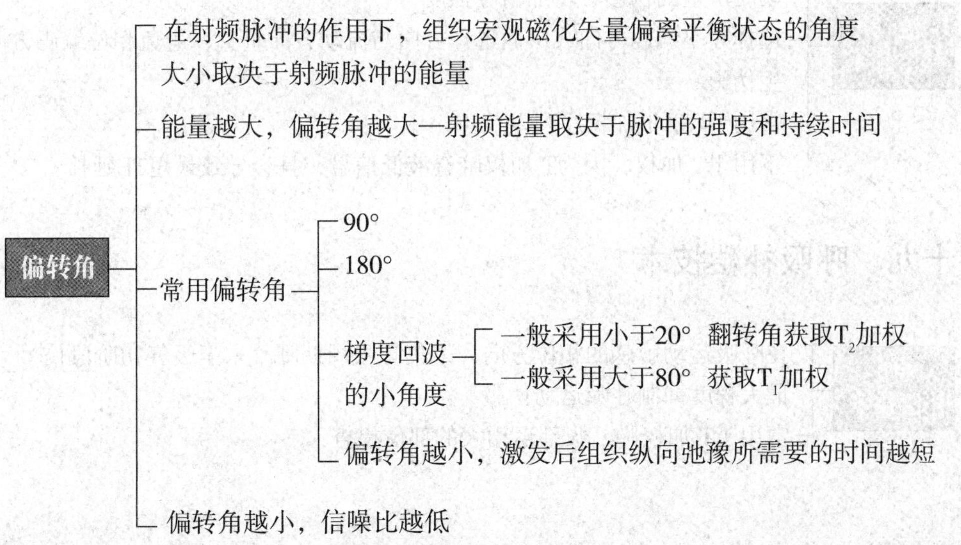
偏转角
在射频脉冲的作用下，组织宏观磁化矢量偏离平衡状态的角度
大小取决于射频脉冲的能量
能量越大，偏转角越大—射频能量取决于脉冲的强度和持续时间
常用偏转角
90°
180°
梯度回波的小角度
一般采用小于20° 翻转角获取T_2加权
一般采用大于80° 获取T_1加权
偏转角越小，激发后组织纵向弛豫所需要的时间越短
偏转角越小，信噪比越低

十六、回波次数

回波次数
- 在SE序列中，90°脉冲后使用多次180°相位重聚而产生多个回波
- 一般多用4次回波，TE为30、60、90、120ms。置于四个K空间获取4种加权图像
- 回波次数增加，回波时间延长，T_2对比越强，噪声越大，空间分辨力下降，图像质量下降

十七、回波链

回波链
- 每个TR周期一次90°脉冲后所产生和采集的回波数目
- 常用于FSE、IR和EPI序列
- FSE序列在一次90°脉冲后施加多次180°相位重聚脉冲，在同一K空间多次填充，使成长时间成倍缩短
- 回波链越长
  - 优点：扫描时间越短
  - 缺点：信噪比越低，允许扫描层数减少

十八、流动补偿技术

流动补偿技术
- 用一特定梯度场补偿血流、脑脊液中流动的质子，可以消除或减轻其慢流动时产生的伪影，增加信号强度
- 选择频率编码方向或层面选择方向与流动方向垂直，避免相位编码方向产生伪影
- 常用于FSE T_2加权序列以及MRA中
- 不用于T_1加权，因为T_1加权脑脊液低信号，且会导致最短TE延长

十九、呼吸补偿技术

呼吸补偿技术
- 在呼吸运动敏感的相位方向，采集呼吸周期呼气末至吸气初阶段信号，可最大程度抑制呼吸运动伪影
- 常用于T_1加权胸、腹部运动大的部位检查

二十、扫描时间

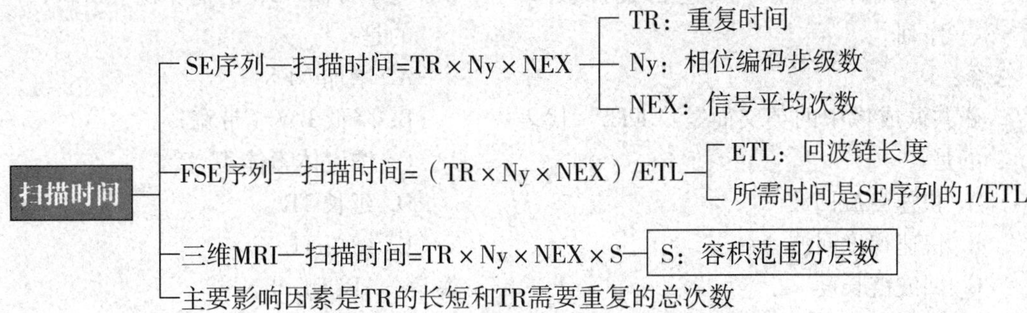
扫描时间
SE序列—扫描时间=TR × Ny × NEX
TR：重复时间
Ny：相位编码步级数
NEX：信号平均次数
FSE序列—扫描时间=（TR × Ny × NEX）/ETL
ETL：回波链长度
所需时间是SE序列的1/ETL
三维MRI—扫描时间=TR × Ny × NEX × S
S：容积范围分层数
主要影响因素是TR的长短和TR需要重复的总次数

【精选习题】

单选题

1. 与信噪比无关的因素是
   A. 与 FOV 平方成正比
   B. 层厚越厚，信噪比越高
   C. 层间距越小，信噪比越低
   D. SNR 的提高与信号采集平均次数的平方根成正比
   E. 受检者移动使图像的信噪比下降

答案：E

2. 有关 GRE 序列偏转角的描述，不正确的是
   A. 小于 20°偏转角可得到倾向于 SE T_2 加权像
   B. 大于 80°偏转角可得到 T_1 加权像
   C. 偏转角过小图像信噪比增加
   D. 通常使用小角度脉冲激励
   E. TR、TE 明显缩短，扫描时间也明显缩短

答案：C

3. 有关信号平均次数的描述，正确的是
   A. 指在 K 空间里一特定列被采样的次数
   B. 指数据采集的重复次数
   C. 增加采集次数可降低信噪比
   D. 增加采集次数会减少扫描时间
   E. 信噪比大小与信号平均次数的立方根成反比

答案：B

4. 关于预饱和技术的叙述，错误的是
   A. 预饱和技术可用于各种脉冲序列
   B. 预饱和技术可以抑制各种运动伪影
   C. 饱和带越窄，越靠近感兴趣区，抑制伪影效果越差
   D. 饱和带越多，抑制伪影效果越好
   E. 增加饱和带，但要减少扫描层数或增加扫描时间

答案：C

5. 关于信号平均次数的叙述，错误的是
   A. 信号平均次数指数据采集的重复次数
   B. 信号噪声比的大小与信号平均次数的平方根成正比
   C. 信号平均次数从 1 次提高到 4 次时，信号噪声比可提高到 2 倍
   D. 增加信号平均次数会增加扫描时间
   E. 扫描时间与信号平均次数成反比

答案：E

6. 关于呼吸门控的描述，不正确的是
   A. 包括呼吸触发和呼吸补偿
   B. 呼吸补偿技术需呼吸规律

C. 呼吸触发属于前瞻性门控
D. 呼吸触发一般以吸气末为触发点
E. 呼吸触发多用于快速自旋回波 T_2 序列

答案：D

7. 磁共振成像中的英文简写“ETL”代表的是
A. 快速自旋回波
B. 快速梯度回波
C. 回波链长度
D. 翻转角
E. 回波信号

答案：C

8. 腹部动脉成像时预饱和带应设定在
A. 动脉近端
B. 动脉远端
C. 动脉近端与远端
D. 静脉近端与远端
E. 动脉近端与远端及其左右两侧

答案：B

多选题

9. 下列哪些是影响 SNR 的扫描参数的因素
A. 重复时间
B. 回波时间
C. 弛豫时间
D. 层间距
E. 接收带宽

答案：ABDE

10. 为了提高 MRI 的信噪比（SNR），正确的是
A. 增加 NEX
B. 降低 BW（带宽）
C. 增大体素体积
D. 延长 TR
E. 缩短 TE

答案：ABCDE

11. TR 的延长会导致
A. 扫描时间延长
B. 信噪比增加
C. T_1 权重增加
D. T_2 权重增加
E. 扫描范围增加

答案：ABDE

12. 关于偏转角的叙述，正确的是
A. 偏转角的大小取决于射频脉冲的能量
B. 射频脉冲能量越大，偏转角越大
C. 射频脉冲持续时间越长，射频脉冲的能量越低
D. 射频脉冲能量越低，偏转角越小
E. SE 序列的偏转角通常小于 90°是小角度

答案：ABD

第五章　磁共振成像系统对人体和环境的影响

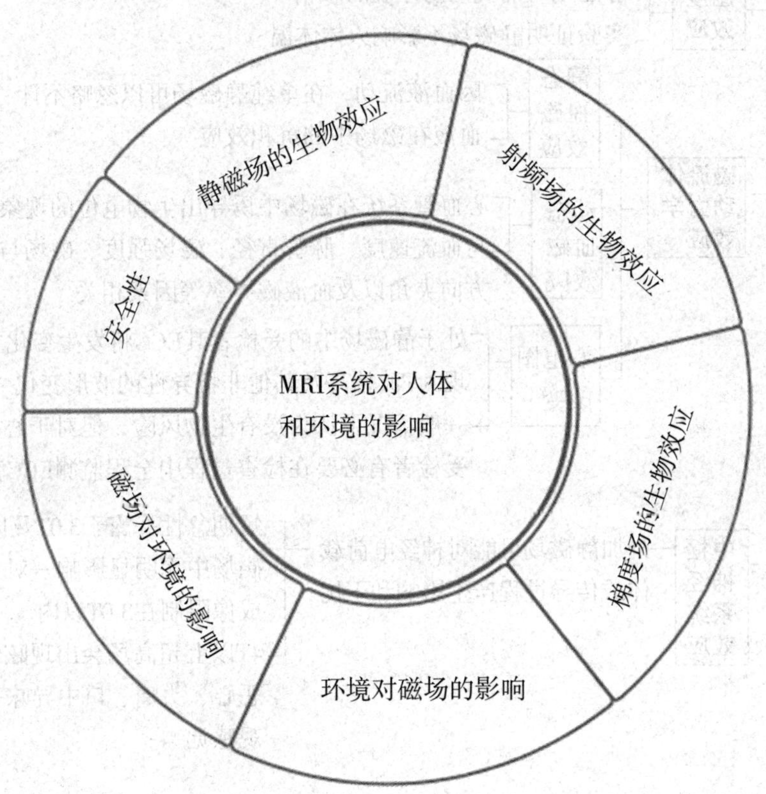
MRI系统对人体和环境的影响
静磁场的生物效应
射频场的生物效应
梯度场的生物效应
环境对磁场的影响
磁场对环境的影响
安全性

第一节 静磁场的生物效应

核心考点	掌握	熟悉	了解
1. 温度效应		√	
2. 磁流体动力学效应		√	
3. 中枢神经系统效应		√	

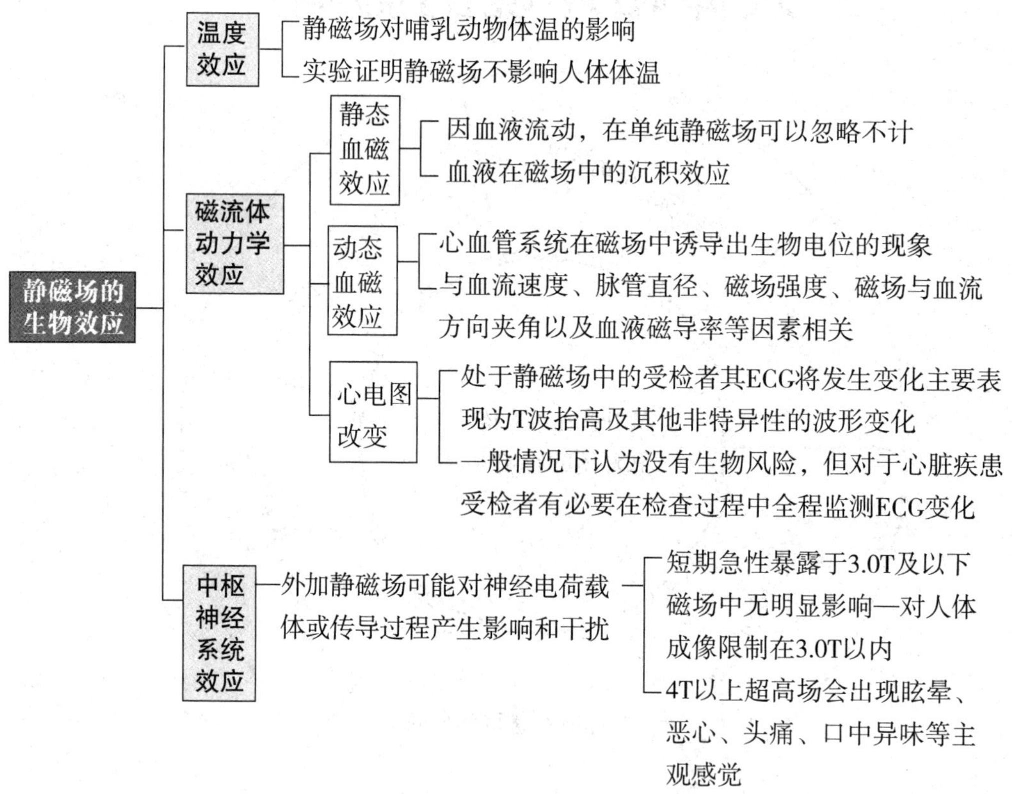
静磁场的生物效应
温度效应
静磁场对哺乳动物体温的影响
实验证明静磁场不影响人体体温
磁流体动力学效应
静态血磁效应
因血液流动，在单纯静磁场可以忽略不计
血液在磁场中的沉积效应
动态血磁效应
心血管系统在磁场中诱导出生物电位的现象
与血流速度、脉管直径、磁场强度、磁场与血流方向夹角以及血液磁导率等因素相关
心电图改变
处于静磁场中的受检者其ECG将发生变化主要表现为T波抬高及其他非特异性的波形变化
一般情况下认为没有生物风险，但对于心脏疾患受检者有必要在检查过程中全程监测ECG变化
中枢神经系统效应
外加静磁场可能对神经电荷载体或传导过程产生影响和干扰
短期急性暴露于3.0T及以下磁场中无明显影响—对人体成像限制在3.0T以内
4T以上超高场会出现眩晕、恶心、头痛、口中异味等主观感觉

【精选习题】

单选题

1. B_0 为 3. 0T 时，其产生血流电压大约为
   A. 30mV
   B. 35mV
   C. 40mV
   D. 45mV
   E. 50mV

答案：C

2. 心血管在磁场中诱导出的生物电位在下列哪处最高

A. 肺动脉
B. 肺静脉
C. 主动脉
D. 降主动脉
E. 腹主动脉

答案：A

多选题

3. 磁共振静磁场的生物效应包括
A. 温度效应
B. 磁流体动力学效应
C. 中枢神经系统效应
D. 射频能量的特殊吸收率
E. 射频场对体温的影响

答案：ABC

4. 关于静态血磁效应的叙述，正确的是
A. 血液在静磁场中的沉积现象称为静态血磁效应
B. 血液在射频磁场中的沉积现象称为静态血磁效应
C. 动静脉血中血红蛋白的氧合水平不同，沉积程度不同
D. 动静脉血中血红蛋白的氧合水平相同，沉积程度相同
E. 单纯静磁场环境中静态血磁效应忽略不计

答案：ACE

5. 静态血磁效应的原理为
A. 血液中的血红素含有一个铁离子，使它具有一定的磁性
B. 血红蛋白的磁性与其氧合水平有关
C. 氧离血红蛋白有非常大的磁性，表现为顺磁性
D. 氧合血红蛋白没有磁性
E. 氧离血红蛋白在强磁场中可出现沉积现象

答案：ABCDE

6. 关于动态血磁效应的叙述，正确的是
A. 心血管系统在磁场中诱导出生物电位现象称为动态血磁效应
B. 血液在静磁场中的沉积现象称为动态血磁效应
C. 动态血磁效应与血流速度、磁场强度无关
D. 动态血磁效应与血流方向的夹角及血液的磁导率有关
E. 受检者在超高场磁共振中可出现心律不齐

答案：ADE

7. T 波抬高临床诊断中认为是心肌梗死的表现，那么受检者在静磁场中心电图的变化为 T 波抬高表示
A. 受检者一定有心肌梗死
B. 受检者发生了心肌梗死
C. 此变化是生物电位诱导变化的结果
D. 心电图的变化并不伴随心脏功能不全
E. 心电图的变化预示有很大的生物风险

答案：CD

第二节　射频场的生物效应

核心考点	掌握	熟悉	了解
1. 射频能量的特殊吸收率	√		
2. 射频场对体温的影响	√		

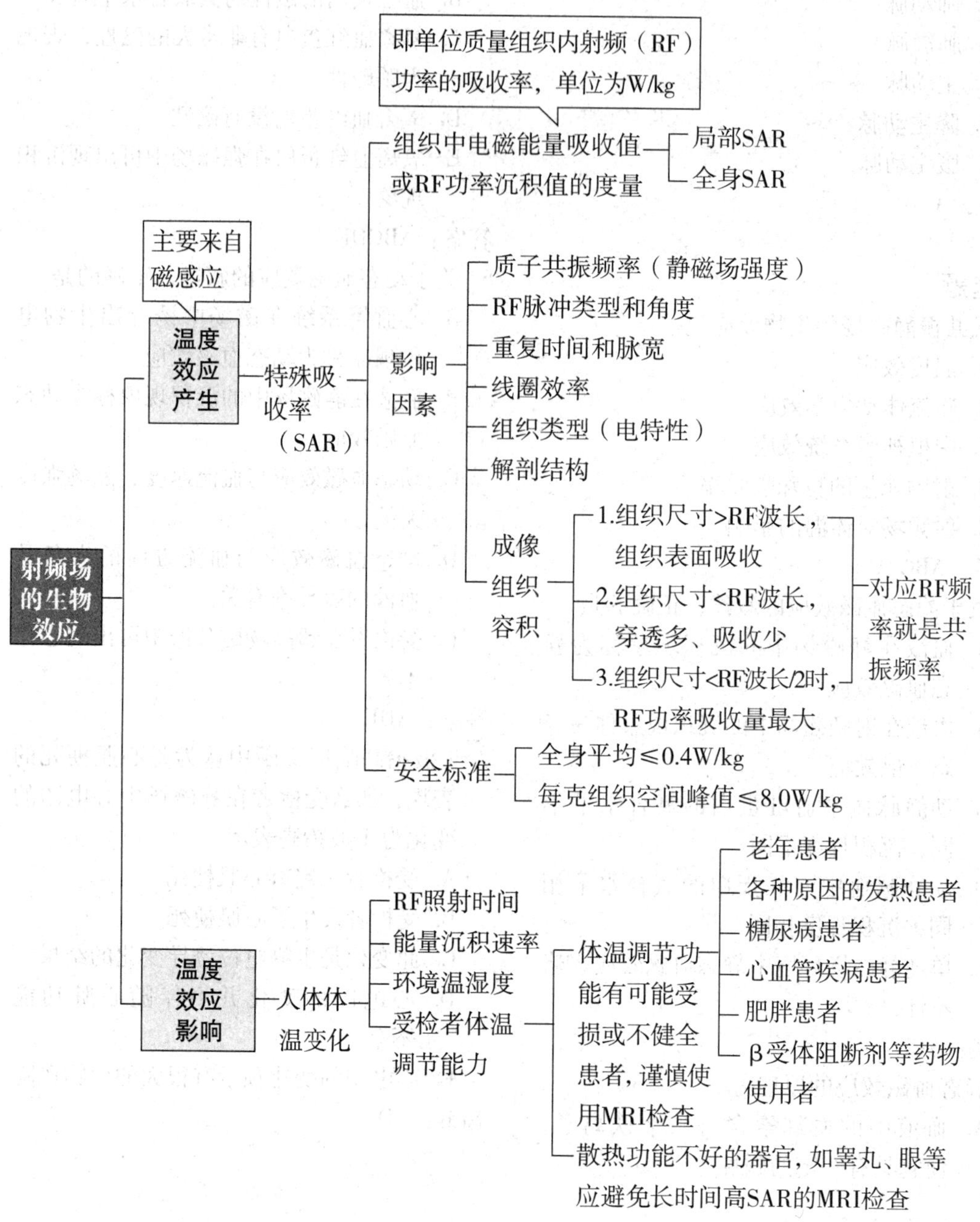
射频场的生物效应
温度效应产生
主要来自磁感应
特殊吸收率（SAR）
即单位质量组织内射频（RF）功率的吸收率，单位为W/kg
组织中电磁能量吸收值或RF功率沉积值的度量
局部SAR
全身SAR
影响因素
质子共振频率（静磁场强度）
RF脉冲类型和角度
重复时间和脉宽
线圈效率
组织类型（电特性）
解剖结构
成像组织容积
1.组织尺寸>RF波长，组织表面吸收
2.组织尺寸<RF波长，穿透多、吸收少
3.组织尺寸<RF波长/2时，RF功率吸收量最大
对应RF频率就是共振频率
安全标准
全身平均≤0.4W/kg
每克组织空间峰值≤8.0W/kg
温度效应影响
人体体温变化
RF照射时间
能量沉积速率
环境温湿度
受检者体温调节能力
体温调节功能有可能受损或不健全患者，谨慎使用MRI检查
老年患者
各种原因的发热患者
糖尿病患者
心血管疾病患者
肥胖患者
β受体阻断剂等药物使用者
散热功能不好的器官，如睾丸、眼等应避免长时间高SAR的MRI检查

【精选习题】

单选题

1. 人体中容易受到 MRI 射频脉冲的辐射损伤的器官是
   A. 皮肤
   B. 四肢
   C. 颅脑
   D. 胰腺
   E. 眼睛

答案：E

2. MR 检查时对受检者体温的变化起主要作用的是
   A. 静磁场与梯度场作用的结果
   B. 静磁场作用的结果
   C. 静磁场与射频场作用的结果
   D. 射频场作用的结果
   E. 梯度场作用的结果

答案：D

多选题

3. 影响 MR 扫描特殊吸收率（SAR）值的因素有
   A. 静磁场的强度
   B. RF 脉冲的类型
   C. 扫描时间
   D. 操作技师自身温度的调节能力
   E. 成像组织的容积

答案：ABCE

4. 美国 FDA 制定的医疗用途 RF 电磁场安全标准是
   A. 全身平均 SAR≤0.4 W/kg
   B. 全身平均 SAR≥0.4 W/kg
   C. 每克组织的 SAR 空间峰值≤8.0 W/kg
   D. 每克组织的 SAR 空间峰值≥8.0 W/kg
   E. 每克组织的 SAR 空间峰值＝0.4 W/kg

答案：AC

5. 1.5T MR 检查时，受检者体温升高是因为
   A. 静磁场
   B. RF 脉冲
   C. 发热的受检者
   D. 扫描间温度高
   E. 受检者体温调节能力弱

答案：BCDE

第三节　梯度场的生物效应

核心考点	掌握	熟悉	了解
1. 感应电流与周围神经刺激效应	√		
2. 心血管效应		√	
3. 磁致光幻视		√	
4. 梯度场安全标准		√	
5. 梯度噪声		√	

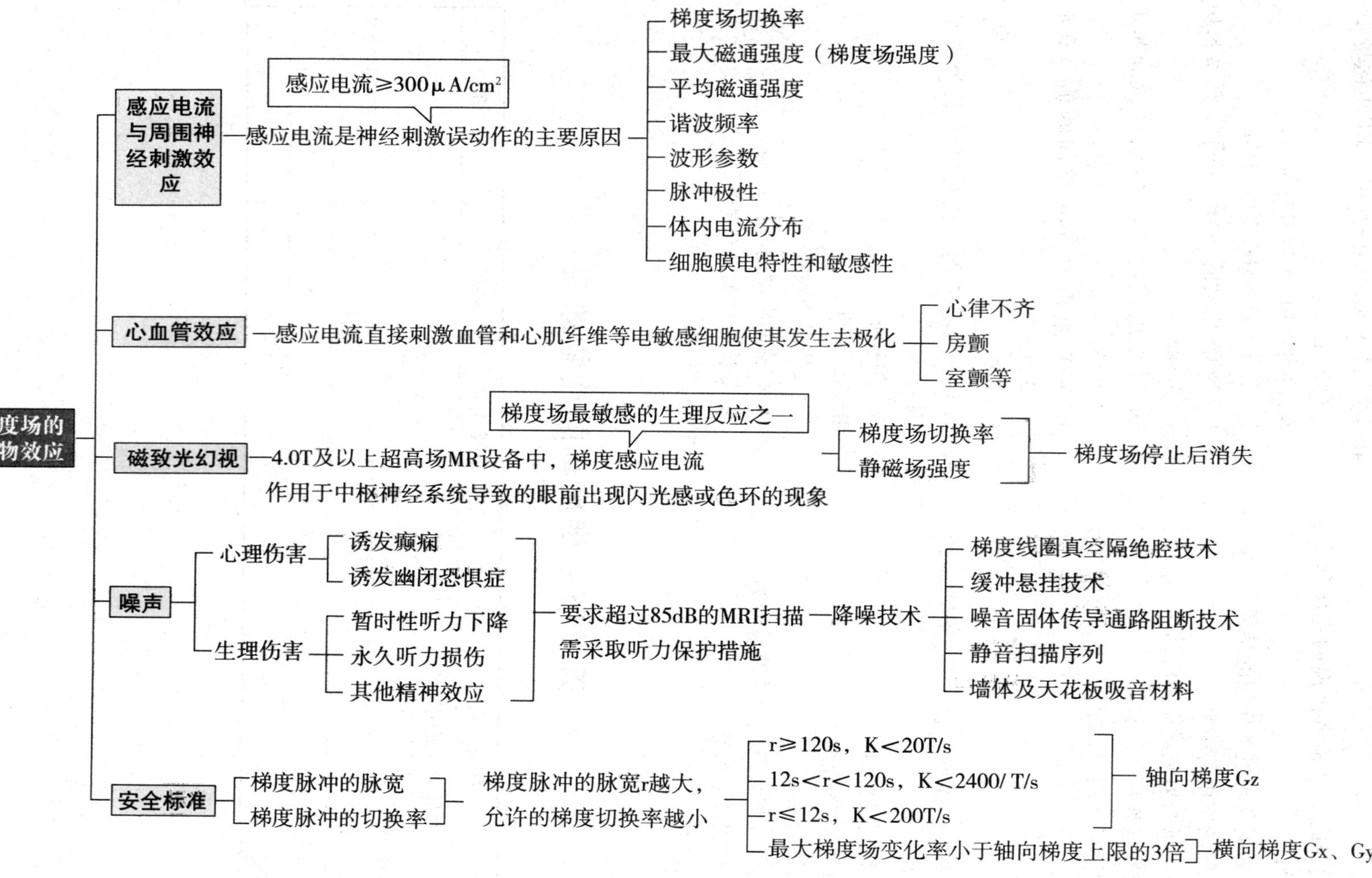
梯度场的生物效应
感应电流与周围神经刺激效应
感应电流≥300μA/cm²
感应电流是神经刺激误动作的主要原因
梯度场切换率
最大磁通强度（梯度场强度）
平均磁通强度
谐波频率
波形参数
脉冲极性
体内电流分布
细胞膜电特性和敏感性
心血管效应
感应电流直接刺激血管和心肌纤维等电敏感细胞使其发生去极化
心律不齐
房颤
室颤等
磁致光幻视
梯度场最敏感的生理反应之一
4.0T及以上超高场MR设备中，梯度感应电流作用于中枢神经系统导致的眼前出现闪光感或色环的现象
梯度场切换率
静磁场强度
梯度场停止后消失
噪声
心理伤害
诱发癫痫
诱发幽闭恐惧症
生理伤害
暂时性听力下降
永久听力损伤
其他精神效应
要求超过85dB的MRI扫描需采取听力保护措施
降噪技术
梯度线圈真空隔绝腔技术
缓冲悬挂技术
噪音固体传导通路阻断技术
静音扫描序列
墙体及天花板吸音材料
安全标准
梯度脉冲的脉宽
梯度脉冲的切换率
梯度脉冲的脉宽r越大，允许的梯度切换率越小
r≥120s，K＜20T/s
12s＜r＜120s，K＜2400/ T/s
r≤12s，K＜200T/s
轴向梯度Gz
最大梯度场变化率小于轴向梯度上限的3倍
横向梯度Gx、Gy

【精选习题】

单选题

1. MRI 检查噪声超过多少时，需要采取听力保护措施
   A. 80 dB
   B. 85 dB
   C. 90 dB
   D. 95 dB
   E. 100 dB

答案：B

2. 关于梯度场安全性的描述，正确的是
   A. 最大梯度场变化率在 7T/s 以下
   B. 梯度脉冲的脉宽越大，允许的梯度切换率就越大
   C. 梯度脉冲的脉宽越大，允许的梯度切换率就越小
   D. 梯度脉冲的脉宽越小，允许的梯度切换率就越小
   E. 对于横向梯度最大梯度场变化率要小于横向梯度上限的 4 倍

答案：C

第四节　磁场对环境的影响

核心考点	掌握	熟悉	了解
磁场对环境的影响	√		

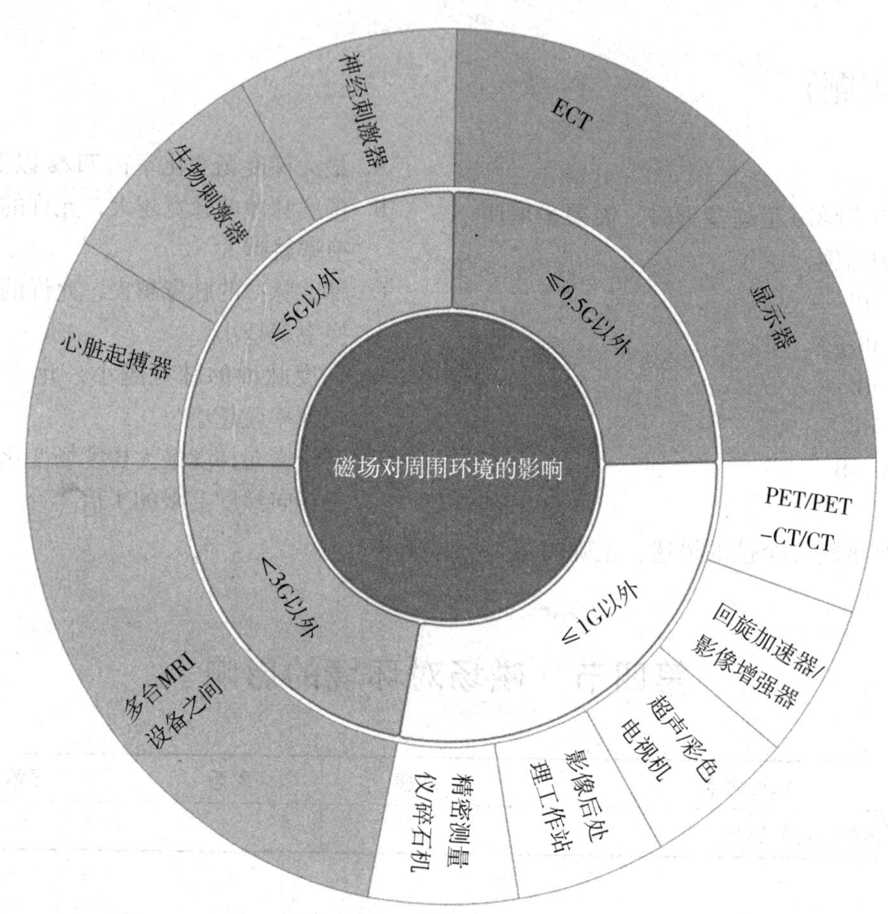
磁场对周围环境的影响
≤0.5G以外
ECT
显示器
≤1G以外
PET/PET-CT/CT
回旋加速器/影像增强器
超声/彩色电视机
影像后处理工作站
精密测量仪/碎石机
≤3G以外
多台MRI设备之间
≤5G以外
心脏起搏器
生物刺激器
神经刺激器

第五节 环境对磁场的影响

核心考点	掌握	熟悉	了解
1. 静干扰		√	
2. 动干扰		√	

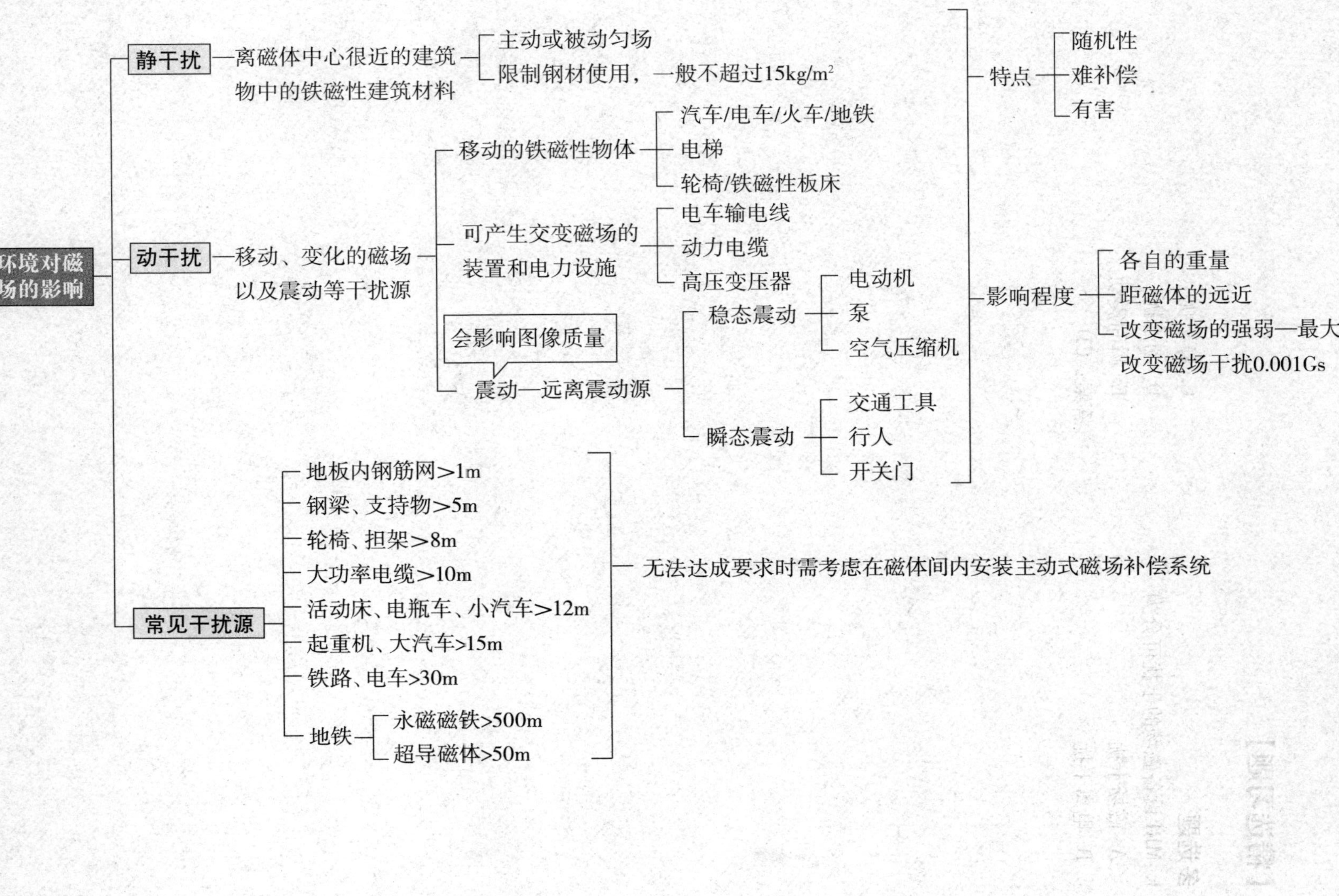
环境对磁场的影响
静干扰
离磁体中心很近的建筑物中的铁磁性建筑材料
主动或被动匀场
限制钢材使用，一般不超过15kg/m²
动干扰
移动、变化的磁场以及震动等干扰源
移动的铁磁性物体
汽车/电车/火车/地铁
电梯
轮椅/铁磁性板床
可产生交变磁场的装置和电力设施
电车输电线
动力电缆
高压变压器
会影响图像质量
震动—远离震动源
稳态震动
电动机
泵
空气压缩机
瞬态震动
交通工具
行人
开关门
特点
随机性
难补偿
有害
影响程度
各自的重量
距磁体的远近
改变磁场的强弱—最大改变磁场干扰0.001Gs
常见干扰源
地板内钢筋网>1m
钢梁、支持物>5m
轮椅、担架>8m
大功率电缆>10m
活动床、电瓶车、小汽车>12m
起重机、大汽车>15m
铁路、电车>30m
地铁
永磁磁铁>500m
超导磁体>50m
无法达成要求时需考虑在磁体间内安装主动式磁场补偿系统

【精选习题】

多选题

1. MRI 设备磁场的干扰可分为
   A. 磁场干扰
   B. 电离干扰
   C. 静干扰
   D. 动干扰
   E. 瞬间震动

答案：CD

第六节　磁共振成像的安全性

核心考点	掌握	熟悉	了解
1. 铁磁性物质	√		
2. 体内置入物	√		
3. 梯度场噪声	√		
4. 孕妇的 MRI 检查	√		
5. 幽闭恐惧症	√		

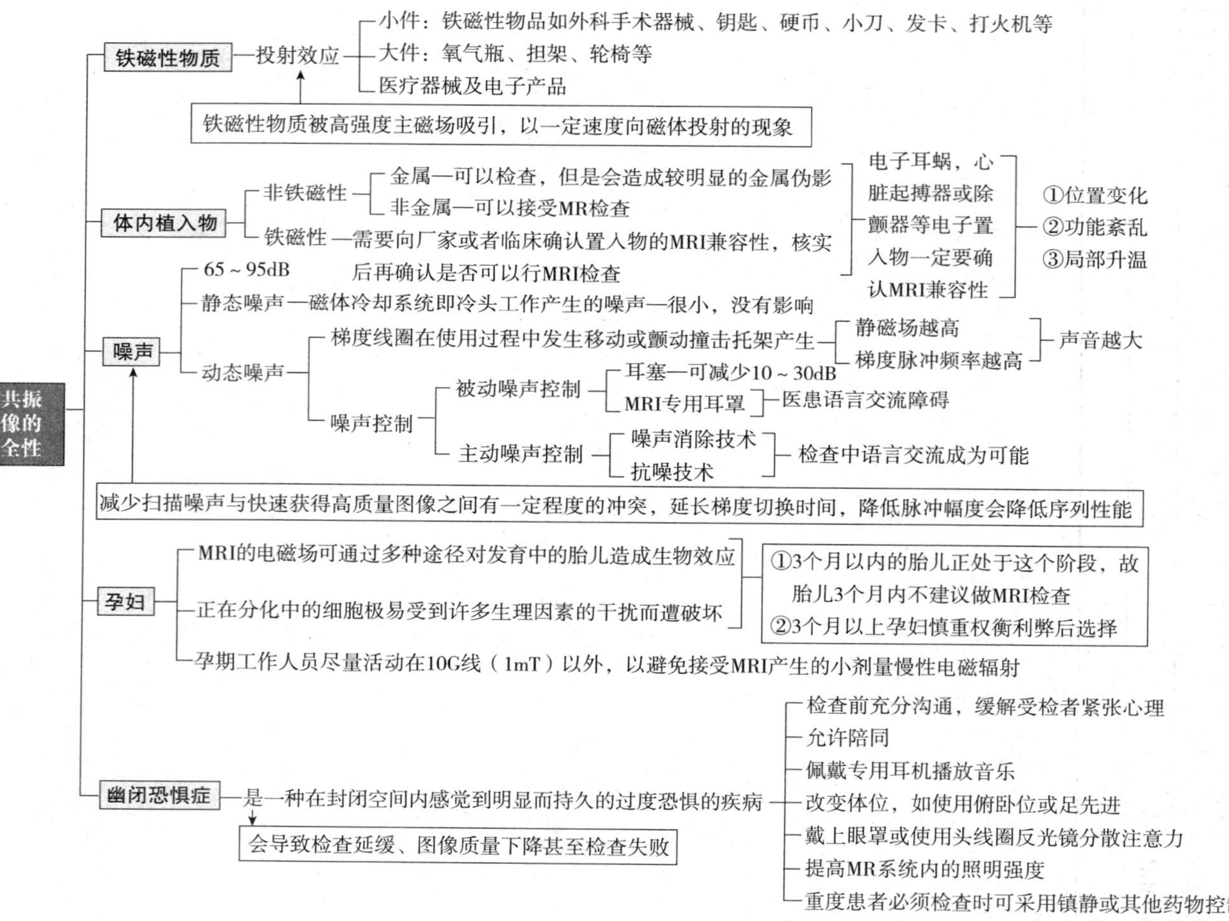
磁共振成像的安全性
铁磁性物质
投射效应
小件：铁磁性物品如外科手术器械、钥匙、硬币、小刀、发卡、打火机等
大件：氧气瓶、担架、轮椅等
医疗器械及电子产品
铁磁性物质被高强度主磁场吸引，以一定速度向磁体投射的现象
体内植入物
非铁磁性
金属—可以检查，但是会造成较明显的金属伪影
非金属—可以接受MR检查
铁磁性
—需要向厂家或者临床确认置入物的MRI兼容性，核实后再确认是否可以行MRI检查
电子耳蜗，心脏起搏器或除颤器等电子置入物一定要确认MRI兼容性
①位置变化
②功能紊乱
③局部升温
噪声
65～95dB
静态噪声—磁体冷却系统即冷头工作产生的噪声—很小，没有影响
动态噪声
梯度线圈在使用过程中发生移动或颤动撞击托架产生
静磁场越高
梯度脉冲频率越高
声音越大
噪声控制
被动噪声控制
耳塞—可减少10～30dB
MRI专用耳罩
医患语言交流障碍
主动噪声控制
噪声消除技术
抗噪技术
检查中语言交流成为可能
减少扫描噪声与快速获得高质量图像之间有一定程度的冲突，延长梯度切换时间，降低脉冲幅度会降低序列性能
孕妇
MRI的电磁场可通过多种途径对发育中的胎儿造成生物效应
正在分化中的细胞极易受到许多生理因素的干扰而遭破坏
①3个月以内的胎儿正处于这个阶段，故胎儿3个月内不建议做MRI检查
②3个月以上孕妇慎重权衡利弊后选择
孕期工作人员尽量活动在10G线（1mT）以外，以避免接受MRI产生的小剂量慢性电磁辐射
幽闭恐惧症
是一种在封闭空间内感觉到明显而持久的过度恐惧的疾病
会导致检查延缓、图像质量下降甚至检查失败
检查前充分沟通，缓解受检者紧张心理
允许陪同
佩戴专用耳机播放音乐
改变体位，如使用俯卧位或足先进
戴上眼罩或使用头线圈反光镜分散注意力
提高MR系统内的照明强度
重度患者必须检查时可采用镇静或其他药物控制

【精选习题】

单选题

1. 妊娠 3 个月以上的孕妇需做影像检查时，相对来说最安全的是
   A. MRI
   B. CT
   C. PET
   D. X 线
   E. ECT

答案：A

2. 对降低幽闭恐惧症发生率无用的措施是
   A. 尽量使用快速序列减少扫描时间
   B. 不允许受检者的亲属或朋友进扫描间陪同
   C. 改变体位将头先进改为足先进
   D. 让受检者戴上眼罩使其不知道自己所在的密闭空间
   E. 提高 MR 系统内的照明强度

答案：B

3. 下列哪项措施对防止投射效应是不必要的
   A. 在磁体室入口处安装金属探测器
   B. 在磁体室入口处设置明显警示标志
   C. 在磁体室入口处确认进入者去除随身携带的打火机
   D. 在磁体室入口处确认受检者体内是否有人工植入物
   E. 在磁体室入口处确认受检者是否随身携带硬币

答案：D

4. 根据“临床用磁共振诊断设备安全性指导原则”要求，MRI 扫描超过多少需要采取一定的听力保护措施
   A. 70dB
   B. 75dB
   C. 80dB
   D. 85dB
   E. 95dB

答案：E

5. 下列哪一种人体植入物不影响 MR 扫描
   A. 固定骨折用钢板
   B. 心脏起搏器
   C. 铁磁性金属夹
   D. 固定体的镍钛合金板
   E. 体内存留弹片

答案：D

多选题

6. MRI 系统对铁磁性置入物可能造成的影响是
   A. 位置变化
   B. 功能紊乱
   C. 局部升温
   D. 损坏 MRI 设备
   E. 无影响

答案：ABC

7. 下列属于 MRI 检查的禁忌证的是
   A. 有心脏起搏器的受检者
   B. 手术后动脉夹存留的受检者
   C. 孕妇
   D. 更换人工金属心脏瓣膜的受检者
   E. 体内留置导管的受检者

答案：ABD

8. MR 检查的适应证包括
   A. 中枢神经系统疾患
   B. 颅颈部疾患
   C. 盆腔病变
   D. 换有人工金属心脏瓣膜的受检者
   E. 妊娠不足 3 个月者

答案：ABC

9. 下列叙述正确的是
   A. MR 是诊断中枢神经系统病变的最佳选择

B. 对肺内病变的诊断优于 CT
C. MR 无骨伪影，能清晰显示后颅凹及颅颈交界区病变
D. 对关节软骨变性与坏死的诊断不如 CT
E. 对于体内存留有金属异物者亦能进行检查

答案：AC

10. 为缓解幽闭恐惧患者紧张情绪，可采用的措施有
A. 亲属陪同
B. 专用耳机播放音乐
C. 镇定药物
D. 提高照明
E. 改变体位，采用足先进

答案：ABCDE

《 第六章 磁共振成像技术临床应用概论

第一节 人体正常组织 MR 信号特点

核心考点	掌握	熟悉	了解
1. 水	√		
2. 脂肪与骨髓	√		
3. 肌肉	√		
4. 骨骼	√		
5. 淋巴	√		
6. 气体	√		

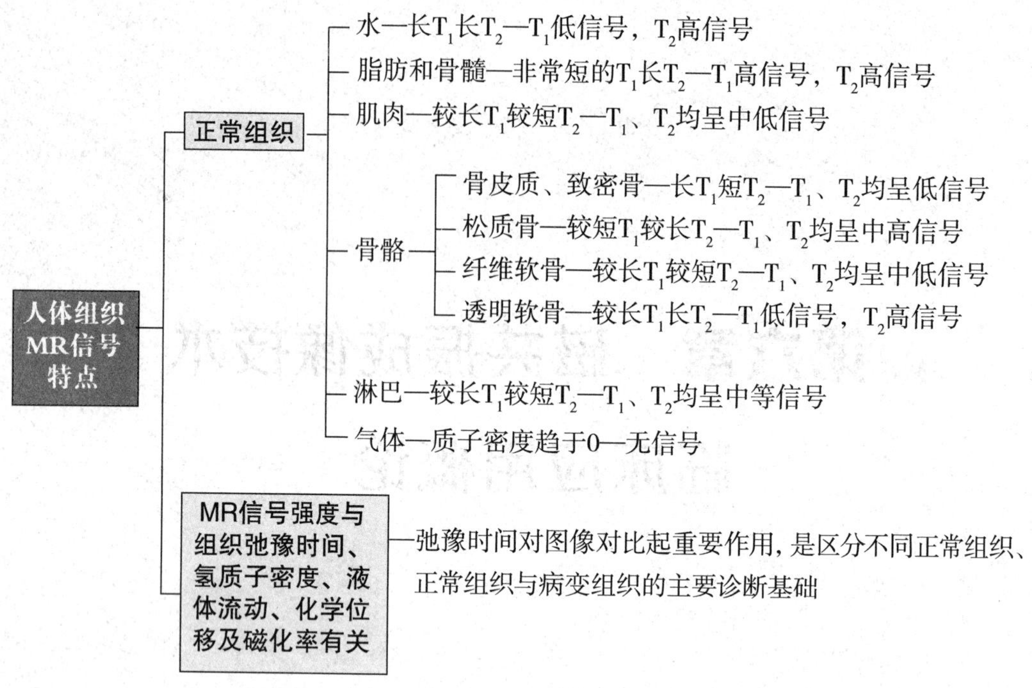
人体组织MR信号特点
正常组织
水—长T_1长T_2—T_1低信号，T_2高信号
脂肪和骨髓—非常短的T_1长T_2—T_1高信号，T_2高信号
肌肉—较长T_1较短T_2—T_1、T_2均呈中低信号
骨骼
骨皮质、致密骨—长T_1短T_2—T_1、T_2均呈低信号
松质骨—较短T_1较长T_2—T_1、T_2均呈中高信号
纤维软骨—较长T_1较短T_2—T_1、T_2均呈中低信号
透明软骨—较长T_1长T_2—T_1低信号，T_2高信号
淋巴—较长T_1较短T_2—T_1、T_2均呈中等信号
气体—质子密度趋于0—无信号
MR信号强度与组织弛豫时间、氢质子密度、液体流动、化学位移及磁化率有关
弛豫时间对图像对比起重要作用，是区分不同正常组织、正常组织与病变组织的主要诊断基础

【精选习题】

单选题

1. 人体组织中的水有自由水和结合水之分，自由水是指
   A. 分子游离而不与其他组织分子相结合的水
   B. 与蛋白等大分子结合的水
   C. 存在于细胞外间隙中的水
   D. 存在于血浆中的水
   E. 自然运动频率低的水

答案：A

2. 水的 MR 信号特点，错误的是
   A. 纯水的 T_1 和 T_2 弛豫时间长
   B. 自由水频率高于 Lamor 频率
   C. 结合水接近 Lamor 频率
   D. 结合水 T_1 明显缩短
   E. 自由水 T_1 明显缩短

答案：E

3. 下列对结合水的描述，错误的是
   A. 水分子依附于运动缓慢的较大分子
   B. 结合水在 T_2WI 上与脑脊液信号相同
   C. 结合水的自然运动频率与自由水相比大大降低
   D. 自由水与蛋白质结合形成结合水
   E. 结合水在 T_1WI 上其信号高于脑脊液

答案：B

4. 脂肪与脊髓的 MR 信号特点，错误的是
   A. 具有较高的质子密度
   B. N（H）为高信号
   C. 长 T_1
   D. 信号强度大
   E. T_1 表现为高信号

答案：C

5. 关于气体的 MR 信号特征描述，正确的是
   A. T_1WI 有信号
   B. T_2WI 低信号区

C. 质子密度趋于零

D. 在有些脉冲序列中，改变TR会改变信号

E. 在有些脉冲序列中，改变TE会改变信号

答案：C

6. 下列组合在T_1WI上的信号由高到低的顺序依次是

A. 肌肉、脂肪、骨骼、水、气体

B. 脂肪、肌肉、骨骼、水、气体

C. 脂肪、肌肉、水、骨骼、气体

D. 脂肪、骨骼、肌肉、水、气体

E. 肌肉、骨骼、脂肪、水、气体

答案：C

多选题

7. 关于磁场中自由水特性的叙述，正确的是

A. 自由水具有较高的自然运动频率

B. 自由水具有较低的自然运动频率

C. 自由水运动频率明显高于Larmor共振频率

D. 自由水运动频率明显低于Larmor共振频率

E. 自由水T_1弛豫缓慢，T_1时间长

答案：ACE

8. Larmor共振频率与T_1的关系为

A. 当水分子的运动频率高于Larmor共振频率时，T_1弛豫缓慢，T_1时间长

B. 当水分子的运动频率低于Larmor共振频率时，T_1弛豫缓慢，T_1时间长

C. 当水分子的运动频率与Larmor共振频率不同时，T_1弛豫慢，T_1时间长

D. 当水分子的运动频率与Larmor共振频率接近时，T_1弛豫快，T_1时间短

E. 当水分子的运动频率与Larmor共振频率不同时，T_1弛豫快，T_1时间短

答案：ACD

9. 关于磁场中结合水特性的叙述，正确的是

A. 结合水的自然运动频率低于自由水

B. 结合水运动频率明显高于Larmor共振频率

C. 结合水运动频率明显低于Larmor共振频率

D. 结合水运动频率接近于Larmor共振频率

E. 结合水T_1弛豫时间明显缩短，T_1时间较短

答案：ADE

10. MRI信号强度与下列哪些因素有关

A. 组织的弛豫时间

B. 氢质子密度

C. 血液（或脑脊液）流动

D. 化学位移

E. 磁化率

答案：ABCDE

11. 关于脂肪组织的叙述，正确的是

A. 脂肪组织具有较高的质子密度，T_1值短，信号高

B. 脂肪组织含水分子较多，T_1值短，信号高

C. T_1加权为高信号，呈白色

D. T_1加权为低信号，呈黑灰色

E. 脂肪抑制（STIR）序列像上呈低信号

答案：ACE

12. 关于肌肉组织MR的特性，正确的是

A. 肌肉组织所含质子密度明显少于脂肪组织

B. 肌肉组织所含质子密度明显多于脂肪组织

C. 肌肉组织具有较长T_1值和较长T_2值

D. 肌肉组织具有较长T_1值和较短T_2值

E. 肌肉组织具有较短T_1值和较短T_2值

答案：AD

13. 关于韧带和肌腱的MR特性，正确的是
  A. 韧带和肌腱的质子密度低于肌肉组织
  B. 韧带和肌腱具有长 T_1 和短 T_2 弛豫特点
  C. T_1 加权像和 T_2 加权像均呈中低信号
  D. T_1 加权呈低信号，T_2 加权呈高信号
  E. T_1 加权呈高信号，T_2 加权呈中高信号

答案：ABC

14. 关于骨骼的MRI特性，正确的是
  A. 骨皮质MR信号强度非常低，T_1WI和 T_2WI均为低信号
  B. 松质骨为中等信号，T_1WI和 T_2WI均呈中等偏高信号
  C. 透明软骨 T_1WI呈低信号，T_2WI信号强度偏高
  D. 致密骨呈长 T_1、短 T_2 低信号
  E. 纤维软骨 T_1WI和 T_2WI均呈中低信号

答案：ABCDE

15. 关于淋巴组织的MR特性，正确的是
  A. 淋巴组织质子密度较低
  B. 淋巴组织质子密度较高
  C. 具有较长的 T_1 值，T_1WI呈中等信号
  D. 具有较短的 T_2 值，T_2WI呈中等信号
  E. 具有较长的 T_2 值，T_2WI呈高信号

答案：BCD

16. 人体正常组织MR信号特点，下列说法正确的是
  A. 脂肪与骨髓 T_1WI呈高信号，T_2WI呈较高信号，STIR呈低信号
  B. 肌肉 T_1WI及 T_2WI均呈中低信号
  C. 骨皮质 T_1WI及 T_2WI均呈中等偏高信号
  D. 气体 T_1WI及 T_2WI均呈低信号
  E. 淋巴组织 T_1WI及 T_2WI均呈中等信号

答案：ABE

第二节　人体病理组织MR信号特点

核心考点	掌握	熟悉	了解
1. 水肿	√		
2. 出血	√		
3. 梗死	√		
4. 坏死	√		
5. 钙化	√		
6. 囊变	√		

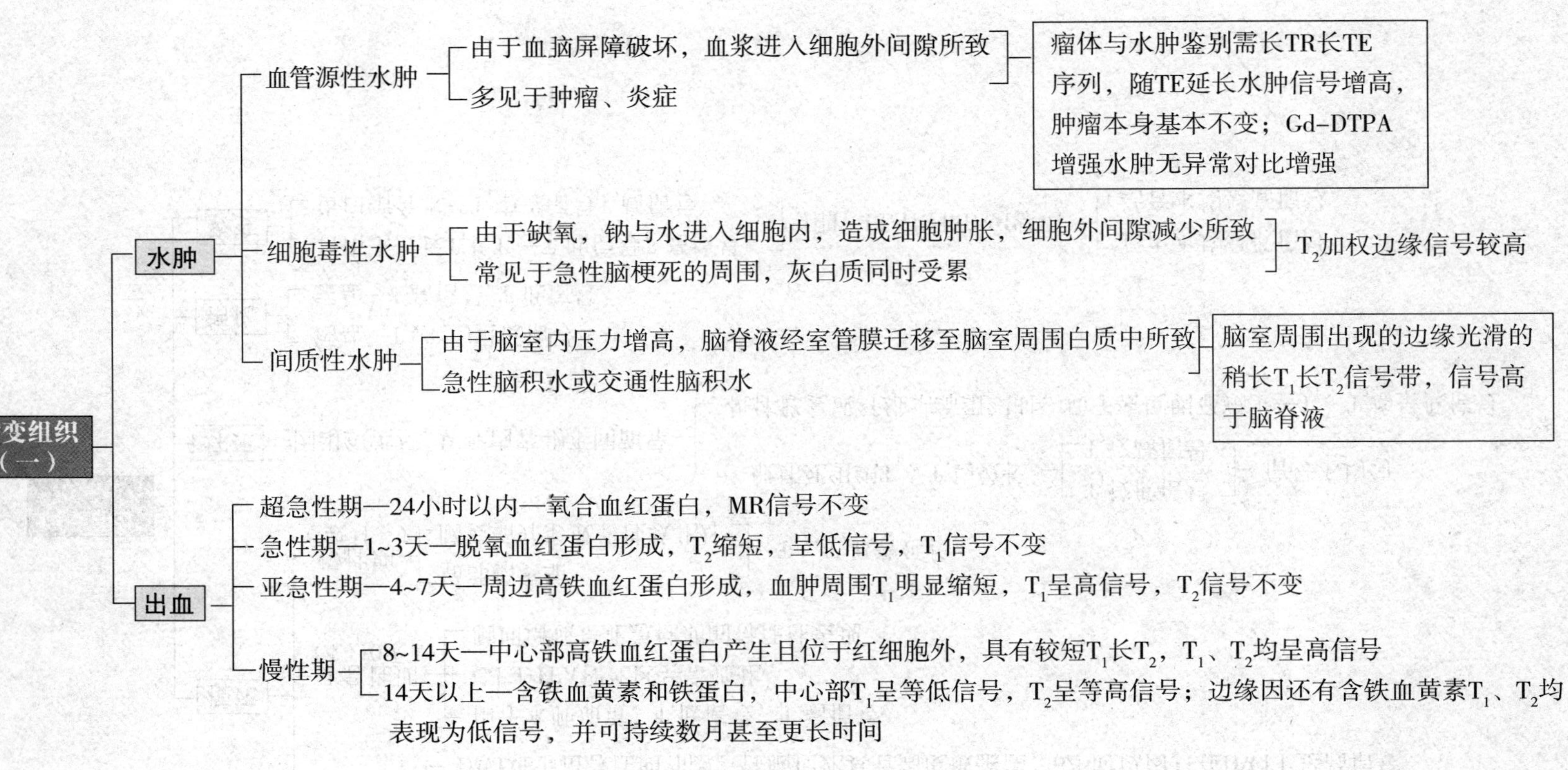
病变组织（一）
水肿
血管源性水肿
由于血脑屏障破坏，血浆进入细胞外间隙所致
多见于肿瘤、炎症
瘤体与水肿鉴别需长TR长TE序列，随TE延长水肿信号增高，肿瘤本身基本不变；Gd-DTPA增强水肿无异常对比增强
细胞毒性水肿
由于缺氧，钠与水进入细胞内，造成细胞肿胀，细胞外间隙减少所致
常见于急性脑梗死的周围，灰白质同时受累
T_2加权边缘信号较高
间质性水肿
由于脑室内压力增高，脑脊液经室管膜迁移至脑室周围白质中所致
急性脑积水或交通性脑积水
脑室周围出现的边缘光滑的稍长T_1长T_2信号带，信号高于脑脊液
出血
超急性期—24小时以内—氧合血红蛋白，MR信号不变
急性期—1~3天—脱氧血红蛋白形成，T_2缩短，呈低信号，T_1信号不变
亚急性期—4~7天—周边高铁血红蛋白形成，血肿周围T_1明显缩短，T_1呈高信号，T_2信号不变
慢性期
8~14天—中心部高铁血红蛋白产生且位于红细胞外，具有较短T_1长T_2，T_1、T_2均呈高信号
14天以上—含铁血黄素和铁蛋白，中心部T_1呈等低信号，T_2呈等高信号；边缘因还有含铁血黄素T_1、T_2均表现为低信号，并可持续数月甚至更长时间

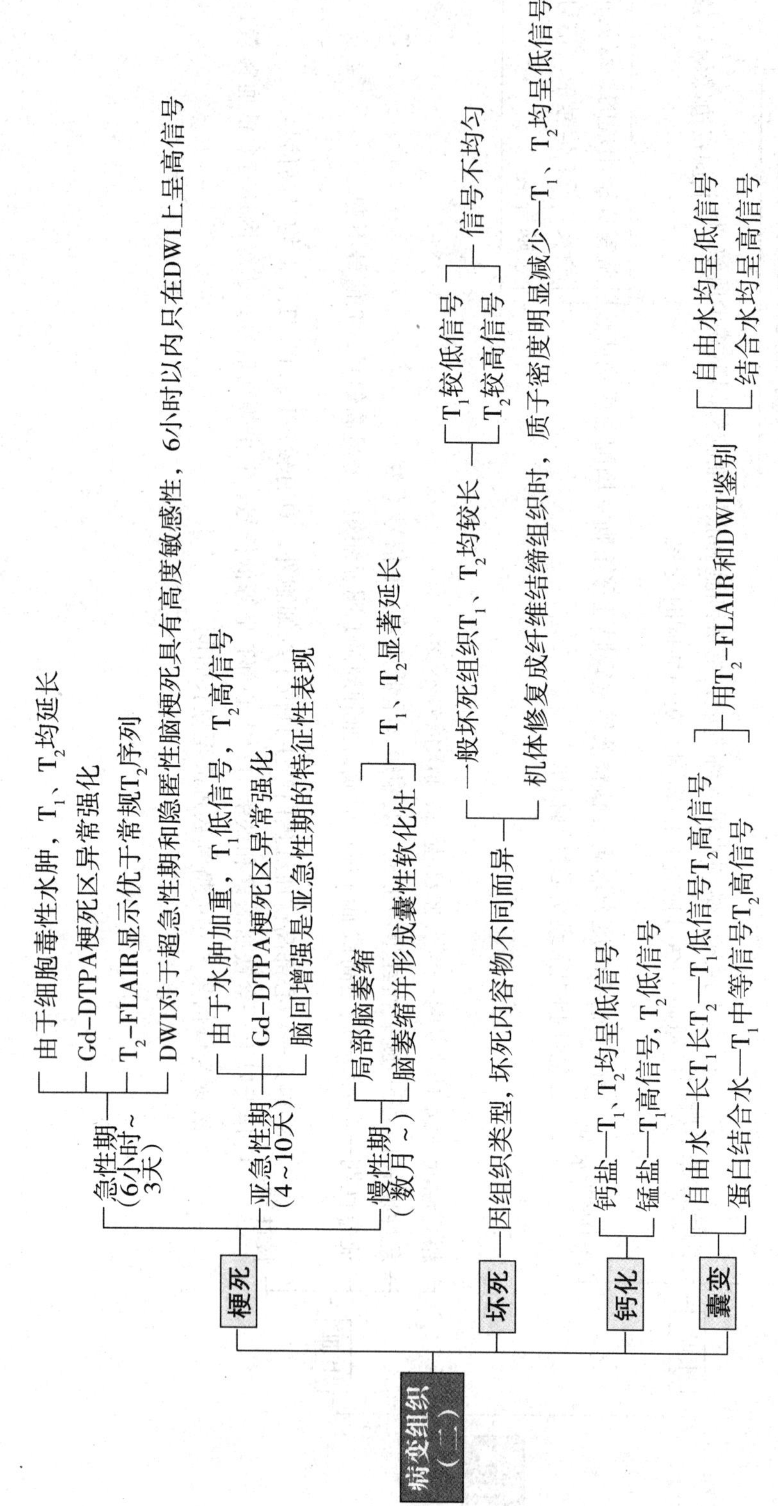

病变组织（二）
梗死
急性期（6小时~3天）
由于细胞毒性水肿，T_1、T_2均延长
Gd-DTPA梗死区异常强化
T_2-FLAIR显示优于常规T_2序列
DWI对于超急性期和隐匿性脑梗死具有高度敏感性，6小时以内只在DWI上呈高信号
亚急性期（4~10天）
由于水肿加重，T_1低信号，T_2高信号
Gd-DTPA梗死区异常强化
脑回增强是亚急性期的特征性表现
慢性期（数月~）
局部脑萎缩
脑萎缩并形成囊性软化灶
T_1、T_2显著延长
坏死
因组织类型，坏死内容物不同而异
一般坏死组织T_1、T_2均较长
T_1较低信号
T_2较高信号
信号不均匀
机体修复成纤维结缔组织时，质子密度明显减少—T_1、T_2均呈低信号
钙化
钙盐—T_1、T_2均呈低信号
锰盐—T_1高信号，T_2低信号
囊变
自由水—长T_1长T_2—T_1低信号T_2高信号
蛋白结合水—T_1中等信号T_2高信号
用T_2-FLAIR和DWI鉴别
自由水均呈低信号
结合水均呈高信号

【精选习题】

单选题

1. 有关脑水肿的叙述，不正确的是
   A. 血管源性水肿是血脑屏障破坏所致
   B. 细胞毒性水肿是由于钠与水进入细胞内致细胞肿胀
   C. 间质性水肿是由于脑室内压力增高所致
   D. 血管源性水肿增强扫描水肿有异常对比增强
   E. 细胞毒性水肿常见于急性脑梗死

答案：D

2. 关于间质性水肿的叙述，错误的是
   A. 结合水增加
   B. 脑室内压力增高所致
   C. 脑组织内压力增高所致
   D. 信号强度明显高于脑脊液
   E. 如急性脑积水或交通性脑积水

答案：C

3. 关于超急性期出血的描述，正确的是
   A. MR 表现与出血时间无关
   B. 超急性期出血发生在 24 小时之内
   C. 氧合血红蛋白内电子成对，具有顺磁性
   D. 周边形成正铁血红蛋白
   E. 超急性期出血，已形成去氧血红蛋白，故 MRI 信号不变

答案：B

4. 在 T_1WI 上：①水肿，②脂肪，③新鲜出血，信号强度从高到低，依次排列为
   A. ①②③
   B. ①③②
   C. ②①③
   D. ②③①
   E. ③①②

答案：D

5. 脑梗死的过程不包括
   A. 缺血
   B. 渗出
   C. 水肿
   D. 变性
   E. 坏死

答案：B

6. 以下对钙化的 MRI 描述，错误的是
   A. 无信号变化
   B. 缺乏可动性质子
   C. 若含有锰盐时，其 T_1WI 表现为高信号
   D. 以往认为，其 T_1WI 和 T_2WI 均为低信号
   E. 现在认为，钙化的信号主要取决于钙盐成分

答案：A

7. 对于囊变 MRI 信号的理解，错误的是
   A. 囊内为纯水者具有长 T_1、长 T_2
   B. 囊内为纯水者具有短 T_1、短 T_2
   C. 囊内为蛋白结合水者在 T_1 加权像上为中等信号
   D. 囊内为蛋白结合水者在 T_2 加权像上为高信号
   E. 囊内为纯水者 T_1 呈低信号、T_2 呈高信号

答案：B

多选题

8. 关于血管源性水肿的叙述，正确的是
   A. 血脑屏障破坏，血浆由血管内漏出进入细胞外间隙所致
   B. 由于缺氧，钠与水进入细胞内导致细胞肿胀
   C. 脑室内压力增高脑脊液经室管膜迁移到脑室周围白质中所致
   D. 常见于肿瘤和炎症

E. 典型者呈手指状分布于脑白质中

答案：ADE

9. 血管源性水肿的 MRI 表现为

A. 以结合水增多为主，自由水增加为辅

B. 呈手指状分布于脑白质中

C. T_2WI 显示明显

D. Gd－DTPA 增强扫描水肿不增强

E. Gd－DTPA 增强扫描水肿亦增强

答案：ABD

10. 关于细胞毒性水肿的叙述，正确的是

A. 血脑屏障破坏，血浆由血管内漏出进入细胞外间隙所致

B. 由于缺氧，钠与水进入细胞内导致细胞肿胀

C. 脑室内压力增高脑脊液经室管膜迁移到脑室周围白质中所致

D. 常见于急性脑梗死的周围

E. 白质、灰质同时受累

答案：BDE

11. 细胞毒性水肿的 MRI 表现为

A. 呈手指状分布于脑白质中

B. 脑室周围出现边缘光滑的稍长 T_1、长 T_2 信号带

C. 病灶周围的脑白质、灰质同时受累

D. T_2WI 之边缘信号较高

E. DWI 为高信号

答案：CDE

12. 关于间质性水肿的叙述，正确的是

A. 血脑屏障破坏，血浆由血管内漏出进入细胞外间隙所致

B. 由于缺氧，钠与水进入细胞内导致细胞肿胀

C. 脑室内压力增高脑脊液经室管膜迁移到脑室周围白质中所致

D. 常见于急性脑积水或交通性脑积水时

E. 脑室周围出现边缘光滑的稍长 T_1、长 T_2 信号带

答案：CDE

13. 间质性水肿的 MRI 表现为

A. 常见于急性脑积水或交通性脑积水患者

B. 脑室周围出现边缘光滑的稍长 T_1、长 T_2 信号带

C. 病灶周围的脑白质、灰质同时受累

D. T_1WI 水肿区信号高于脑室内脑脊液信号

E. Gd－DTPA 增强扫描水肿不增强

答案：ABDE

14. 出血所处不同时期的 MR 表现分为

A. 超急性期

B. 急性期

C. 亚急性期

D. 慢性期

E. 超慢性期

答案：ABCD

15. 关于超急性期出血的叙述，正确的是

A. 超急性期—出血发生在 6 小时以内

B. 超急性期—出血发生在 24 小时以内

C. 红细胞内为氧合血红蛋白

D. 超急性期—出血发生在 1～3 天以内

E. 超急性期—出血发生在 4～7 天以内

答案：BC

16. 关于超急性期脑出血的叙述，正确的是

A. 出血发生在 48 小时内

B. 红细胞内为氧合血红蛋白

C. 氧合血红蛋白内电子成对，不具有顺磁性

D. MRI 信号不变

E. 依据出血量的多少可有程度不同的占位效应

答案：BCDE

17. 关于急性期出血的叙述，正确的是

A. 红细胞内氧合血红蛋白变为脱氧血红蛋白

B. 急性期—出血发生在 48 小时以内
C. 急性期—出血发生后 1 ~ 3 天
D. 急性期—出血发生后 4 ~ 7 天
E. 急性期—出血发生后 8 ~ 14 天

答案：AC

18. 关于急性脑出血的叙述，正确的是
A. 出血发生在 24 小时以内
B. 氧合血红蛋白变为脱氧血红蛋白，有显著顺磁性
C. T_2 弛豫时间缩短，呈低信号
D. T_1WI 示出血灶呈等信号，周围可见低信号水肿区
E. T_1WI 血肿周围呈高信号

答案：BCD

19. 关于亚急性期出血的叙述，正确的是
A. 亚急性期—出血发生后 4 ~ 7 天时
B. T_1WI 血肿周围呈高信号
C. 亚急性期—出血发生后 8 ~ 10 天时
D. 亚急性期—出血发生后 15 ~ 20 天时
E. 亚急性期—出血发生后 20 ~ 30 天时

答案：AB

20. 关于慢性期出血的叙述，正确的是
A. 慢性期—出血发生后 4 ~ 7 天
B. 慢性期—出血发生后 8 ~ 14 天
C. 血肿中心部产生高铁血红蛋白
D. 慢性期—出血发生后 2 个月
E. 慢性期—出血发生后 3 个月

答案：BC

21. 关于脑出血进入慢性期的叙述，正确的是
A. 出血发生后 8 ~ 14 天
B. 血肿中心部产生高铁血红蛋白
C. T_1WI 和 T_2WI 均呈高信号
D. T_1WI 和 T_2WI 均呈低信号
E. 高铁血红蛋白具有短 T_1 和长 T_2 作用

答案：ABCE

22. 关于慢性血肿在 14 天以上的变化叙述，正确的是
A. 血肿中心部和外周部呈不同的 MRI 信号
B. 中心部 T_1WI 呈等/低信号，T_2WI 呈高信号
C. 血肿外周部红细胞内有含铁血黄素
D. T_1WI 和 T_2WI 均见血肿外周部环绕低信号环
E. T_1WI 和 T_2WI 均呈高信号

答案：ABCD

23. 人体病理组织 MR 信号特点，下列说法正确的是
A. 血管源性水肿最初只在 T_2WI 显示
B. 出血 1 ~ 3 天内 T_2WI 呈高信号
C. 6 小时以内的急性脑梗死仅能在 DWI 上显示高信号
D. 钙化 T_1WI 及 T_2WI 均呈高信号
E. 坏死组织信号强度随组织类型及坏死内容物的不同而异

答案：ACE

24. 关于急性期脑梗死的叙述，正确的是
A. 梗死区水肿属于细胞毒素性水肿
B. T_1 和 T_2 均延长
C. Gd - DTPA 增强扫描，梗死区有异常对比增强
D. DWI 呈高信号
E. 梗死灶呈囊性软化

答案：ABCD

25. 对疑有急性脑梗死的患者，其扫描正确的是
A. 常规横轴位 T_2WI、T_1WI 和矢状位 T_2WI，加扫 DWI
B. 超急性脑梗死 MRI 常规扫描诊断较困难
C. 超急性脑梗死 MRI 常规扫描即可明确诊断
D. 超急性脑梗死 DWI 表现为高信号
E. 超急性脑梗死 DWI 表现为低信号

答案：ABD

26. 关于亚急性脑梗死的叙述，正确的是

A. T_1WI 呈低信号，T_2WI 呈高信号
B. Gd-DTPA 增强扫描，脑回增强为特征性表现
C. 梗死灶呈囊性软化
D. DWI 呈高信号且边界清晰
E. 梗死区局部脑萎缩

答案：ABD

27. 关于慢性期脑梗死的叙述，正确的是
A. T_1WI 呈低信号，T_2WI 呈高信号
B. Gd-DTPA 增强扫描，脑回增强为特征性表现
C. 梗死灶呈囊性软化
D. DWI 呈高信号且边界清晰
E. 梗死区局部脑萎缩

答案：ACE

28. 关于坏死和钙化的叙述，正确的是
A. 一般坏死组织 T_1WI 呈低信号，T_2WI 信号高低不均匀
B. 当有纤维结缔组织修复存在时，T_1WI 和 T_2WI 均呈低信号
C. 当有纤维结缔组织修复存在时，T_1WI 和 T_2WI 均呈高信号
D. 钙化组织一般 T_1WI 和 T_2WI 均呈低信号
E. 当钙化成分为锰盐时，T_1WI 呈高信号

答案：ABDE

29. 关于囊变 MRI 表现的叙述，正确的是
A. 囊变内容物分自由水和结合水两种
B. 自由水 T_1WI 呈高信号，T_2WI 呈低信号
C. 结合水 T_1WI 呈中等信号，T_2WI 呈高信号
D. 结合水 T_2 FLAIR 和 DWI 均呈高信号
E. 自由水 T_2 FLAIR 和 DWI 均呈低信号

答案：ACDE

30. 以下对亚急性脑梗死的 MRI 描述，正确的是
A. 水肿加重，T_2WI 呈高信号
B. 水肿加重，T_1WI 渐渐呈短 T_1 高信号
C. 供血范围内，脑组织 T_1WI 呈低信号
D. 增强扫描，脑回强化是亚急性期的特征性表现
E. 增强扫描，脑回强化不是亚急性期的特征性表现

答案：ACD

31. 脑水肿的分型有
A. 血管源性水肿
B. 细胞毒性水肿
C. 间质性水肿
D. 萎缩性水肿
E. 阻塞性水肿

答案：ABC

第三节　磁共振检查的适应证和禁忌证

核心考点	掌握	熟悉	了解
1. 适应证	√		
2. 禁忌证	√		

一、适应证

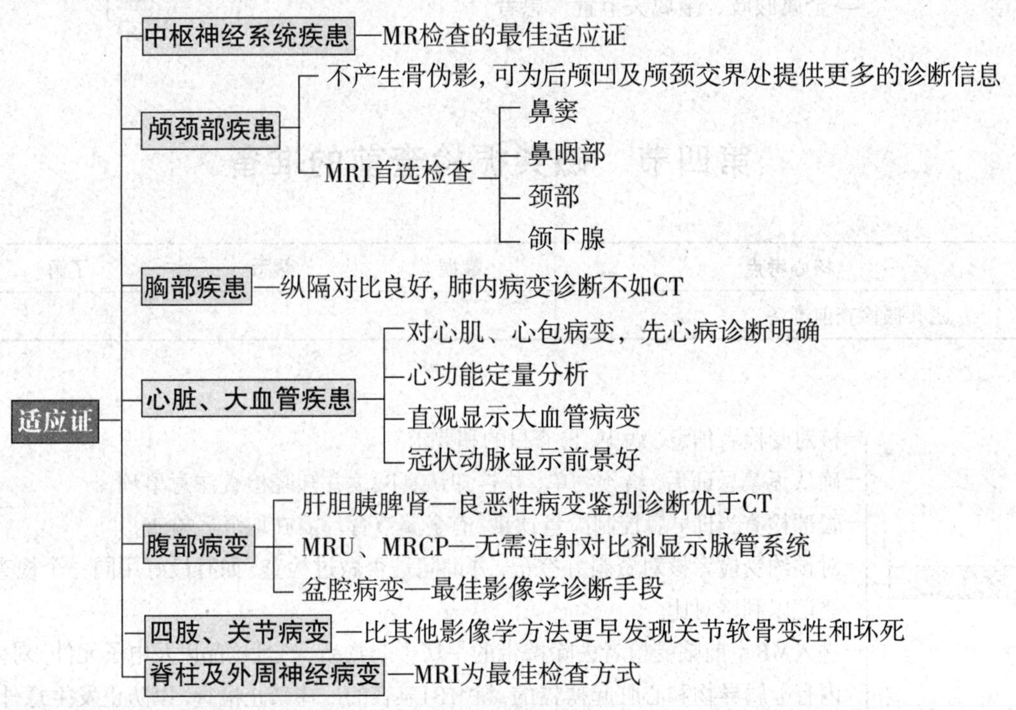
适应证
中枢神经系统疾患—MR检查的最佳适应证
颅颈部疾患
不产生骨伪影，可为后颅凹及颅颈交界处提供更多的诊断信息
MRI首选检查
鼻窦
鼻咽部
颈部
颌下腺
胸部疾患—纵隔对比良好，肺内病变诊断不如CT
心脏、大血管疾患
对心肌、心包病变，先心病诊断明确
心功能定量分析
直观显示大血管病变
冠状动脉显示前景好
腹部病变
肝胆胰脾肾—良恶性病变鉴别诊断优于CT
MRU、MRCP—无需注射对比剂显示脉管系统
盆腔病变—最佳影像学诊断手段
四肢、关节病变—比其他影像学方法更早发现关节软骨变性和坏死
脊柱及外周神经病变—MRI为最佳检查方式

二、禁忌证

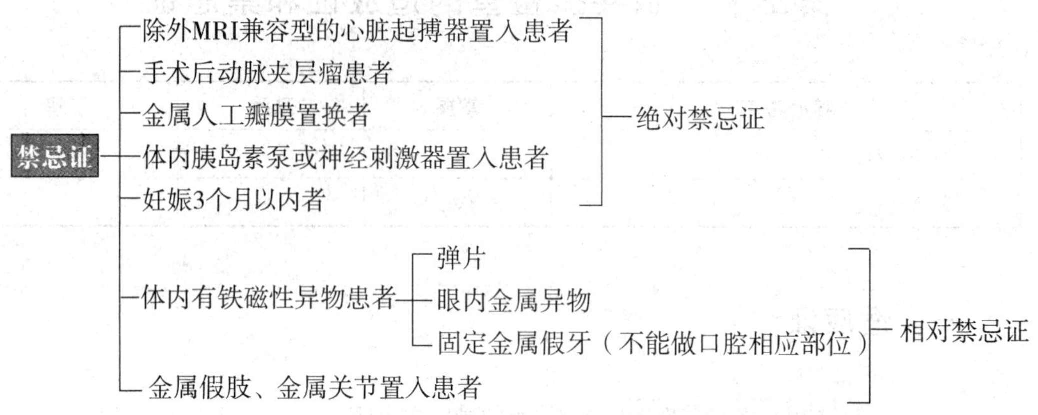
禁忌证
除外MRI兼容型的心脏起搏器置入患者
手术后动脉夹层瘤患者
金属人工瓣膜置换者
体内胰岛素泵或神经刺激器置入患者
妊娠3个月以内者
绝对禁忌证
体内有铁磁性异物患者
弹片
眼内金属异物
固定金属假牙（不能做口腔相应部位）
金属假肢、金属关节置入患者
相对禁忌证

第四节 磁共振检查前的准备

核心考点	掌握	熟悉	了解
磁共振检查前准备	√		

检查前准备

- 核对受检者信息、病史、检查目的和要求
- 确认无禁忌证后，给预约单，并告知认真阅读并知晓检查注意事项
- 腹部检查当日早晨控制少量饮食，有金属节育环需在取环后检查
- 对预约受检者核对资料并登记，并询问是否做过检查，如有最好用同一个检查号登记以利于对比
- 进入MR室前嘱受检者去除携带的一切金属物品、磁性物品以及电子元件，对体内有金属异物和心脏起搏器的，除MRI兼容的一律禁止检查，以防止发生意外
- 告知受检者检查室的注意事项，消除受检者恐惧心理，争取受检者的密切配合与合作
- 婴儿及不配合受检者，在临床医生指导下予以镇静后检查
- 危重患者，除早期脑梗外原则上不做MR检查，如特别需要，必须由有经验的临床医生陪同，备齐抢救器械和药品，并告知不可在机房内抢救

【精选习题】

多选题

1. 重症患者不宜进行 MRI 检查的原因是

A. MRI 检查时间较长

B. 重病患者不易配合

C. MRI 机器有噪音

D. 监护仪器不能进入 MR 检查室

E. 患者行动不便

答案：ABD

第五节　磁共振的特殊成像技术及其应用

核心考点	掌握	熟悉	了解
1. 心电触发及门控技术	√		
2. 脉搏触发技术	√		
3. 呼吸门控技术	√		
4. 脂肪抑制技术	√		

目的：为了克服各种伪影达到理想的成像效果，抑制以至消除伪影。

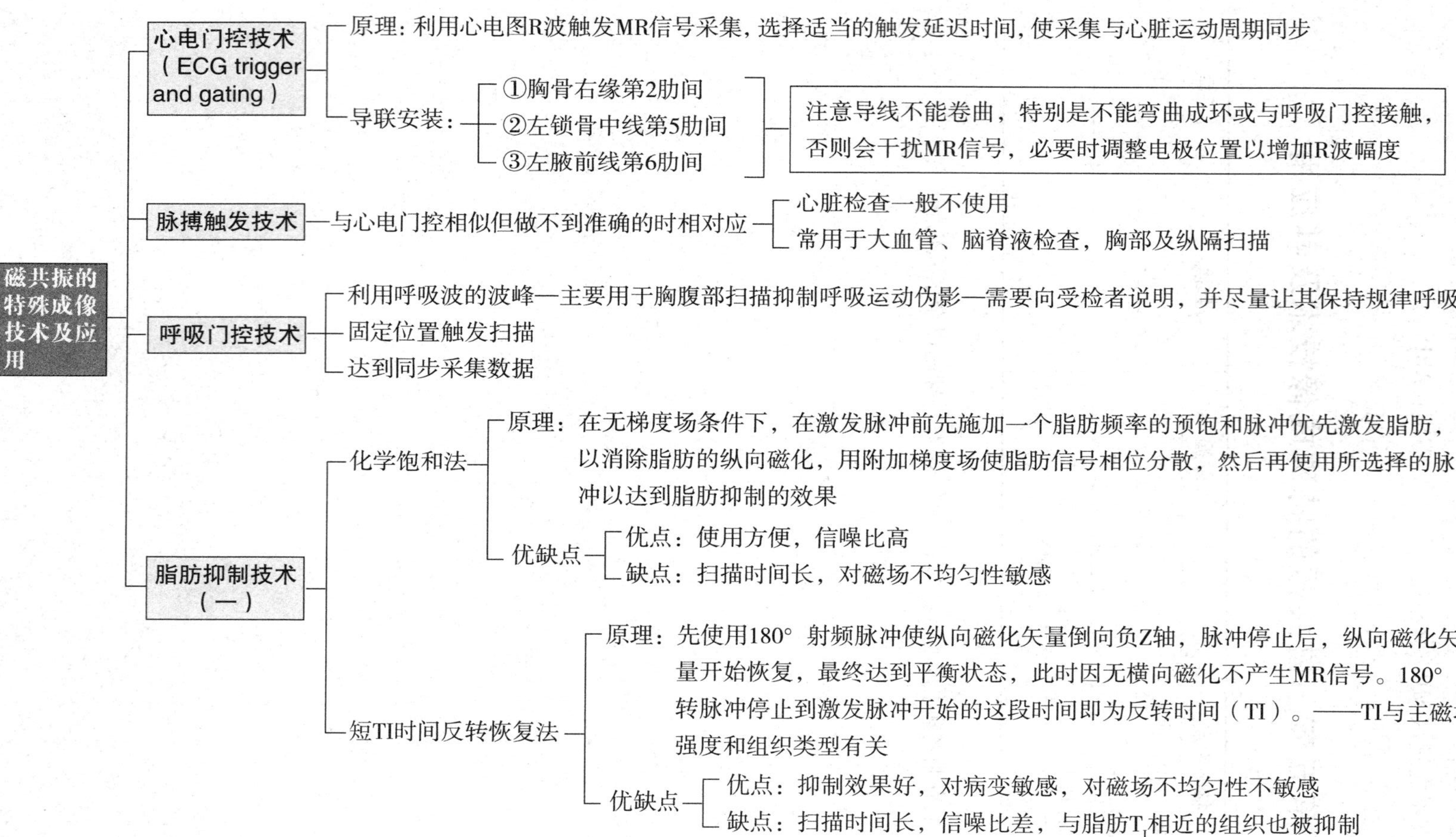
磁共振的特殊成像技术及应用
心电门控技术（ECG trigger and gating）
原理：利用心电图R波触发MR信号采集，选择适当的触发延迟时间，使采集与心脏运动周期同步
导联安装：
①胸骨右缘第2肋间
②左锁骨中线第5肋间
③左腋前线第6肋间
注意导线不能卷曲，特别是不能弯曲成环或与呼吸门控接触，否则会干扰MR信号，必要时调整电极位置以增加R波幅度
脉搏触发技术
与心电门控相似但做不到准确的时相对应
心脏检查一般不使用
常用于大血管、脑脊液检查，胸部及纵隔扫描
呼吸门控技术
利用呼吸波的波峰—主要用于胸腹部扫描抑制呼吸运动伪影—需要向受检者说明，并尽量让其保持规律呼吸
固定位置触发扫描
达到同步采集数据
脂肪抑制技术（一）
化学饱和法
原理：在无梯度场条件下，在激发脉冲前先施加一个脂肪频率的预饱和脉冲优先激发脂肪，以消除脂肪的纵向磁化，用附加梯度场使脂肪信号相位分散，然后再使用所选择的脉冲以达到脂肪抑制的效果
优缺点
优点：使用方便，信噪比高
缺点：扫描时间长，对磁场不均匀性敏感
短TI时间反转恢复法
原理：先使用180° 射频脉冲使纵向磁化矢量倒向负Z轴，脉冲停止后，纵向磁化矢量开始恢复，最终达到平衡状态，此时因无横向磁化不产生MR信号。180° 反转脉冲停止到激发脉冲开始的这段时间即为反转时间（TI）。——TI与主磁场强度和组织类型有关
优缺点
优点：抑制效果好，对病变敏感，对磁场不均匀性不敏感
缺点：扫描时间长，信噪比差，与脂肪T_1相近的组织也被抑制

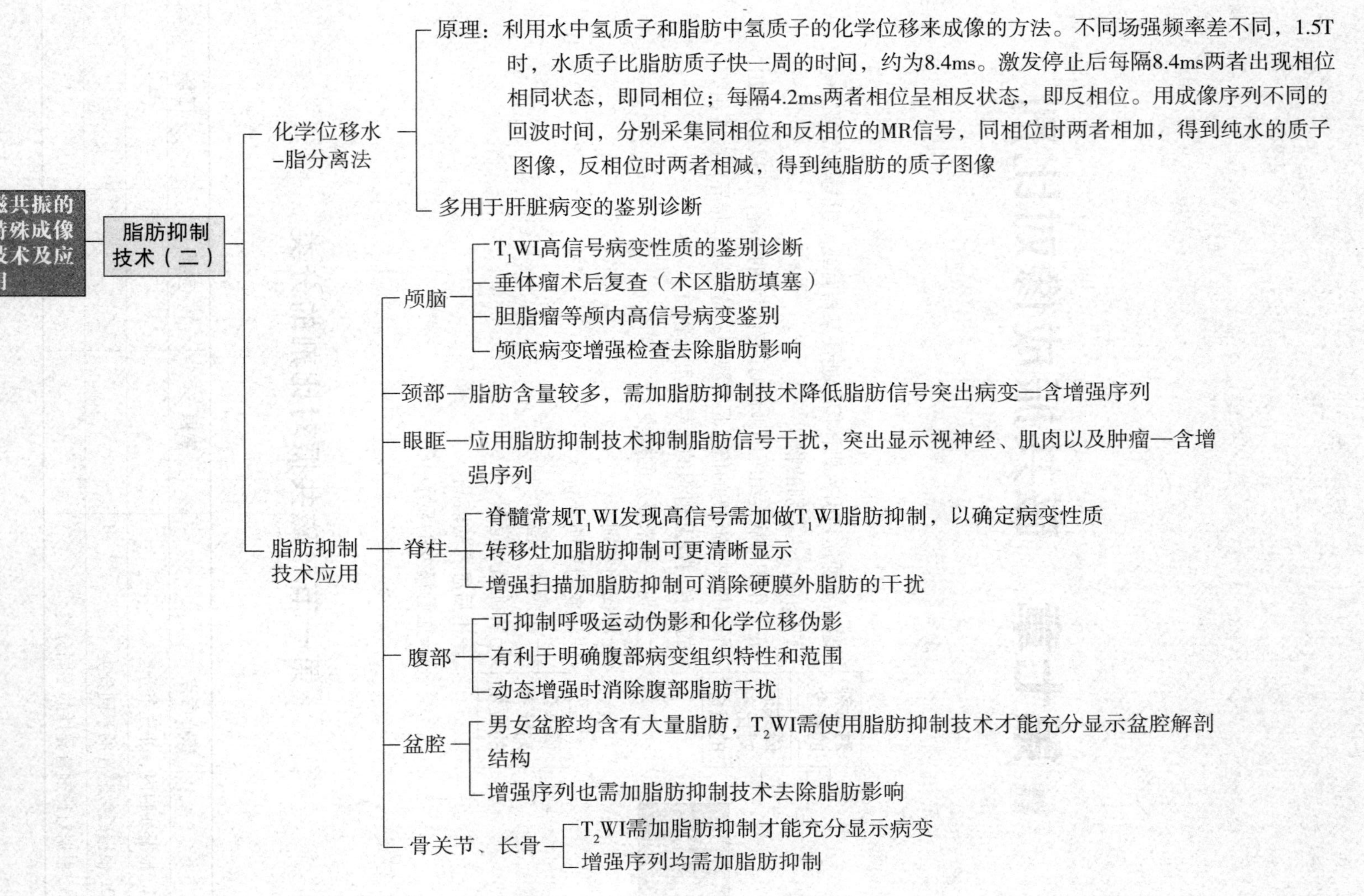
磁共振的特殊成像技术及应用
脂肪抑制技术（二）
化学位移水-脂分离法
原理：利用水中氢质子和脂肪中氢质子的化学位移来成像的方法。不同场强频率差不同，1.5T时，水质子比脂肪质子快一周的时间，约为8.4ms。激发停止后每隔8.4ms两者出现相位相同状态，即同相位；每隔4.2ms两者相位呈相反状态，即反相位。用成像序列不同的回波时间，分别采集同相位和反相位的MR信号，同相位时两者相加，得到纯水的质子图像，反相位时两者相减，得到纯脂肪的质子图像
多用于肝脏病变的鉴别诊断
脂肪抑制技术应用
颅脑
T_1WI高信号病变性质的鉴别诊断
垂体瘤术后复查（术区脂肪填塞）
胆脂瘤等颅内高信号病变鉴别
颅底病变增强检查去除脂肪影响
颈部—脂肪含量较多，需加脂肪抑制技术降低脂肪信号突出病变—含增强序列
眼眶—应用脂肪抑制技术抑制脂肪信号干扰，突出显示视神经、肌肉以及肿瘤—含增强序列
脊柱
脊髓常规T_1WI发现高信号需加做T_1WI脂肪抑制，以确定病变性质
转移灶加脂肪抑制可更清晰显示
增强扫描加脂肪抑制可消除硬膜外脂肪的干扰
腹部
可抑制呼吸运动伪影和化学位移伪影
有利于明确腹部病变组织特性和范围
动态增强时消除腹部脂肪干扰
盆腔
男女盆腔均含有大量脂肪，T_2WI需使用脂肪抑制技术才能充分显示盆腔解剖结构
增强序列也需加脂肪抑制技术去除脂肪影响
骨关节、长骨
T_2WI需加脂肪抑制才能充分显示病变
增强序列均需加脂肪抑制

第七章 磁共振成像对比剂

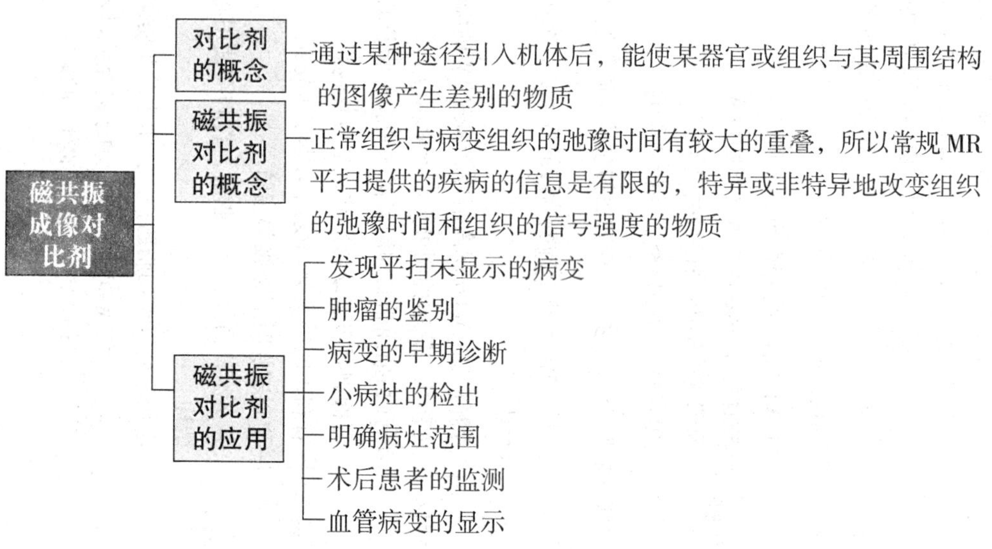
磁共振成像对比剂
对比剂的概念
通过某种途径引入机体后，能使某器官或组织与其周围结构的图像产生差别的物质
磁共振对比剂的概念
正常组织与病变组织的弛豫时间有较大的重叠，所以常规MR平扫提供的疾病的信息是有限的，特异或非特异地改变组织的弛豫时间和组织的信号强度的物质
磁共振对比剂的应用
发现平扫未显示的病变
肿瘤的鉴别
病变的早期诊断
小病灶的检出
明确病灶范围
术后患者的监测
血管病变的显示

第一节 磁共振对比剂的分类

核心考点	掌握	熟悉	了解
1. 根据细胞内、外分布分类	√		
2. 根据磁敏感性的不同分类	√		
3. 根据对比剂特异性的不同分类	√		

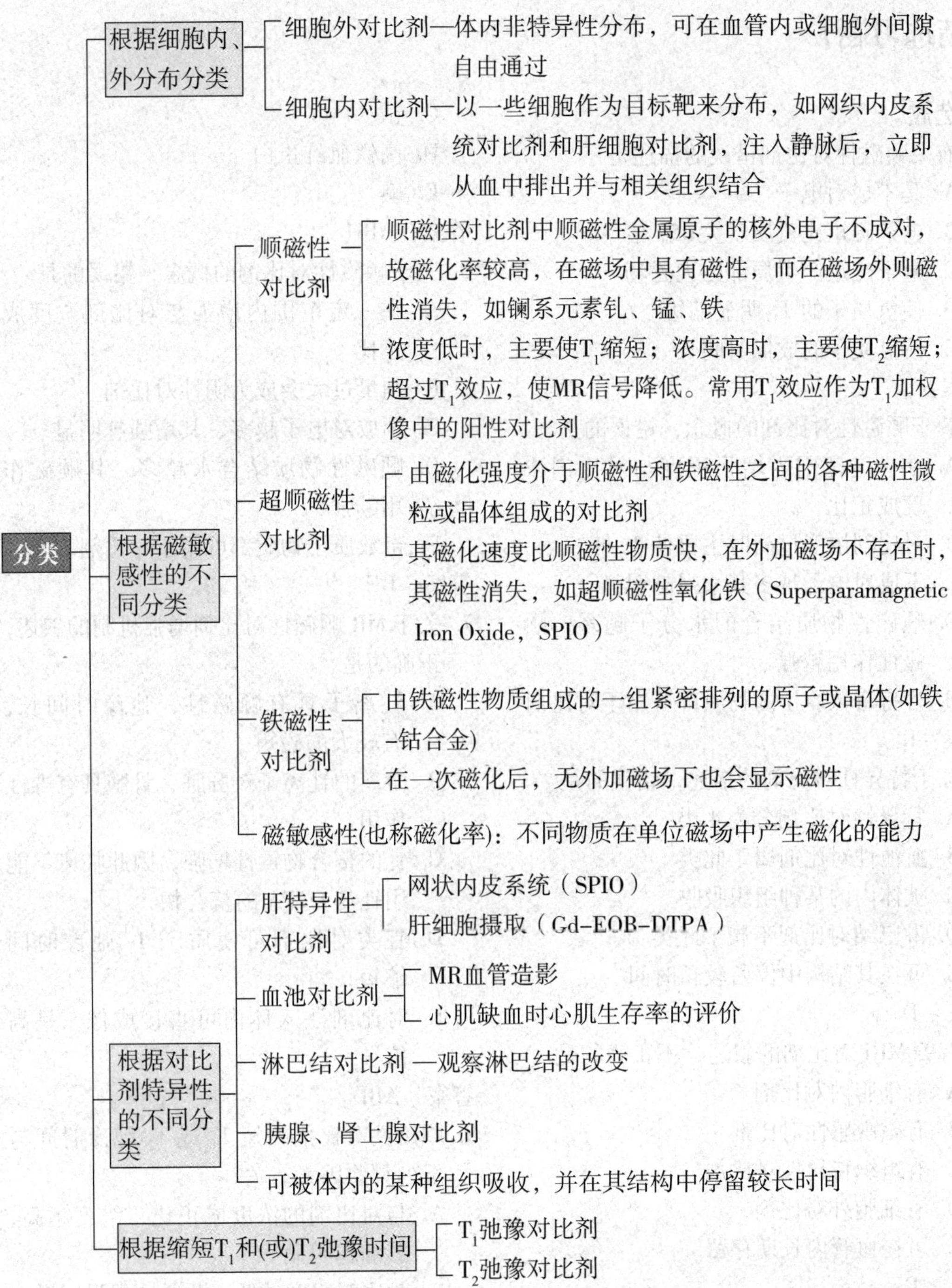
分类
根据细胞内、外分布分类
细胞外对比剂—体内非特异性分布，可在血管内或细胞外间隙自由通过
细胞内对比剂—以一些细胞作为目标靶来分布，如网织内皮系统对比剂和肝细胞对比剂，注入静脉后，立即从血中排出并与相关组织结合
根据磁敏感性的不同分类
顺磁性对比剂
顺磁性对比剂中顺磁性金属原子的核外电子不成对，故磁化率较高，在磁场中具有磁性，而在磁场外则磁性消失，如镧系元素钆、锰、铁
浓度低时，主要使T1缩短；浓度高时，主要使T2缩短；超过T1效应，使MR信号降低。常用T1效应作为T1加权像中的阳性对比剂
超顺磁性对比剂
由磁化强度介于顺磁性和铁磁性之间的各种磁性微粒或晶体组成的对比剂
其磁化速度比顺磁性物质快，在外加磁场不存在时，其磁性消失，如超顺磁性氧化铁（Superparamagnetic Iron Oxide，SPIO）
铁磁性对比剂
由铁磁性物质组成的一组紧密排列的原子或晶体(如铁-钴合金)
在一次磁化后，无外加磁场下也会显示磁性
磁敏感性(也称磁化率)：不同物质在单位磁场中产生磁化的能力
根据对比剂特异性的不同分类
肝特异性对比剂
网状内皮系统（SPIO）
肝细胞摄取（Gd-EOB-DTPA）
血池对比剂
MR血管造影
心肌缺血时心肌生存率的评价
淋巴结对比剂—观察淋巴结的改变
胰腺、肾上腺对比剂
可被体内的某种组织吸收，并在其结构中停留较长时间
根据缩短T1和(或)T2弛豫时间
T1弛豫对比剂
T2弛豫对比剂

【精选习题】

单选题

1. 有关顺磁性对比剂错误的描述是
   A. 是不成对电子
   B. 电子磁矩比氢质子大657倍
   C. 电子磁矩产生局部巨大磁场
   D. 使氢质子的 T_1 明显缩短
   E. 使氢质子的成像时间长

答案：E

2. 关于顺磁性对比剂的概念，错误的是
   A. 在一定范围内增强程度与对比剂浓度成正比
   B. 对比剂浓度过高时主要使 T_2 缩短
   C. 不成对电子越多其增强越明显
   D. 顺磁性物质结合的水分子越多，顺磁性作用越强
   E. 含有奇数质子的物质都可用于对比剂

答案：E

3. 关于特异性对比剂的描述，错误的是
   A. 特异性对比剂分为4类
   B. 血池性对比剂属于此类
   C. 被体内的某种组织吸收
   D. 淋巴结对比剂不属于此类
   E. 可在其结构中停留较长时间

答案：D

4. 有关MRI对比剂的叙述，不正确的是
   A. 有细胞内对比剂
   B. 有磁敏感性对比剂
   C. 有组织特异性对比剂
   D. 有细胞外对比剂
   E. 可在血管内长期存留

答案：E

多选题

5. 顺磁性物质包括下列哪几种
   A. 钆
   B. 锰
   C. 钴
   D. 高铁血红蛋白
   E. 碘

答案：ABD

6. 关于顺磁性对比剂的概念，错误的是
   A. 在一定范围内增强与对比剂浓度成正比
   B. 剂量过大会成为阴性对比剂
   C. 不成对电子越多，其增强越明显
   D. 顺磁性物质结合水越多，其顺磁作用越强
   E. 奇数质子物质都可用于对比剂

答案：BE

7. 关于MR顺磁性对比剂增强机制的叙述，正确的是
   A. 钆离子具有顺磁性，弛豫时间长，有较大的磁矩
   B. 游离的钆离子对肝脏、骨髓具有毒性作用
   C. 钆的螯合物毒性增强，因此临床不能用钆与DTPA的螯合物
   D. 钆类对比剂可使质子 T_1 弛豫时间缩短
   E. 对比剂注入体内可直接成像，呈高信号

答案：ABD

8. 顺磁性对比剂缩短 T_1 或 T_2 弛豫时间与下列哪些因素有关
   A. 与对比剂的浓度成正比，浓度越高，影响越明显
   B. 对比剂浓度越低，顺磁性越强，影响越明显
   C. 对比剂不成对电子数越多，磁矩越大，影响越明显
   D. 顺磁性物质结合水分子数越多，顺磁作用越强

E. 顺磁性物质结合水分子数越多，顺磁作用越弱

答案：ACD

9. 关于超顺磁性对比剂和铁磁性对比剂的叙述，正确的是

A. 此类对比剂会造成磁场的不均匀性

B. 质子通过此种不均匀磁场时，加速了失相位过程

C. 此类对比剂主要缩短 T_2 和 T_2^* 弛豫时间

D. 增强信号呈黑色低信号

E. 增强信号呈白色高信号

答案：ABCD

10. 根据物质磁敏感性的不同，MRI 对比剂分为

A. 逆磁性对比剂

B. 抗磁性对比剂

C. 顺磁性对比剂

D. 超顺磁性对比剂

E. 铁磁性对比剂

答案：CDE

第二节　磁共振对比剂的增强机制

核心考点	掌握	熟悉	了解
1. 顺磁性对比剂的增强机制		√	
2. 超顺磁性对比剂和铁磁性对比剂的增强机制		√	

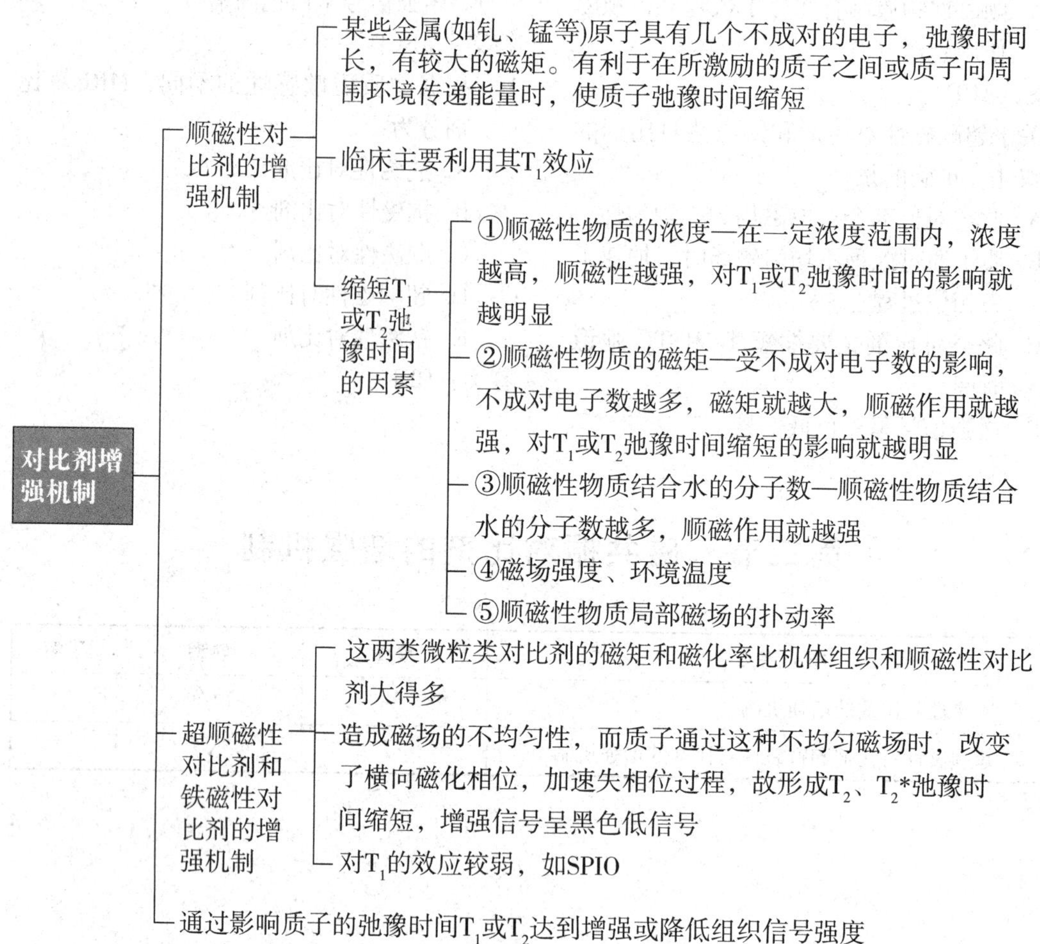
对比剂增强机制
顺磁性对比剂的增强机制
某些金属(如钆、锰等)原子具有几个不成对的电子，弛豫时间长，有较大的磁矩。有利于在所激励的质子之间或质子向周围环境传递能量时，使质子弛豫时间缩短
临床主要利用其T_1效应
缩短T_1或T_2弛豫时间的因素
①顺磁性物质的浓度—在一定浓度范围内，浓度越高，顺磁性越强，对T_1或T_2弛豫时间的影响就越明显
②顺磁性物质的磁矩—受不成对电子数的影响，不成对电子数越多，磁矩就越大，顺磁作用就越强，对T_1或T_2弛豫时间缩短的影响就越明显
③顺磁性物质结合水的分子数—顺磁性物质结合水的分子数越多，顺磁作用就越强
④磁场强度、环境温度
⑤顺磁性物质局部磁场的扑动率
超顺磁性对比剂和铁磁性对比剂的增强机制
这两类微粒类对比剂的磁矩和磁化率比机体组织和顺磁性对比剂大得多
造成磁场的不均匀性，而质子通过这种不均匀磁场时，改变了横向磁化相位，加速失相位过程，故形成T_2、T_2*弛豫时间缩短，增强信号呈黑色低信号
对T_1的效应较弱，如SPIO
通过影响质子的弛豫时间T_1或T_2达到增强或降低组织信号强度

【精选习题】

单选题

1. 对于 MR 对比剂增强机制的描述，错误的是
   A. 本身不显示 MR 信号
   B. 是通过影响质子的弛豫时间 T_1
   C. 是通过影响质子的弛豫时间 T_2
   D. 达到增强或降低其信号强度的目的
   E. 与 X 线、CT 对比剂的作用机制相同

答案：E

2. MR 成像使用对比剂，目的是使
   A. 组织的 T_2 缩短
   B. 病变组织的 T_1 缩短
   C. 病变组织的 T_1 延长
   D. 病变组织的 T_2 延长
   E. 病变组织的 TE 延长

答案：B

多选题

3. 关于顺磁性对比剂的增强机制的描述正确的是
   A. 临床主要利用其 T_1 效应
   B. 弛豫时间长，有较大的磁矩
   C. 减弱质子之间或质子向周围环境传能量

D. 游离的离子对肝脏、脾脏和骨髓有毒性作用

E. 须用某些金属（如钆、锰等）离子的螯合物

答案：ABDE

第三节　主要磁共振对比剂简述

核心考点	掌握	熟悉	了解
1. 传统磁共振对比剂			√
2. 新型对比剂的研发			√

一、传统磁共振对比剂

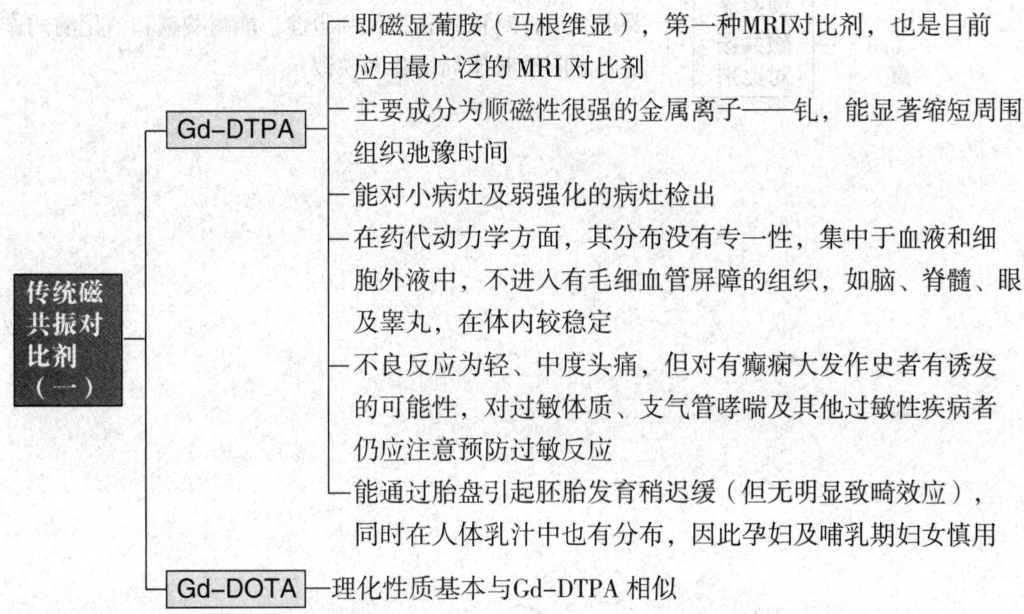

传统磁共振对比剂（一）
Gd-DTPA
即磁显葡胺（马根维显），第一种MRI对比剂，也是目前应用最广泛的 MRI 对比剂
主要成分为顺磁性很强的金属离子——钆，能显著缩短周围组织弛豫时间
能对小病灶及弱强化的病灶检出
在药代动力学方面，其分布没有专一性，集中于血液和细胞外液中，不进入有毛细血管屏障的组织，如脑、脊髓、眼及睾丸，在体内较稳定
不良反应为轻、中度头痛，但对有癫痫大发作史者有诱发的可能性，对过敏体质、支气管哮喘及其他过敏性疾病者仍应注意预防过敏反应
能通过胎盘引起胚胎发育稍迟缓（但无明显致畸效应），同时在人体乳汁中也有分布，因此孕妇及哺乳期妇女慎用
Gd-DOTA
理化性质基本与Gd-DTPA 相似

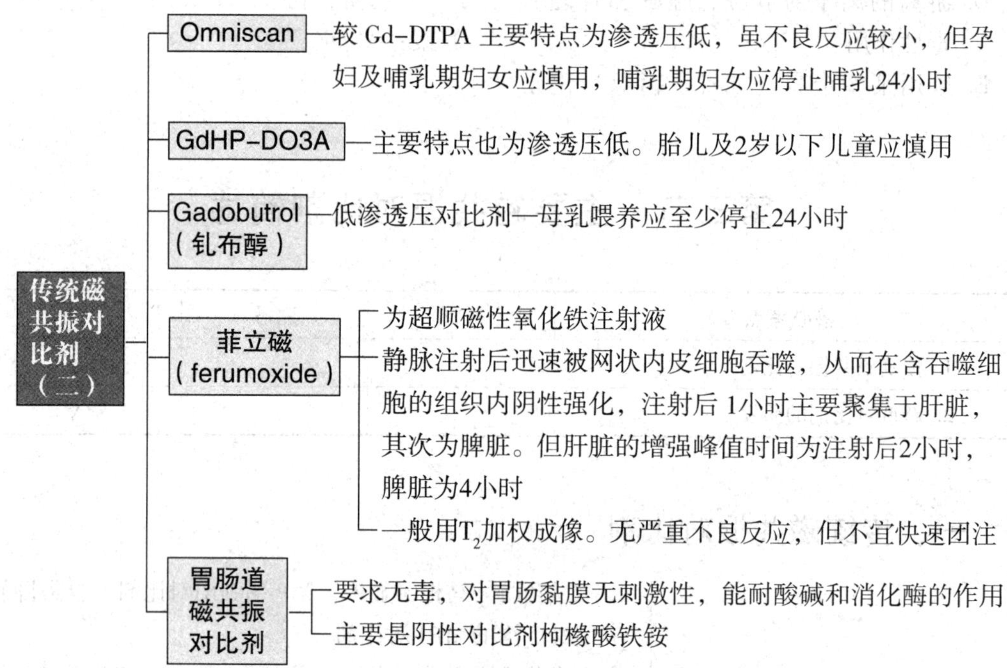
传统磁共振对比剂（二）
Omniscan
较 Gd-DTPA 主要特点为渗透压低，虽不良反应较小，但孕妇及哺乳期妇女应慎用，哺乳期妇女应停止哺乳24小时
GdHP-DO3A
主要特点也为渗透压低。胎儿及2岁以下儿童应慎用
Gadobutrol（钆布醇）
低渗透压对比剂—母乳喂养应至少停止24小时
菲立磁（ferumoxide）
为超顺磁性氧化铁注射液
静脉注射后迅速被网状内皮细胞吞噬，从而在含吞噬细胞的组织内阴性强化，注射后1小时主要聚集于肝脏，其次为脾脏。但肝脏的增强峰值时间为注射后2小时，脾脏为4小时
一般用T2加权成像。无严重不良反应，但不宜快速团注
胃肠道磁共振对比剂
要求无毒，对胃肠黏膜无刺激性，能耐酸碱和消化酶的作用
主要是阴性对比剂枸橼酸铁铵

二、新型对比剂的研发

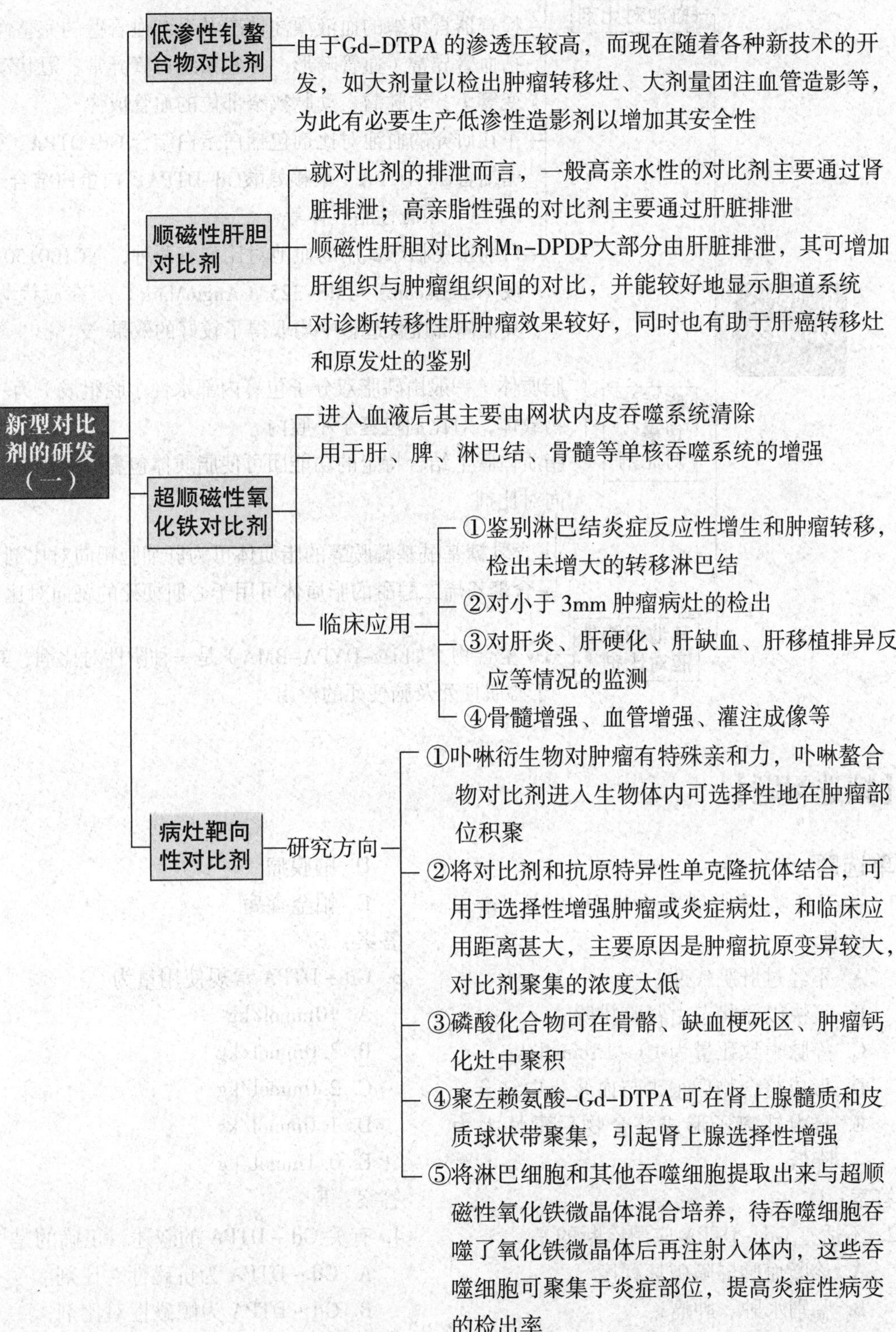
新型对比剂的研发（一）
低渗性钆螯合物对比剂
由于Gd-DTPA 的渗透压较高，而现在随着各种新技术的开发，如大剂量以检出肿瘤转移灶、大剂量团注血管造影等，为此有必要生产低渗性造影剂以增加其安全性
顺磁性肝胆对比剂
就对比剂的排泄而言，一般高亲水性的对比剂主要通过肾脏排泄；高亲脂性强的对比剂主要通过肝脏排泄
顺磁性肝胆对比剂Mn-DPDP大部分由肝脏排泄，其可增加肝组织与肿瘤组织间的对比，并能较好地显示胆道系统
对诊断转移性肝肿瘤效果较好，同时也有助于肝癌转移灶和原发灶的鉴别
超顺磁性氧化铁对比剂
进入血液后其主要由网状内皮吞噬系统清除
用于肝、脾、淋巴结、骨髓等单核吞噬系统的增强
临床应用
①鉴别淋巴结炎症反应性增生和肿瘤转移，检出未增大的转移淋巴结
②对小于 3mm 肿瘤病灶的检出
③对肝炎、肝硬化、肝缺血、肝移植排异反应等情况的监测
④骨髓增强、血管增强、灌注成像等
病灶靶向性对比剂
研究方向
①卟啉衍生物对肿瘤有特殊亲和力，卟啉螯合物对比剂进入生物体内可选择性地在肿瘤部位积聚
②将对比剂和抗原特异性单克隆抗体结合，可用于选择性增强肿瘤或炎症病灶，和临床应用距离甚大，主要原因是肿瘤抗原变异较大，对比剂聚集的浓度太低
③磷酸化合物可在骨骼、缺血梗死区、肿瘤钙化灶中聚积
④聚左赖氨酸-Gd-DTPA 可在肾上腺髓质和皮质球状带聚集，引起肾上腺选择性增强
⑤将淋巴细胞和其他吞噬细胞提取出来与超顺磁性氧化铁微晶体混合培养，待吞噬细胞吞噬了氧化铁微晶体后再注射入体内，这些吞噬细胞可聚集于炎症部位，提高炎症性病变的检出率

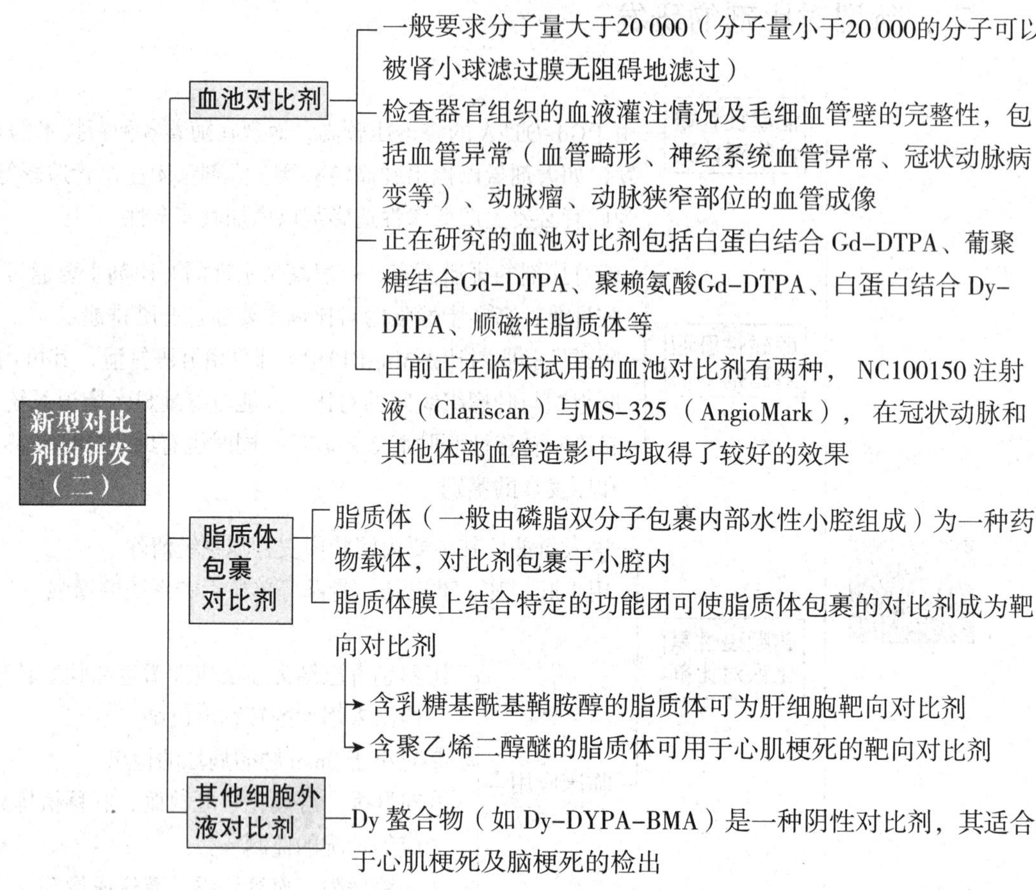
新型对比剂的研发（二）
血池对比剂
一般要求分子量大于20 000（分子量小于20 000的分子可以被肾小球滤过膜无阻碍地滤过）
检查器官组织的血液灌注情况及毛细血管壁的完整性，包括血管异常（血管畸形、神经系统血管异常、冠状动脉病变等）、动脉瘤、动脉狭窄部位的血管成像
正在研究的血池对比剂包括白蛋白结合 Gd-DTPA、葡聚糖结合Gd-DTPA、聚赖氨酸Gd-DTPA、白蛋白结合 Dy-DTPA、顺磁性脂质体等
目前正在临床试用的血池对比剂有两种，NC100150 注射液（Clariscan）与MS-325（AngioMark），在冠状动脉和其他体部血管造影中均取得了较好的效果
脂质体包裹对比剂
脂质体（一般由磷脂双分子包裹内部水性小腔组成）为一种药物载体，对比剂包裹于小腔内
脂质体膜上结合特定的功能团可使脂质体包裹的对比剂成为靶向对比剂
含乳糖基酰基鞘胺醇的脂质体可为肝细胞靶向对比剂
含聚乙烯二醇醚的脂质体可用于心肌梗死的靶向对比剂
其他细胞外液对比剂
Dy 螯合物（如 Dy-DYPA-BMA）是一种阴性对比剂，其适合于心肌梗死及脑梗死的检出

【精选习题】

单选题

1. 关于钆类对比剂安全性的描述，错误的是
   A. 不经过肝脏代谢
   B. 很快以原状态由肾脏排除
   C. 静脉半致死量为 10 ~ 15mmol/kg
   D. 形成螯合物后很少与血浆蛋白结合
   E. 自由钆离子形成螯合物后毒性大为降低

答案：C

2. 不适宜 Gd - DTPA 应用诊断的是
   A. 诊断血脑屏障破坏程度
   B. 鉴别水肿、肿瘤
   C. 鉴别肿瘤复发
   D. 脑膜瘤
   E. 帕金森病

答案：E

3. Gd - DTPA 常规使用量为
   A. 10mmol/kg
   B. 3. 0mmol/kg
   C. 2. 0mmol/kg
   D. 1. 0mmol/kg
   E. 0. 1mmol/kg

答案：E

4. 有关 Gd - DTPA 的叙述，正确的是
   A. Gd - DTPA 为抗磁性对比剂
   B. Gd - DTPA 为顺磁性对比剂
   C. Gd - DTPA 为超顺磁性对比剂

D. Gd－DTPA 为铁磁性对比剂

E. Gd－DTPA 为超抗磁性对比剂

答案：B

5. 有关 Gd－DTPA 安全性的描述，不正确的是

A. 先经过肝脏代谢

B. 很快由肾脏排出

C. 静脉半数致死量为 6～10mmol/kg

D. 主要反应为头痛不适、恶心、呕吐等

E. 一般反应较轻，呈一过性

答案：A

多选题

6. 关于 Gd－DTPA 的叙述，正确的是

A. 商品名是马根维显

B. 主要成分为顺磁性很强的钆螯合物

C. 分布无专一性，集中于血液和细胞外液中

D. 可进入有毛细血管屏障的组织，如脑、脊髓

E. 不能进入乳汁中，因此适用于哺乳期妇女

答案：ABC

7. 关于 Gd－DTPA 的用法，正确的是

A. 常规静脉注射用量 0.1mmol/kg

B. 常规静脉注射用量 0.2mmol/kg

C. 常规静脉注射用量 0.2ml/kg

D. Gd－DTPA 的半数致死量为 6～10mmol/kg

E. 哺乳期妇女在用药后 24 小时内禁止哺乳

答案：ACDE

8. 关于 Gd－DTPA 的应用，正确的是

A. 主要经肾脏排泄，肾功能不全者要慎用

B. 可通过血脑屏障进入脑组织和脊髓

C. 增强扫描时利用 T_1 效应特性，选用 T_1WI 脉冲序列

D. MR 增强扫描显示骨肿瘤、骨转移的敏感性很强

E. 解剖学上缺乏血脑屏障的区域如腺垂体也出现增强效应

答案：ACDE

9. 关于 Gd－DTPA 增强扫描的方法，正确的是

A. 血脑屏障未破坏的脑良性胶质瘤用双倍剂量对比剂可出现增强

B. 常规剂量无血脑屏障的区域如鼻甲、脉络膜丛也会增强

C. 眼眶增强扫描用脂肪抑制技术对于眶内肿瘤的鉴别诊断帮助很大

D. 血供丰富的神经鞘瘤，常规剂量或 1/2 剂量可得到显著的增强效果

E. 肝脏、脾脏、胰腺增强扫描不需使用动态增强方式

答案：BCD

第四节 磁共振对比剂的不良反应及临床应用安全性

核心考点	掌握	熟悉	了解
1. MRI 对比剂的毒理学	√		
2. 完全性与不良反应	√		

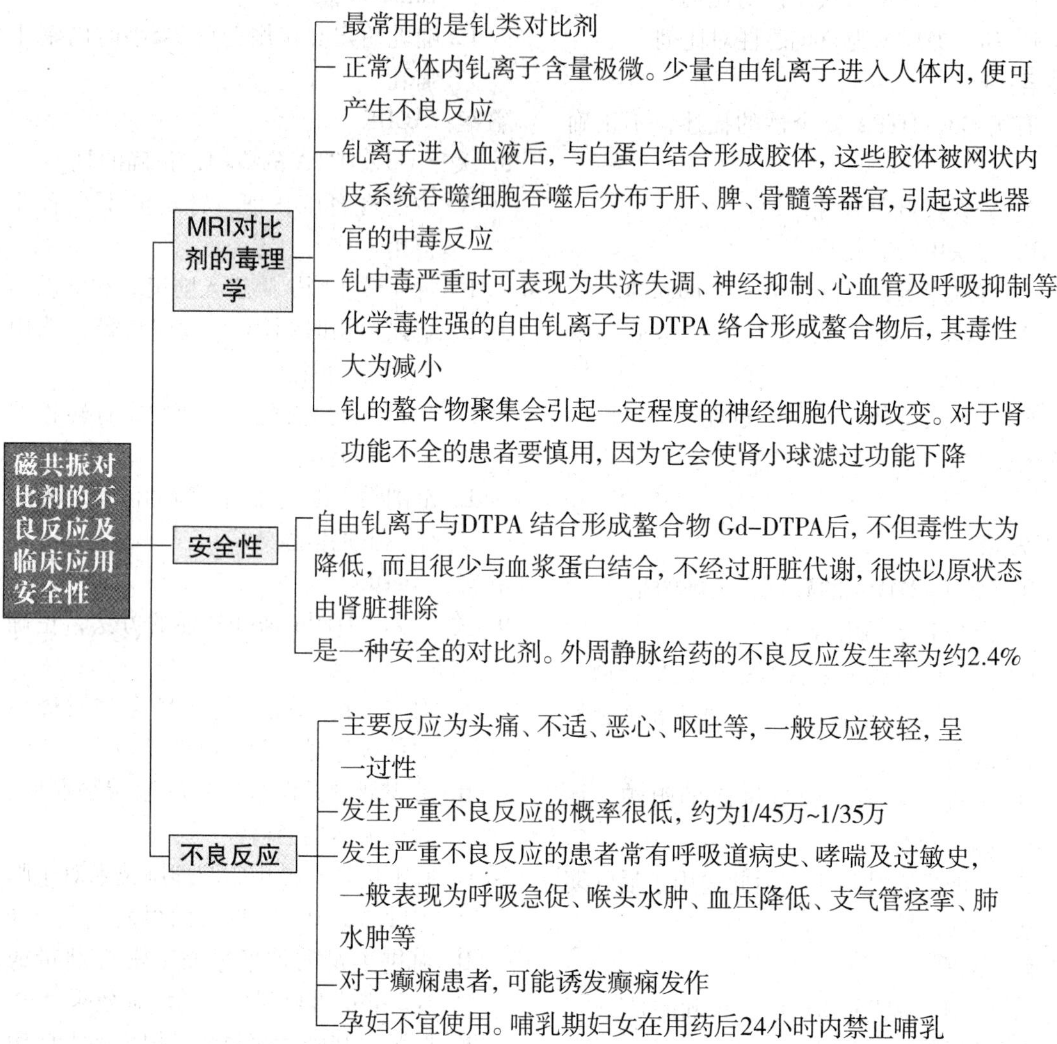
磁共振对比剂的不良反应及临床应用安全性
MRI对比剂的毒理学
最常用的是钆类对比剂
正常人体内钆离子含量极微。少量自由钆离子进入人体内，便可产生不良反应
钆离子进入血液后，与白蛋白结合形成胶体，这些胶体被网状内皮系统吞噬细胞吞噬后分布于肝、脾、骨髓等器官，引起这些器官的中毒反应
钆中毒严重时可表现为共济失调、神经抑制、心血管及呼吸抑制等
化学毒性强的自由钆离子与DTPA络合形成螯合物后，其毒性大为减小
钆的螯合物聚集会引起一定程度的神经细胞代谢改变。对于肾功能不全的患者要慎用，因为它会使肾小球滤过功能下降
安全性
自由钆离子与DTPA结合形成螯合物Gd-DTPA后，不但毒性大为降低，而且很少与血浆蛋白结合，不经过肝脏代谢，很快以原状态由肾脏排除
是一种安全的对比剂。外周静脉给药的不良反应发生率为约2.4%
不良反应
主要反应为头痛、不适、恶心、呕吐等，一般反应较轻，呈一过性
发生严重不良反应的概率很低，约为1/45万~1/35万
发生严重不良反应的患者常有呼吸道病史、哮喘及过敏史，一般表现为呼吸急促、喉头水肿、血压降低、支气管痉挛、肺水肿等
对于癫痫患者，可能诱发癫痫发作
孕妇不宜使用。哺乳期妇女在用药后24小时内禁止哺乳

【精选习题】

多选题

1. 磁共振对比剂重度过敏反应有
   A. 呼吸急促
   B. 血压下降
   C. 头痛
   D. 头晕
   E. 喉头水肿

答案：ABE

第五节 Gd－DTPA 的使用方法和临床应用

核心考点	掌握	熟悉	了解
1. Gd－DTPA 的使用方法	√		
2. Gd－DTPA 的临床应用	√		

一、Gd－DTPA 的使用方法

Gd-DTPA 的使用方法

- 临床上广泛应用的对比剂主要是顺磁性对比剂 Gd-DTPA
- Gd-DTPA 主要经肾脏排泄，不透过细胞膜，分布在细胞外液，不易透过血-脑脊液屏障，只有血-脑脊液屏障遭到破坏时，才能进入脑组织和脊髓
- Gd-DTPA 常规使用剂量为 0.1mmol/kg (或 0.2ml/kg)。静脉注射应在1~2分钟内完成
- 如果做动态增强扫描，采集首过效应需严格控制注射速度及注射时间
- 通过试验高剂量钆（0.2~0.3mmol/kg）可提高信号强度，增加小病灶的检出率
- 病变类型与增强效果关系密切。血-脑脊液屏障未破坏的脑良性胶质瘤用双剂量对比剂，也不会增强。血供丰富的神经鞘瘤，常规剂量或1/2剂量，便可得到显著的增强效果
- 利用T_1效应特性，选用SE 或 FSE T_1加权脉冲序列，往往要加脂肪抑制或磁化传递技术，这样能增加对比效果
- 通常采用横断位、冠状位及矢状位扫描，其中一个扫描方位要包括整个扫描部位，另两个扫描方位可在病灶处定位扫描

二、Gd－DTPA 的临床应用

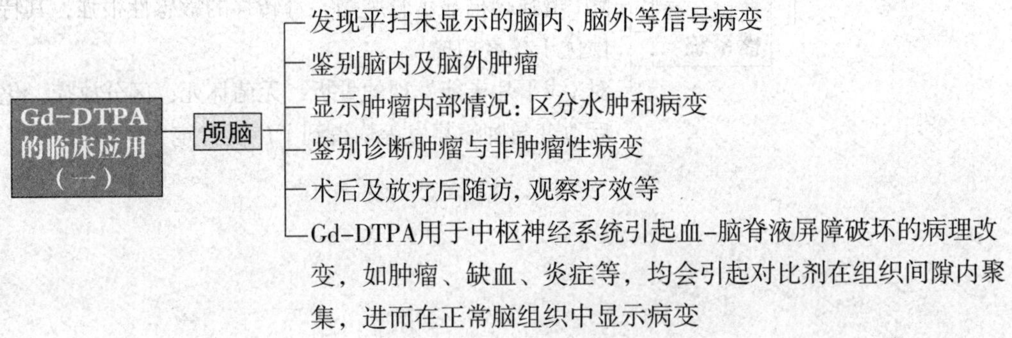
Gd-DTPA
的临床应用
（一）
颅脑
发现平扫未显示的脑内、脑外等信号病变
鉴别脑内及脑外肿瘤
显示肿瘤内部情况：区分水肿和病变
鉴别诊断肿瘤与非肿瘤性病变
术后及放疗后随访，观察疗效等
Gd-DTPA用于中枢神经系统引起血-脑脊液屏障破坏的病理改变，如肿瘤、缺血、炎症等，均会引起对比剂在组织间隙内聚集，进而在正常脑组织中显示病变

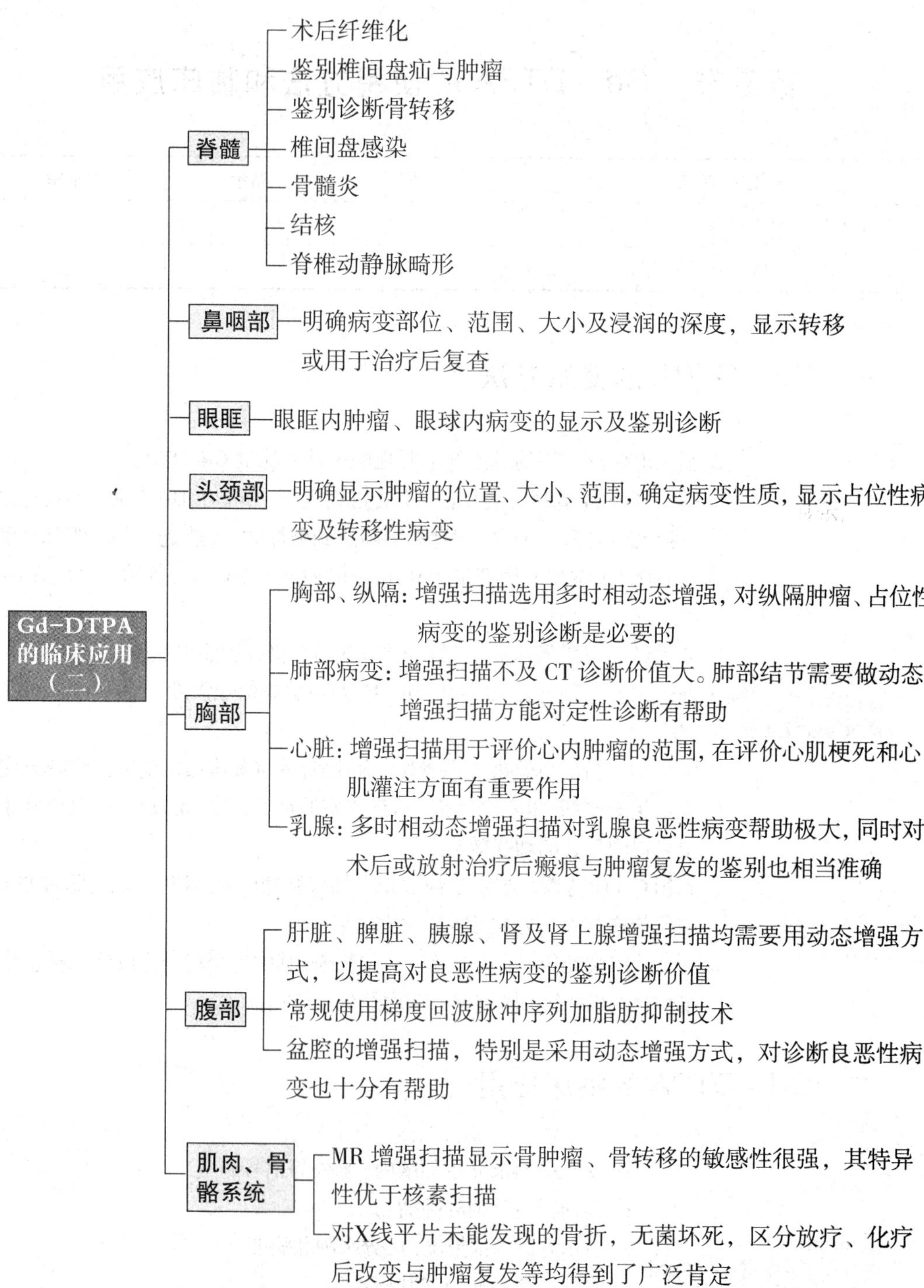
Gd-DTPA
的临床应用
（二）
脊髓
术后纤维化
鉴别椎间盘疝与肿瘤
鉴别诊断骨转移
椎间盘感染
骨髓炎
结核
脊椎动静脉畸形
鼻咽部
明确病变部位、范围、大小及浸润的深度，显示转移或用于治疗后复查
眼眶
眼眶内肿瘤、眼球内病变的显示及鉴别诊断
头颈部
明确显示肿瘤的位置、大小、范围，确定病变性质，显示占位性病变及转移性病变
胸部
胸部、纵隔：增强扫描选用多时相动态增强，对纵隔肿瘤、占位性病变的鉴别诊断是必要的
肺部病变：增强扫描不及CT诊断价值大。肺部结节需要做动态增强扫描方能对定性诊断有帮助
心脏：增强扫描用于评价心内肿瘤的范围，在评价心肌梗死和心肌灌注方面有重要作用
乳腺：多时相动态增强扫描对乳腺良恶性病变帮助极大，同时对术后或放射治疗后瘢痕与肿瘤复发的鉴别也相当准确
腹部
肝脏、脾脏、胰腺、肾及肾上腺增强扫描均需要用动态增强方式，以提高对良恶性病变的鉴别诊断价值
常规使用梯度回波脉冲序列加脂肪抑制技术
盆腔的增强扫描，特别是采用动态增强方式，对诊断良恶性病变也十分有帮助
肌肉、骨骼系统
MR增强扫描显示骨肿瘤、骨转移的敏感性很强，其特异性优于核素扫描
对X线平片未能发现的骨折，无菌坏死，区分放疗、化疗后改变与肿瘤复发等均得到了广泛肯定

【精选习题】

单选题

1. 关于 Gd - DTPA 常规静脉用量，正确的是
   A. 0. 05mmol/kg
   B. 0. 10mmol/kg
   C. 0. 15mmol/kg
   D. 0. 20mmol/kg
   E. 0. 25mmol/kg

答案：B

第八章　磁共振成像技术临床应用各论

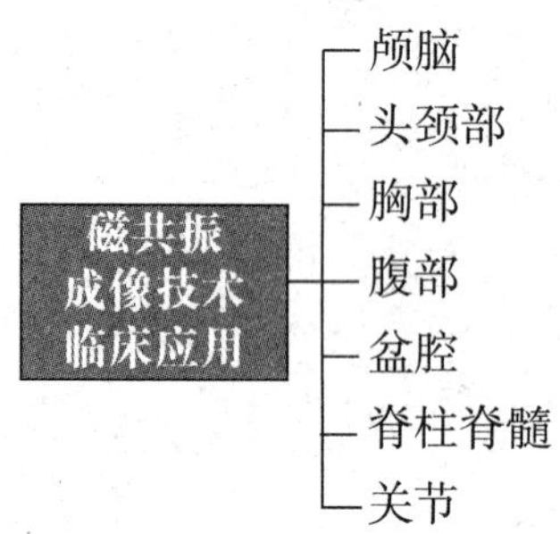
磁共振
成像技术
临床应用
颅脑
头颈部
胸部
腹部
盆腔
脊柱脊髓
关节

第一节　颅脑 MR 成像技术

核心考点	掌握	熟悉	了解
1. 颅脑 MR 解剖	√		
2. 颅脑常规扫描技术	√		
3. 颅脑常见病变的特殊检查要求	√		
4. 鞍区及鞍旁 MR 解剖	√		
5. 垂体常规扫描技术	√		
6. 垂体区常见病变的特殊检查要求	√		

主要包括颅脑和垂体。

一、颅脑

- 颅脑
  - 颅脑MR常见扫描技术
    - 扫描方位：横轴位，矢状位，冠状位
    - 线圈：头颅专用线圈或头颈联合线圈
    - 扫描中心：双眉中心
    - 序列—最基本序列：2D FSE（TSE）T_2WI、T_1 FLAIR
    - DWI（弥散加权）：反映组织中水分子的扩散情况
    - T_2 FALIR：抑制在常规SE或FSE T_2WI像上表现为高信号的脑脊液
  - 常见病特殊检查
    - 多发性硬化：横断位T_1WI、T_2WI+矢状位及冠状位T_2WI，层厚3～4mm，层间距0.3mm
    - 颞叶癫痫及颞叶病变：横断位T_2WI、T_1WI+斜冠状位FSE T_2WI或T_2 FLAIR，层厚4mm，层间距1mm，定位线垂直海马长轴，包括整个颞叶及海马
    - 桥小脑角区病变：横断位T_2WI、T_1WI+冠状位FSE T_2WI薄层扫描，增强扫描横断位、冠状位T_1WI薄层扫描（3/0.3mm），冠状位+脂肪抑制
    - 中线病变：横断位T_2WI、T_1WI+SE序列T_1矢状位薄层，层厚3mm、层间距0.3mm，必要时做冠状位FSE T_2WI。脑积水疑中脑导水管处梗阻，扫T_1矢状位薄层3/0.3mm
    - 脑膜病变：横断位T_2WI、T_1WI+T_2 FLAIR，疑有脑膜病变应行增强扫描T_1矢状位、冠状位、横断位加脂肪抑制
    - 急性脑梗死：横断位T_2WI、T_1WI，矢状位T_2WI+DWI，在DWI呈高信号、ADC图呈低信号
    - 脑脓肿：横断位T_2WI、T_1WI+增强扫描（包膜期脑脓肿增强扫描为环形增强）+DWI（呈高信号）
    - 脑转移瘤：横断位T_2WI、T_1WI+增强扫描（注射双倍或三倍对比剂剂量，增加小病灶检出率）；增强扫描前行T_1WI平扫，看病灶有无出血；坏死囊变脑转移瘤、高级别胶质瘤及脑脓肿增强后为环形强化，需加扫DWI鉴别诊断
    - 胆脂瘤（表皮样囊肿）：横断位T_2WI、T_1WI，矢状位T_2WI+DWI
    - 鼻及鼻窦病变：横断位T_2WI、T_1WI，还需做冠状位、矢状位T_2WI扫描，扫描范围包括全鼻窦
    - 原发性中枢神经系统淋巴瘤：横断位T_2WI、T_1WI，行增强扫描+DWI
    - 三叉神经：定位线包括脑桥上下缘，行薄层T_2WI及3D T_1 SPGR序列扫描，TR35ms、TE7ms、FA45°，层厚1mm、层间距0，矩阵256×192，NEX1，使用层面内零穿插技术（ZIP512）增加重建矩阵而不增加采集矩阵

二、垂体

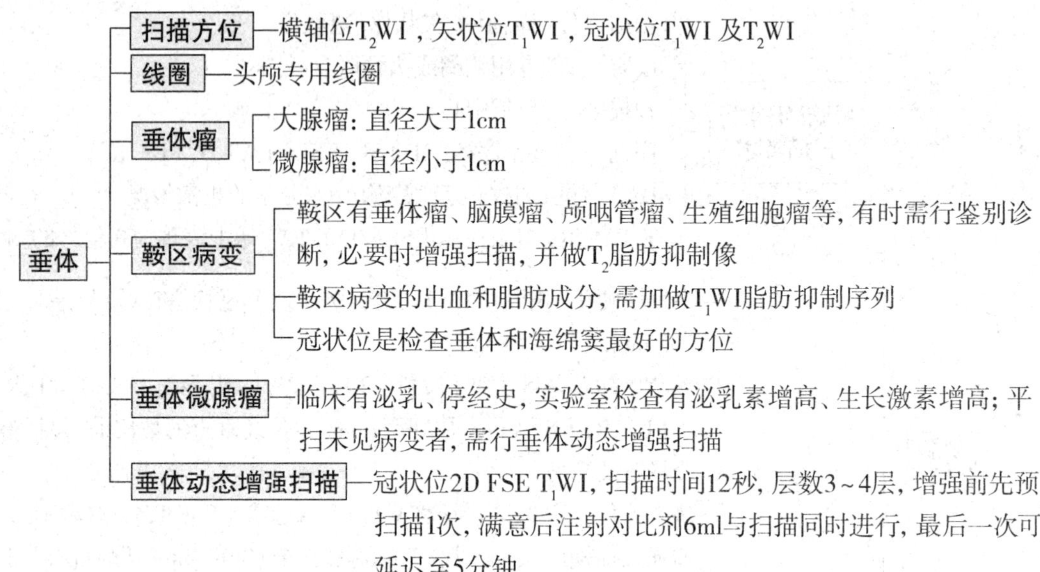
垂体
扫描方位—横轴位T_2WI，矢状位T_1WI，冠状位T_1WI 及T_2WI
线圈—头颅专用线圈
垂体瘤
大腺瘤：直径大于1cm
微腺瘤：直径小于1cm
鞍区病变
鞍区有垂体瘤、脑膜瘤、颅咽管瘤、生殖细胞瘤等，有时需行鉴别诊断，必要时增强扫描，并做T_2脂肪抑制像
鞍区病变的出血和脂肪成分，需加做T_1WI脂肪抑制序列
冠状位是检查垂体和海绵窦最好的方位
垂体微腺瘤—临床有泌乳、停经史，实验室检查有泌乳素增高、生长激素增高；平扫未见病变者，需行垂体动态增强扫描
垂体动态增强扫描—冠状位2D FSE T_1WI，扫描时间12秒，层数3～4层，增强前先预扫描1次，满意后注射对比剂6ml与扫描同时进行，最后一次可延迟至5分钟

【精选习题】

单选题

1. 颅脑不包括的内容有
   A. 颅骨
   B. 脑、脑膜
   C. 脑室
   D. 脑、脑脊液
   E. 脊髓

答案：E

2. 对中枢神经系统 Gd－DTPA 主要解决的问题不包括
   A. 鉴别脑外及脑内肿瘤
   B. 显示肿瘤内部情况
   C. 水肿及病变的鉴别
   D. 脑出血的诊断
   E. 鉴别肿瘤与非肿瘤性病变

答案：D

3. 颞叶癫痫在行冠状位 FSE T_2 加权扫描时，应着重观察
   A. 脑桥
   B. 海马
   C. 间脑
   D. 基底节
   E. 侧脑室

答案：B

4. 垂体扫描层厚最佳的是
   A. 1～2mm
   B. 1～4mm
   C. 2～8mm
   D. 4～8mm
   E. 5～10mm

答案：B

5. 与垂体 MRI 扫描不符的是
   A. 冠状面与台面平行
   B. 选用头颅专用线圈
   C. 矢状面与床面垂直
   D. 两边颞侧加软垫固定
   E. 听眉线垂直于台面

答案：E

6. MRI 诊断垂体微腺瘤的最佳扫描方法是
   A. 常规冠状位平扫描
   B. 常规冠状位增强扫描
   C. 冠状位动态增强扫描
   D. 矢状位动态增强扫描
   E. 横轴位动态增强扫描

答案：C

7. 常规扫描，不需要采用多时相动态增强扫描的是
   A. 肝脏占位
   B. 胰腺占位
   C. 乳腺占位
   D. 肾脏占位
   E. 颅脑占位

答案：E

8. 脑脊液 MRI 检查在 SE 序列 T_2 加权像上的表现为
   A. 极低信号
   B. 中等信号
   C. 极高信号
   D. 略高信号
   E. 略低信号变

答案：C

9. 患者女，29 岁。停经伴泌乳 3 个月，实验室检查泌乳素增高，CT 和 MR 平扫未发现明显异常，进一步最佳的检查为
   A. 颅脑 CT 增强
   B. 垂体 CT 增强
   C. 垂体 MRI 动态增强扫描
   D. 盆腔 MRI 增强
   E. PET 检查

答案：C

多选题

10. 在颅脑 MRI 正常解剖中，大脑深部灰质结构主要包括
    A. 基底节
    B. 胼胝体
    C. 丘脑
    D. 内囊
    E. 前联合

答案：AC

11. 基底节是大脑的中央灰质核团，包括
    A. 尾状核
    B. 豆状核
    C. 屏状核
    D. 杏仁核
    E. 内囊

答案：ABCD

12. 胼胝体是连接两侧大脑半球的巨大白质联合，分为
    A. 嘴部
    B. 膝部
    C. 体部
    D. 后肢
    E. 压部

答案：ABCE

13. 内囊包括
    A. 前肢
    B. 膝部
    C. 后肢
    D. 豆状核后部
    E. 豆状核下部

答案：ABCDE

14. 大脑深部灰白质兼有的结构是
    A. 胼胝体
    B. 松果体
    C. 后联合
    D. 丘脑
    E. 尾状核

答案：BC

15. 脑干的组成包括
    A. 颈髓
    B. 小脑半球
    C. 延髓
    D. 脑桥
    E. 中脑

答案：CDE

16. 脑室系统包括
   A. 两个侧脑室
   B. 第三脑室
   C. 中脑导水管
   D. 第四脑室
   E. 蛛网膜下腔

答案：ABCD

17. 脑 MR 扫描 T_2 FLAIR 序列应用的目的是
   A. 抑制 T_2WI 上表现为高信号的脑脊液
   B. 显示被高信号脑脊液所掩盖的病灶
   C. 具有 T_1WI 脑脊液呈低信号的特点
   D. 具有 T_2WI 病灶多为高信号的特点
   E. 抑制脂肪的高信号

答案：ABCD

18. 关于多发性硬化病变的扫描，正确的是
   A. 横轴位 T_1WI、T_2WI
   B. 矢状位 T_2WI 和冠状位 T_2WI
   C. 矢状位 T_1WI 和冠状位 T_1WI
   D. T_2 FLAIR 对病灶的显示更敏感
   E. T_2 FLAIR 对病灶的显示无意义

答案：ABD

19. 关于颞叶癫痫及颞叶病变的叙述，正确的是
   A. 海马硬化是颞叶癫痫的常见病因
   B. 不需扫常规的横断位 T_2WI、T_1WI
   C. 需扫斜冠状位 T_2WI 或 T_2 FLAIR
   D. 斜冠状位定位线垂直于海马长轴
   E. 范围包括整个颞叶和海马

答案：ACDE

20. 关于颅脑中线病变的扫描，正确的是
   A. 常规横断位 T_2WI、T_1WI
   B. 矢状位 SE 序列 T_1WI 薄层 3/0. 3mm
   C. 矢状位 SE 序列 T_1WI 薄层 5/0. 5mm
   D. 必要时加扫冠状位 FSE T_2WI
   E. 加扫斜冠状位，定位线垂直于海马长轴

答案：ABD

21. 关于脑膜病变的扫描，正确的是
   A. 常规横断位 T_2WI、T_1WI
   B. 加扫 T_2 FLAIR
   C. 增强扫描 T_1WI 矢状位、冠状位、横断位
   D. 增强扫描至少有 1 个序列加脂肪抑制技术
   E. 增强扫描不必加脂肪抑制技术

答案：ABCD

22. 关于脑脓肿病变的叙述，正确的是
   A. 除常规横断位 T_2WI 和 T_1WI 外，需增强扫描
   B. 包膜期脑脓肿增强扫描为环形增强
   C. 包膜期脑脓肿增强扫描为均匀增强
   D. 包膜期脑脓肿 DWI 呈低信号
   E. 包膜期脑脓肿 DWI 呈高信号

答案：ABE

23. 对于疑有脑转移瘤患者的扫描，正确的是
   A. 除常规横断位 T_2WI、T_1WI 外，需行增强扫描
   B. 不需平扫，应直接进行增强扫描
   C. 平扫 T_1WI 对病灶有无出血的判断有意义
   D. 注射双倍剂量对比剂可提高小病灶的检出率
   E. 注射双倍剂量对比剂无助于小病灶检出率的提高

答案：ACD

24. 关于胆脂瘤（表皮样囊肿）的叙述，正确的是
   A. 常规横断位 T_2WI、T_1WI，矢状位 T_2WI
   B. 加扫 DWI，DWI 呈高信号
   C. 加扫 DWI，DWI 呈低信号
   D. 表皮样囊肿内含有毛囊、皮脂腺等脂质成分
   E. 表皮样囊肿内含有密度均匀的结

合水

答案：ABD

25. DWI 呈高信号的病变有
   A. 原发性中枢神经系统淋巴瘤
   B. 海马硬化性癫痫
   C. 胆脂瘤（表皮样囊肿）
   D. 多发性硬化（活动期）
   E. 急性脑梗死

答案：ACDE

26. 平扫发现鞍区病变时，正确的处置是
   A. 做冠状位薄层扫描
   B. 建议增强扫描
   C. 若 T_1WI 和 T_2WI 均为高信号，加扫脂肪抑制序列
   D. 若 T_1WI 和 T_2WI 均为高信号，加扫水抑制序列
   E. 矢状位是诊断垂体和海绵窦最好的方位

答案：ABC

27. 脑垂体微腺瘤动态增强的特点是
   A. 垂体微腺瘤早期增强幅度低，正常垂体增强明显
   B. 垂体微腺瘤早期增强幅度明显，正常垂体增强幅度低
   C. 垂体微腺瘤早期增强呈低信号，正常垂体为高信号
   D. 垂体微腺瘤早期增强呈高信号，正常垂体为低信号
   E. 垂体微腺瘤与正常垂体的时间－信号强度曲线差异明显

答案：ACE

28. 关于脑垂体的叙述，正确的是
   A. 垂体窝前部为垂体前叶，T_1WI 常呈高信号
   B. 垂体窝后部为垂体后叶，信号与脑干相仿
   C. 垂体前叶为腺垂体，多呈卵圆形
   D. 垂体后叶为神经垂体
   E. 海绵窦位于垂体窝的右侧

答案：CD

29. 脑垂体瘤依据肿瘤大小分为大腺瘤和微腺瘤，下述正确的是
   A. 大腺瘤和微腺瘤的区分常以 2cm 为标志
   B. 直径大于 1cm 为大腺瘤
   C. 直径大于 2cm 为大腺瘤
   D. 直径小于 2cm 为微腺瘤
   E. 直径小于 1cm 为微腺瘤

答案：BE

30. 关于 MRI 垂体常规扫描技术的方法，正确的是
   A. 常规扫描方位为横断位 T_2WI、矢状位 T_1WI
   B. 冠状位 T_1WI、T_2WI
   C. 横断位定位线与前颅窝底平行
   D. 冠状位定位线与脑干长轴平行
   E. 矢状位定位线垂直于大脑正中矢状面

答案：ABC

第二节　头颈部 MR 成像技术

核心考点	掌握	熟悉	了解
1. 眼眶 MR 解剖		√	
2. 眼眶常规扫描技术		√	
3. 眼眶常见病变特殊检查要求		√	

续表

核心考点	掌握	熟悉	了解
4. 颞颌关节 MR 解剖		√	
5. 颞颌关节常规扫描技术		√	
6. 耳部 MR 解剖		√	
7. 耳部常规扫描技术		√	
8. 鼻咽部 MR 解剖	√		
9. 鼻咽部常规扫描技术	√		
10. 咽部 MR 解剖		√	
11. 口咽部、颅颈部常规扫描技术		√	
12. 口咽部、颅颈部常见病变的特殊检查要求		√	
13. 喉部 MR 解剖		√	
14. 喉部常规扫描技术		√	
15. 喉部常见病变的特殊检查要求		√	

主要包括眼眶、颞颌关节、耳部、鼻咽、口咽和喉部。

一、眼眶

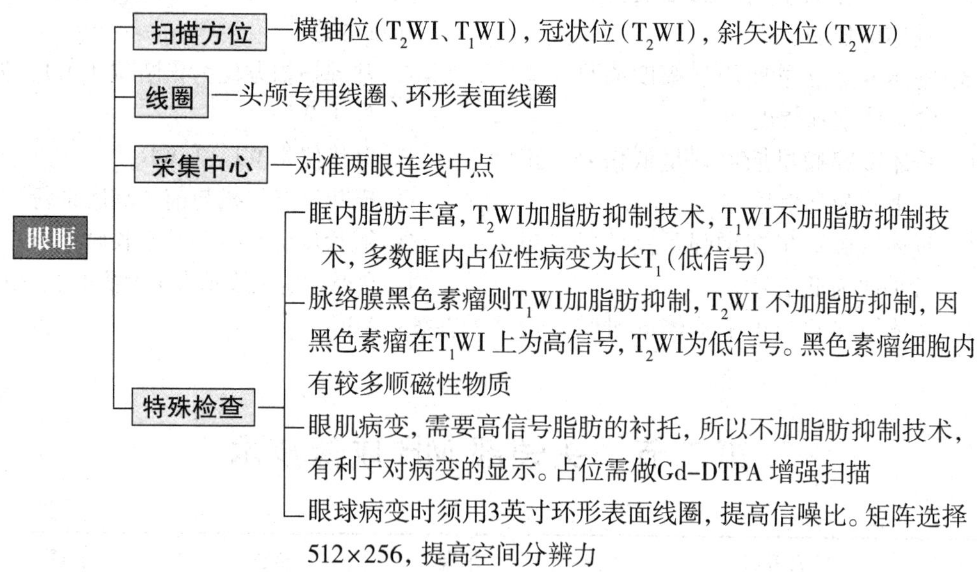
眼眶
扫描方位—横轴位（T_2WI、T_1WI），冠状位（T_2WI），斜矢状位（T_2WI）
线圈—头颅专用线圈、环形表面线圈
采集中心—对准两眼连线中点
特殊检查
眶内脂肪丰富，T_2WI加脂肪抑制技术，T_1WI不加脂肪抑制技术，多数眶内占位性病变为长T_1（低信号）
脉络膜黑色素瘤则T_1WI加脂肪抑制，T_2WI 不加脂肪抑制，因黑色素瘤在T_1WI 上为高信号，T_2WI为低信号。黑色素瘤细胞内有较多顺磁性物质
眼肌病变，需要高信号脂肪的衬托，所以不加脂肪抑制技术，有利于对病变的显示。占位需做Gd-DTPA 增强扫描
眼球病变时须用3英寸环形表面线圈，提高信噪比。矩阵选择512×256，提高空间分辨力

二、颞颌关节

- 颞颌关节
  - 扫描方位
    - 横断位T_2WI，相位编码左右方向
    - 线圈：环形表面线圈，双侧对比成像
    - 采集中心：对准两外耳孔连线中点（外耳孔前方2cm）
    - 斜矢状位T_1WI：最重要的成像方位，显示颞下颌关节盘的主要方位，相位编码方向：前后向
    - 斜冠状位T_1WI：观察关节盘左右移位情况；相位编码方向：左右向
    - 斜矢状位T_2WI及PDWI：观察翼外肌情况
    - 张口位：借助辅助开口器，再扫一遍斜矢状位及斜冠状位
    - 动态扫描
      - 分步静态扫描：利用可控制开口角度的开口器，逐步增加开口程度，每个开口位置都进行一次矢状面扫描，得到一系列的静态图像，利用电影技术连续播放图像即可获得动态效果
      - 真正动态扫描：利用快速扫描序列监测受检者的主动开口或主动闭口过程（受检者在开口或闭口运动必须缓慢，连续，均匀）
  - 注意事项
    - 是诊断颞下颌关节紊乱病的首选检查方法，颞颌关节的重点是关节盘，关节盘的病变表现为形态和位置的异常，有助于确定颞下颌关节紊乱的严重程度
    - 双侧同时扫描，并要求做双侧的张口位和闭口位扫描
    - 定位像，并标记左、右侧及张、闭口位颞颌关节
    - FSE 序列T_2WI，PDWI 能清楚显示解剖位置及软组织层次。T_2WI可提供关节积液、肿瘤、炎症或水肿等相关信息，对关节盘外的其他病变更有效
    - SE T_1WI 显示解剖结构，尤其是关节盘最佳
    - 选择开口位扫描参数，尽量减少扫描时间

三、耳部

耳部

- 扫描方法
  - 2D SE、FSE序列是常用的基本序列。常规T_1WI、T_2WI及T_1增强扫描可清晰显示软组织病变。一般扫横轴位T1WI、T2WI及冠状位T2WI，T2WI最好加脂肪抑制技术，以去除骨质中的脂肪成分。相位编码方向为左右向
  - 2D、3D GRE 序列：2D SE序列是逐层采集数据，RF 只加于一个层面上并通过改变频率、相位编码获得此层面图像。3D GRE 序列是将RF加在有一定厚度的层面上，再通过选层梯度场使每层的相位产生差异，从而获得相对较薄层厚的图像，特点是提高了空间分辨力，有利于观察细微结构病变。双侧同时扫描，偏转角20°~30°，层厚0.7~1.3mm，增强扫描可显示内听道外的面神经病变
  - 内耳水成像常用序列
    - 2D FSE重T2WI序列
    - 3D序列：3D平衡式稳态自由进动（Balance-SSFP）序列，该序列的图像特点是内耳淋巴液呈高信号，其他组织呈现相对低信号。缺点该序列常有明显的磁敏感伪影或条纹伪影，容易造成半规管假狭窄等假象。目前双激发 Balance-SSFP 序列是前序列的改进序列，已取代常规 Balance-SSFP来进行内耳水成像
- 线圈—头颅专用线圈
- 采集中心—对准两耳连线中点
- 内耳水成像的后处理重建方法
  - 最大信号强度投影（MIP）：原始数据经 MIP 重建，多角度观察，能够立体显示迷路、内听道等结构及相互关系，对于发现解剖畸形和迷路的形态改变非常有利
  - 多平面重建（MPR）：显示内听道内的面听神经之间的关系尤为重要。采用斜矢状面重建（垂直于内听道的斜矢状位）。矢状面重建是对横轴位、冠状位图像的一个重要补充
- 耳部扫描注意事项
  - 2D FSE T2WI 显示听神经束，能在听神经束内显示面神经及听神经。3D 扫描层厚 1.5mm，为了提高空间分辨力用512矩阵
  - 3D FIESTA（双激发 Balance SSFP）序列能清楚显示耳蜗、内耳半规管等
  - 2D、3D 内耳水成像要做 MIP（最大信号强度投影）重建。照相时要标记左右侧，并放大

四、鼻咽

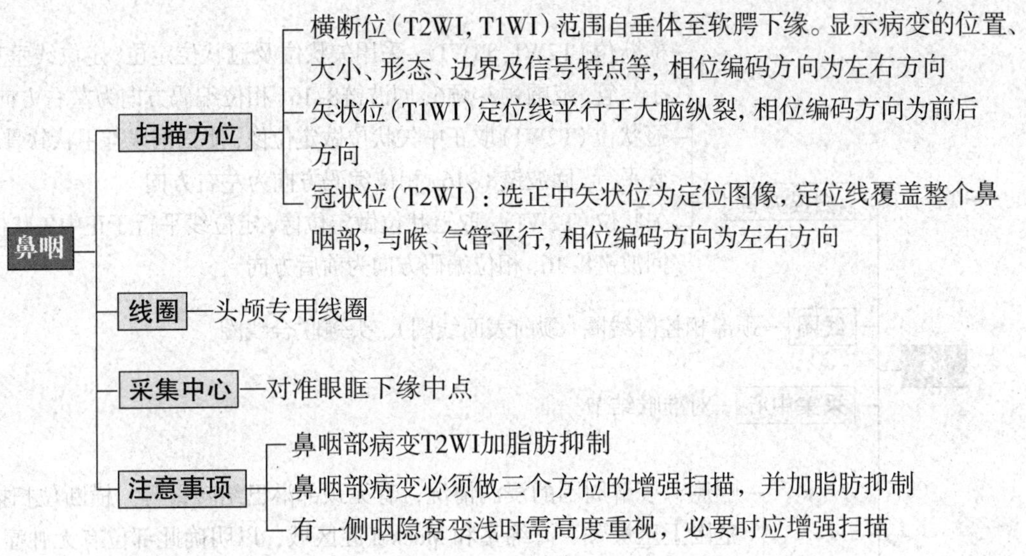
鼻咽
扫描方位
横断位（T2WI，T1WI）范围自垂体至软腭下缘。显示病变的位置、大小、形态、边界及信号特点等，相位编码方向为左右方向
矢状位（T1WI）定位线平行于大脑纵裂，相位编码方向为前后方向
冠状位（T2WI）：选正中矢状位为定位图像，定位线覆盖整个鼻咽部，与喉、气管平行，相位编码方向为左右方向
线圈
头颅专用线圈
采集中心
对准眼眶下缘中点
注意事项
鼻咽部病变T2WI加脂肪抑制
鼻咽部病变必须做三个方位的增强扫描，并加脂肪抑制
有一侧咽隐窝变浅时需高度重视，必要时应增强扫描

五、口咽

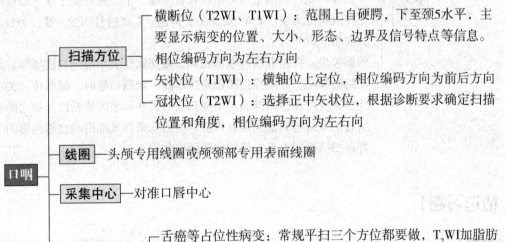

口咽

- **扫描方位**
  - 横断位（T2WI、T1WI）：范围上自硬腭，下至颈5水平，主要显示病变的位置、大小、形态、边界及信号特点等信息。相位编码方向为左右方向
  - 矢状位（T1WI）：横轴位上定位，相位编码方向为前后方向
  - 冠状位（T2WI）：选择正中矢状位，根据诊断要求确定扫描位置和角度，相位编码方向为左右向
- **线圈**—头颅专用线圈或颅颈部专用表面线圈
- **采集中心**—对准口唇中心
- **口咽部、颈部特殊检查要求**
  - 舌癌等占位性病变：常规平扫三个方位都要做，T_2WI加脂肪抑制。增强扫描需做矢状位、冠状位及横轴位加脂肪抑制
  - 腮腺病变：平扫横断位、冠状位T2WI加脂肪抑制。T_1WI不须加脂肪抑制，有利于观察病变。如果是短T_1病变，T_1WI 加脂肪抑制，使病变显示更清晰。增强扫描时须加脂肪抑制
  - 颅颈部病变：需做矢状位T_1WI、T_2WI，冠状位T_1WI（显示颅底及上颈椎先天畸形）。此时层厚在4mm 以下，定位线要与齿状突平行。颅颈部淋巴结、翼腭窝、颈动脉间隙等病变，扫描时横断位T_1WI、T_2WI、冠状位T_2WI及增强扫描必不可少。颈部因脂肪较多，为了更清楚地显示病变，扫描时加脂肪抑制，定位诊断需要矢状位

六、喉

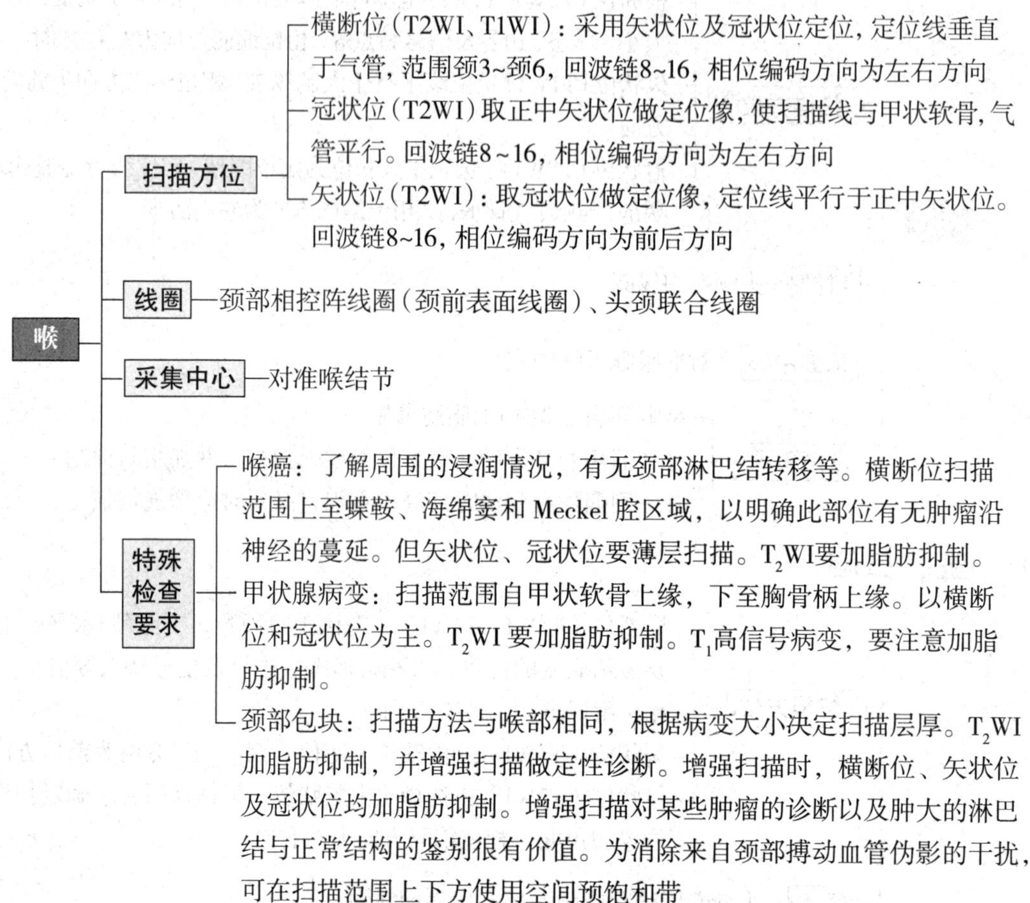
喉
扫描方位
横断位（T2WI、T1WI）：采用矢状位及冠状位定位，定位线垂直于气管，范围颈3~颈6，回波链8~16，相位编码方向为左右方向
冠状位（T2WI）取正中矢状位做定位像，使扫描线与甲状软骨，气管平行。回波链8～16，相位编码方向为左右方向
矢状位（T2WI）：取冠状位做定位像，定位线平行于正中矢状位。回波链8~16，相位编码方向为前后方向
线圈
颈部相控阵线圈（颈前表面线圈）、头颈联合线圈
采集中心
对准喉结节
特殊检查要求
喉癌：了解周围的浸润情况，有无颈部淋巴结转移等。横断位扫描范围上至蝶鞍、海绵窦和Meckel腔区域，以明确此部位有无肿瘤沿神经的蔓延。但矢状位、冠状位要薄层扫描。T2WI要加脂肪抑制。
甲状腺病变：扫描范围自甲状软骨上缘，下至胸骨柄上缘。以横断位和冠状位为主。T2WI要加脂肪抑制。T1高信号病变，要注意加脂肪抑制。
颈部包块：扫描方法与喉部相同，根据病变大小决定扫描层厚。T2WI加脂肪抑制，并增强扫描做定性诊断。增强扫描时，横断位、矢状位及冠状位均加脂肪抑制。增强扫描对某些肿瘤的诊断以及肿大的淋巴结与正常结构的鉴别很有价值。为消除来自颈部搏动血管伪影的干扰，可在扫描范围上下方使用空间预饱和带

【精选习题】

单选题

1. 在颞颌关节 MRI 技术中，错误的是
   A. 通过电影显示对病变和功能诊断有帮助
   B. 选用环形 TMJ 表面线圈一对
   C. 使用辅助开口器
   D. 使线圈平面与磁场平行
   E. 使线圈平面与磁场垂直

答案：E

2. 下列鼻咽部 MRI 扫描方位的叙述，不正确的是
   A. 常规扫描采用横断位、冠状位、矢状位
   B. 扫描范围上至垂体，下至颈 3
   C. 在采集面上、下两方设定平行于层面的饱和带
   D. 横断位做 T_1 及 T_2 加权，冠状位及矢状位 T_1 加权
   E. 冠状面相位编码方向取左右方向

答案：D

3. 喉及甲状腺 MRI 扫描方位，错误的是
   A. 斜位扫描为主——斜位解剖位置难

确立

B. 横断面扫描线与气管垂直

C. 冠状扫描在矢状像和横断像定位

D. 矢状扫描在冠状像和横断像定位

E. 横断扫描在矢状像和冠状像定位

答案：A

4. 与喉及甲状腺 MRI 技术不符的内容是

A. 选用头线圈

B. 使听口线与床面垂直

C. 线圈中心对准甲状软骨

D. 扫描时不可活动舌、下颌及做吞咽动作

E. 正中矢状面与床面中线一致

答案：A

5. 有关甲状腺扫描技术的描述，不正确的是

A. 层厚 4 ~5mm

B. 仅扫矢状位

C. T_2 加脂肪抑制技术

D. 扫横断位、冠状位

E. 冠状位频率编码方向取上下方向

答案：B

6. 鼻咽部横断位扫描范围是

A. 上自垂体，下至软腭下缘

B. 上自胼胝体，下至枕骨大孔

C. 上自垂体，下至枕骨大孔

D. 上自垂体，下至软腭上缘

E. 上自垂体，下至延髓下缘

答案：A

7. 成年男性甲状软骨后方正对

A. 第 2 颈椎

B. 第 3 颈椎

C. 第 4 颈椎

D. 第 5 颈椎

E. 第 6 颈椎

答案：D

多选题

8. 眼眶常规扫描技术的特点是

A. 定位采集中心对准两眼连线中点

B. 嘱受检者目视前方闭目，眼球保持不动

C. 扫描方位为横断位、冠状位和斜矢状位

D. 斜矢状位扫描线平行于视神经

E. 斜矢状位扫描线平行于眼眶内侧缘

答案：ABCD

9. 关于 Gd - DTPA 应用于眼眶增强扫描的叙述，正确的是

A. 眼眶增强扫描各方位均使用 T_1WI

B. 眼眶增强扫描各方位均使用 T_1WI 加脂肪抑制技术

C. 眼眶增强扫描各方位均使用 T_2WI

D. 眼眶增强扫描各方位均使用 T_2WI 加脂肪抑制技术

E. 视神经肿瘤应加扫斜矢状位 T_1WI 加脂肪抑制技术

答案：BE

10. 眼眶扫描加扫脂肪抑制序列的原因是

A. 眼眶内脂肪丰富

B. 病变在 T_2WI 上多为高信号与脂肪难以区分

C. 眼外伤软组织血肿与脂肪信号混杂难以区分

D. 增强扫描 T_1WI 的所有脉冲序列均需加脂肪抑制

E. 平扫 T_1WI 一般要加脂肪抑制

答案：ABCD

11. 眼脉络膜黑色素瘤 MR 表现及扫描特点是

A. 黑色素瘤在 T_1WI 呈低信号、T_2WI 呈高信号

B. 黑色素瘤在 T_1WI 呈高信号、T_2WI 呈低信号

C. 黑色素瘤与一般肿瘤 MR 信号相反

D. T_1WI 要加脂肪抑制，T_2WI 不加脂肪抑制

E. T_1WI 不加脂肪抑制，T_2WI 要加脂

肪抑制

答案：BCD

12. 与眼眶 MR 扫描方位不符的内容为

A. 常规为横断位、矢状斜位和冠状位

B. 斜矢状位扫描在冠状面上定位

C. 横断位扫描层面与下鼻甲平行

D. 冠状位扫描在矢状像上设定层面

E. 冠状位扫描在横断位调整层面使其与鼻中隔平行

答案：BDE

13. 关于颞颌关节扫描的注意事项，正确的是

A. MRI 是诊断颞下颌关节紊乱的首选方法

B. 双侧颞颌关节同时扫描，要做双侧的张口位和闭口位

C. 只做患侧颞颌关节的张口位和闭口位即可

D. 选择张口位扫描参数，要尽量缩短扫描时间

E. 照相时要加定位像并标记左、右及张、闭口位

答案：ABDE

14. 颞颌关节常规扫描技术的特点为

A. 定位采集中心对准两侧外耳孔连线中点

B. 先行开口位检查，再行闭口位检查

C. 先行闭口位检查，再行开口位检查

D. 扫描方位为横断位、矢状位、冠状位

E. 扫描方位为横断位、斜矢状位、斜冠状位

答案：ACE

15. 关于颞下颌关节的关节盘位置只在开、闭口过程中出现异常的患者，扫描方位包括

A. 常规横断位

B. 斜矢状位

C. 斜冠状位

D. 张口位

E. 颞下颌关节动态 MRI 扫描

答案：ABCDE

16. 关于颞颌关节扫描定位线的叙述，正确的是

A. 矢状位定位线与大脑正中矢状面平行

B. 斜矢状位定位线垂直于下颌骨髁突的长轴

C. 斜矢状位定位线平行于下颌骨髁突的长轴

D. 斜冠状位定位线垂直于下颌骨髁突的长轴

E. 斜冠状位定位线平行于下颌骨髁突的长轴

答案：BE

17. 关于耳部常规扫描的叙述，正确的是

A. 体位设计时，两耳连线与定位线一致

B. 横断位 T_1WI、T_2WI 及冠状位 T_2WI

C. 加扫内耳水成像

D. 水成像后处理重建方法有 MIP 和 MPR

E. 增强扫描可清晰显示软组织病变

答案：ABCDE

18. 内耳水成像的目的是

A. 原始数据经 MIP 重组后，可立体地显示迷路、内听道等结构

B. 有利于发现解剖畸形和迷路的形态改变

C. 有利于观察三叉神经

D. MPR 重建对显示面听神经尤为重要

E. 能清晰地显示视神经

答案：ABD

19. 关于鼻咽部扫描的叙述，正确的是

A. 体位设计时，定位线对准眼眶下缘之中点

B. T_1WI 可清晰显示鼻咽部黏膜部分及深部结构

C. T_1WI 有利于浅表病变的检出和估计病变浸润的程度

D. 黏膜部分在 T_1WI 比肌肉信号略高

E. 鼻咽部病变 T_2WI 要加脂肪抑制技术

答案：ABCDE

20. 关于口咽部扫描的叙述，正确的是

A. 体位设计时，采集中心对准口唇中心

B. 常规横轴位 T_1WI、T_2WI、矢状位 T_1WI 和冠状位 T_2WI

C. 舌癌等占位性病变 T_2WI 加脂肪抑制技术

D. 舌癌等占位性病变 T_1WI 加脂肪抑制技术

E. 发现占位性病变不需增强扫描

答案：ABC

21. 关于甲状腺病变扫描时应注意的是

A. 扫描范围上自甲状软骨上缘，下至胸骨柄上缘

B. 以横断位和冠状位为主

C. T_2WI 要加脂肪抑制

D. T_1WI 若为高信号，也要加脂肪抑制

E. T_1WI 为低信号时，加脂肪抑制

答案：ABCD

22. 关于颈部包块的扫描，正确的是

A. 要根据病变大小确定扫描层厚及范围

B. T_2WI 要加脂肪抑制

C. T_1WI 要加脂肪抑制

D. 增强扫描有助于定性诊断

E. 为消除颈部血管搏动伪影的干扰，应在扫描范围上、下方使用空间预饱和带

答案：ABDE

23. 关于喉癌患者喉部扫描的叙述，正确的是

A. 体位设计时，采集中心对准喉结节

B. 喉癌病变横断位扫描范围应加大，上至蝶鞍、海绵窦

C. 矢状位和冠状位要薄层扫描

D. T_2WI 要加脂肪抑制

E. 矢状位要薄层扫描，冠状位不必薄层扫描

答案：ABCD

第三节 胸部 MR 成像技术

核心考点	掌握	熟悉	了解
1. 胸部 MR 解剖		√	
2. 胸部常规扫描技术		√	
3. 胸部常见病的特殊检查要求		√	
4. 心脏 MR 解剖		√	
5. 心脏、大血管常规扫描技术		√	
6. 心脏大血管的特殊检查要求		√	
7. 乳腺 MR 解剖		√	
8. 乳腺常规扫描技术		√	
9. 乳腺扫描的特殊检查技术		√	
10. 乳腺动态增强成像技术		√	

主要包括胸部常规、心脏大血管和乳腺。

一、胸部常规

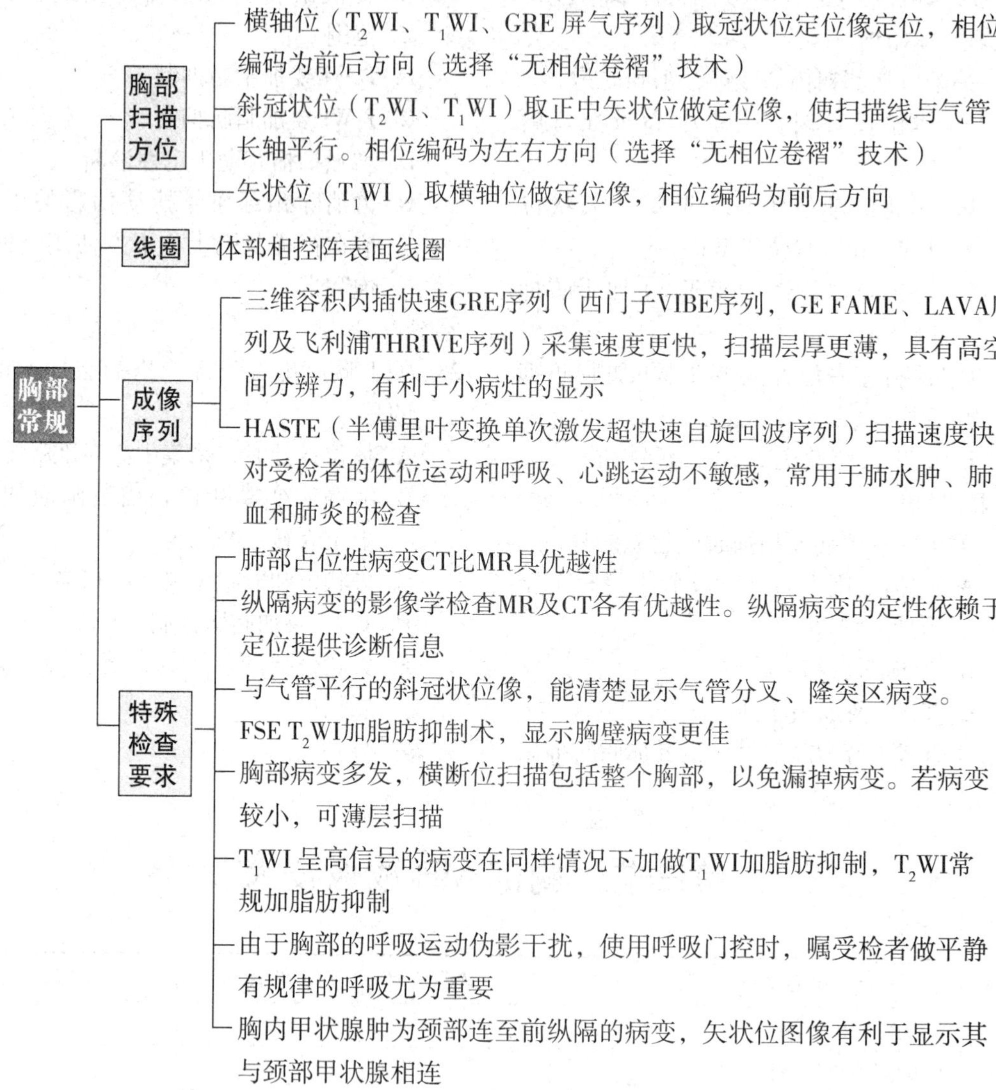
胸部常规
胸部扫描方位
横轴位（T_2WI、T_1WI、GRE 屏气序列）取冠状位定位像定位，相位编码为前后方向（选择“无相位卷褶”技术）
斜冠状位（T_2WI、T_1WI）取正中矢状位做定位像，使扫描线与气管长轴平行。相位编码为左右方向（选择“无相位卷褶”技术）
矢状位（T_1WI ）取横轴位做定位像，相位编码为前后方向
线圈
体部相控阵表面线圈
成像序列
三维容积内插快速GRE序列（西门子VIBE序列，GE FAME、LAVA序列及飞利浦THRIVE序列）采集速度更快，扫描层厚更薄，具有高空间分辨力，有利于小病灶的显示
HASTE（半傅里叶变换单次激发超快速自旋回波序列）扫描速度快，对受检者的体位运动和呼吸、心跳运动不敏感，常用于肺水肿、肺出血和肺炎的检查
特殊检查要求
肺部占位性病变CT比MR具优越性
纵隔病变的影像学检查MR及CT各有优越性。纵隔病变的定性依赖于定位提供诊断信息
与气管平行的斜冠状位像，能清楚显示气管分叉、隆突区病变。
FSE T_2WI加脂肪抑制术，显示胸壁病变更佳
胸部病变多发，横断位扫描包括整个胸部，以免漏掉病变。若病变较小，可薄层扫描
T_1WI 呈高信号的病变在同样情况下加做T_1WI加脂肪抑制，T_2WI常规加脂肪抑制
由于胸部的呼吸运动伪影干扰，使用呼吸门控时，嘱受检者做平静有规律的呼吸尤为重要
胸内甲状腺肿为颈部连至前纵隔的病变，矢状位图像有利于显示其与颈部甲状腺相连

二、心脏大血管

- **心脏大血管**
  - **扫描方位**
    - 以二尖瓣到左室心尖的连线作定位心脏的轴线，以此为中心，平行或垂直此轴线进行扫描
    - 横轴位：垂直于体轴的横断位是心脏的基本轴位。横轴位在冠状位上定位，用实时动态定位
    - 平行于室间隔的心脏长轴位（两腔心位）：在横断位层面上选择有左、右心室的平面定两腔心位。定位线经过二尖瓣中点及左室心尖
    - 垂直于室间隔的心脏长轴位（四腔心位）：在平行于室间隔的心脏长轴位（两腔心）图像上，定位线经过左室心尖至二尖瓣中点，可获得垂直于室间隔的心脏长轴位（四腔心位），层厚8mm，层间距0
    - 心脏短轴位：在四腔心图上，定位线垂直于室间隔方向，可获得心脏短轴位图像，范围从房室瓣至心尖
    - 主动脉弓位：在横断位上作定位像，选斜矢状位扫描方位，使定位线通过升主动脉和降主动脉
  - **线圈**
    - 心脏相控阵表面线圈或体部相控阵表面线圈
  - **采集中心**
    - 第6胸椎水平
  - **脉冲序列**
    - 黑血序列：SE、TSE、HASTE、双反转TSE、三反转TSE序列成像显示心腔内及心肌的细微结构。HASTE序列一次屏气短时间内多层成像，三反转TSE序列是在双反转TSE的基础上加STIR序列
    - 亮血序列：GRE序列，如ture FISP，可一次屏气短时间内多层成像，显示心脏结构
  - **特殊检查要求**
    - 调整心率
    - 使用心电门控及呼吸门控可有效地控制心脏搏动及呼吸运动伪影，但采用梯度回波脉冲序列屏气扫描，可有效地控制呼吸运动伪影的干扰
    - 心脏MRI 电影成像：是在同一层面采集一系列不同时相的心脏图像，然后以连续循环方式显示。用GRE 序列可进行心脏“亮血”电影成像。可准确评价心脏的收缩功能及舒张功能
    - 心肌灌注成像：注入适量对比剂，反复快速扫描多层心脏平面，观察对比剂首次通过心脏时在心肌内分布，间接分析心肌的血液灌注情况
    - 由于MR设备的发展、梯度场的提高，心脏冠状动脉扫描用MIP重建，可显示左右冠状动脉
    - 马方综合征扫描主要看升主动脉

三、乳腺

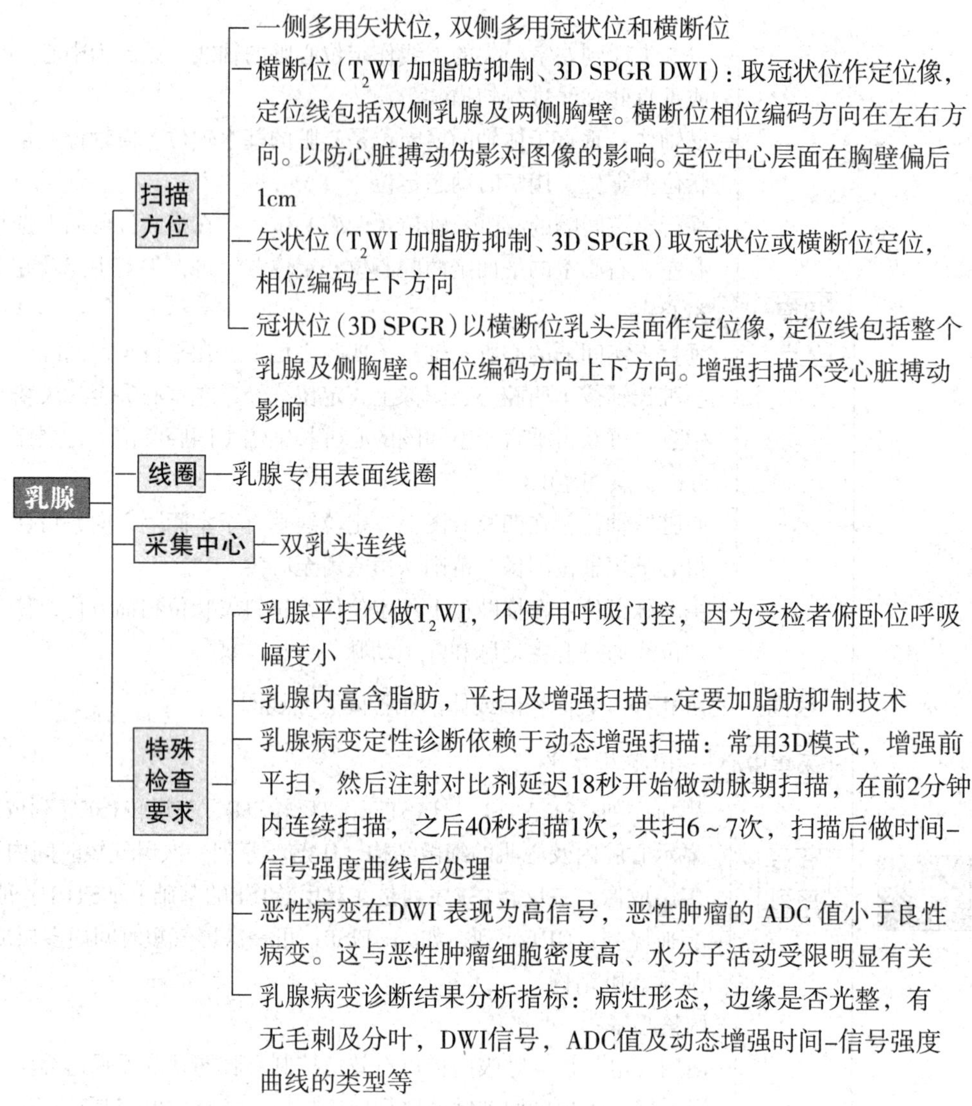
乳腺
扫描方位
一侧多用矢状位，双侧多用冠状位和横断位
横断位（T2WI 加脂肪抑制、3D SPGR DWI）：取冠状位作定位像，定位线包括双侧乳腺及两侧胸壁。横断位相位编码方向在左右方向。以防心脏搏动伪影对图像的影响。定位中心层面在胸壁偏后1cm
矢状位（T2WI 加脂肪抑制、3D SPGR）取冠状位或横断位定位，相位编码上下方向
冠状位（3D SPGR）以横断位乳头层面作定位像，定位线包括整个乳腺及侧胸壁。相位编码方向上下方向。增强扫描不受心脏搏动影响
线圈
乳腺专用表面线圈
采集中心
双乳头连线
特殊检查要求
乳腺平扫仅做T2WI，不使用呼吸门控，因为受检者俯卧位呼吸幅度小
乳腺内富含脂肪，平扫及增强扫描一定要加脂肪抑制技术
乳腺病变定性诊断依赖于动态增强扫描：常用3D模式，增强前平扫，然后注射对比剂延迟18秒开始做动脉期扫描，在前2分钟内连续扫描，之后40秒扫描1次，共扫6~7次，扫描后做时间-信号强度曲线后处理
恶性病变在DWI 表现为高信号，恶性肿瘤的 ADC 值小于良性病变。这与恶性肿瘤细胞密度高、水分子活动受限明显有关
乳腺病变诊断结果分析指标：病灶形态，边缘是否光整，有无毛刺及分叶，DWI信号，ADC值及动态增强时间-信号强度曲线的类型等

【精选习题】

单选题

1. 与心脏、大血管 MRI 技术不符的是
   A. 首选体线圈不可使用表面线圈
   B. 心电导联安装于左前胸壁
   C. 横轴中线对准第 5 肋间
   D. 纵轴定位灯对准前胸中线
   E. 受检者取仰卧位头先进

答案：A

2. 不属于心脏解剖结构的是
   A. 主动脉
   B. 心肌
   C. 心内膜
   D. 心房、心室
   E. 瓣膜及心包

答案：A

3. 心电门控技术经常应用于

A. 心脏、大血管检查
B. 颅脑检查
C. 四肢骨关节检查
D. 神经系统检查
E. 盆腔检查

答案：A

4. 心脏 MR 扫描方法，错误的是
A. 使用心电门控
B. 选用呼吸补偿
C. 受检者取斜位，调整心率
D. 梯度回波脉冲序列做屏气扫描
E. 以 T_1 加权为主

答案：C

5. 乳腺良性病变 MRI 表现中，错误的是
A. 肿块呈类圆形，边界清楚
B. 乳腺肿块内部信号不均匀
C. T_1WI 上多为低信号，少数高信号
D. T_2WI 上为高信号或中低信导
E. 强化扫描不强化或者均匀强化

答案：B

多选题

6. 关于 MRI 心脏两腔心位的扫描方法，下列描述正确的是
A. 在横断位层面上选择有左、右心室的层面定两腔心位
B. 定位线经过二尖瓣中点到左室心尖
C. 在垂直于室间隔的心脏长轴位图像（四腔心位）定位
D. 定位线垂直于室间隔
E. 定位线通过升主动脉和降主动脉

答案：AB

7. 关于 MR 心脏短轴位扫描的方法，正确的是
A. 在横断位层面上选择有左、右心室的层面定两腔心位
B. 定位线经过二尖瓣中点到左室心尖
C. 在垂直于室间隔的心脏长轴位图像（四腔心位）定位
D. 定位线垂直于室间隔
E. 定位线通过升主动脉和降主动脉

答案：CD

8. MR 扫描显示主动脉弓和升主动脉、降主动脉的方法是
A. 扫主动脉弓位
B. 扫心脏短轴位
C. 扫心脏长轴位
D. 在横断位定位像选斜矢状扫描方位
E. 定位线通过升主动脉和降主动脉

答案：ADE

9. 乳腺 MR 扫描的优势是
A. 组织分辨力高
B. 3D 成像
C. 多参数、多角度、多层面成像
D. 对钙化灶显示清晰
E. 动态增强扫描对鉴别诊断有意义

答案：ABCE

10. 乳腺 MR 扫描的特点是
A. 乳腺平扫主要做 T_2WI，平扫及增强扫描一定要加脂肪抑制
B. 不使用呼吸门控
C. 加心电门控
D. 乳腺定性诊断主要依赖于动态增强
E. DWI 序列无意义

答案：ABD

11. 乳腺 MR 动态增强扫描的方法是
A. 对比剂多为 Gd－DTPA，剂量为 0.1～0.2mmol/kg
B. 经静脉团注，注射速度 2～3ml/s
C. 注射对比剂延迟 18 秒开始扫描
D. 注射对比剂延迟 40 秒开始扫描
E. 扫描后做时间－信号强度曲线后处理

答案：ABCE

12. 关于 MRI 胸部扫描的叙述，正确的是
A. 对肺部细小病灶及炎性病灶显示好
B. 流空的血管腔与纵隔高信号脂肪形成鲜明对比
C. 对纵隔内较小的淋巴结的显示优于 CT

D. MRI 能准确地显示纵隔肿瘤的部位和侵犯范围

E. 气管与主支气管腔内无氢质子呈高信号

答案：BCD

13. 纵隔 MRI 扫描的优势体现在

A. MRI 软组织分辨力高

B. 多参数成像、多方位扫描

C. 肺部细小病灶显示

D. 肺部炎性病灶的显示

E. 血管流空效应

答案：ABE

14. 为观察胸部气管、支气管全貌及气管分叉、隆突区病变的扫描方法是

A. 采集中心对胸骨中点

B. 冠状位

C. 斜冠状位

D. 横断位

E. 矢状位

答案：AC

第四节 腹部 MR 成像技术

核心考点	掌握	熟悉	了解
1. 肝、胆、脾 MR 解剖	√		
2. 肝、胆、脾常规扫描技术	√		
3. 肝、胆、脾常见疾病的特殊检查要求	√		
4. 胰腺 MR 解剖	√		
5. 胰腺常规扫描技术	√		
6. 胰腺扫描特殊检查要求	√		
7. 肾脏 MR 解剖	√		
8. 肾脏常规扫描技术	√		
9. 肾上腺 MR 解剖	√		
10. 肾上腺常规扫描技术	√		
11. 胆管系统 MR 解剖	√		
12. MRCP 成像原理	√		
13. MRCP 扫描技术	√		
14. 泌尿系 MR 解剖		√	
15. MRU 成像原理		√	
16. MRU 扫描技术		√	

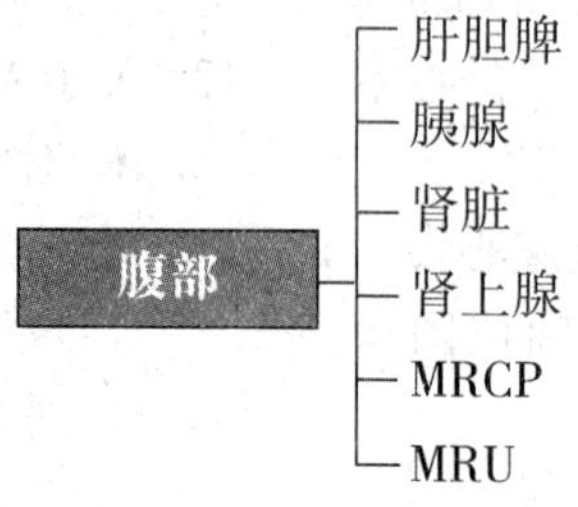
腹部
肝胆脾
胰腺
肾脏
肾上腺
MRCP
MRU

一、肝胆脾

- 肝胆脾
  - 扫描方位
    - 横断位FSE T_2WI 加脂肪抑制，如不能很好地有规律地呼吸屏气，采用单次激发屏气FSE T_2WI序列，相位编码方向为前后方向
    - 横断位2D 扰相位GRE T_1WI 序列，如不能很好地屏气但能均匀呼吸，则采用SE序列配以呼吸补偿技术。克服呼吸运动伪影的最好方法是梯度回波屏气扫描代替SE序列T_1WI
    - 冠状位FSE T_2WI，相位编码方向为左右方向，并加"无相位卷褶"技术
    - 肝脏动态增强扫描：首选三维容积内插快速扰相GRE T_1WI序列，其次是2D扰相位GRE T_1WI序列，并选用脂肪抑制技术
      - 对比剂0.1mmol/kg（即0.2ml），成人一般为15ml，流速2～3ml/s
      - 正常循环状态下，肝动脉期为23～25秒
      - 如果整个序列采集时间为20秒，动脉期15～18秒，门脉期50～60秒，平衡期3～4分钟
    - 常规横断位T_2WI、T_1WI，冠状位T_2WI
  - 线圈——腹部相控阵表面线圈
  - 采集中心——剑突
  - 特殊检查要求
    - 为了减少呼吸运动伪影，必须使用呼吸门控。嘱受检者做平静有规律的呼吸，保证图像质量。如果受检者呼吸配合不理想时，采用梯度回波脉冲序列屏气扫描代替 SE T_1WI序列也是克服呼吸运动伪影的有效方法，节省扫描时间
    - 肝脏常规横断位T_2WI 应加脂肪抑制。因为正常肝脏含有脂质及慢性肝病的脂肪变性增加了T_2WI上肝实质的信号，加脂肪抑制可增加病灶与肝实质的对比，同时减少运动伪影
    - 肝脏病变疑含有脂肪成分时（脂肪肝、肝细胞腺瘤、血管平滑肌脂肪瘤等），利用2D扰相位 GRE T_1WI序列，一次扫描可获得同相位及反相位图像，且不增加成像时间
    - 有些疾病如布-加综合征，需做冠状位扫描，包括下腔静脉、门静脉及肝静脉
    - 有肝、脾脏肿瘤或肿瘤样占位性病变不能确诊时，需行动态增强扫描，可提高病变的检出率，且对于病变的定性诊断也有帮助。动态增强扫描可选用3D模式，有利于肝脏小病灶诊断
    - 弥散加权成像（DWI）为肝脏疾病的诊断与鉴别诊断提供了有价值的信息（如肝脓肿DWI 为高信号）。B值常用 600～800s/mm^2
    - 肝、脾脏检查前受检者应空腹，禁食、禁水6小时以上

二、胰腺

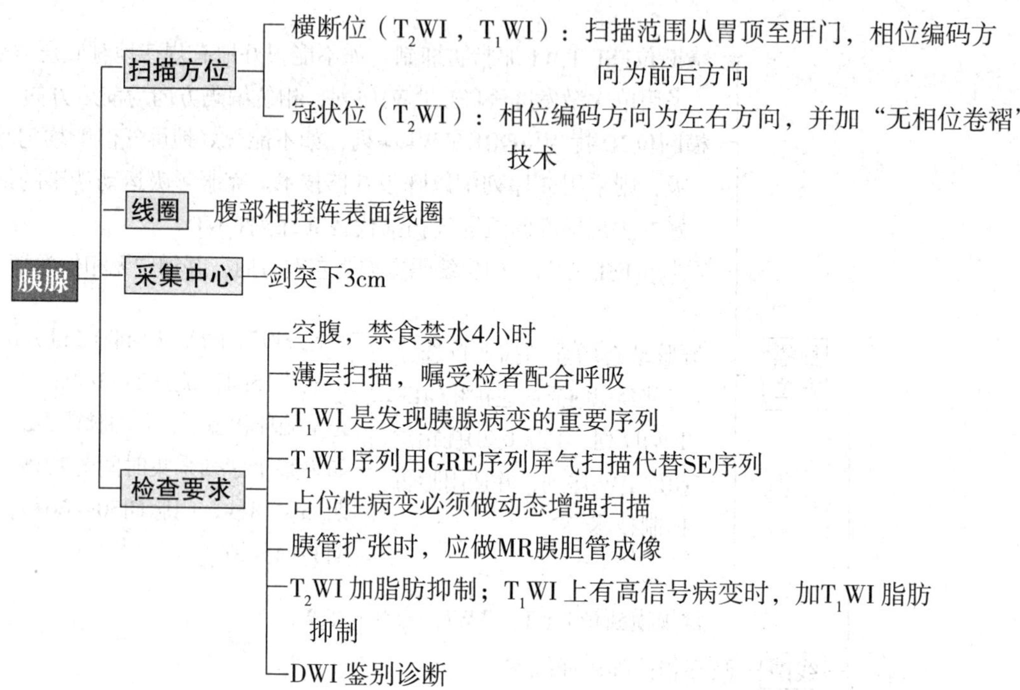
胰腺
扫描方位
横断位（T_2WI，T_1WI）：扫描范围从胃顶至肝门，相位编码方向为前后方向
冠状位（T_2WI）：相位编码方向为左右方向，并加“无相位卷褶”技术
线圈
腹部相控阵表面线圈
采集中心
剑突下3cm
检查要求
空腹，禁食禁水4小时
薄层扫描，嘱受检者配合呼吸
T_1WI是发现胰腺病变的重要序列
T_1WI序列用GRE序列屏气扫描代替SE序列
占位性病变必须做动态增强扫描
胰管扩张时，应做MR胰胆管成像
T_2WI加脂肪抑制；T_1WI上有高信号病变时，加T_1WI脂肪抑制
DWI鉴别诊断

三、肾脏

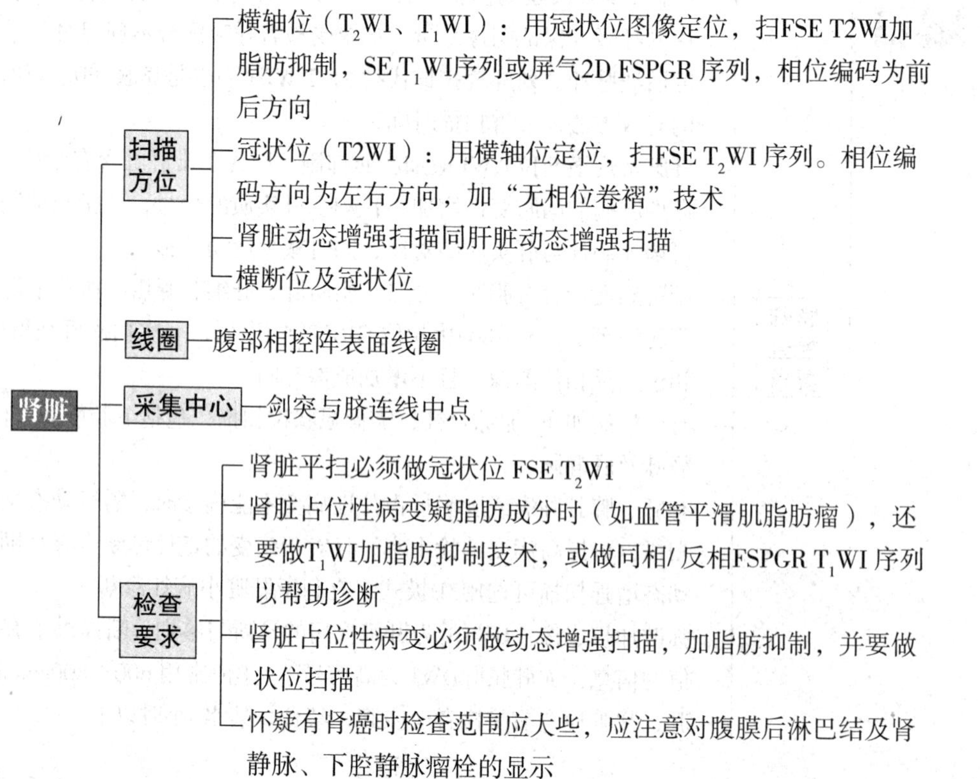
肾脏
扫描方位
横轴位（T_2WI、T_1WI）：用冠状位图像定位，扫FSE T2WI加脂肪抑制，SE T_1WI序列或屏气2D FSPGR序列，相位编码为前后方向
冠状位（T2WI）：用横轴位定位，扫FSE T_2WI序列。相位编码方向为左右方向，加“无相位卷褶”技术
肾脏动态增强扫描同肝脏动态增强扫描
横断位及冠状位
线圈
腹部相控阵表面线圈
采集中心
剑突与脐连线中点
检查要求
肾脏平扫必须做冠状位FSE T_2WI
肾脏占位性病变疑脂肪成分时（如血管平滑肌脂肪瘤），还要做T_1WI加脂肪抑制技术，或做同相/反相FSPGR T_1WI序列以帮助诊断
肾脏占位性病变必须做动态增强扫描，加脂肪抑制，并要做状位扫描
怀疑有肾癌时检查范围应大些，应注意对腹膜后淋巴结及肾静脉、下腔静脉瘤栓的显示

四、肾上腺

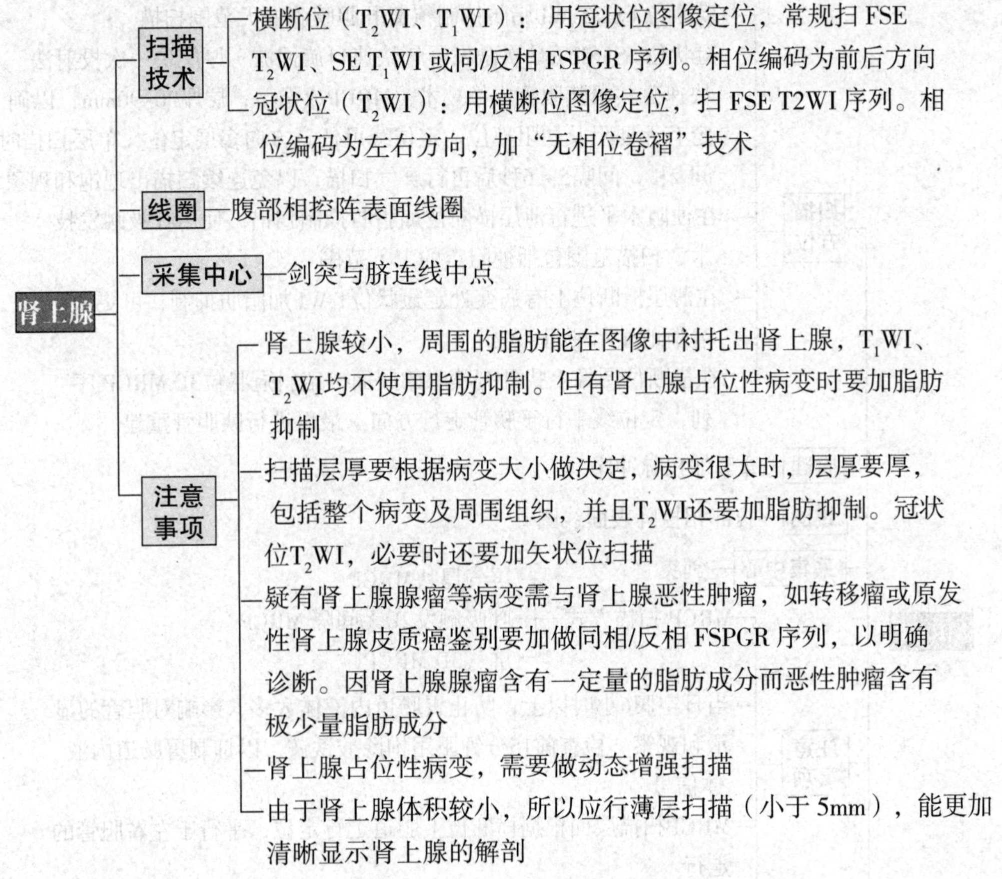
肾上腺
扫描技术
横断位（T_2WI、T_1WI）：用冠状位图像定位，常规扫 FSE T_2WI、SE T_1WI 或同/反相 FSPGR 序列。相位编码为前后方向
冠状位（T_2WI）：用横断位图像定位，扫 FSE T2WI 序列。相位编码为左右方向，加“无相位卷褶”技术
线圈
腹部相控阵表面线圈
采集中心
剑突与脐连线中点
注意事项
肾上腺较小，周围的脂肪能在图像中衬托出肾上腺，T_1WI、T_2WI均不使用脂肪抑制。但有肾上腺占位性病变时要加脂肪抑制
扫描层厚要根据病变大小做决定，病变很大时，层厚要厚，包括整个病变及周围组织，并且T_2WI还要加脂肪抑制。冠状位T_2WI，必要时还要加矢状位扫描
疑有肾上腺腺瘤等病变需与肾上腺恶性肿瘤，如转移瘤或原发性肾上腺皮质癌鉴别要加做同相/反相 FSPGR 序列，以明确诊断。因肾上腺腺瘤含有一定量的脂肪成分而恶性肿瘤含有极少量脂肪成分
肾上腺占位性病变，需要做动态增强扫描
由于肾上腺体积较小，所以应行薄层扫描（小于 5mm），能更加清晰显示肾上腺的解剖

五、MRCP

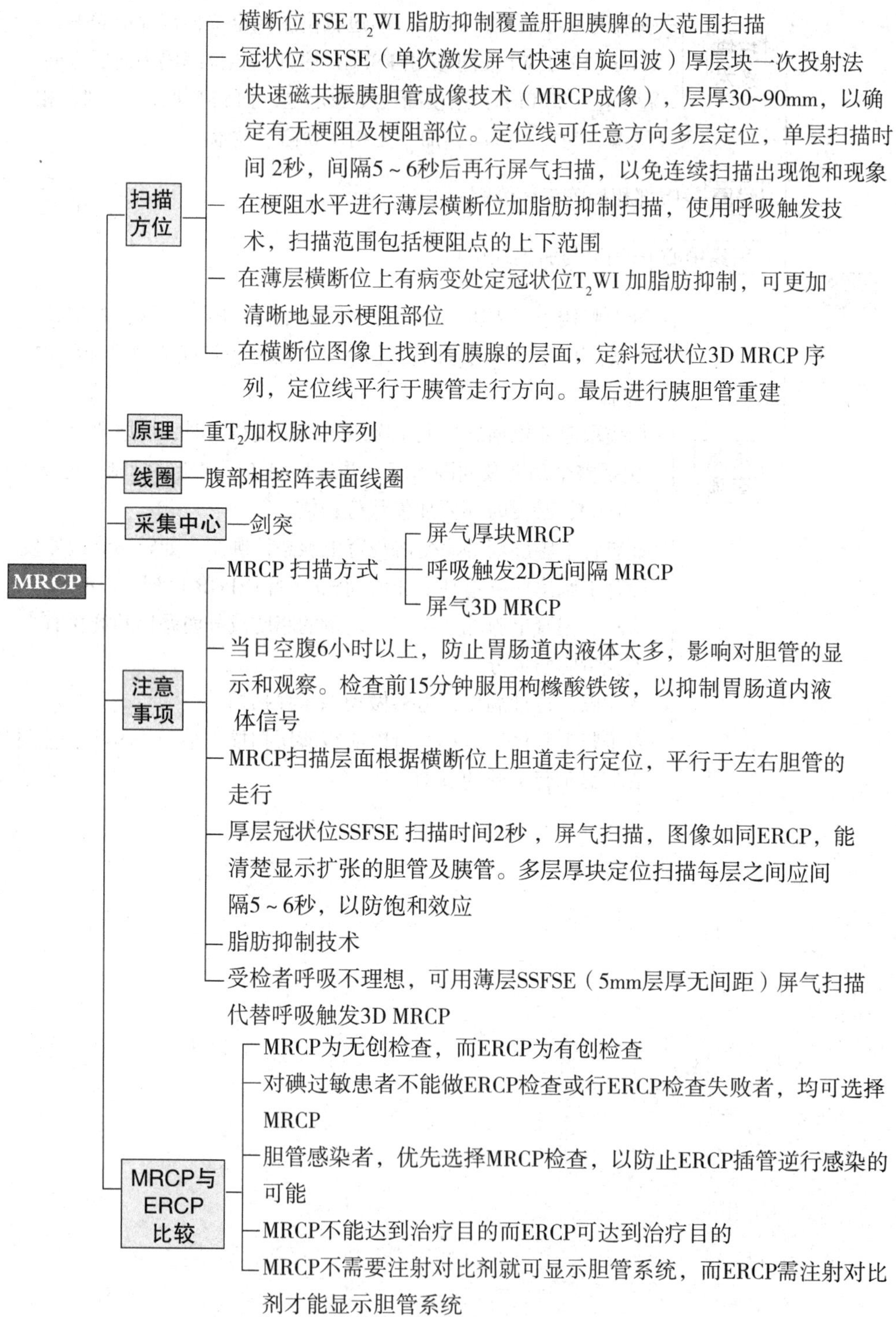
MRCP
扫描方位
横断位 FSE T_2WI 脂肪抑制覆盖肝胆胰脾的大范围扫描
冠状位 SSFSE（单次激发屏气快速自旋回波）厚层块一次投射法快速磁共振胰胆管成像技术（MRCP成像），层厚30~90mm，以确定有无梗阻及梗阻部位。定位线可任意方向多层定位，单层扫描时间 2秒，间隔5～6秒后再行屏气扫描，以免连续扫描出现饱和现象
在梗阻水平进行薄层横断位加脂肪抑制扫描，使用呼吸触发技术，扫描范围包括梗阻点的上下范围
在薄层横断位上有病变处定冠状位T_2WI 加脂肪抑制，可更加清晰地显示梗阻部位
在横断位图像上找到有胰腺的层面，定斜冠状位3D MRCP 序列，定位线平行于胰管走行方向。最后进行胰胆管重建
原理
重T_2加权脉冲序列
线圈
腹部相控阵表面线圈
采集中心
剑突
注意事项
MRCP 扫描方式
屏气厚块MRCP
呼吸触发2D无间隔 MRCP
屏气3D MRCP
当日空腹6小时以上，防止胃肠道内液体太多，影响对胆管的显示和观察。检查前15分钟服用枸橼酸铁铵，以抑制胃肠道内液体信号
MRCP扫描层面根据横断位上胆道走行定位，平行于左右胆管的走行
厚层冠状位SSFSE 扫描时间2秒，屏气扫描，图像如同ERCP，能清楚显示扩张的胆管及胰管。多层厚块定位扫描每层之间应间隔5～6秒，以防饱和效应
脂肪抑制技术
受检者呼吸不理想，可用薄层SSFSE（5mm层厚无间距）屏气扫描代替呼吸触发3D MRCP
MRCP与ERCP比较
MRCP为无创检查，而ERCP为有创检查
对碘过敏患者不能做ERCP检查或行ERCP检查失败者，均可选择MRCP
胆管感染者，优先选择MRCP检查，以防止ERCP插管逆行感染的可能
MRCP不能达到治疗目的而ERCP可达到治疗目的
MRCP不需要注射对比剂就可显示胆管系统，而ERCP需注射对比剂才能显示胆管系统

六、MRU

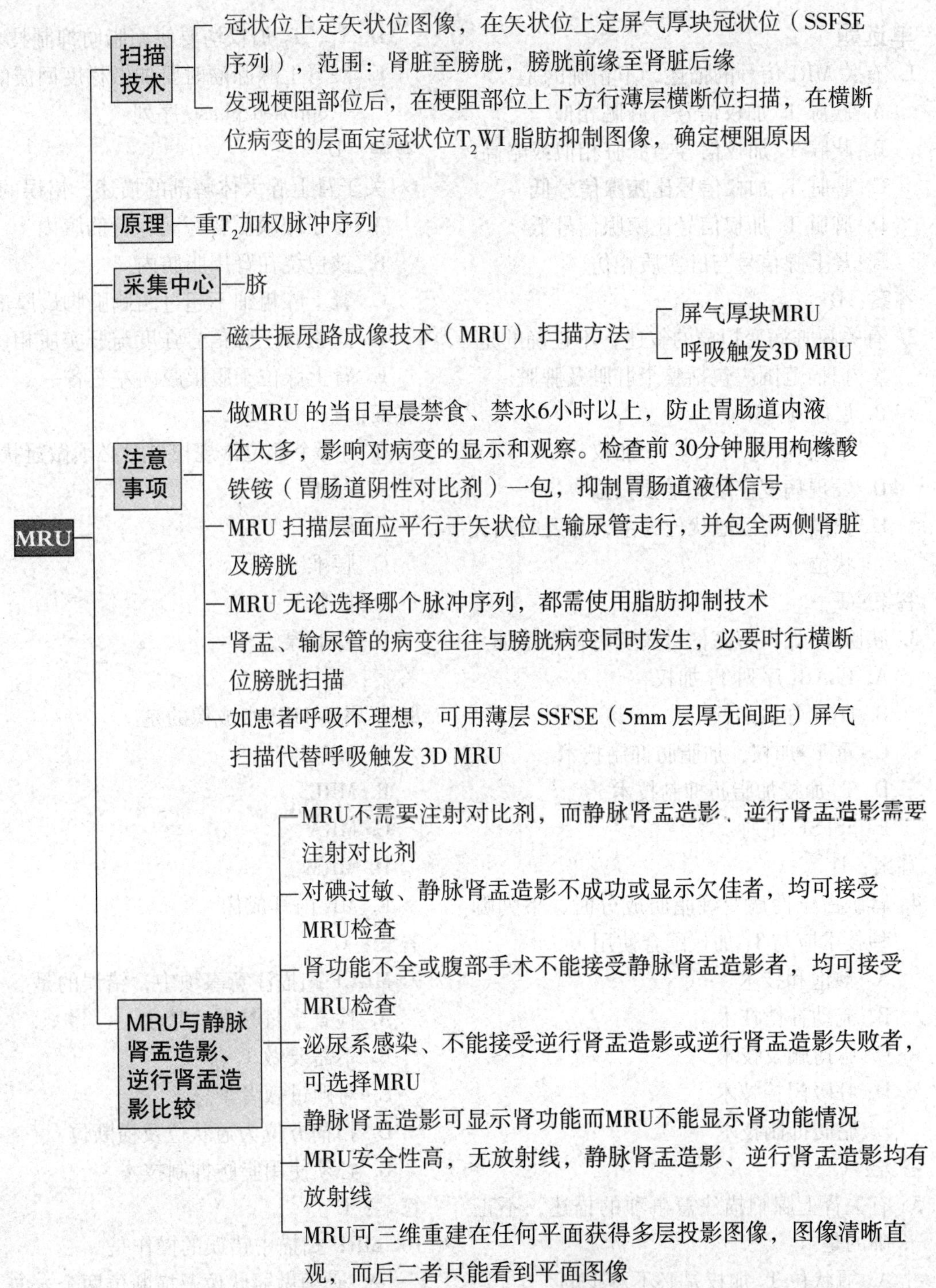
MRU
扫描技术
冠状位上定矢状位图像，在矢状位上定屏气厚块冠状位（SSFSE序列），范围：肾脏至膀胱，膀胱前缘至肾脏后缘
发现梗阻部位后，在梗阻部位上下方行薄层横断位扫描，在横断位病变的层面定冠状位T_2WI脂肪抑制图像，确定梗阻原因
原理
重T_2加权脉冲序列
采集中心
脐
注意事项
磁共振尿路成像技术（MRU）扫描方法
屏气厚块MRU
呼吸触发3D MRU
做MRU的当日早晨禁食、禁水6小时以上，防止胃肠道内液体太多，影响对病变的显示和观察。检查前30分钟服用枸橼酸铁铵（胃肠道阴性对比剂）一包，抑制胃肠道液体信号
MRU扫描层面应平行于矢状位上输尿管走行，并包全两侧肾脏及膀胱
MRU无论选择哪个脉冲序列，都需使用脂肪抑制技术
肾盂、输尿管的病变往往与膀胱病变同时发生，必要时行横断位膀胱扫描
如患者呼吸不理想，可用薄层SSFSE（5mm层厚无间距）屏气扫描代替呼吸触发3D MRU
MRU与静脉肾盂造影、逆行肾盂造影比较
MRU不需要注射对比剂，而静脉肾盂造影、逆行肾盂造影需要注射对比剂
对碘过敏、静脉肾盂造影不成功或显示欠佳者，均可接受MRU检查
肾功能不全或腹部手术不能接受静脉肾盂造影者，均可接受MRU检查
泌尿系感染、不能接受逆行肾盂造影或逆行肾盂造影失败者，可选择MRU
静脉肾盂造影可显示肾功能而MRU不能显示肾功能情况
MRU安全性高，无放射线，静脉肾盂造影、逆行肾盂造影均有放射线
MRU可三维重建在任何平面获得多层投影图像，图像清晰直观，而后二者只能看到平面图像

【精选习题】

单选题

1. 有关MRI信号的描述，不正确的是
   A. 胰腺 T_1 加权信号与肝脏相似
   B. 胰腺 T_2 加权信号与肝脏相似或略高
   C. 脾脏 T_1 加权信号比胰腺信号低
   D. 脾脏 T_2 加权信号比胰腺信号低
   E. 肾上腺信号与肝实质相仿

答案：D

2. 有关脾脏病变扫描的叙述，不正确的是
   A. 扫描范围应包括整个肝脏及脾脏
   B. 层厚6～8mm
   C. 平扫SE序列 T_1、T_2 加权
   D. 发现病变应动态增强扫描
   E. 扫描方位以冠状位为主，必要时加矢状位

答案：E

3. 胰腺 T_1 加权有高信号病变时，需增加
   A. FLAIR序列 T_2 加权
   B. DWI弥散加权
   C. 重 T_2 加权，加脂肪抑制技术
   D. T_1 加权加脂肪抑制技术
   E. SSFSE序列

答案：D

4. 肾脏占位性病变疑脂肪成分时，下列哪种技术应与 T_1 加权配合使用
   A. 预饱和技术
   B. 流动补偿技术
   C. 脉搏触发技术
   D. 呼吸门控技术
   E. 脂肪抑制技术

答案：E

5. 有关肾上腺扫描注意事项的描述，不正确的是
   A. 冠状位 T_2 加权是必不可少的
   B. 扫描层厚要根据病变大小决定
   C. 占位性病变，需要做动态增强扫描
   D. T_1、T_2 加权均要使用脂肪抑制技术
   E. 疑肾上腺腺瘤时要加做梯度回波的in－opposed phase序列

答案：D

6. 关于肾上腺大体解剖的描述，错误的是
   A. 位于腹膜后肾旁间隙肾筋膜内
   B. 被包绕在肾周脂肪内
   C. 肾上腺粗细不超过两侧膈脚最厚部分
   D. 正常肾上腺信号强度与肝实质相仿
   E. 肾上腺位于腹膜腔内左右各一

答案：E

7. 下列哪个部位常规扫描时必须做冠状位
   A. 颈椎
   B. 胸椎
   C. 腰椎
   D. 胰腺
   E. 肾上腺

答案：E

8. 不属于MRI水成像的是
   A. MRCP
   B. MRU
   C. MRA
   D. MRM
   E. MR内耳成像

答案：C

9. MRCP扫描注意事项中，错误的是
   A. 检查当日禁食、禁水
   B. 不需要做 T_1 加权
   C. 对碘过敏者禁忌
   D. 扫描方位为冠状位及横断位
   E. 必须使用脂肪抑制技术

答案：C

10. MRU扫描中错误的操作是
    A. 必须做冠状位及横断位两个方向
    B. 脉冲序列：FSE重 T_2 加权
    C. 扫描层厚5～6mm

D. 扫描范围包括肾、输尿管及膀胱

E. 使用脂肪抑制技术

答案：A

11. 不属于胰腺的结构是

A. 胰头

B. 钩突

C. 胰体

D. 胰尾

E. 胰门

答案：E

12. 腹部 MRI 检查显示欠佳的部位是

A. 肝脏

B. 胰腺

C. 肾上腺

D. 结肠

E. 胆囊

答案：D

13. 肾脏的多时相动态增强扫描顺序是

A. 横断位（皮质期）→横断位（髓质期）→横断位（延迟期）→横断位（髓质期）→冠状位（髓质期）

B. 横断位（皮质期）→冠状位（髓质期）→横断位（髓质期）→横断位（髓质期）→横断位（延迟期）

C. 横断位（皮质期）→横断位（髓质期）→冠状位（髓质期）→横断位（髓质期）→横断位（延迟期）

D. 横断位（皮质期）→横断位（髓质期）→横断位（髓质期）→矢状位（髓质期）→横断位（延迟期）

E. 横断位（皮质期）→矢状位（髓质期）→横断位（髓质期）→横断位（髓质期）→横断位（延迟期）

答案：A

14. 下列有关肾脏 MRI 扫描技术的叙述，错误的是

A. 采集中心对准剑突与脐连线中点

B. 在肋缘下安放呼吸门控

C. 平扫必须做矢状位 FSE T_2WI

D. 冠状位相位编码为左右向

E. 占位性病变必须做动态增强扫描

答案：C

15. MR 水成像技术应用的是

A. 重 T_1WI 序列

B. 轻 T_1WI 序列

C. 轻 T_2WI 序列

D. 重 T_2WI 序列

E. 质子加权成像序列

答案：D

16. 胆管扩张的 MRI，其具有的弛豫时间特点是

A. 长 T_2 弛豫时间的特点

B. 长 T_1 弛豫时间的特点

C. 短 T_2 弛豫时间的特点

D. 短 T_1 弛豫时间的特点

E. 长弛豫时间的特点

答案：A

多选题

17. 关于肝脏多时相动态增强扫描技术，正确的是

A. 对比剂用量为 0.2～0.25ml/kg

B. 高压注射器设定对比剂注射速度 1.5～2.0ml/s

C. 从注药计算，延迟时间 18 秒开始扫描

D. 注药开始即开始扫描，无延迟

E. 扫描时不用屏气

答案：ABC

18. 关于肝脏、脾脏 MR 的表现，正确的是

A. 正常肝实质信号不均匀

B. 脾脏的 T_1、T_2 比肝脏长

C. 肝脏 T_1WI 比脾脏信号高

D. 肝脏 T_2WI 比脾脏信号明显低

E. 肝脏的 T_1、T_2 比脾脏长

答案：BCD

19. 下列哪项属于肝内管道系统

A. 下腔静脉

B. 门静脉
C. 肝静脉
D. 肝动脉
E. 肝内胆管
答案：BCDE

20. 关于肝脏 MR 动态增强扫描，动脉期的表现正确的是
A. 动脉信号强度达到最高
B. 肝实质信号达到峰值
C. 门静脉主干可有轻微显影
D. 脾脏花斑样强化
E. 肾皮质无增强
答案：ACD

21. 关于肝脏 MR 动态增强扫描，门脉期的表现正确的是
A. 肝实质信号达到峰值
B. 肝静脉和门静脉信号均显示良好
C. 正常脾脏均匀强化
D. 门静脉主干可有轻微显影
E. 脾脏花斑样强化
答案：ABC

22. 关于肝脏 MR 动态增强扫描，平衡期的表现正确的是
A. 肝实质信号达到峰值
B. 动静脉血的信号均接近
C. 肾盂肾盏内有对比剂排泄
D. 正常肾脏皮髓质分界不清
E. 肾皮质增强
答案：BCD

23. 肝脏常规横断位 T_2WI 加脂肪抑制技术的原因是
A. 正常肝脏含有脂质增加了 T_2WI 上肝实质的信号
B. 慢性肝病的脂肪变性增加了 T_2WI 上肝实质的信号
C. 加脂肪抑制技术可以增加病灶与肝实质的对比
D. 加脂肪抑制技术可减少运动伪影
E. 加脂肪抑制技术可减少扫描时间
答案：ABCD

24. 在 1.5T 磁场中，水质子比脂肪质子频率快 1 周用时为 4.6 毫秒，那么
A. 当激发停止后，每隔 4.6 毫秒便出现水质子与脂肪质子的同相位
B. 当激发停止时，每隔 4.6 毫秒便出现水质子与脂肪质子的反相位
C. 当激发停止时，每隔 2.3 毫秒便出现水质子与脂肪质子的同相位
D. 当激发停止时，每隔 2.3 毫秒便出现水质子与脂肪质子的反相位
E. 同相位时，两者信号相加；反相位时，两者信号相减
答案：ADE

25. 关于水脂同相位与反相位的叙述，正确的是
A. 水质子与脂肪质子的共振频率不同
B. 同相位脂肪和水的信号相加
C. 同相位脂肪和水的信号相减
D. 反相位脂肪和水的信号相加
E. 反相位脂肪和水的信号相减
答案：ABE

26. 关于胰腺 MRI 表现的显示，正确的是
A. 胰腺 T_1WI 信号强度与肝脏相似
B. 胰腺在 T_1WI 表现为中等信号
C. 正常胰管内胰液的 MR 信号在 T_1WI 呈高信号
D. 动态增强扫描胰腺强化明显
E. 动态增强扫描胰腺不强化
答案：ABD

27. 关于胰腺 MR 扫描的特殊检查和要求的叙述，正确的是
A. 胰腺检查前受检者应空腹，禁食、禁水 4 小时以上
B. 应进行薄层扫描
C. 动态扫描要做横断位加脂肪抑制技术
D. 胰腺病变造成胰管扩张时，应做 MRCP 扫描

E. 遇有胰腺病变应加扫 DWI，有助于诊断和鉴别诊断

答案：ABCDE

28. 胰腺做 MRI 检查时受检者应做下列哪些准备

A. 空腹

B. 提前清肠

C. 憋尿

D. 禁食

E. 禁水

答案：ADE

29. 关于肾脏 MR 表现的叙述，正确的是

A. 肾皮质 SE T_1WI 呈中等信号强度，比肌肉信号高

B. T_2WI 上肾髓质信号强度高于肾皮质

C. T_2WI 上肾髓质信号强度低于肾皮质

D. 肾皮质和肾髓质的信号无差异，分界不清

E. 肾皮质和肾髓质的信号存在差异，分界清晰

答案：ABE

30. 关于 MRI 多时相动态增强扫描的适应证，包括

A. 肝脏、脾脏、胰腺

B. 肾脏、肾上腺

C. 脑垂体、乳腺

D. 外伤导致的四肢骨折

E. 骨梗死性病变

答案：ABC

31. 关于 MRI 动态增强扫描高压注射器参数的设定，正确的是

A. 对比剂剂量、注射速度

B. 训练受检者屏气

C. 对比剂注射延迟时间

D. 生理盐水的用量、注射速度

E. 确定扫描序列及参数

答案：ACD

32. 关于肾上腺 MR 表现的叙述，正确的是

A. 有肾上腺占位性病变时要加脂肪抑制技术

B. 肾上腺在周围脂肪的衬托下显示清楚，无论有无病变均不需要脂肪抑制

C. 冠状位 T_2WI 必扫

D. 肾上腺占位性病变需做动态增强扫描

E. 肾上腺占位性病变只做常规增强扫描即可

答案：ACD

33. 关于 MRCP 成像原理的叙述，正确的是

A. 利用重 T_2 加权脉冲序列来显示具有长 T_2 弛豫时间组织结构的技术

B. 实质性器官如肝脏重 T_2WI 表现为低信号

C. 脂肪组织在 MRCP 上表现为高信号

D. 静止或相对静止的胆汁表现为高信号

E. 快速流动的血液表现为高信号

答案：ABD

34. 关于 MRCP 与 ERCP 的比较，正确的是

A. MRCP 为无创检查而 ERCP 为有创检查

B. 胆道感染者优先选择 ERCP

C. MRCP 可达到治疗目的而 ERCP 不能达到治疗目的

D. MRCP 不需注射对比剂就可显示胆道系统

E. 碘过敏患者不能做 ERCP，可选择 MRCP

答案：ADE

35. 关于 MRCP 扫描注意事项的叙述，正确的是

A. 做 MRCP 的当日早晨要禁食、禁水，空腹 4 小时以上

B. MRCP 扫描前 30 分钟口服碘对比剂 200 ~ 300ml

C. MRCP 无论使用哪种序列均需使用

脂肪抑制序列

D. 斜冠状位 MRCP 扫描，横断位层面定位线应平行于左右胆管的走行

E. 注射对比剂后 23～25 秒开始扫描

答案：ACD

36. 描述 MRCP 比 ERCP 优越时，正确的是

A. 对碘过敏不能行 ERCP 者

B. ERCP 术不成功者

C. 能显示阳性结石

D. 无创伤性检查

E. 可以活检

答案：ABD

37. 关于磁共振尿路成像技术的成像原理，正确的是

A. 是利用磁共振水成像原理对尿路中的尿液成分进行成像

B. 用超重长 T_2 加权参数

C. 背景组织信号呈高信号

D. 腹腔脂肪组织也呈高信号

E. 加上脂肪抑制技术

答案：ABE

38. 关于 MRU 扫描的注意事项，正确的是

A. 做 MRU 的当日早晨要禁食、禁水，空腹 6 小时以上

B. MRU 扫描前 30 分钟口服碘对比剂 200～300ml

C. MRU 无论使用哪种序列均需使用脂肪抑制序列

D. 冠状位 MRU 扫描，矢状位层面定位线应平行于输尿管走行

E. 注射对比剂后 23～25 秒开始扫描

答案：ACD

第五节 盆腔 MR 成像技术

核心考点	掌握	熟悉	了解
1. 男性盆腔 MR 正常解剖	√		
2. 前列腺常规扫描技术	√		
3. 女性盆腔 MR 正常解剖	√		
4. 女性盆腔常规扫描技术	√		

主要包括前列腺和女性盆腔。

一、前列腺

- **前列腺**
  - **扫描技术**
    - 横轴位T_1WI、T_2WI，T_2WI脂肪抑制可增加前列腺内病灶的检出率，不加脂肪抑制对前列腺包膜显示更好
    - 冠状位及矢状位T_2WI显示前列腺尖部和底部的病灶较好。尖部是前列腺癌好发部位，底部的精囊腺根部是前列腺癌包膜外侵犯的好发部位
    - 矢状位和冠状位扫描中首选冠状位T_2WI 脂肪抑制，对盆腔淋巴结显示更好
  - **线圈**—腹部相控阵表面线圈或直肠内线圈
  - **采集中心**—耻骨联合上缘
  - **注意事项**
    - 首选使用前列腺专用线圈。若用其他线圈代替，尽量选用小线圈（心胜线圈），提高信噪比
    - 根据病变大小定扫描范围、层厚及层间距，并且要扫横断位、矢状位和冠状位
    - 盆腔病变，做T_2WI扫描时要加脂肪抑制。前列腺扫描冠状位加脂肪抑制。横断位T_2WI加脂肪抑制显示病变较好，不加脂肪抑制显示前列腺包膜较好
    - 盆腔病变需增强时，所用脉冲序列要加脂肪抑制，以免脂肪信号掩盖增强的高信号病灶
    - 前列腺 DWI、MRS及动态增强扫描可提高肿瘤诊断，鉴别诊断及前列腺癌分期的准确性
    - 盆腔受呼吸影响小，扫描时不使用呼吸门控
    - 血性精液，疑有精囊炎时应加扫T_1WI 加脂肪抑制，精囊炎在T_1脂肪抑制像上表现为高信号

二、女性盆腔

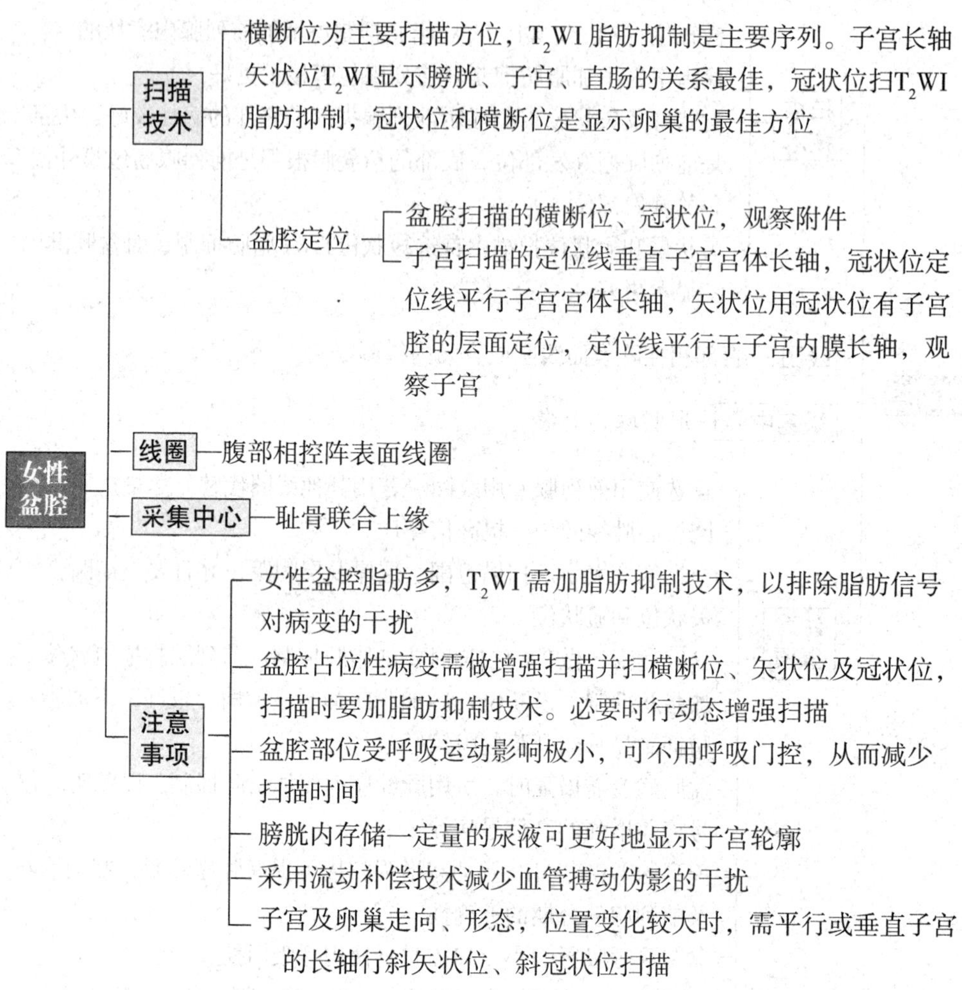
女性盆腔
扫描技术
横断位为主要扫描方位，T_2WI 脂肪抑制是主要序列。子宫长轴矢状位T_2WI显示膀胱、子宫、直肠的关系最佳，冠状位扫T_2WI脂肪抑制，冠状位和横断位是显示卵巢的最佳方位
盆腔定位
盆腔扫描的横断位、冠状位，观察附件
子宫扫描的定位线垂直子宫宫体长轴，冠状位定位线平行子宫宫体长轴，矢状位用冠状位有子宫腔的层面定位，定位线平行于子宫内膜长轴，观察子宫
线圈
腹部相控阵表面线圈
采集中心
耻骨联合上缘
注意事项
女性盆腔脂肪多，T_2WI 需加脂肪抑制技术，以排除脂肪信号对病变的干扰
盆腔占位性病变需做增强扫描并扫横断位、矢状位及冠状位，扫描时要加脂肪抑制技术。必要时行动态增强扫描
盆腔部位受呼吸运动影响极小，可不用呼吸门控，从而减少扫描时间
膀胱内存储一定量的尿液可更好地显示子宫轮廓
采用流动补偿技术减少血管搏动伪影的干扰
子宫及卵巢走向、形态，位置变化较大时，需平行或垂直子宫的长轴行斜矢状位、斜冠状位扫描

【精选习题】

单选题

1. 骨盆 MRI 扫描时采集中心定位于
   A. 剑突
   B. 脐中心
   C. 两髂嵴连线
   D. 脐与耻骨联合连线中点
   E. 剑突与耻骨联合连线中心

答案：D

2. 盆腔 MRI 中，错误的是
   A. 膀胱与耻骨间有脂肪间隙
   B. 膀胱周围脂肪与尿液界面形成化学位移伪影
   C. 膀胱壁呈长 T_1、短 T_2 信号
   D. 盆腔内血管呈对称流空增强信号
   E. 淋巴结一般很难见到

答案：D

3. 在前列腺 MRI 技术中，错误的是
   A. 使用表面线圈或直肠内线圈

B. 横轴对准髂前上棘

C. 选用矢状位、冠状位和横断位

D. 脉冲序列使用 SE、TSE、GRE、TFE、FSPGR 等

E. 层厚 2 ~5mm

答案：B

4. 有关前列腺扫描的技术，不妥当的是

A. 选择前列腺专用线圈

B. 扫描层厚 5 ~6mm，层间距 1mm

C. SE 脉冲序列 T_1、T_2 加权

D. T_2 加权加脂肪抑制技术

E. 扫描方位：横断位、矢状位和冠状位

答案：B

5. 关于精囊腺的描述，正确的是

A. 精囊腺位于前列腺的后下方

B. 精囊腺是呈分叶状的长形实体

C. 精囊腺在 T_2 加权像上呈高信号

D. 精囊腺在 T_1 加权像呈等信号

E. 精囊腺位于膀胱三角的前方两侧

答案：C

6. 不属于骨盆 MRI 技术内容的是

A. 适用表面线圈或体线圈

B. 横轴中心对准脐和耻骨联合连线中点

C. 常规选用横断位及冠状位和矢状位

D. 选用 SE、FSE、FSPGR 等

E. 层厚：6 ~8mm

答案：E

7. 关于盆腔病变 MRI 检查的描述，正确的是

A. 对男性盆腔肿瘤诊断依据不可靠

B. 对男性盆腔淋巴结的诊断依据不可靠

C. MRI 不能很好地显示盆腔的解剖结构

D. CT 是盆腔病变最佳的影像学诊断手段

E. 对女性盆腔肿瘤能提供重要的诊断依据

答案：E

8. 前列腺测量最准确的检查是

A. 骨盆平片

B. MR 冠状面、矢状面 T_2 加权像

C. CT 扫描

D. 盆腔超声

E. 膀胱造影

答案：B

多选题

9. 关于盆腔 MR 表现的叙述，正确的是

A. 盆壁的骨结构在 SE T_1WI 呈较高信号

B. 盆壁的骨结构在 SE T_1WI 呈低信号

C. T_2WI 脂肪抑制序列影像盆壁骨结构呈低信号

D. 膀胱内尿液呈长 T_1、长 T_2 信号强度

E. 肌肉组织为长 T_1、短 T_2 信号强度

答案：ACDE

10. 关于前列腺 MRI 的表现，正确的是

A. 前列腺为倒锥形，底贴膀胱壁，左右对称

B. T_1WI 为均匀中等信号

C. 前列腺中央叶 T_2WI 呈中低信号

D. 前列腺周围叶 T_2WI 呈长 T_2 高信号位于中央叶周围

E. 前列腺包膜为长 T_1、短 T_2 信号

答案：ABCDE

11. 关于精囊腺的 MRI 表现，正确的是

A. 精囊腺位于前列腺的后上方，呈分叶状长形的囊

B. 精囊腺在 SE 序列 T_1WI 呈短 T_1 信号强度

C. 精囊腺在 SE 序列 T_2WI 呈长 T_2 信号强度

D. SE 序列 T_1WI 呈低信号

E. SE 序列 T_2WI 呈高信号

答案：ACDE

12. 关于前列腺 MR 扫描的叙述，正确的是

A. 横断位 T_1WI、T_2WI、T_2WI 加脂肪抑制可增加病灶的检出率

B. 不加脂肪抑制对前列腺包膜显示

更好
C. 冠状位及矢状位 T_2WI 显示前列腺尖部和底部病灶较好
D. 尖部是前列腺癌的好发部位
E. 底部精囊腺根部是前列腺癌包膜外侵犯好发部位

答案：ABCDE

13. 关于女性盆腔 MRI 显示的叙述，正确的是
A. 子宫肌层主要为平滑肌，SE 序列 T_1WI 呈略低信号
B. 子宫肌层 SE 序列 T_2WI 呈中等高信号
C. 子宫内膜在 T_1WI 上显示为中等高信号
D. T_2WI 子宫内膜显示为高信号
E. T_2WI 子宫内膜显示为低信号

答案：ABD

14. 关于女性盆腔 MR 扫描方位的叙述，正确的是
A. 矢状位显示宫颈最佳
B. 矢状位显示宫体、宫腔、膀胱及直肠的关系最清楚
C. 矢状位可同时显示双侧卵巢
D. 卵巢在横断位及冠状位连续扫描层面可以显示
E. 冠状位观察宫腔、膀胱及直肠的关系最清楚

答案：ABD

15. 关于女性盆腔 MR 扫描的注意事项，正确的是
A. 女性盆腔脂肪较多，T_2WI 需加脂肪抑制技术
B. 女性盆腔脂肪较多，具有天然对比度，不需扫 T_2 序列
C. 盆腔占位性病变需做增强扫描
D. 膀胱内存储一定量尿液可更好地显示子宫轮廓
E. 为更好地显示子宫轮廓应嘱受检者存储尿液到最大限度

答案：ACD

第六节 脊柱脊髓 MR 成像技术

核心考点	掌握	熟悉	了解
1. 颈椎 MR 正常解剖	√		
2. 颈椎、颈髓常规扫描技术	√		
3. 颈椎、颈髓常见病变的特殊检查要求	√		
4. 胸椎 MR 正常解剖	√		
5. 胸椎、胸髓 MR 成像技术	√		
6. 胸椎、胸髓常见病变的特殊检查要求	√		
7. 胸椎、脊髓及椎间盘 MR 正常解剖	√		
8. 腰骶椎、腰髓常规扫描技术	√		
9. 腰骶椎、腰髓常见病变的特殊检查要求	√		

主要包括颈椎、胸椎和腰椎。

一、颈椎

颈椎

- **扫描技术**
  - 矢状位（T_1WI、T_2WI）：定位中心在颈4水平，相位编码为上下方向（选择“无相位卷褶”技术），以减少脑脊液流动及吞咽的伪影，增加前后方向的空间分辨力
  - 横断位（T_2WI）：定位线应平行于椎间盘，相位编码为左右方向，以减少吞咽及颈部血管搏动的影响
  - 冠状位（T_2WI）：环枢椎畸形及观察脊神经根及臂丛神经时应加扫冠状位
- **线圈**——脊柱相控阵表面线圈
- **采集中心**——对准下颌联合下缘
- **特殊检查要求**
  - 颈椎骨转移做矢状位T_2WI 加脂肪抑制或梯度回波脉冲序列
  - 炎性病变T_2WI 要用脂肪抑制，并需做增强扫描确诊。增强扫描加脂肪抑制
  - 占位性病变均要做增强扫描，矢状位、冠状位、横断位均应加脂肪抑制
  - 急性颈椎外伤应加扫T_2WI 脂肪抑制，明确病变部位及了解水肿情况
  - 减轻脑脊液搏动伪影或流空效应，应施加流动补偿技术
  - 颈延髓及颅颈联合部畸形除常规扫描外，做斜冠状位T_1WI，包括颅底及寰枢椎。横断位T_1WI 观察先天性畸形
  - 椎间盘病变用梯度回波脉冲序列。由于梯度回波脉冲序列椎间盘为高信号，更有利于观察椎间盘病变的位置和性质
  - 臂丛神经损伤病变扫描范围上下包括颈4椎体上缘至胸2椎体下缘水平，前后包括椎体前缘和椎管后缘。观察臂丛神经节前神经根，须轴位扫描，对于节后神经部分采用冠状位扫描为佳。使用脊柱相控阵线圈加表面线圈。扫描序列T_2WI、T_1WI，T_2WI脂肪抑制

二、胸椎

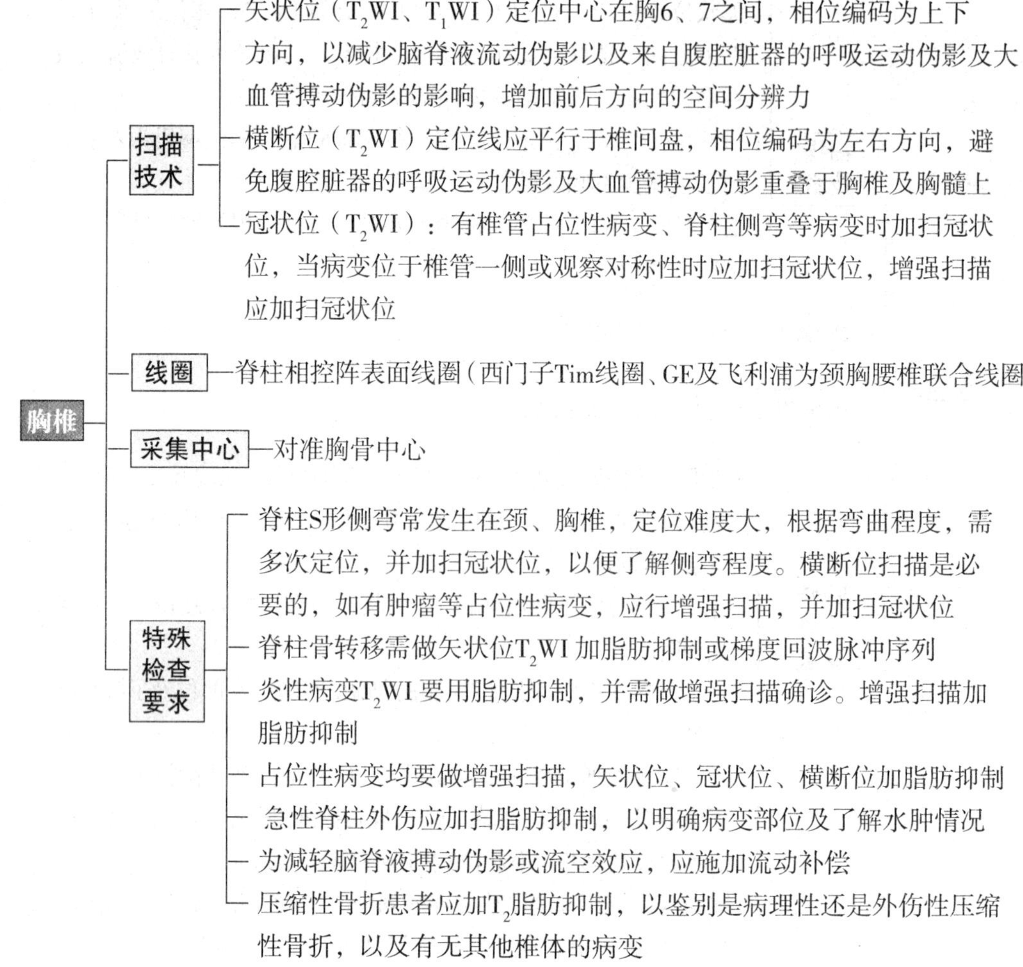
胸椎
扫描技术
矢状位（T_2WI、T_1WI）定位中心在胸6、7之间，相位编码为上下方向，以减少脑脊液流动伪影以及来自腹腔脏器的呼吸运动伪影及大血管搏动伪影的影响，增加前后方向的空间分辨力
横断位（T_2WI）定位线应平行于椎间盘，相位编码为左右方向，避免腹腔脏器的呼吸运动伪影及大血管搏动伪影重叠于胸椎及胸髓上
冠状位（T_2WI）：有椎管占位性病变、脊柱侧弯等病变时加扫冠状位，当病变位于椎管一侧或观察对称性时应加扫冠状位，增强扫描应加扫冠状位
线圈
脊柱相控阵表面线圈（西门子Tim线圈、GE及飞利浦为颈胸腰椎联合线圈）
采集中心
对准胸骨中心
特殊检查要求
脊柱S形侧弯常发生在颈、胸椎，定位难度大，根据弯曲程度，需多次定位，并加扫冠状位，以便了解侧弯程度。横断位扫描是必要的，如有肿瘤等占位性病变，应行增强扫描，并加扫冠状位
脊柱骨转移需做矢状位T_2WI 加脂肪抑制或梯度回波脉冲序列
炎性病变T_2WI 要用脂肪抑制，并需做增强扫描确诊。增强扫描加脂肪抑制
占位性病变均要做增强扫描，矢状位、冠状位、横断位加脂肪抑制
急性脊柱外伤应加扫脂肪抑制，以明确病变部位及了解水肿情况
为减轻脑脊液搏动伪影或流空效应，应施加流动补偿
压缩性骨折患者应加T_2脂肪抑制，以鉴别是病理性还是外伤性压缩性骨折，以及有无其他椎体的病变

三、腰椎

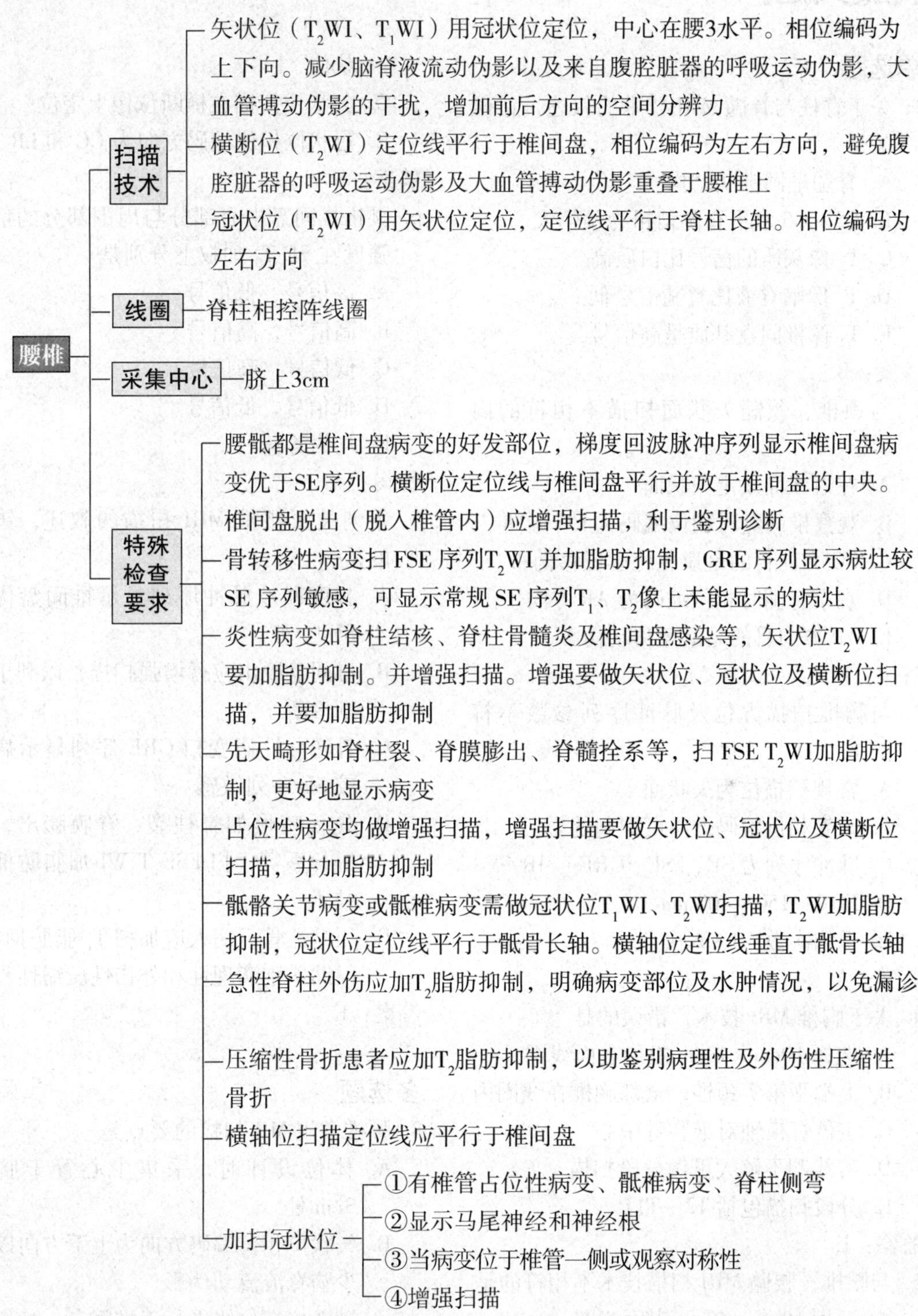
腰椎
扫描技术
矢状位（T_2WI、T_1WI）用冠状位定位，中心在腰3水平。相位编码为上下向。减少脑脊液流动伪影以及来自腹腔脏器的呼吸运动伪影，大血管搏动伪影的干扰，增加前后方向的空间分辨力
横断位（T_2WI）定位线平行于椎间盘，相位编码为左右方向，避免腹腔脏器的呼吸运动伪影及大血管搏动伪影重叠于腰椎上
冠状位（T_2WI）用矢状位定位，定位线平行于脊柱长轴。相位编码为左右方向
线圈
脊柱相控阵线圈
采集中心
脐上3cm
特殊检查要求
腰骶都是椎间盘病变的好发部位，梯度回波脉冲序列显示椎间盘病变优于SE序列。横断位定位线与椎间盘平行并放于椎间盘的中央。椎间盘脱出（脱入椎管内）应增强扫描，利于鉴别诊断
骨转移性病变扫 FSE 序列T_2WI并加脂肪抑制，GRE 序列显示病灶较 SE 序列敏感，可显示常规 SE 序列T_1、T_2像上未能显示的病灶
炎性病变如脊柱结核、脊柱骨髓炎及椎间盘感染等，矢状位T_2WI要加脂肪抑制。并增强扫描。增强要做矢状位、冠状位及横断位扫描，并要加脂肪抑制
先天畸形如脊柱裂、脊膜膨出、脊髓拴系等，扫 FSE T_2WI加脂肪抑制，更好地显示病变
占位性病变均做增强扫描，增强扫描要做矢状位、冠状位及横断位扫描，并加脂肪抑制
骶髂关节病变或骶椎病变需做冠状位T_1WI、T_2WI扫描，T_2WI加脂肪抑制，冠状位定位线平行于骶骨长轴。横轴位定位线垂直于骶骨长轴
急性脊柱外伤应加T_2脂肪抑制，明确病变部位及水肿情况，以免漏诊
压缩性骨折患者应加T_2脂肪抑制，以助鉴别病理性及外伤性压缩性骨折
横轴位扫描定位线应平行于椎间盘
加扫冠状位
①有椎管占位性病变、骶椎病变、脊柱侧弯
②显示马尾神经和神经根
③当病变位于椎管一侧或观察对称性
④增强扫描

【精选习题】

单选题

1. 关于脊柱与脊髓 MRI 技术的叙述，错误的是
   A. 脊髓呈圆锥状结构
   B. C5 ~ C6 水平脊髓稍粗为颈膨大
   C. T_2 像灰质的信号比白质高
   D. T_1 像脑脊液比脊髓信号低
   E. T_2 像椎间盘基质呈高信号

答案：B

2. 与颈椎、颈髓矢状面扫描不相符的内容是
   A. 在冠状面设定矢状面
   B. 观察椎间盘时相位编码为 CC 方向
   C. CC 方向目的是避免化学位移伪影
   D. 观察脊髓时相位编码为 AP 方向
   E. AP 方向目的是避免移动伪影

答案：E

3. 与胸椎扫描方位及脉冲序列参数不符的是
   A. 常规扫描位为矢状面
   B. 改变相位编码方向可抑制伪影
   C. 脉冲序列为 SE、FSE、GRE 、IR 等
   D. FOV：150 ~ 400mm
   E. 平均次数：1 ~ 6 次

答案：A

4. 关于胸椎 MRI 技术，错误的是
   A. 选择 10cm × 40cm 矩形表面线圈
   B. 上端平第 7 颈椎，全部胸椎在线圈内
   C. 定位灯横轴对准胸骨中心
   D. 若线圈不够大可做分段扫描
   E. 分段扫描包括 T2 ~ T11

答案：E

5. 与腰椎、腰髓 MRI 扫描技术不相符的是
   A. 运用 10cm × 40cm 表面线圈
   B. 线圈尽量贴近背腰部
   C. 常规扫描方位为矢状位、横断位及冠状位
   D. 矢状位扫描在横断位像上定位
   E. 冠状位相位编码方向为 CC 和 LR

答案：D

6. 腰椎椎间盘中心部分与周围部分的信号强度在 SE T_2 加权上分别是
   A. 高信号，低信号
   B. 高信号，高信号
   C. 低信号，高信号
   D. 低信号，低信号
   E. 均为等信号

答案：A

7. 下列关于腰椎 MRI 扫描的叙述，错误的是
   A. 梯度回波脉冲序列显示椎间盘优于 SE 序列
   B. 椎间盘脱出应行增强扫描，以利于鉴别诊断
   C. 骨转移性病变扫 GRE 序列显示病灶较 SE 序列敏感
   D. 先天畸形如脊柱裂、脊膜膨出、脊髓栓系等，扫 FSE T_2WI 加脂肪抑制技术
   E. 压缩性骨折病人应加扫 T_1 脂肪抑制，以助鉴别病理性和外伤性压缩性骨折

答案：E

多选题

8. 腰椎常规 MR 扫描的要点是
   A. 体位设计时，采集中心置于脐上 3cm 处
   B. 矢状位相位编码方向为上下方向以减少脑脊液流动伪影
   C. 横断位定位线平行于椎间盘，相位编码方向为左右方向
   D. 横断位定位线平行于椎间盘，相位

编码方向为前后方向

E. 冠状位定位线平行于脊柱长轴

答案：ABCE

9. 关于腰椎常见病变的扫描，正确的是

A. 椎间盘病变，横断位定位线要与椎间盘平行

B. 骨转移性病变 T_2WI 要加脂肪抑制以显示病灶

C. 骨转移性病变 T_2WI 不用加脂肪抑制

D. 急性脊柱外伤应加扫 T_2 脂肪抑制了解水肿情况

E. 占位性病变均需做增强扫描

答案：ABDE

10. 下列哪些病变 MR 扫描时需加扫 T_2 脂肪抑制序列

A. 脊柱骨转移

B. 脊柱/脊髓占位性病变

C. 脊柱外伤

D. 脊柱压缩性骨折

E. 脊柱侧弯

答案：ABCD

第七节　关节 MR 成像技术

核心考点	掌握	熟悉	了解
1. 肩关节常规扫描技术	√		
2. 腕关节常规扫描技术		√	
3. 髋关节常规扫描技术	√		
4. 膝关节常规扫描技术	√		
5. 踝关节常规扫描技术		√	

主要包括肩关节、腕关节、髋关节、膝关节和踝关节。

一、肩关节

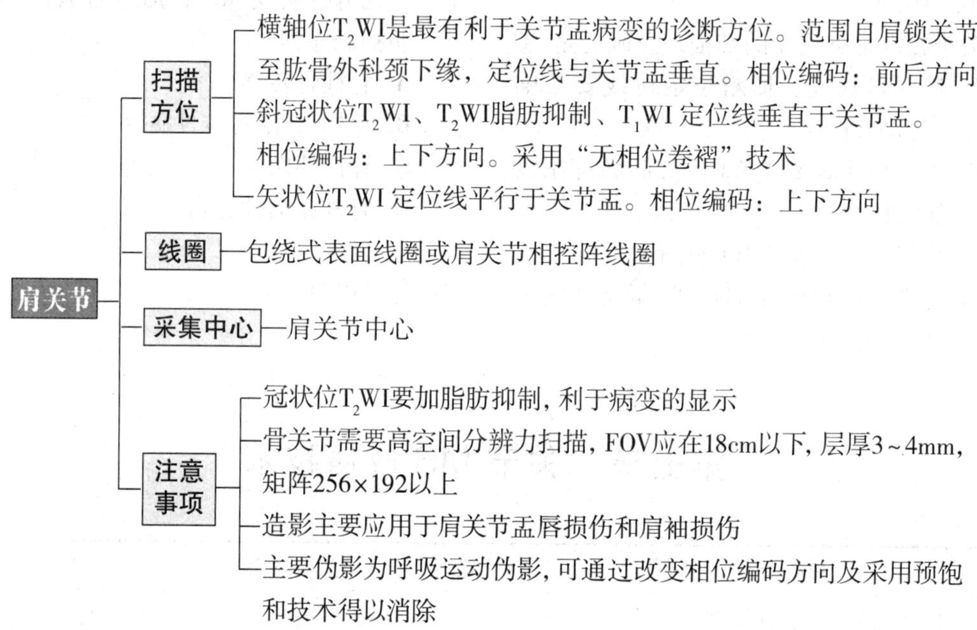
肩关节
扫描方位
横轴位T2WI是最有利于关节盂病变的诊断方位。范围自肩锁关节至肱骨外科颈下缘，定位线与关节盂垂直。相位编码：前后方向
斜冠状位T2WI、T2WI脂肪抑制、T1WI 定位线垂直于关节盂。相位编码：上下方向。采用“无相位卷褶”技术
矢状位T2WI 定位线平行于关节盂。相位编码：上下方向
线圈
包绕式表面线圈或肩关节相控阵线圈
采集中心
肩关节中心
注意事项
冠状位T2WI要加脂肪抑制，利于病变的显示
骨关节需要高空间分辨力扫描，FOV应在18cm以下，层厚3~4mm，矩阵256×192以上
造影主要应用于肩关节盂唇损伤和肩袖损伤
主要伪影为呼吸运动伪影，可通过改变相位编码方向及采用预饱和技术得以消除

二、腕关节

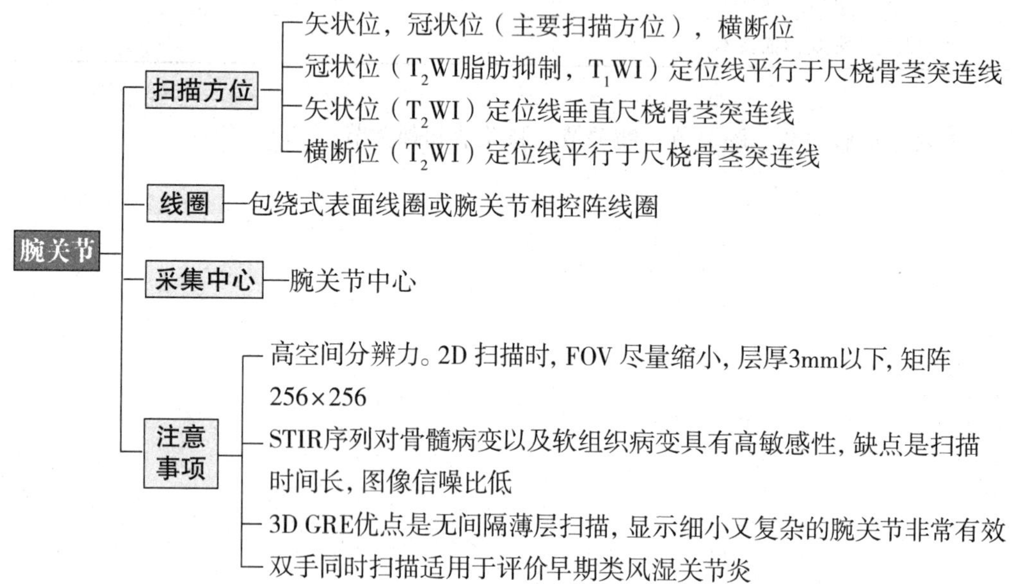
腕关节
扫描方位
矢状位，冠状位（主要扫描方位），横断位
冠状位（T2WI脂肪抑制，T1WI）定位线平行于尺桡骨茎突连线
矢状位（T2WI）定位线垂直尺桡骨茎突连线
横断位（T2WI）定位线平行于尺桡骨茎突连线
线圈
包绕式表面线圈或腕关节相控阵线圈
采集中心
腕关节中心
注意事项
高空间分辨力。2D 扫描时，FOV 尽量缩小，层厚3mm以下，矩阵256×256
STIR序列对骨髓病变以及软组织病变具有高敏感性，缺点是扫描时间长，图像信噪比低
3D GRE优点是无间隔薄层扫描，显示细小又复杂的腕关节非常有效
双手同时扫描适用于评价早期类风湿关节炎

三、髋关节

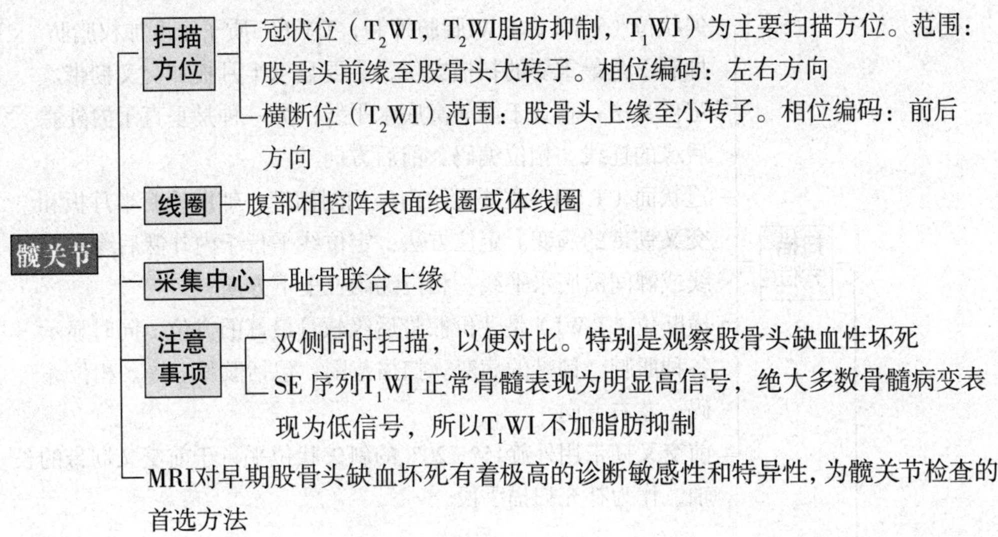
髋关节
扫描方位
冠状位（T_2WI，T_2WI脂肪抑制，T_1WI）为主要扫描方位。范围：股骨头前缘至股骨头大转子。相位编码：左右方向
横断位（T_2WI）范围：股骨头上缘至小转子。相位编码：前后方向
线圈
腹部相控阵表面线圈或体线圈
采集中心
耻骨联合上缘
注意事项
双侧同时扫描，以便对比。特别是观察股骨头缺血性坏死
SE 序列T_1WI 正常骨髓表现为明显高信号，绝大多数骨髓病变表现为低信号，所以T_1WI 不加脂肪抑制
MRI对早期股骨头缺血坏死有着极高的诊断敏感性和特异性，为髋关节检查的首选方法

四、膝关节

- 膝关节
  - 扫描方位
    - 矢状位（T_2WI，T_2WI脂肪抑制，T_1WI，质子密度加权脂肪抑制）是最重要的扫描方位，主要显示半月板和交叉韧带。定位方法：垂直于髁间窝底水平线；另一种是垂直于内外髁后缘的连线。相位编码：前后方向
    - 冠状面（T_2WI）主要显示内外侧副韧带。辅助诊断半月板和交叉韧带的病变。定位方法：定位线平行于内外髁后缘的连线或髁间窝底水平线。相位编码：上下方向
    - 横断位（T_2WI）是评价髌骨后缘软骨最好的方位，同时显示各种肌腱、韧带的病变。扫描范围：包括髌骨上缘。相位编码：左右方向
    - 前交叉韧带用外旋15°~20° 的斜矢状位平行于前交叉韧带的长轴，作为补充扫描手段
  - 线圈——膝关节专用线圈或包绕式表面线圈
  - 采集中心——髌骨下缘
  - 注意事项
    - FSE T_2WI 是诊断膝关节各种韧带断裂的主要序列
    - FSE T_2WI 不采用过长的回波链（7个以内）
    - 矢状位T_2WI 要加脂肪抑制。脂肪抑制序列有利于显示骨折，水肿及肌腱断裂等病变。STIR 序列主要用于骨髓性病变和关节软骨病变的检查
    - GRE 序列在膝关节主要用于显示半月板病变中的关节软骨病变
    - 3D扫描常用序列有3D 扰相T_1WI GRE、3D 稳态自由进动（3D FISP）及3D 双回波稳态（3D DESS）等。优点是相对好的图像信噪比，无间隔的连续扫描及任意方位重建
    - 矢状位显示十字交叉韧带最佳，平行于前交叉韧带长轴的斜矢状位显示前交叉韧带最佳
    - 膝关节MR造影技术用于半月板部分切除术后或半月板修补术后疑有残半月板再次撕裂，关节软骨病变及显示关节内游离体
    - 显示半月板最好的序列是T_2WI，T_2*，PDWI

五、踝关节

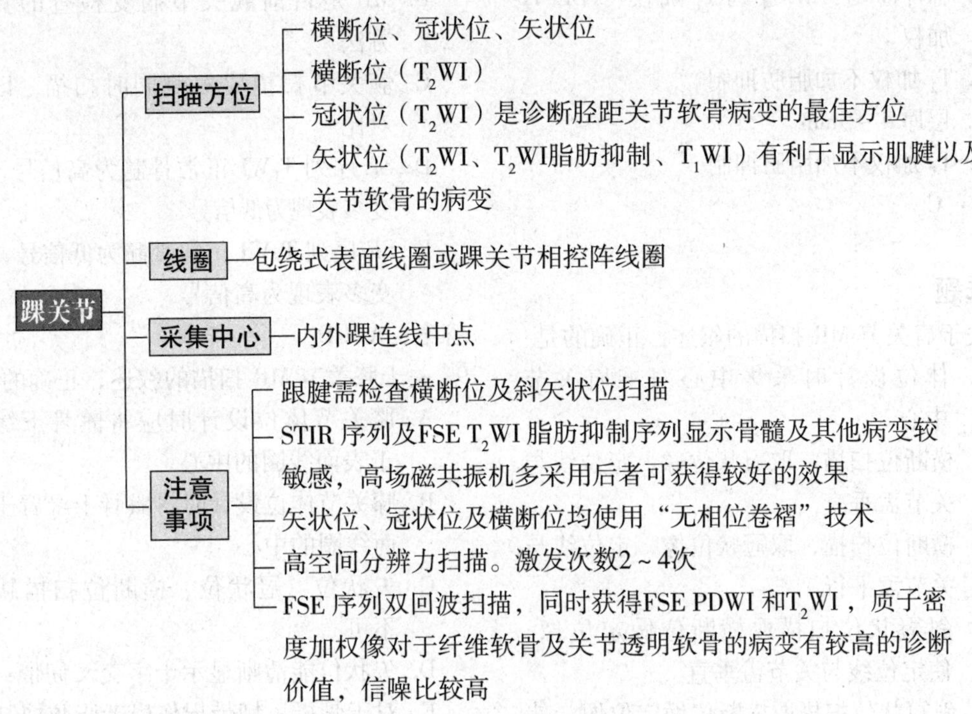
踝关节
扫描方位
横断位、冠状位、矢状位
横断位（T_2WI）
冠状位（T_2WI）是诊断胫距关节软骨病变的最佳方位
矢状位（T_2WI、T_2WI脂肪抑制、T_1WI）有利于显示肌腱以及关节软骨的病变
线圈
包绕式表面线圈或踝关节相控阵线圈
采集中心
内外踝连线中点
注意事项
跟腱需检查横断位及斜矢状位扫描
STIR 序列及FSE T_2WI 脂肪抑制序列显示骨髓及其他病变较敏感，高场磁共振机多采用后者可获得较好的效果
矢状位、冠状位及横断位均使用“无相位卷褶”技术
高空间分辨力扫描。激发次数2～4次
FSE 序列双回波扫描，同时获得FSE PDWI 和T_2WI，质子密度加权像对于纤维软骨及关节透明软骨的病变有较高的诊断价值，信噪比较高

【精选习题】

单选题

1. 与肩关节扫描技术不符的是
   A. 双肩选用包绕或柔和线圈
   B. 单肩可选用环形表面线圈
   C. 单肩可选用矩形表面线圈
   D. 扫描方位常取横断位
   E. 扫描方位取矢状位斜位最佳

答案：E

2. 有关上臂常规扫描技术的叙述，错误的是
   A. 扫描方位：横断位、冠状位和矢状位
   B. T_2 加权加脂肪抑制技术
   C. 上臂不能完全包括在扫描野时，应包括靠近病变侧关节
   D. 采集中心对准人体中心
   E. 做增强扫描时，T_1 加权也要加脂肪抑制技术

答案：D

3. 显示半月板的最佳序列是
   A. SE
   B. FSE 加脂肪抑制
   C. STIR
   D. FLAIR 加脂肪抑制
   E. GRE T_2^* 加脂肪抑制

答案：E

4. 膝关节扫描 FOV 的最佳选择是
   A. 180mm×180mm
   B. 220mm×220mm
   C. 250mm×250mm
   D. 300mm×300mm
   E. 400mm×400mm

答案：A

5. 关于肩关节扫描技术的叙述，不正确的是
   A. 扫描方法：横断位、冠状位、矢状位
   B. 脉冲序列：SE 序列 T_1 加权、FSE T_2 加权
   C. T_2 加权不加脂肪抑制
   D. 层厚 4～5mm
   E. T_1 加权不加脂肪抑制

答案：C

多选题

6. 关于肩关节 MR 扫描的叙述，正确的是
   A. 体位设计时采集中心对准肩关节中心
   B. 横断位扫描，取冠状位像，定位线与关节盂垂直
   C. 横断位扫描，取冠状位像，定位线与关节盂平行
   D. 斜冠状位扫描取横断位做定位像，使定位线与关节盂垂直
   E. 斜冠状位扫描取横断位做定位像，使定位线与关节盂平行

答案：ABD

7. 关于腕关节 MR 扫描的叙述，正确的是
   A. 体位设计时采集中心对准腕关节中心
   B. 冠状位为主要扫描方位
   C. 层厚在 3mm 以下，矩阵 256×256
   D. T_2WI 加脂肪抑制技术
   E. STIR 序列对骨髓及软组织病变缺乏敏感性

答案：ABCD

8. 关于髋关节 MR 扫描的叙述，正确的是
   A. MR 对早期股骨头坏死有着极高的诊断敏感性和特异性
   B. MR 是目前髋关节病变检查的首选方法
   C. 髋关节扫描要双侧同时扫描，以便对比
   D. SE 序列 T_1WI 正常骨髓为高信号，病变多表现为低信号
   E. SE 序列 T_1WI 正常骨髓为低信号，病变多表现为高信号

答案：ABCD

9. 关于膝关节 MR 扫描的叙述，正确的是
   A. 膝关节体位设计时应将髌骨下缘置于表面线圈的中心
   B. 膝关节体位设计时将髌骨上缘置于表面线圈的中心
   C. 矢状位、冠状位、横断位扫描缺一不可
   D. 矢状位能清晰显示十字交叉韧带
   E. 对于骨折、韧带损伤患者脂肪抑制序列无意义

答案：ACD

10. 关于踝关节 MR 扫描的叙述，正确的是
   A. MR 检查是踝关节软组织损伤检查的首选
   B. 采集中心对准内外踝连线中点
   C. 矢状位定位线平行于内外踝的连线
   D. 矢状位有利于显示肌腱及关节软骨的病变
   E. STIR 序列对骨髓及软组织病变缺乏敏感性

答案：ABD

第九章　磁共振血管成像技术

第一节　血流的信号高低

核心考点	掌握	熟悉	了解
1. 流空效应		√	
2. 扫描层面内质子群位置移动造成的信号衰减		√	
3. 层流流速差别造成的失相位		√	
4. 层流引起分子旋转造成失相位		√	
5. 湍流		√	
6. 预饱和技术		√	
7. 流入增强效应		√	
8. 舒张期假门控现象		√	
9. 流速非常缓慢的血流		√	
10. 偶回波效应		√	
11. 梯度回波序列		√	
12. 利用超短 TR 和 TE 的稳态进动梯度回波序列		√	
13. 利用对比剂和超短 TR 和 TE 的梯度回波 T_1WI 序列		√	
14. 影响血管内信号强度的因素		√	

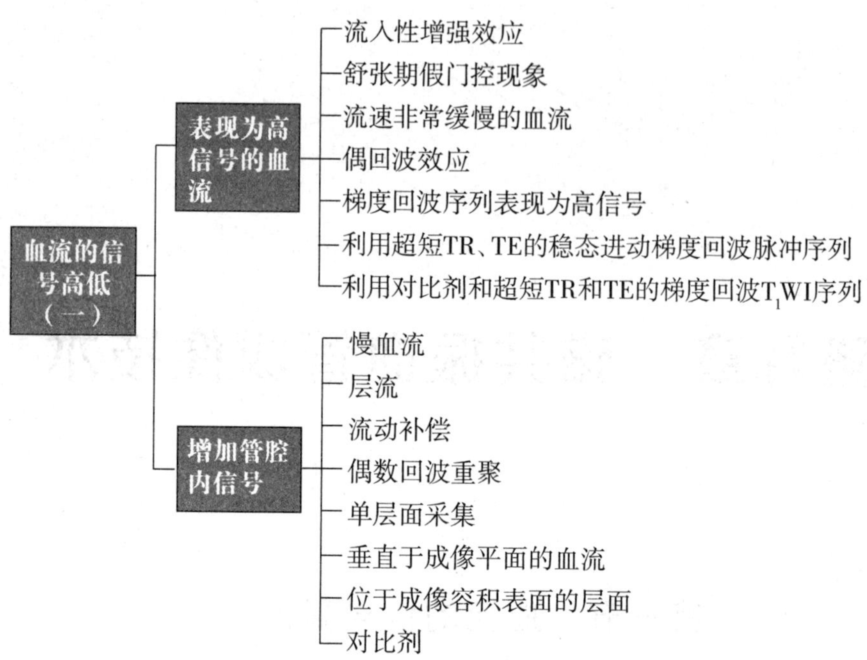
血流的信号高低（一）
表现为高信号的血流
流入性增强效应
舒张期假门控现象
流速非常缓慢的血流
偶回波效应
梯度回波序列表现为高信号
利用超短TR、TE的稳态进动梯度回波脉冲序列
利用对比剂和超短TR和TE的梯度回波T1WI序列
增加管腔内信号
慢血流
层流
流动补偿
偶数回波重聚
单层面采集
垂直于成像平面的血流
位于成像容积表面的层面
对比剂

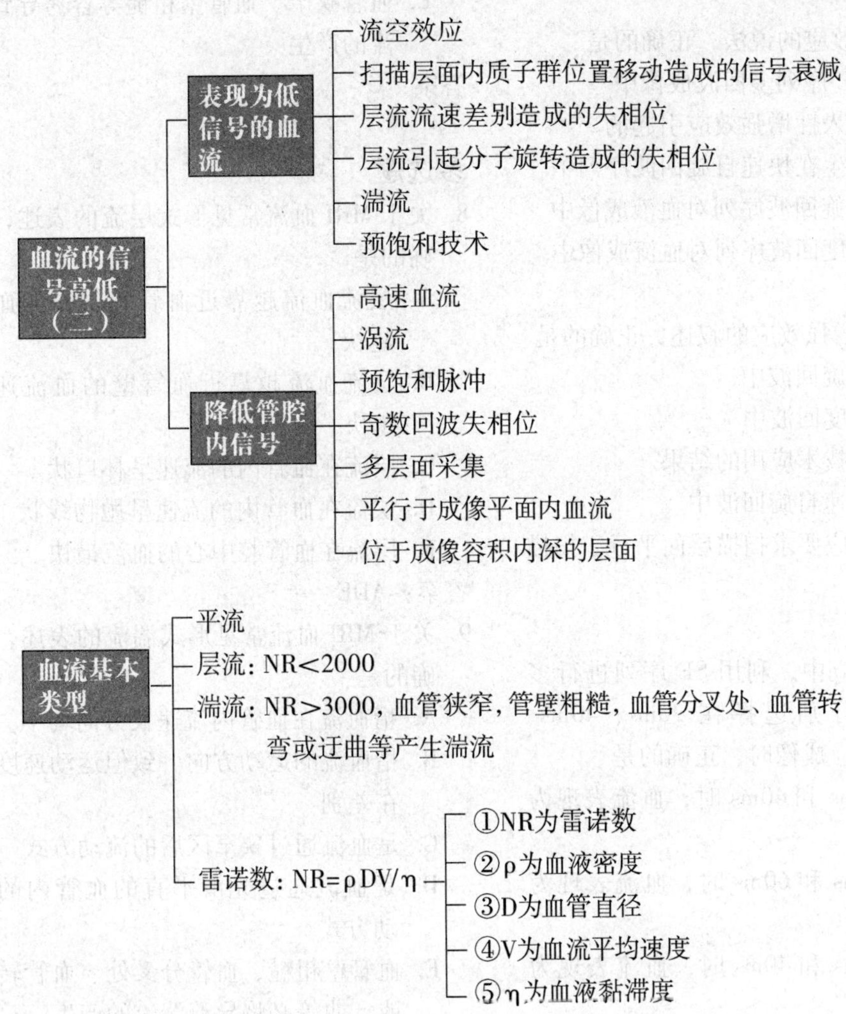
血流的信号高低（二）
表现为低信号的血流
流空效应
扫描层面内质子群位置移动造成的信号衰减
层流流速差别造成的失相位
层流引起分子旋转造成的失相位
湍流
预饱和技术
降低管腔内信号
高速血流
涡流
预饱和脉冲
奇数回波失相位
多层面采集
平行于成像平面内血流
位于成像容积内深的层面
血流基本类型
平流
层流：NR<2000
湍流：NR>3000，血管狭窄，管壁粗糙，血管分叉处、血管转弯或迂曲等产生湍流
雷诺数：NR=ρDV/η
①NR为雷诺数
②ρ为血液密度
③D为血管直径
④V为血流平均速度
⑤η为血液黏滞度

【精选习题】

单选题

1. 关于血液层流的叙述，正确的是
   A. 血液各点流速相等
   B. 血管分叉处易发生层流
   C. 雷诺数（NR）大于 3000
   D. 血液各点流动方向杂乱无章
   E. 血流各点的流动方向与血管长轴平行

答案：E

2. 与发生湍流无关的因素是
   A. 血管狭窄
   B. 血管壁粗糙
   C. 血管分叉处
   D. 血管内对比剂流速
   E. 血管迂曲

答案：D

3. 对偶回波技术的正确描述的是
   A. 偶回波是 SE 序列中的血管成像技术
   B. 梯度回波血管成像技术
   C. 小角度翻转技术
   D. 反转恢复技术
   E. SE 和 GE 的复合技术

答案：A

4. 关于偶回波效应的说法，正确的是
   A. 发生在SE序列多回波成像中
   B. 是由于流入性增强效应引起的
   C. 不可能发生在快速自旋回波序列中
   D. 发生在自旋回波序列对血液成像中
   E. 发生在梯度回波序列对血流成像中

答案：A

5. 关于流入性增强效应的叙述，正确的是
   A. 出现在自旋回波中
   B. 出现在梯度回波中
   C. 是预饱和技术应用的结果
   D. 出现在快速自旋回波中
   E. 运用此效应要求扫描层面平行于扫描血管

答案：B

6. 在偶回波效应中，利用SE序列进行多回波（TE分别选择在20ms、40ms、60ms、80ms）成像时，正确的是
   A. TE为20ms和40ms时，血流表现为低信号
   B. TE为20ms和60ms时，血流表现为低信号
   C. TE为20ms和40ms时，血流表现为高信号
   D. TE为60ms和80ms时，血流表现为低信号
   E. TE为20ms和80ms时，血流表现为低信号

答案：B

7. 关于血流形式的影响因素，不正确的是
   A. 血流是以层流为主还是以湍流为主受雷诺数（NR）影响
   B. 雷诺数（NR）代表惯性力和黏滞度的比率
   C. NR < 2000，血流趋于湍流；NR > 3000血流趋于层流
   D. 管径大、血流快，低黏度容易导致湍流的产生
   E. 血管狭窄、血管壁粗糙等容易导致湍流的产生

答案：C

多选题

8. 关于MRI血流常见形式层流的表述，正确的是
   A. 层流血流越靠近血管腔中心的血流越快
   B. 层流血流越靠近血管壁的血流速度越快
   C. 层流在血管内的流速呈杯口状
   D. 层流在血管内的流速呈抛物线状
   E. 层流在血管腔中心的血流最快

答案：ADE

9. 关于MRI血流常见形式湍流的表述，正确的是
   A. 指血流在血管内流速及方向均不一致
   B. 指血流的运动方向一致但运动速度存在差别
   C. 是血流通过狭窄区后的流动方式
   D. 是血流通过光滑平直的血管内的流动方式
   E. 血管壁粗糙、血管分叉处、血管转弯或迂曲等必将导致湍流的产生

答案：ACE

10. 磁共振血管成像可提供血流等流体的
    A. 形态
    B. 方向
    C. 颜色
    D. 流速
    E. 流量

答案：ABDE

11. 血流的基本类型分为
    A. 平流
    B. 对流
    C. 逆流
    D. 层流
    E. 湍流

答案：ADE

12. 血流是以层流为主还是湍流为主，主要受以下哪些因素影响
  A. 雷诺数
  B. 血管狭窄
  C. 血管壁粗糙
  D. 血管分叉处
  E. 血管弯曲或迂曲

答案：ABCDE

13. 下列哪些导致 MRI 血管内的血流呈低信号
  A. 流空效应
  B. 流入性增强效应
  C. 湍流
  D. 层流流速差别造成的失相位
  E. 扫描层面内质子群位置移动造成的信号衰减

答案：ACDE

14. 血管内信号降低的原因包括
  A. 高流速血流
  B. 湍流
  C. 平行于成像平面内血流
  D. 舒张期假门控
  E. 偶数回波聚相位

答案：ABC

15. 血管内信号增加的原因包括
  A. 涡流
  B. 预饱和脉冲
  C. 单层面采集
  D. 流动补偿
  E. 偶数回波聚相位

答案：CDE

第二节　磁共振血管成像基本原理

核心考点	掌握	熟悉	了解
1. 时间飞跃法 MRA（TOF）	√		
2. 相位对比 MRA（PC）		√	
3. CE－MRA	√		

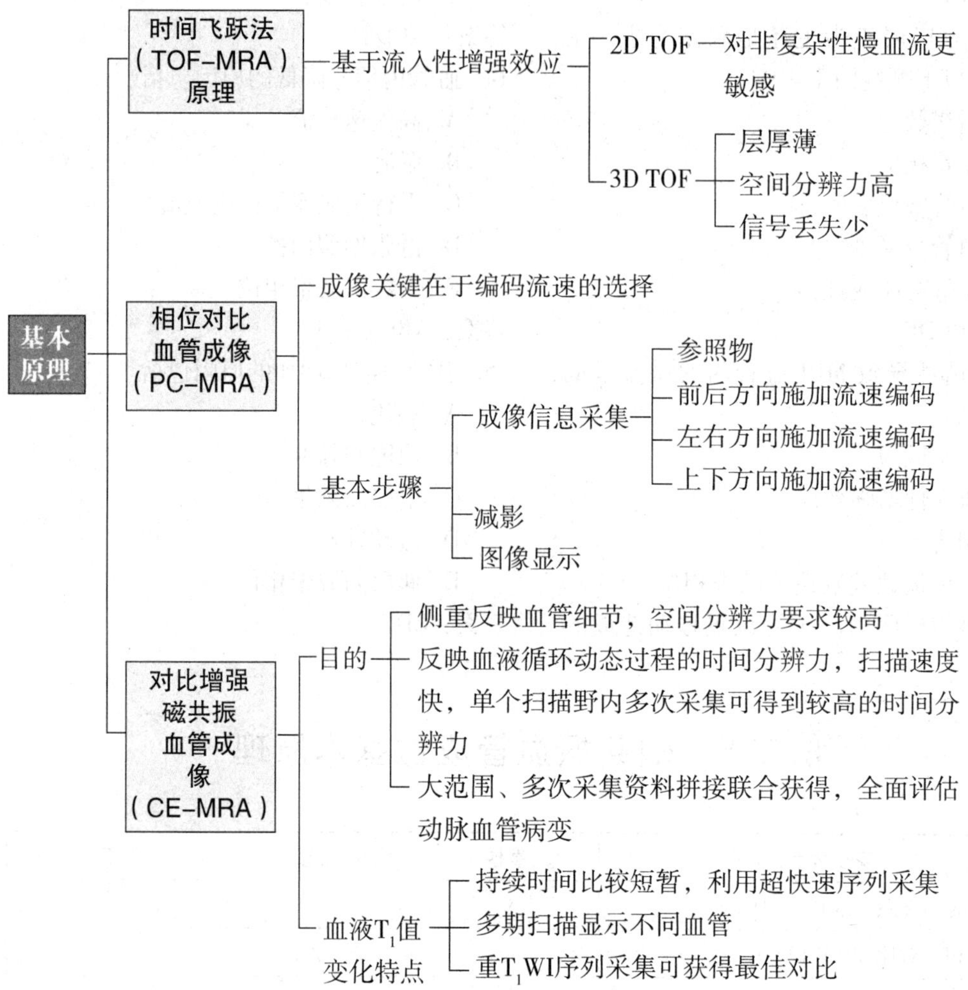
基本原理
时间飞跃法（TOF-MRA）原理
基于流入性增强效应
2D TOF—对非复杂性慢血流更敏感
3D TOF
层厚薄
空间分辨力高
信号丢失少
相位对比血管成像（PC-MRA）
成像关键在于编码流速的选择
基本步骤
成像信息采集
参照物
前后方向施加流速编码
左右方向施加流速编码
上下方向施加流速编码
减影
图像显示
对比增强磁共振血管成像（CE-MRA）
目的
侧重反映血管细节，空间分辨力要求较高
反映血液循环动态过程的时间分辨力，扫描速度快，单个扫描野内多次采集可得到较高的时间分辨力
大范围、多次采集资料拼接联合获得，全面评估动脉血管病变
血液T1值变化特点
持续时间比较短暂，利用超快速序列采集
多期扫描显示不同血管
重T1WI序列采集可获得最佳对比

【精选习题】

多选题

1. 团注对比剂后，血液的 T_1 值变化特点为
   A. 持续的时间比较短，因此需要超快速序列采集
   B. 因为血液的 T_1 值缩短不明显，因此需要权重很重的 T_1WI 序列采集
   C. 对比剂流经不同的血管可造成相应血管内血液的 T_1 值发生变化
   D. 随血液流动可进行多层块采集拼接观察从近心大血管到四肢血管
   E. 多期相扫描可显示不同的血管

答案：ACDE

2. 关于 MRI 血流信号的特点，正确的是
   A. 流动的血液在 MR 成像中的位置是相对固定的
   B. 静止组织内质子的位置是不断变化的
   C. 血流可表现为高信号、等信号、低信号
   D. 信号的强度取决于血流的速度、脉冲序列及成像参数
   E. MRA 是利用血液及血流的特性成

像的　　　　　　　　　　　　　　　答案：CDE

第三节　磁共振血管成像技术

核心考点	掌握	熟悉	了解
1. 二维 TOF MRA 技术		√	
2. 三维 TOF MRA 技术		√	
3. PC－MRA 技术		√	
4. CE－MRA 技术		√	
5. 三维 CE－MRA 技术		√	
6. 其他 MRA 成像技术		√	

主要包括 2D TOF MRA 技术、3D TOF MRA 技术、PC 法 MRA 技术、3D CE－MRA 技术和其他 MRA 技术。

一、2D TOF MRA 技术

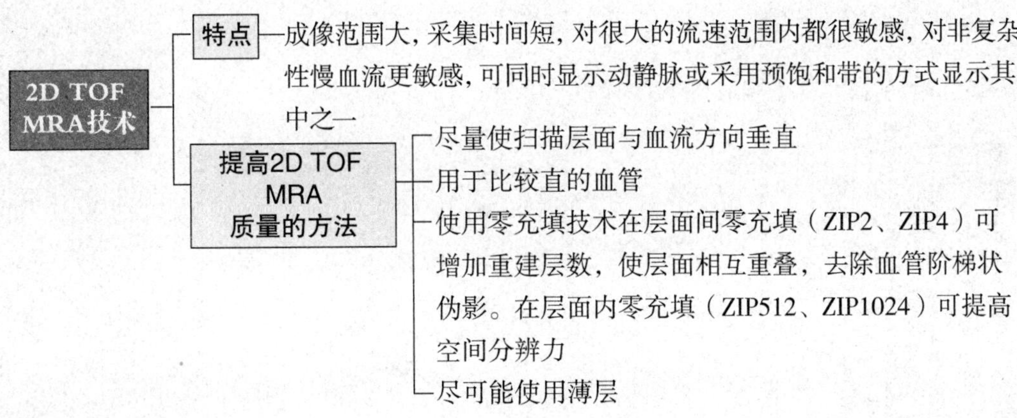
2D TOF MRA技术
特点
成像范围大，采集时间短，对很大的流速范围内都很敏感，对非复杂性慢血流更敏感，可同时显示动静脉或采用预饱和带的方式显示其中之一
提高2D TOF MRA 质量的方法
尽量使扫描层面与血流方向垂直
用于比较直的血管
使用零充填技术在层面间零充填（ZIP2、ZIP4）可增加重建层数，使层面相互重叠，去除血管阶梯状伪影。在层面内零充填（ZIP512、ZIP1024）可提高空间分辨力
尽可能使用薄层

二、3D TOF MRA 及其与 2D TOF MRA 比较

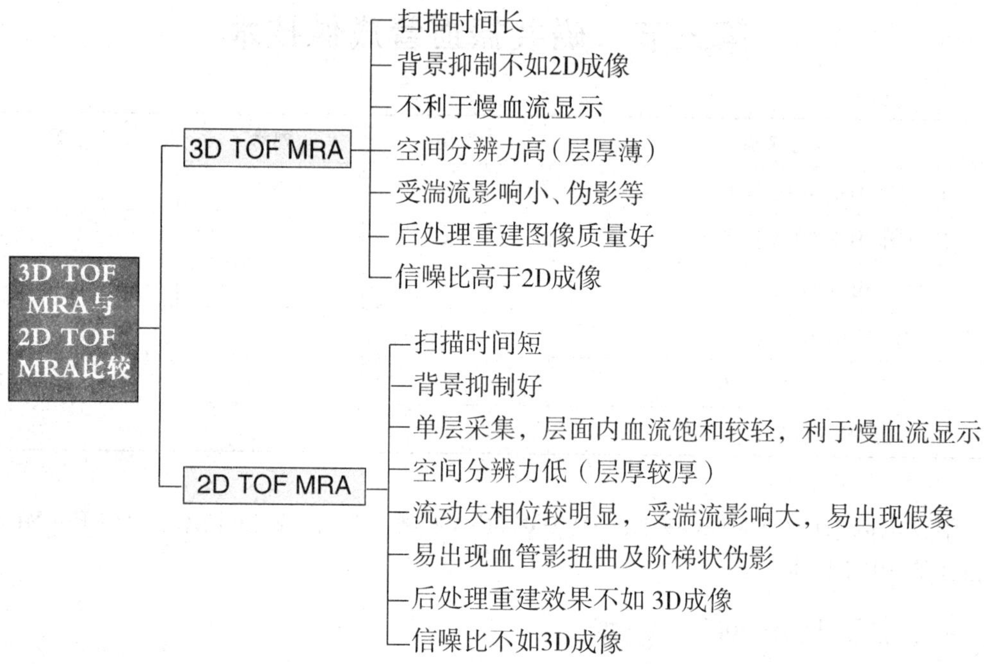
3D TOF MRA与2D TOF MRA比较
3D TOF MRA
扫描时间长
背景抑制不如2D成像
不利于慢血流显示
空间分辨力高（层厚薄）
受湍流影响小、伪影等
后处理重建图像质量好
信噪比高于2D成像
2D TOF MRA
扫描时间短
背景抑制好
单层采集，层面内血流饱和较轻，利于慢血流显示
空间分辨力低（层厚较厚）
流动失相位较明显，受湍流影响大，易出现假象
易出现血管影扭曲及阶梯状伪影
后处理重建效果不如 3D成像
信噪比不如3D成像

三、PC 法 MRA 技术

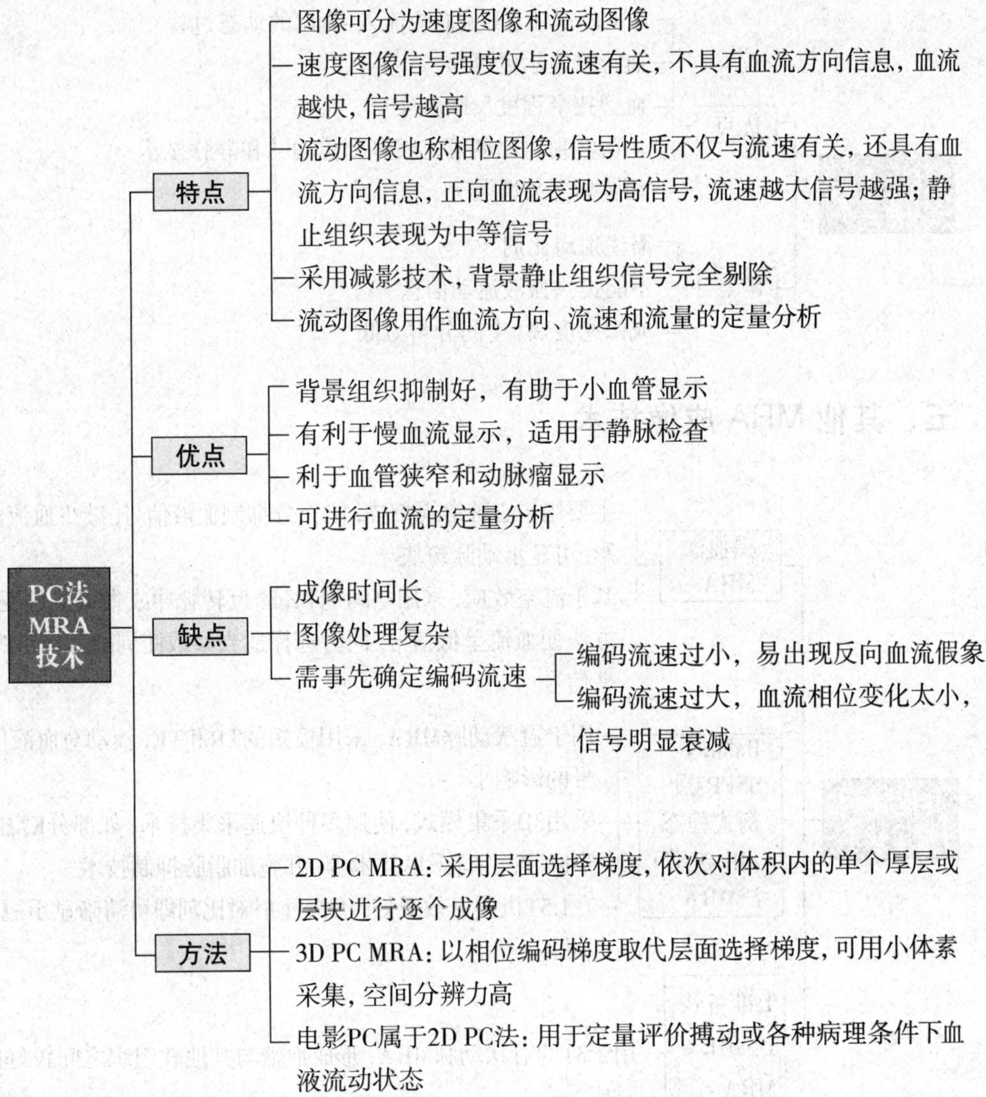
PC法MRA技术
特点
图像可分为速度图像和流动图像
速度图像信号强度仅与流速有关，不具有血流方向信息，血流越快，信号越高
流动图像也称相位图像，信号性质不仅与流速有关，还具有血流方向信息，正向血流表现为高信号，流速越大信号越强；静止组织表现为中等信号
采用减影技术，背景静止组织信号完全剔除
流动图像用作血流方向、流速和流量的定量分析
优点
背景组织抑制好，有助于小血管显示
有利于慢血流显示，适用于静脉检查
利于血管狭窄和动脉瘤显示
可进行血流的定量分析
缺点
成像时间长
图像处理复杂
需事先确定编码流速
编码流速过小，易出现反向血流假象
编码流速过大，血流相位变化太小，信号明显衰减
方法
2D PC MRA：采用层面选择梯度，依次对体积内的单个厚层或层块进行逐个成像
3D PC MRA：以相位编码梯度取代层面选择梯度，可用小体素采集，空间分辨力高
电影PC属于2D PC法：用于定量评价搏动或各种病理条件下血液流动状态

四、3D CE－MRA 技术

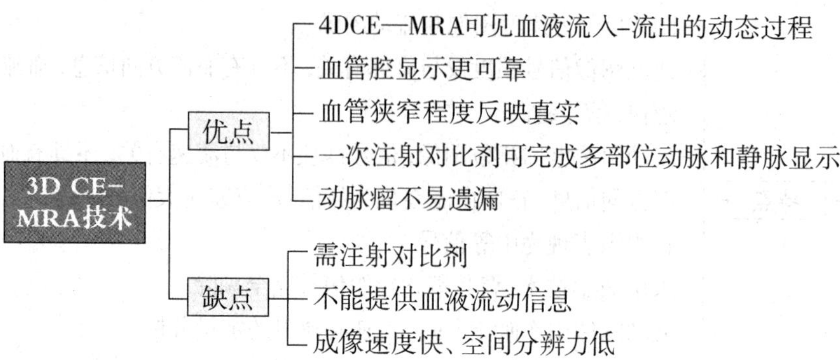
3D CE-MRA技术
优点
4DCE—MRA可见血液流入-流出的动态过程
血管腔显示更可靠
血管狭窄程度反映真实
一次注射对比剂可完成多部位动脉和静脉显示
动脉瘤不易遗漏
缺点
需注射对比剂
不能提供血液流动信息
成像速度快、空间分辨力低

五、其他 MRA 成像技术

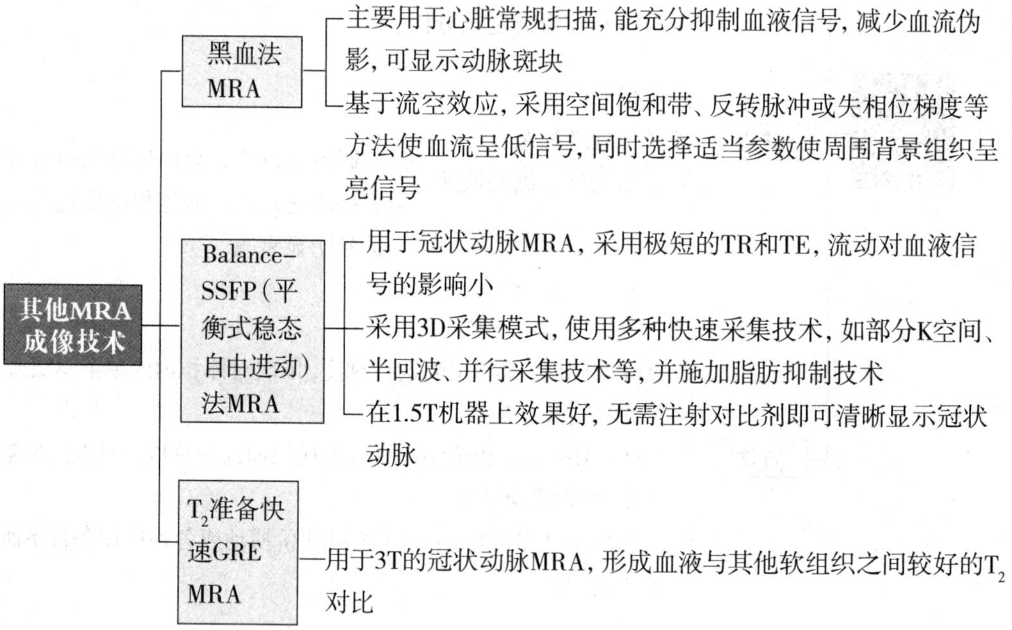
其他MRA成像技术
黑血法MRA
主要用于心脏常规扫描，能充分抑制血液信号，减少血流伪影，可显示动脉斑块
基于流空效应，采用空间饱和带、反转脉冲或失相位梯度等方法使血流呈低信号，同时选择适当参数使周围背景组织呈亮信号
Balance-SSFP（平衡式稳态自由进动）法MRA
用于冠状动脉MRA，采用极短的TR和TE，流动对血液信号的影响小
采用3D采集模式，使用多种快速采集技术，如部分K空间、半回波、并行采集技术等，并施加脂肪抑制技术
在1.5T机器上效果好，无需注射对比剂即可清晰显示冠状动脉
T_2准备快速GRE MRA
用于3T的冠状动脉MRA，形成血液与其他软组织之间较好的T_2对比

【精选习题】

单选题

1. 关于对 TOF－MRA 图像分析的叙述，不正确的是
   A. 动脉瘤可能被遗漏
   B. 血管狭窄程度可能被夸大
   C. 可能出现血管狭窄的假象
   D. 若没有显示动脉瘤，对没有动脉瘤的确信程度很大
   E. 若没有显示血管狭窄，对没有狭窄程度确信较小

答案：D

2. TOF 法的错误概念是
   A. TOF 法实际是时间飞越的另一种表现
   B. 是流入性血管增强技术
   C. 利用质子饱和差别，使血流与固定组织形成对比
   D. 利用时间飞越使血流呈低信号的血管成像技术
   E. 是流动增强的简称

答案：D

3. 下列哪项不是 PC－MRA 的适应证
   A. 显示脑动脉瘤
   B. 心脏血流分析
   C. 静脉病变检查
   D. 门静脉血流分析
   E. 下肢血管

答案：E

4. 关于相位对比 MRA 的叙述，不正确的是
   A. 需施加流速编码梯度
   B. 利用血流质子的相位变化成像
   C. 编码流速的大小是 PC－MRA 成像的关键
   D. 成像时间比相应的 TOF－MRA 长
   E. 利用血液质子的频率变化成像

答案：E

5. 腹部 MRA 最佳成像方法是
   A. 3D TOF－MRA
   B. PC－MRA
   C. CE－MRA
   D. 2D TOF－MRA
   E. FSE

答案：C

6. 对 CE－MRA 质量影响不大的是
   A. TR
   B. TE
   C. 激发角
   D. 容积层厚和层数
   E. 呼吸门控

答案：E

7. 关于 MR 血管成像（MRA）的叙述，正确的是
   A. MRA 必须使用对比剂
   B. CE－MRA 不需要使用对比剂
   C. TOF－MRA 和 PC－MRA 都是利用血液流动来形成对比
   D. TOF－MRA 是相位对比法血管造影的简称
   E. TOF－MRA 和 PC－MRA 都需使用对比剂

答案：C

8. 3D CE－MR 在 1.5T 扫描机上的扫描参数 TR 常为
   A. 3～6ms
   B. 8～12ms
   C. 13～18ms
   D. 19～24ms
   E. 25～32ms

答案：A

9. 关于 CE－MRA 成像中成像参数的应用的叙述，正确的是
   A. TR 应尽量延长
   B. TE 应选择最小值
   C. 翻转角选择最小值
   D. TR 越长血管对比度越好
   E. 翻转角越小血管对比度越好

答案：B

10. 关于 CE－MRA 成像中对比剂的叙述，不正确的是
   A. 对比剂稀释后再注射
   B. 应尽量采用快速团注
   C. 对比剂的注射最好采用磁共振专用高压注射器
   D. 常用的对比剂为 Gd－DTPA
   E. 对比剂剂量和流速要根据检查部位、范围、目的确定

答案：A

11. 关于黑血法的概念，错误的是
   A. 是预饱和血管成像技术
   B. 可以显示脑组织中的黑核、红核
   C. 利用预饱和脉冲使流体和固定组织加以区别
   D. 预饱和技术可以成功地选择性去除动脉或静脉
   E. 进入层面未经预饱和的血液呈黑色

答案：E

12. 减轻 3D TOF MRA 的血流饱和现象的方法不包括
   A. 采用多个重叠薄层块采集
   B. 缩小激发角度
   C. 顺血流采集
   D. 容积采集时线性变化激发角度（倾斜优化非饱和激励技术）
   E. 滑动 Ky 隔行采集技术（Sliding Interleaved Ky，SLINKY）

答案：C

多选题

13. 关于 2D TOF MRA 技术的叙述，正确的是
   A. 是利用时间飞跃法技术进行的连续薄层采集方法
   B. 采集完一个层面后再采集下一个相邻层面
   C. 成像范围大，采集时间短
   D. 对很大的流速范围内都很敏感
   E. 针对整个容积块进行激发和采集

答案：ABCD

14. 提高 2D TOF MRA 质量的方法是
   A. 尽量使扫描层面与血流方向垂直
   B. 该技术用于比较直的血管
   C. 使用零填充技术增加重建层数
   D. 使层面相互重叠，消除血管的阶梯状伪影
   E. 团注对比剂

答案：ABCD

15. 关于 MRA 时间飞跃法（TOF - MRA）的原理，正确的是
   A. 基于流入性增强效应
   B. 较短的 TR 的快速扰相位 GRE T_1WI 序列
   C. 成像容积内静止组织被反复激发而处于饱和状态
   D. 成像容积外血流流入产生较高信号
   E. 是利用流动所致的宏观横向磁化矢量的相位变化来抑制背景，突出血管信号的一种方法

答案：ABCD

16. 主要的 MRA 技术包括
   A. TOF MRA
   B. PC MRA
   C. CE MRA
   D. 黑血 MRA
   E. MRCP

答案：ABCD

17. 关于 MRA 相位对比法（PC - MRA）的原理，正确的是
   A. 基于流入性增强效应
   B. 采用双极梯度场对流动进行编码
   C. 两个梯度场的作用刚好完全抵消静止组织的质子群的 Mxy
   D. 流动的质子群由于位置发生了变化，两个梯度场不能抵消
   E. 流动质子群的 Mxy 相位变化得到保留与静止组织形成相位对比

答案：BCDE

18. 下列哪些是对比增强 MRA（CE - MRA）的优点
   A. 需要注射对比剂
   B. 不能提供血液流动的信息
   C. 对于血管腔的显示比其他 MRA 技术更可靠
   D. 出现血管狭窄的假象明显减少，血管狭窄的程度反映比较真实
   E. 动脉瘤不易遗漏

答案：CDE

19. 关于 CE－MRA 的基本原理，正确的是
   A. 利用对比剂缩短血液的 T_1 值
   B. 采用超快速且权重很重的 T_1WI 序列
   C. 血管与周围组织对比强烈，产生明亮的血管影像
   D. 是应用最广的基于流入性增强效应的 MRA 成像方法
   E. 是利用流动所致的宏观横向磁化矢量的相位变化来抑制背景、突出血管信号的一种方法

答案：ABC

20. 磁共振血管成像方法主要有
   A. MRU
   B. TOF
   C. PC
   D. CE－MRA
   E. MRCP

答案：BCD

第四节　磁共振血管成像技术的临床应用

核心考点	掌握	熟悉	了解
1. TOF MRA 临床应用		√	
2. PC 法 MRA 与 CE－MRA 临床应用		√	

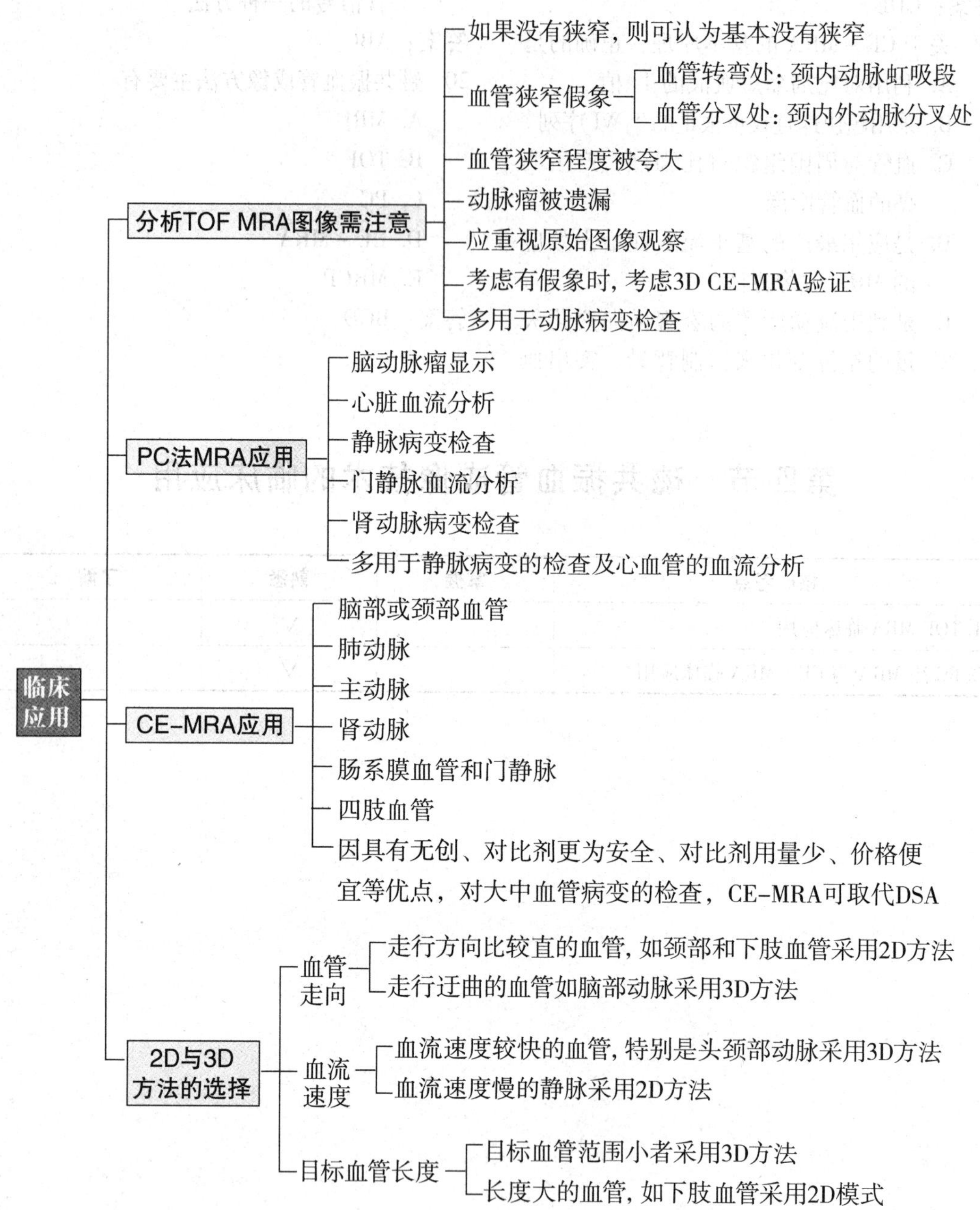
临床应用
分析TOF MRA图像需注意
如果没有狭窄，则可认为基本没有狭窄
血管狭窄假象
血管转弯处：颈内动脉虹吸段
血管分叉处：颈内外动脉分叉处
血管狭窄程度被夸大
动脉瘤被遗漏
应重视原始图像观察
考虑有假象时，考虑3D CE-MRA验证
多用于动脉病变检查
PC法MRA应用
脑动脉瘤显示
心脏血流分析
静脉病变检查
门静脉血流分析
肾动脉病变检查
多用于静脉病变的检查及心血管的血流分析
CE-MRA应用
脑部或颈部血管
肺动脉
主动脉
肾动脉
肠系膜血管和门静脉
四肢血管
因具有无创、对比剂更为安全、对比剂用量少、价格便宜等优点，对大中血管病变的检查，CE-MRA可取代DSA
2D与3D方法的选择
血管走向
走行方向比较直的血管，如颈部和下肢血管采用2D方法
走行迂曲的血管如脑部动脉采用3D方法
血流速度
血流速度较快的血管，特别是头颈部动脉采用3D方法
血流速度慢的静脉采用2D方法
目标血管长度
目标血管范围小者采用3D方法
长度大的血管，如下肢血管采用2D模式

【精选习题】

单选题

1. 关于 CE－MRA 成像时机把握的叙述，正确的是

A. 应在对比剂进入目标血管的时刻采集

B. 扫描序列应尽早启动，以采集足够的信号

C. 扫描时机的把握对 CE－MRA 成像影

响较小

D. 扫描序列应晚点启动，让对比剂充分进入血液中

E. 应使目标血管中对比剂浓度最高的时刻采集的信号填充 K 空间的中心区域

答案：E

第十章　磁共振成像新技术

主要包括扩散加权成像、扩散张量成像、灌注加权成像、脑功能成像、波谱成像、磁敏感加权成像、弹性成像、K 空间螺旋桨采集成像和分子影像学技术。所有核心考点均为了解内容。

一、扩散加权成像

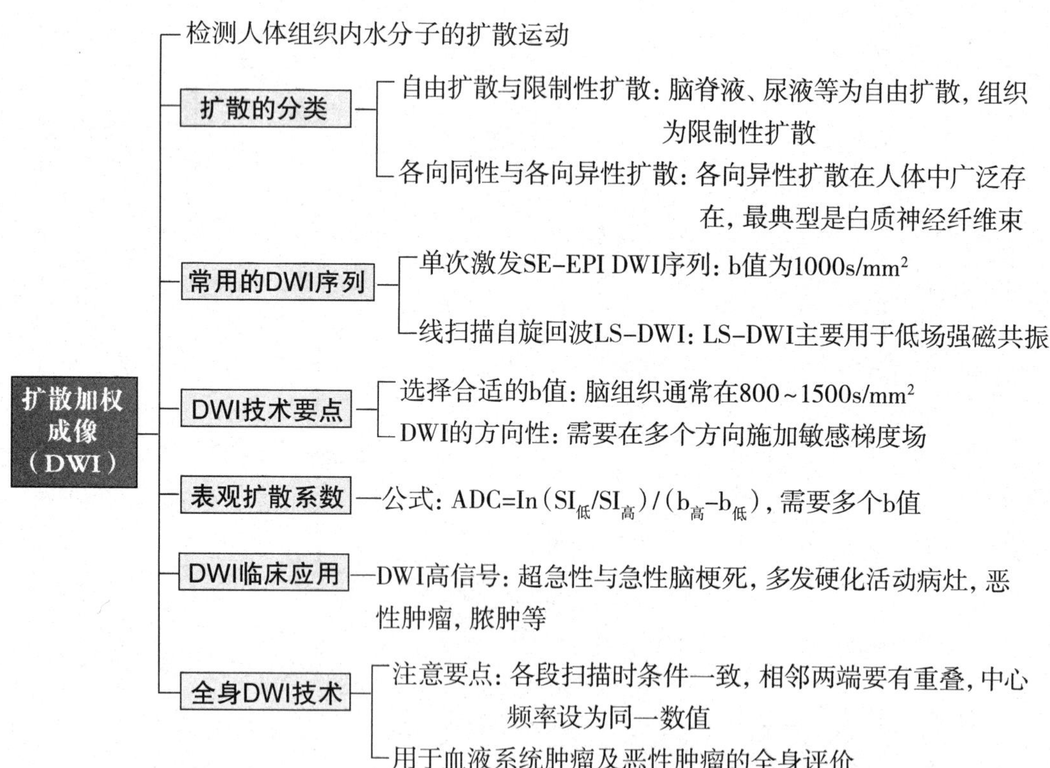

扩散加权成像（DWI）
检测人体组织内水分子的扩散运动
扩散的分类
自由扩散与限制性扩散：脑脊液、尿液等为自由扩散，组织为限制性扩散
各向同性与各向异性扩散：各向异性扩散在人体中广泛存在，最典型是白质神经纤维束
常用的DWI序列
单次激发SE-EPI DWI序列：b值为1000s/mm²
线扫描自旋回波LS-DWI：LS-DWI主要用于低场强磁共振
DWI技术要点
选择合适的b值：脑组织通常在800~1500s/mm²
DWI的方向性：需要在多个方向施加敏感梯度场
表观扩散系数
公式：ADC=In（SI低/SI高）/（b高-b低），需要多个b值
DWI临床应用
DWI高信号：超急性与急性脑梗死，多发硬化活动病灶，恶性肿瘤，脓肿等
全身DWI技术
注意要点：各段扫描时条件一致，相邻两端要有重叠，中心频率设为同一数值
用于血液系统肿瘤及恶性肿瘤的全身评价

二、扩散张量成像（DTI）

扩散张量成像（DTI）
- 用于描述水分子扩散方向特征
- DTI临床应用—白质纤维束示踪成像，专用软件可建立

三、灌注加权成像（PWI）

灌注加权成像（PWI）
- 反映微观血流动力学信息
- PWI的分类
  - 对比剂首次通过法：高压注射器团注Gd-DTPA
  - 非对比剂灌注成像：动脉自旋标记ASL—无需引入外源性对比剂
- PWI临床应用—脑灌注、心肌灌注、肝肾灌注

四、脑功能成像（fMRI）

脑功能成像（fMRI）
- 脑组织中血氧饱和度变化
- BOLD优缺点
  - 优点：无创、信噪比高、容易实现全脑覆盖
  - 缺点：信号的生理学机制复杂，影响因素多，无基态血氧水平信息，伪影问题

五、波谱成像（MRS）

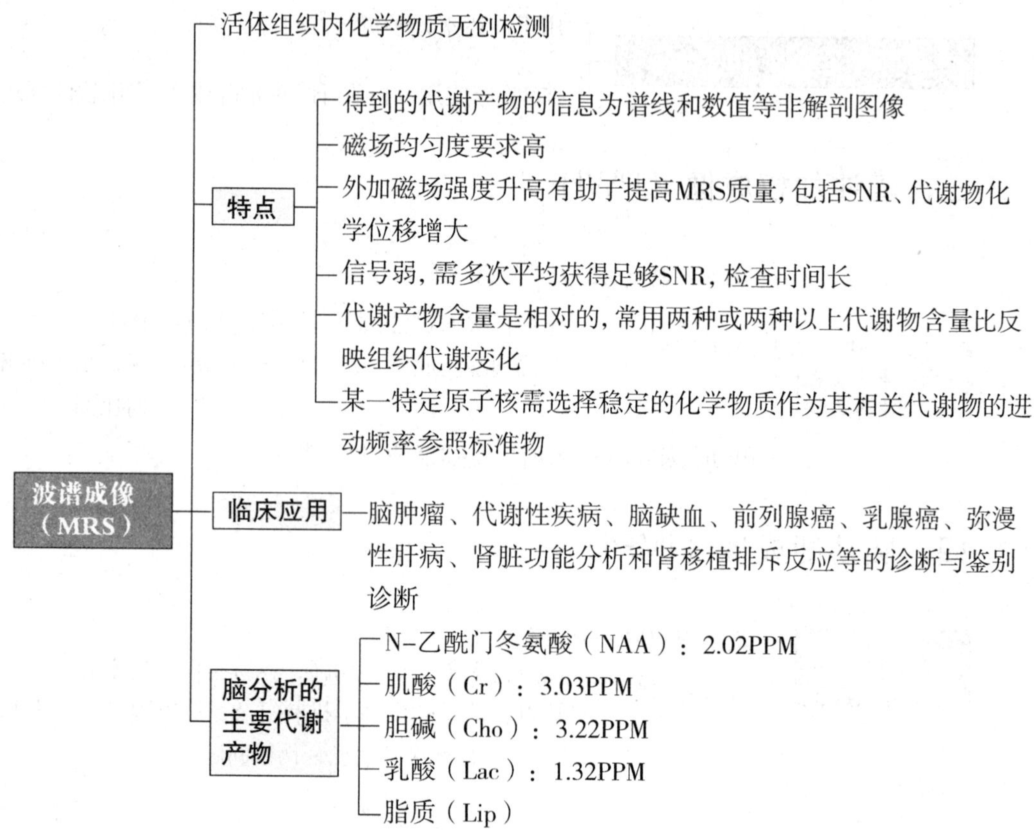
波谱成像（MRS）
活体组织内化学物质无创检测
特点
得到的代谢产物的信息为谱线和数值等非解剖图像
磁场均匀度要求高
外加磁场强度升高有助于提高MRS质量，包括SNR、代谢物化学位移增大
信号弱，需多次平均获得足够SNR，检查时间长
代谢产物含量是相对的，常用两种或两种以上代谢物含量比反映组织代谢变化
某一特定原子核需选择稳定的化学物质作为其相关代谢物的进动频率参照标准物
临床应用
脑肿瘤、代谢性疾病、脑缺血、前列腺癌、乳腺癌、弥漫性肝病、肾脏功能分析和肾移植排斥反应等的诊断与鉴别诊断
脑分析的主要代谢产物
N-乙酰门冬氨酸（NAA）：2.02PPM
肌酸（Cr）：3.03PPM
胆碱（Cho）：3.22PPM
乳酸（Lac）：1.32PPM
脂质（Lip）

六、磁敏感加权成像（SWI）

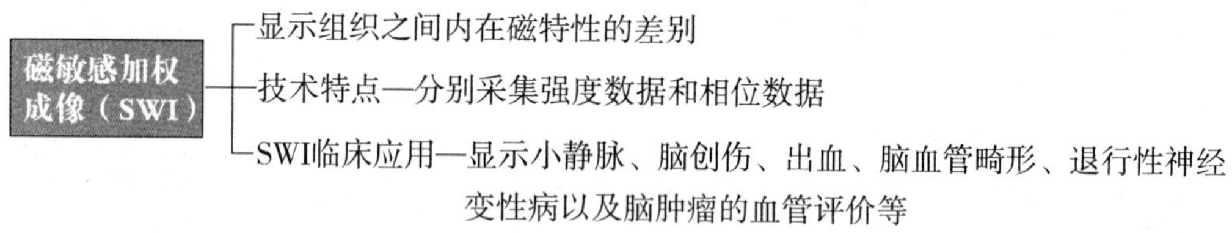
磁敏感加权成像（SWI）
显示组织之间内在磁特性的差别
技术特点—分别采集强度数据和相位数据
SWI临床应用—显示小静脉、脑创伤、出血、脑血管畸形、退行性神经变性病以及脑肿瘤的血管评价等

七、弹性成像（MRE）

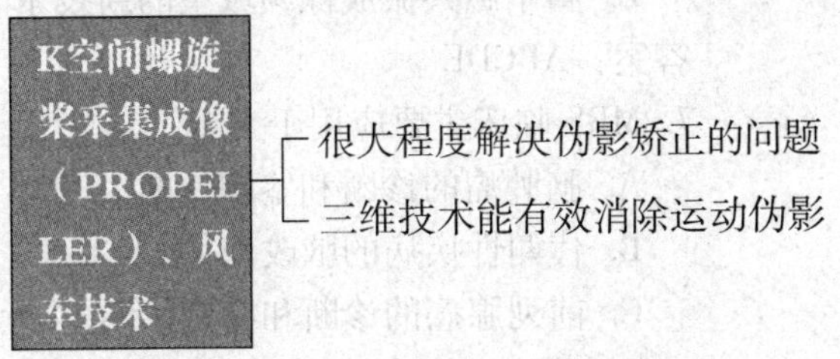
弹性成像（MRE）
直观显示和量化组织弹性的非侵入性成像方法
临床研究现状
乳腺、脑、前列腺、肌肉等
目前认为乳腺恶性肿瘤的弹性值显著高于良性肿瘤

八、K 空间螺旋桨采集成像（PROPELLER）、风车技术

K空间螺旋桨采集成像（PROPELLER）、风车技术
很大程度解决伪影矫正的问题
三维技术能有效消除运动伪影

九、分子影像学（MI）

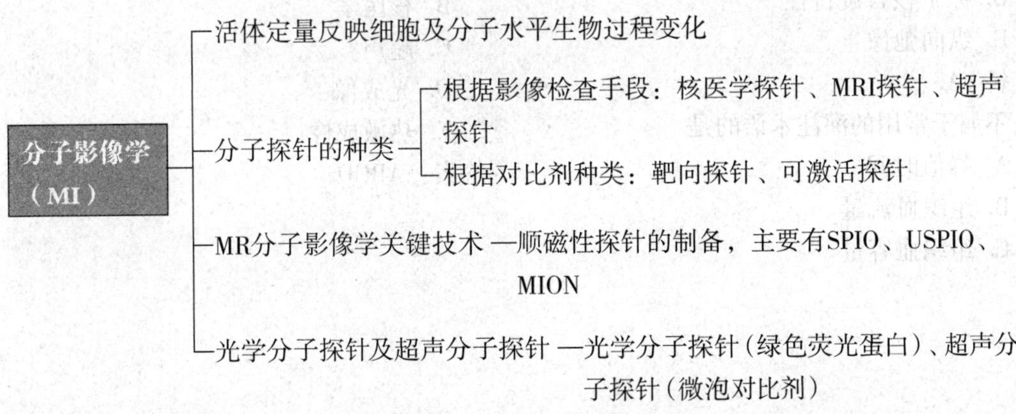
分子影像学（MI）
活体定量反映细胞及分子水平生物过程变化
分子探针的种类
根据影像检查手段：核医学探针、MRI探针、超声探针
根据对比剂种类：靶向探针、可激活探针
MR分子影像学关键技术
顺磁性探针的制备，主要有SPIO、USPIO、MION
光学分子探针及超声分子探针
光学分子探针（绿色荧光蛋白）、超声分子探针（微泡对比剂）

【精选习题】

单选题

1. 磁共振波谱的基础是

A. 磁化传递

B. 磁敏感效应

C. 化学位移

D. 流入效应

E. 磁饱和效应

答案：C

2. 目前能够进行活体组织内化学物质无创性检测的方法是

A. 灌注成像

B. 扩散成像

C. MR 波谱

D. MR 动态增强

E. MR 血管成像

答案：C

3. 磁共振做波谱分析要求发射器和接收器的频率

A. 要宽

B. 要窄

C. 要长

D. 要短

E. 要低

答案：A

4. 哪一选项是磁共振波谱的基础

A. 化学位移

B. K 空间轨迹

C. 磁化准备

D. 原子核自旋特性

E. 纵向弛豫

答案：A

5. 不属于常用的灌注术语的是

A. 峰值时间

B. 组织血流量

C. 组织血容量

D. 平均通过时间

E. 各相同性

答案：E

多选题

6. 关于磁共振波谱（MRS）的叙述，正确的是

A. 主要测定生物组织化学成分

B. 要求高场强 MR 系统

C. 需要良好的磁场均匀性

D. 当前研究最多的是脑代谢物

E. 属于磁共振成像领域里的新技术

答案：ABCDE

7. MRS 临床主要应用于

A. 脑肿瘤的诊断和鉴别诊断

B. 代谢性疾病的脑改变

C. 前列腺癌的诊断和鉴别诊断

D. 乳腺癌的诊断和鉴别诊断

E. 弥漫性肝病

答案：ABCDE

8. 分子影像技术中最常用的方法是

A. MRI

B. 核医学

C. 超声

D. 光成像

E. 热敏成像

答案：ABCD

第十一章　磁共振后处理技术

主要介绍磁共振后处理技术的定义和自动拼接技术、3D 重建技术、数据分析技术。所有核心考点均为了解内容。

一、定义

- 磁共振后处理技术
  - 定义：将磁共振不同成像技术采集得到的原始图像和数据，利用各磁共振成像仪附带的后处理软件或第三方提供的数据处理软件进行的图像重组和数据分析，进而生成的可供临床诊断或科研需要的整体直观图像或曲线图以及某定量数据值
  - 包括
    - 自动拼接技术
    - 3D重建技术
    - 诊断曲线图
    - 数据分析技术等
  - 磁共振后处理技术的发展和拓宽依赖于磁共振硬件和软件以及相关学科的不断研发和提升

二、自动拼接技术

自动拼接技术

- **全脊柱拼接**
  - 主要运用自旋回波序列族而获得的高分辨力大范围颈、胸、腰、骶尾椎图像，通过拼接软件而获得的MR全景脊柱成像
- **血管拼接**
  - 主要应用于对比剂增强 MRA（CE-MRA），两次注射对比剂，分四段分别获得头颈、胸腹、大腿、小腿高分辨大范围血管图像，通过拼接软件获得 MR 全身全景血管成像
  - 还可获得全身全景 DWI（类PET）成像、全身全景周围神经成像等
- 将无缝集成的多个表面线圈单元与多个独立射频通道组合起来，实现局部高分辨力成像和大范围覆盖成像，将局部大范围成像通过自动拼接软件获得全身MR图像
- 自动拼接技术得益于一体化全景成像矩阵 TIM（Total Imaging Matrix）技术，而 TIM技术又依赖于高性能的梯度系统，其梯度场强可达 45mT/m，梯度切换率为200mT/（m · s）以及多通道的射频系统

三、3D 重建技术

- **3D重建技术**
  - **最大强度投影(MIP)**
    - 3D数据中具有最大强度的体素被显示在 MIP 图像中
    - 该后处理程序允许在任意方向对所观察结构的投影图像进行重建，并可随意限定观察角度
    - 为了防止所观察内容在投影中发生重叠，原始的输出数据可根据感兴趣区域进行任意选择和剪切，从而使感兴趣区得到最佳显示（此即 freehand MIP）
    - 主要用于非增强和对比剂增强 MRA、超重T_2水成像、弥散成像等原始图像的后处理
  - **最小强度投影（MinIP）**
    - 与 MIP相反，3D数据中具有最小强度的体素被显示在MinIP 图像中
    - 主要用于 SWI、支气管成像等
  - **曲面重建（CPR）**
    - 对3D数据所需观察结构进行曲面重建
    - 用于结构复杂且弯曲又需显示在同一平面内的图像，如周围神经的显示、脊柱侧弯的显示等
  - **多平面重建（MPR）**
    - 自由选择层厚和层间距，对 3D 数据进行多个平面重建
    - 允许对冠状位、矢状位、横断位、斜位进行实时重建
    - 单一层面或平行层面，平切或是放射切割都可实时计算，应用甚为广泛
  - 借助 3D序列的超高信号利用率，可获得亚毫米分辨力（层面内分辨力和层厚<1mm）的各向同性 MR图像，利用此图像进行三维重组，获得立体直观完整的MR图像。包括MP、MinIP、CPR、MPR等

四、数据分析技术

数据分析技术
- 利用各磁共振成像仪所通过的软件或第三方提供的软件对成像数据进行大量的函数计算，如加、减、乘、除；T_1和T_2值、标准差
- 脑功能成像的原始数据分析
- 铁沉积的量化分析
- 斑块的风险因子评估
- 对比剂的动态强化曲线分析
- 波谱成像化合物曲线数据分析
- 心功能量化指标分析

【精选习题】

多选题

1. 3D CE－MRA 后处理技术包括

A. 脂肪抑制技术

B. 最大信号强度投影技术

C. 多平面重建技术

D. 水抑制技术

E. 容积再现技术

答案：BCE

第三篇 DSA 成像技术

《 第一章 DSA的发展与成像设备

第一节 DSA的发展与临床应用特点

核心考点	掌握	熟悉	了解
1. DSA的发展史	√		
2. DSA与传统血管造影比较	√		
3. 动脉DSA与静脉DSA比较	√		

一、DSA的发展

DSA的发展

- 1895年11月8日伦琴发现了X线，几周后Haschek和Lindenthal就在尸体上进行了手的动脉血管造影的实验研究
- 1923年Berberich和Hirsh首次在人体上做了血管造影检查
- 1931年Forsmann报告了心脏的X线造影
- 20世纪30年代中期一些学者报告了经腰部穿刺施行主动脉、颈动脉及周围血管造影的方法
- 20世纪50年代初期，Seldinger对动脉插管的方法作了改进，时至今日动脉插管仍沿用此方法
- DSA为数字减影血管造影，是电子计算机与常规X线血管造影相结合的产物，向一体化、程序化、自动化、智能化的方向发展

二、DSA 的临床应用特点

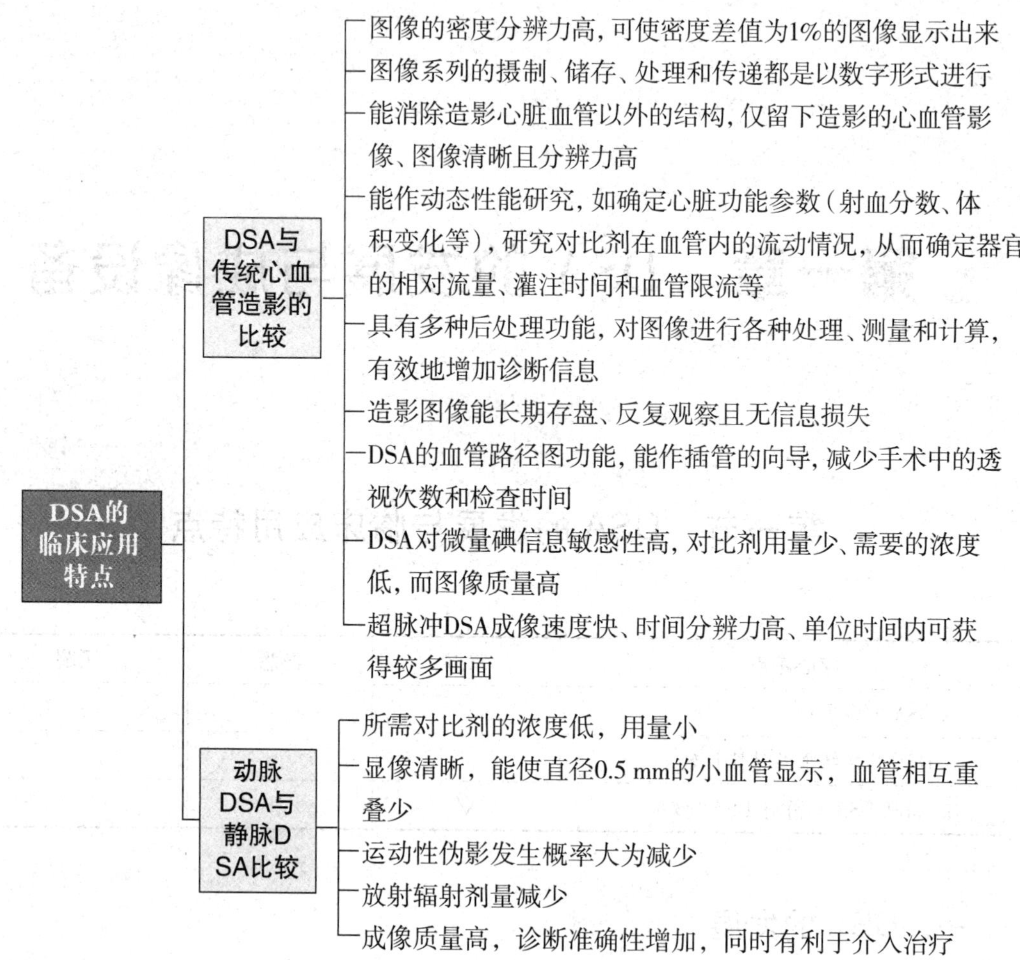
DSA的临床应用特点
DSA与传统心血管造影的比较
图像的密度分辨力高，可使密度差值为1%的图像显示出来
图像系列的摄制、储存、处理和传递都是以数字形式进行
能消除造影心脏血管以外的结构，仅留下造影的心血管影像、图像清晰且分辨力高
能作动态性能研究，如确定心脏功能参数（射血分数、体积变化等），研究对比剂在血管内的流动情况，从而确定器官的相对流量、灌注时间和血管限流等
具有多种后处理功能，对图像进行各种处理、测量和计算，有效地增加诊断信息
造影图像能长期存盘、反复观察且无信息损失
DSA的血管路径图功能，能作插管的向导，减少手术中的透视次数和检查时间
DSA对微量碘信息敏感性高，对比剂用量少、需要的浓度低，而图像质量高
超脉冲DSA成像速度快、时间分辨力高、单位时间内可获得较多画面
动脉DSA与静脉DSA比较
所需对比剂的浓度低，用量小
显像清晰，能使直径0.5 mm的小血管显示，血管相互重叠少
运动性伪影发生概率大为减少
放射辐射剂量减少
成像质量高，诊断准确性增加，同时有利于介入治疗

【精选习题】

单选题

1. 外周静脉法对比剂到达感兴趣区的时间为
   A. 中心静脉法减去 1 秒
   B. 中心静脉法减去 2 秒
   C. 中心静脉法减去 3 秒
   D. 中心静脉法减去 4 秒
   E. 中心静脉法减去 5 秒

答案：C

2. 外周静脉法造影，对比剂到达主动脉的时间为
   A. 3～5 秒
   B. 4～6 秒
   C. 5～7 秒
   D. 6～7 秒
   E. 7～9 秒

答案：E

3. 动脉 DSA 与静脉 DSA 相比，优势不包括
   A. 所需对比剂的浓度低，用量小
   B. 中心血容量大

C. 运动性伪影发生概率大为减少　　E. 成像质量高

D. 放射辐射剂量减少　　答案：B

第二节　DSA 的基本设备构成

核心考点	掌握	熟悉	了解
1. X 线高压发生装置		√	
2. X 线管		√	
3. 影像增强器（I.I）		√	
4. 光学系与 TV 摄像机		√	
5. 探测器系统		√	
6. AEC		√	
7. 显示器		√	
8. 准直器		√	
9. 附加滤过		√	
10. 导管床与机架		√	

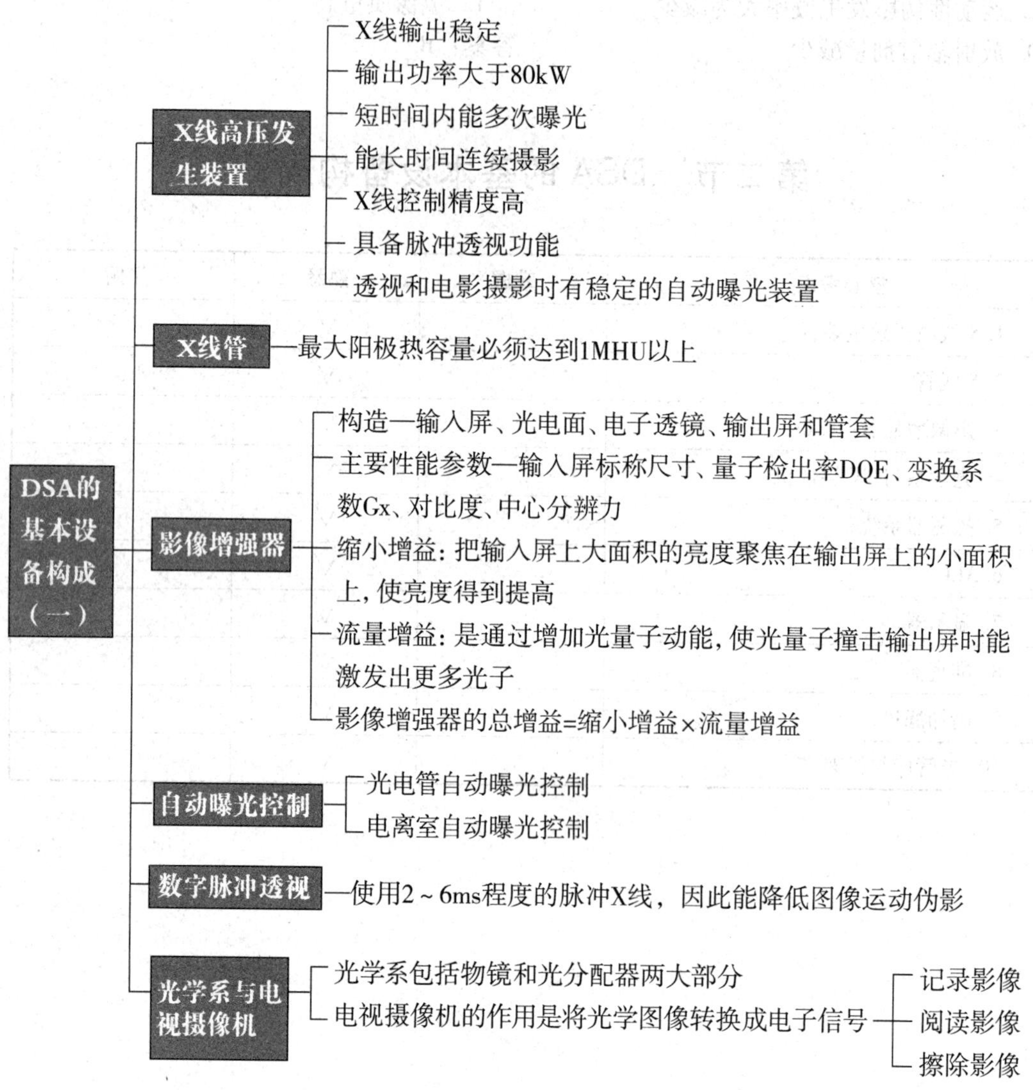
DSA的基本设备构成（一）
X线高压发生装置
X线输出稳定
输出功率大于80kW
短时间内能多次曝光
能长时间连续摄影
X线控制精度高
具备脉冲透视功能
透视和电影摄影时有稳定的自动曝光装置
X线管
最大阳极热容量必须达到1MHU以上
影像增强器
构造—输入屏、光电面、电子透镜、输出屏和管套
主要性能参数—输入屏标称尺寸、量子检出率DQE、变换系数Gx、对比度、中心分辨力
缩小增益：把输入屏上大面积的亮度聚焦在输出屏上的小面积上，使亮度得到提高
流量增益：是通过增加光量子动能，使光量子撞击输出屏时能激发出更多光子
影像增强器的总增益=缩小增益×流量增益
自动曝光控制
光电管自动曝光控制
电离室自动曝光控制
数字脉冲透视
使用2～6ms程度的脉冲X线，因此能降低图像运动伪影
光学系与电视摄像机
光学系包括物镜和光分配器两大部分
电视摄像机的作用是将光学图像转换成电子信号
记录影像
阅读影像
擦除影像

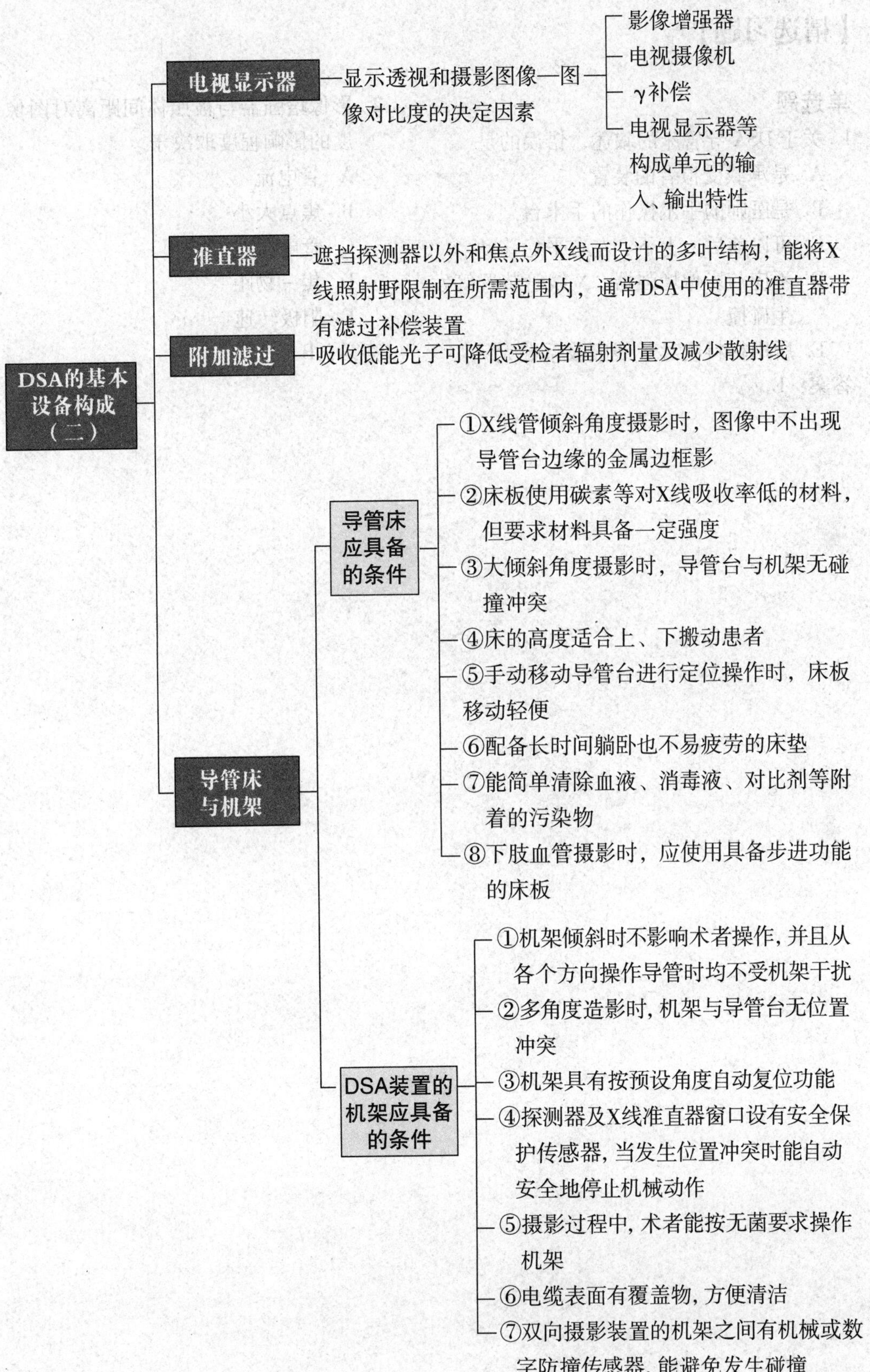
DSA的基本设备构成（二）
电视显示器
显示透视和摄影图像—图像对比度的决定因素
影像增强器
电视摄像机
γ补偿
电视显示器等构成单元的输入、输出特性
准直器
遮挡探测器以外和焦点外X线而设计的多叶结构，能将X线照射野限制在所需范围内，通常DSA中使用的准直器带有滤过补偿装置
附加滤过
吸收低能光子可降低受检者辐射剂量及减少散射线
导管床与机架
导管床应具备的条件
①X线管倾斜角度摄影时，图像中不出现导管台边缘的金属边框影
②床板使用碳素等对X线吸收率低的材料，但要求材料具备一定强度
③大倾斜角度摄影时，导管台与机架无碰撞冲突
④床的高度适合上、下搬动患者
⑤手动移动导管台进行定位操作时，床板移动轻便
⑥配备长时间躺卧也不易疲劳的床垫
⑦能简单清除血液、消毒液、对比剂等附着的污染物
⑧下肢血管摄影时，应使用具备步进功能的床板
DSA装置的机架应具备的条件
①机架倾斜时不影响术者操作，并且从各个方向操作导管时均不受机架干扰
②多角度造影时，机架与导管台无位置冲突
③机架具有按预设角度自动复位功能
④探测器及X线准直器窗口设有安全保护传感器，当发生位置冲突时能自动安全地停止机械动作
⑤摄影过程中，术者能按无菌要求操作机架
⑥电缆表面有覆盖物，方便清洁
⑦双向摄影装置的机架之间有机械或数字防撞传感器，能避免发生碰撞

【精选习题】

单选题

1. 关于 DSA 导管床的叙述，错误的是
   A. 是承载受检者的装置
   B. 是医师的手术操作的手术台
   C. 可以前后、上下、左右平稳移动
   D. 不应与影像增强器、X 线管装置等发生碰撞
   E. 所用材料应对 X 线吸收系数大

答案：E

2. 影像增强器与被照体间距离对图像锐利度的影响程度取决于
   A. 管电流
   B. 焦点大小
   C. 管电压
   D. 焦 – 物距
   E. 阳极转速

答案：B

第三节 平板探测器系统

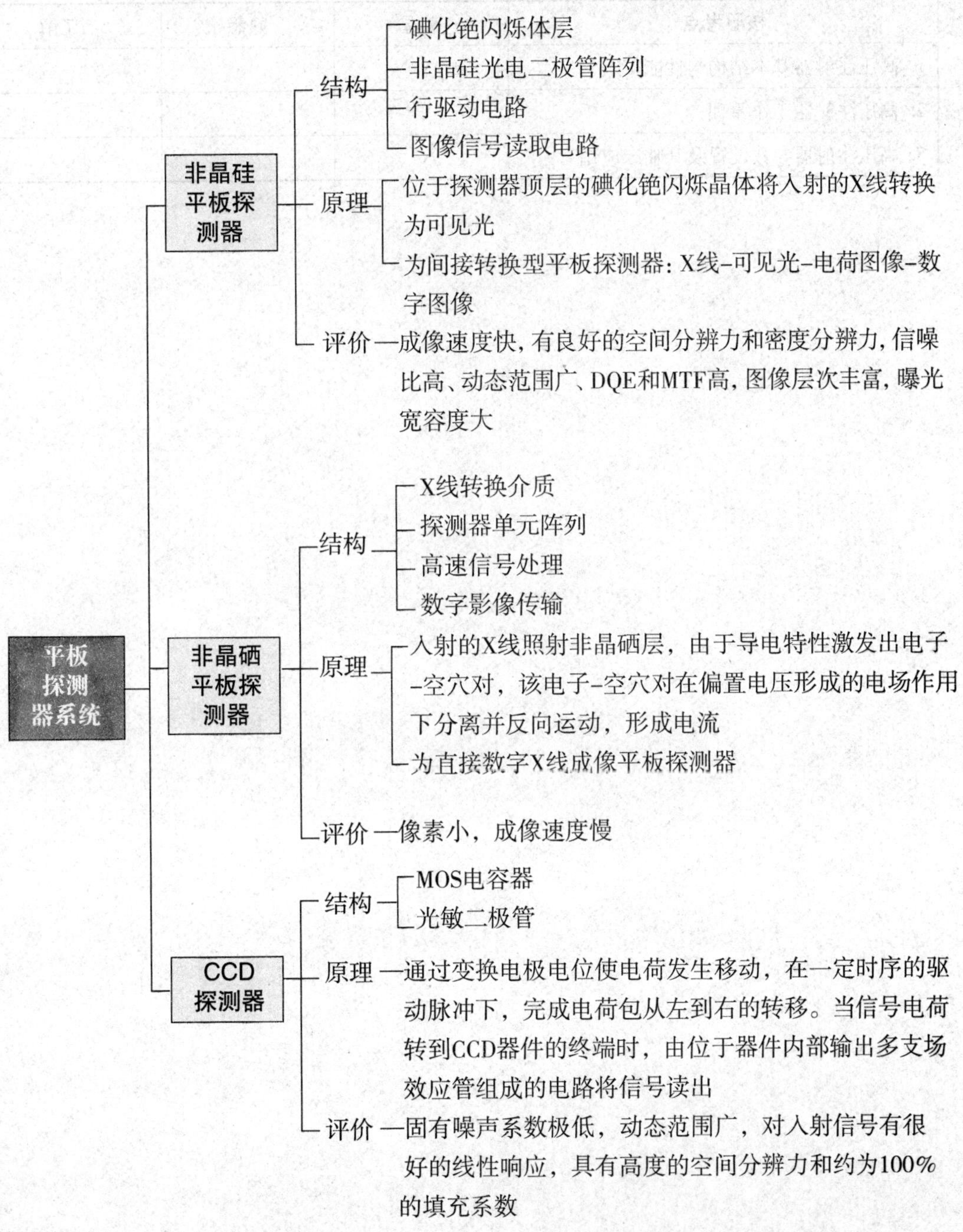
平板探测器系统
非晶硅平板探测器
结构
碘化铯闪烁体层
非晶硅光电二极管阵列
行驱动电路
图像信号读取电路
原理
位于探测器顶层的碘化铯闪烁晶体将入射的X线转换为可见光
为间接转换型平板探测器：X线-可见光-电荷图像-数字图像
评价
成像速度快，有良好的空间分辨力和密度分辨力，信噪比高、动态范围广、DQE和MTF高，图像层次丰富，曝光宽容度大
非晶硒平板探测器
结构
X线转换介质
探测器单元阵列
高速信号处理
数字影像传输
原理
入射的X线照射非晶硒层，由于导电特性激发出电子-空穴对，该电子-空穴对在偏置电压形成的电场作用下分离并反向运动，形成电流
为直接数字X线成像平板探测器
评价
像素小，成像速度慢
CCD探测器
结构
MOS电容器
光敏二极管
原理
通过变换电极电位使电荷发生移动，在一定时序的驱动脉冲下，完成电荷包从左到右的转移。当信号电荷转到CCD器件的终端时，由位于器件内部输出多支场效应管组成的电路将信号读出
评价
固有噪声系数极低，动态范围广，对入射信号有很好的线性响应，具有高度的空间分辨力和约为100%的填充系数

第四节 高压注射器

核心考点	掌握	熟悉	了解
1. 高压注射器基本结构与性能	√		
2. 高压注射器工作原理	√		
3. 高压注射器参数设置及其临床应用	√		

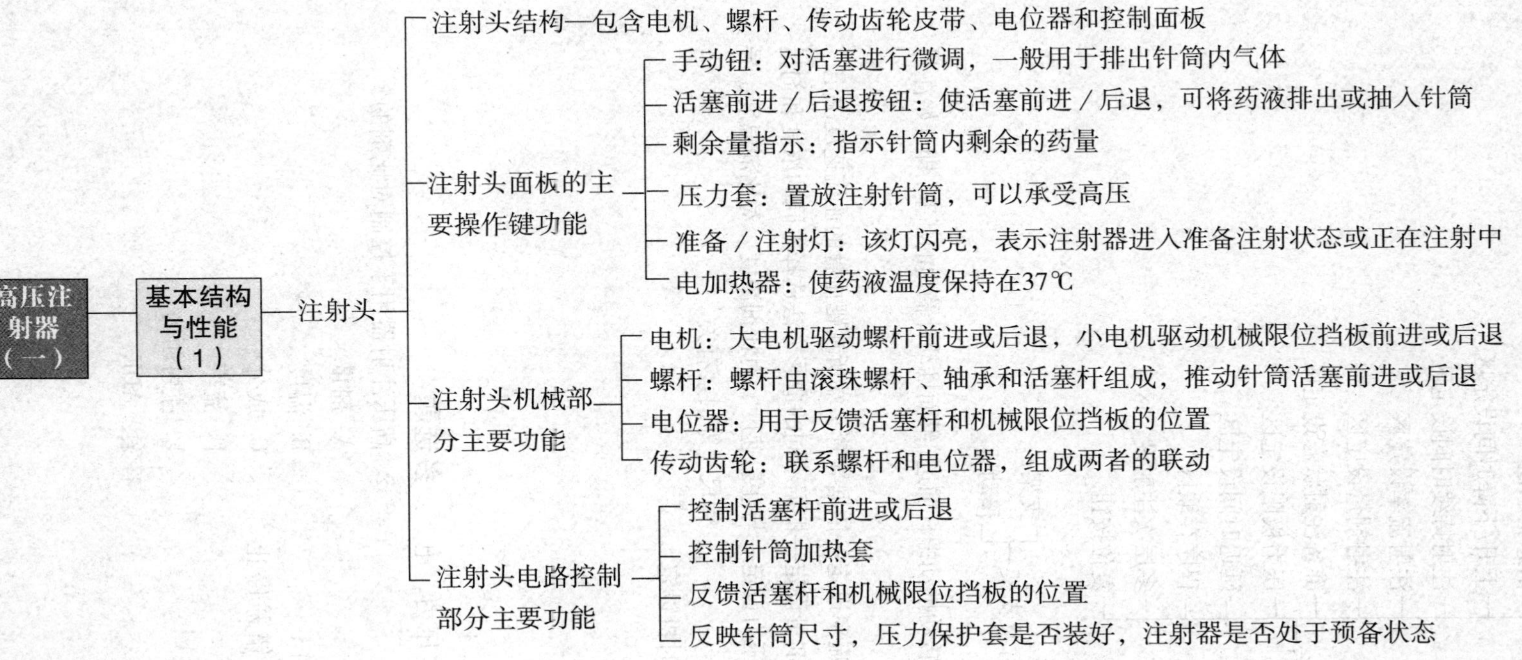
高压注射器（一）
基本结构与性能（1）
注射头
注射头结构—包含电机、螺杆、传动齿轮皮带、电位器和控制面板
注射头面板的主要操作键功能
手动钮：对活塞进行微调，一般用于排出针筒内气体
活塞前进／后退按钮：使活塞前进／后退，可将药液排出或抽入针筒
剩余量指示：指示针筒内剩余的药量
压力套：置放注射针筒，可以承受高压
准备／注射灯：该灯闪亮，表示注射器进入准备注射状态或正在注射中
电加热器：使药液温度保持在37℃
注射头机械部分主要功能
电机：大电机驱动螺杆前进或后退，小电机驱动机械限位挡板前进或后退
螺杆：螺杆由滚珠螺杆、轴承和活塞杆组成，推动针筒活塞前进或后退
电位器：用于反馈活塞杆和机械限位挡板的位置
传动齿轮：联系螺杆和电位器，组成两者的联动
注射头电路控制部分主要功能
控制活塞杆前进或后退
控制针筒加热套
反馈活塞杆和机械限位挡板的位置
反映针筒尺寸，压力保护套是否装好，注射器是否处于预备状态

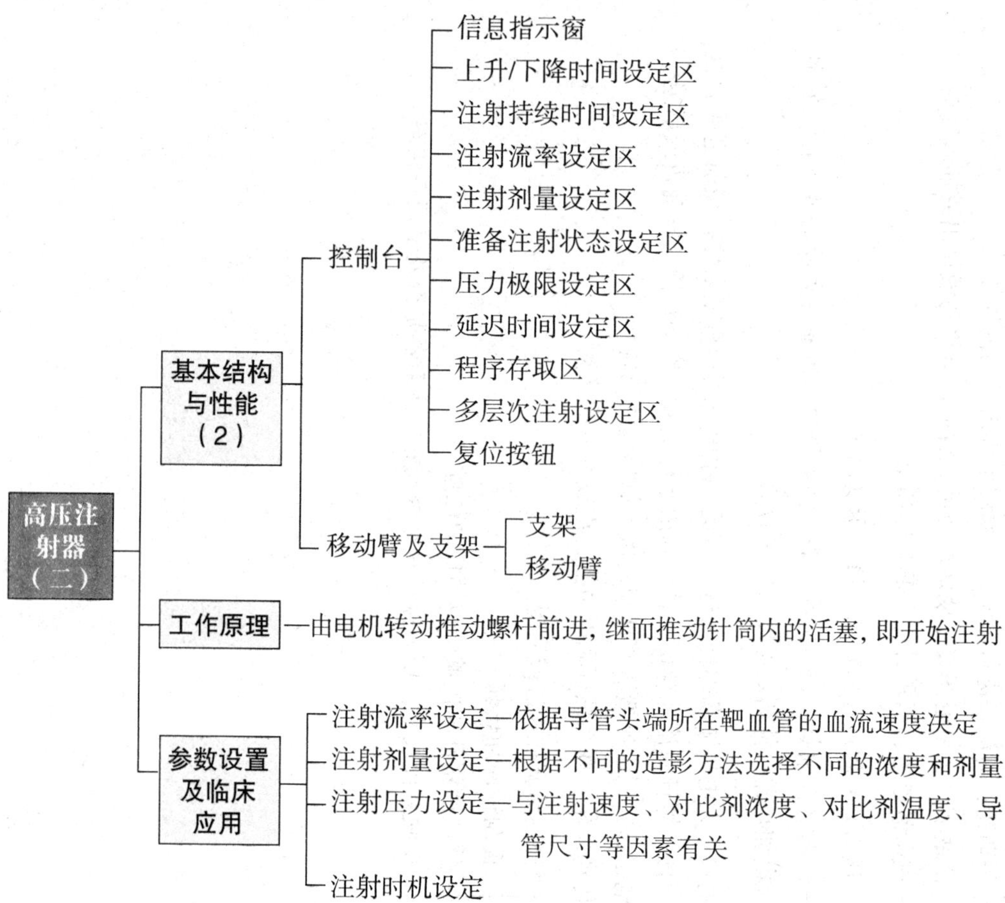
高压注射器（二）
基本结构与性能（2）
控制台
信息指示窗
上升/下降时间设定区
注射持续时间设定区
注射流率设定区
注射剂量设定区
准备注射状态设定区
压力极限设定区
延迟时间设定区
程序存取区
多层次注射设定区
复位按钮
移动臂及支架
支架
移动臂
工作原理
由电机转动推动螺杆前进，继而推动针筒内的活塞，即开始注射
参数设置及临床应用
注射流率设定—依据导管头端所在靶血管的血流速度决定
注射剂量设定—根据不同的造影方法选择不同的浓度和剂量
注射压力设定—与注射速度、对比剂浓度、对比剂温度、导管尺寸等因素有关
注射时机设定

【精选习题】

单选题

1. 高压注射器在工作中超过额定压力，电机将会

A. 马上停止工作

B. 以10%减速，然后继续工作

C. 长时间无法减速，将会报错并停止注射

D. 继续按设定的流速注射

E. 无法确定

答案：B

多选题

2. 高压注射器用于控制对比剂的

A. 剂量

B. 温度

C. 成分

D. 流率

E. 注射压力

答案：ADE

《 第二章 DSA 的辐射防护

第一节 X 线对人体的危害

核心考点	掌握	熟悉	了解
1. DSA 实践中的辐射		√	
2. 介入诊疗辐射场的分布		√	

一、电离辐射对生物体的基本作用

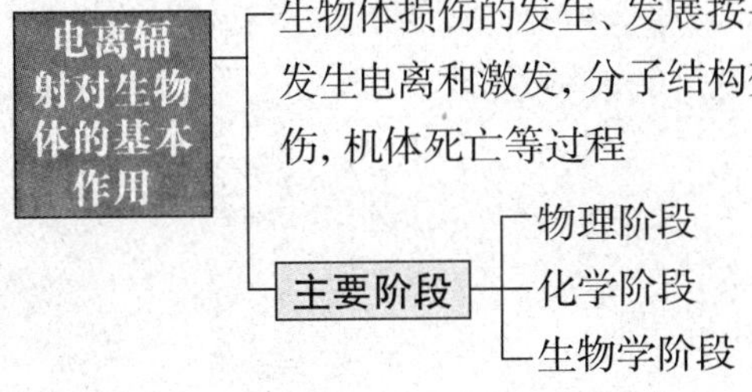

电离辐射对生物体的基本作用
生物体损伤的发生、发展按一定的顺序进行，即机体被照射，能量吸收，分子发生电离和激发，分子结构变化，生理、生化代谢改变，细胞、组织、器官损伤，机体死亡等过程
主要阶段
物理阶段
化学阶段
生物学阶段

二、原发作用与继发作用

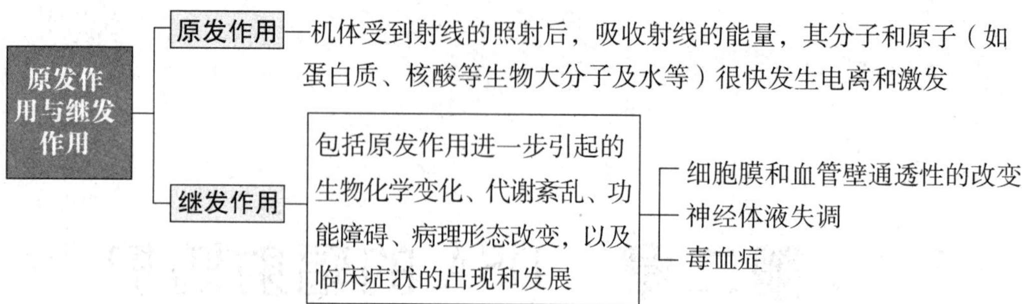
原发作用与继发作用
原发作用
机体受到射线的照射后，吸收射线的能量，其分子和原子（如蛋白质、核酸等生物大分子及水等）很快发生电离和激发
继发作用
包括原发作用进一步引起的生物化学变化、代谢紊乱、功能障碍、病理形态改变，以及临床症状的出现和发展
细胞膜和血管壁通透性的改变
神经体液失调
毒血症

三、直接作用与间接作用

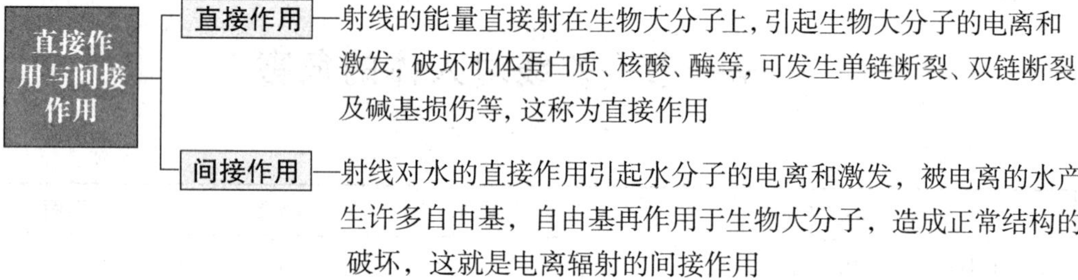
直接作用与间接作用
直接作用
射线的能量直接射在生物大分子上，引起生物大分子的电离和激发，破坏机体蛋白质、核酸、酶等，可发生单链断裂、双链断裂及碱基损伤等，这称为直接作用
间接作用
射线对水的直接作用引起水分子的电离和激发，被电离的水产生许多自由基，自由基再作用于生物大分子，造成正常结构的破坏，这就是电离辐射的间接作用

四、电离辐射致生物效应的分类

- 电离辐射致生物效应的分类
  - 躯体效应与遗传效应
    - ①躯体效应发生于体细胞，产生的机体生物效应显示在受照体本人机体上。可以是确定性效应，也可以是随机性效应
    - ②遗传效应发生于胚胎细胞，影响受照者的后代，诱发各种遗传疾病。此类胚胎细胞的功能是将遗传信息传递给新的个体，使遗传信息在受照者的第一代或者更晚的后代中显现出来，遗传效应属随机效应
  - 早期效应与晚期效应
    - ①早期效应是发生在大剂量的X线、γ射线全身照射（一般2Gy以上）后，受照者3个月内出现全身躯体效应，如一般造血系统、消化系统及中枢神经系统的效应等。可分为急性效应和慢性效应
    - ②晚期效应是辐射造成的潜伏性损伤经过几年或者数十年才显露出的辐射损伤。如白内障、永久绝育、青少年生长发育迟缓以及诱发恶性肿瘤和白血病等。迟发效应和晚期效应统称远后效应
  - 确定性效应与随机性效应
    - ①确定性效应指辐射损伤的严重程度与所受剂量有关，有明显的阈值，剂量未超过阈值不会发生有害效应。一旦达到阈值，这种效应就一定会发生
    - ②随机性效应指当机体受到辐射照射后，一些细胞受损而死亡，另一些细胞发生了变异而不死亡，有可能形成一个变异了的子细胞克隆。当机体防御机制不健全时，经过不同的潜伏期，由一个变异的但仍存活的体细胞生成的这个细胞克隆可能导致恶性病变。这种效应发生概率（不是严重程度）随照射剂量增大而增大，辐射损伤的严重程度与照射剂量无关，这种不存在具体的阈剂量的效应称为随机效应

五、生物效应的电离辐射因素

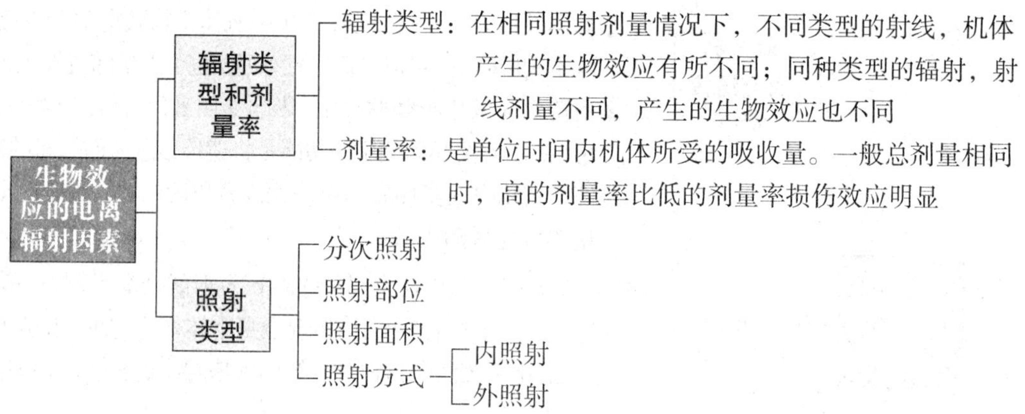
生物效应的电离辐射因素
辐射类型和剂量率
辐射类型：在相同照射剂量情况下，不同类型的射线，机体产生的生物效应有所不同；同种类型的辐射，射线剂量不同，产生的生物效应也不同
剂量率：是单位时间内机体所受的吸收量。一般总剂量相同时，高的剂量率比低的剂量率损伤效应明显
照射类型
分次照射
照射部位
照射面积
照射方式
内照射
外照射

六、生物效应的机体因素

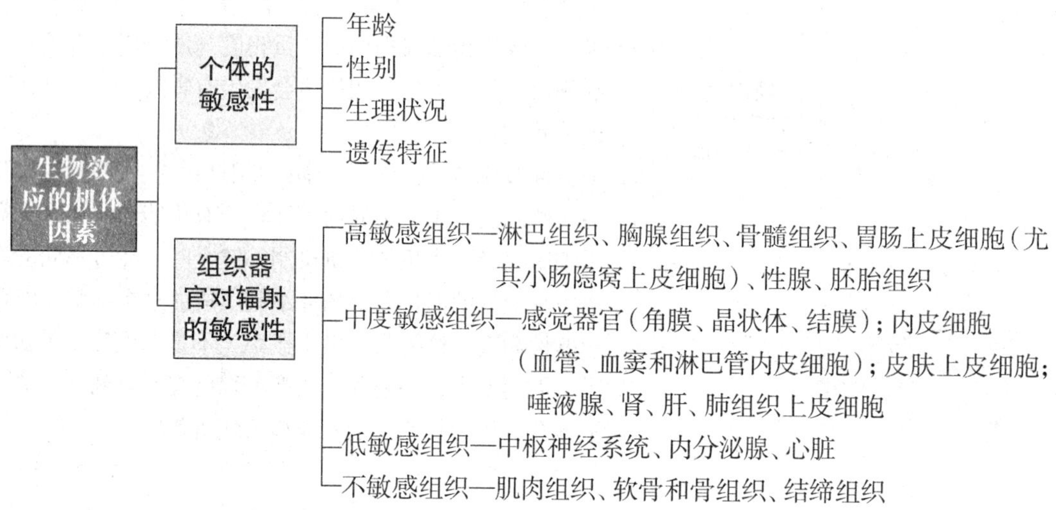
生物效应的机体因素
个体的敏感性
年龄
性别
生理状况
遗传特征
组织器官对辐射的敏感性
高敏感组织—淋巴组织、胸腺组织、骨髓组织、胃肠上皮细胞（尤其小肠隐窝上皮细胞）、性腺、胚胎组织
中度敏感组织—感觉器官（角膜、晶状体、结膜）；内皮细胞（血管、血窦和淋巴管内皮细胞）；皮肤上皮细胞；唾液腺、肾、肝、肺组织上皮细胞
低敏感组织—中枢神经系统、内分泌腺、心脏
不敏感组织—肌肉组织、软骨和骨组织、结缔组织

七、常用辐射剂量单位

常用辐射剂量单位（一）

- **照射量及其单位**
  - 定义：指在射线照射下当空气中释放出来的所有次级电子，完全被空气阻止时，在单位质量空气中由于电离而产生的任何一种符号（带正电或带负电）的离子总电荷量的绝对值。照射量是一个由X线或γ射线在空气中产生的电离作用来间接表达射源对辐射场中空气传递能量大小的物理量。
  - 单位：照射量的国际单位为库仑/千克（C/kg）。其物理意义为：在标准状态下（T=0℃，p=101325Pa）质量为1kg的空气在X线或γ射线的照射下，在空气中累计产生的正负离子的电荷各为1C时，射线照射量为1C / kg。目前仍在沿用的照射量的专用单位为伦琴，用符号R表示。1C/kg=3.877×10^3R，故1R=2.58×10^{-4}C/kg
- **照射量率及其单位**
  - 定义：是表征射源向辐射场传递能量快慢的物理量。其定义为单位时间内所产生的照射量。
  - 单位：照射量率的国际单位为库仑/（千克/秒）［（C/kg/s）］。过去使用的专用单位是伦琴或其倍数、分倍数除以适当时间而得的商，如伦/秒（R/s）、伦/分（R/min）、毫伦/小时（mR/h）等。
- **吸收剂量及其单位**
  - 定义：表征单位质量被照射物质吸收电离辐射能量大小的物理量
  - 单位：国际单位是焦耳/千克（J/kg），专用名称“戈瑞”，简称“戈”，以“Gy”标记
  - 1Gy（戈瑞）=1J/kg（焦耳/千克）
  - 1Gy=100rad
- **吸收剂量率及其单位**
  - 定义：表征受照物质吸收辐射能量的快慢，定义为受照物质单位时间内的吸收剂量
  - 单位：国际单位为戈瑞/秒（Gy/s）。也可用Gy（戈瑞）或其倍倍数、分倍数除以适当的时间单位来表示。如戈瑞/时（Gy/h）、戈瑞/分（Gy/min）、毫戈瑞/秒（mGy/s）等
- **比释动能及其单位**
  - 定义：指非带电粒子（如X线、γ射线或中子）在单位质量物质中释放出来的全部带电粒子的初始动能之和
  - 单位：国际单位是焦耳/千克（J/kg），又名“戈瑞”，记作“Gy”

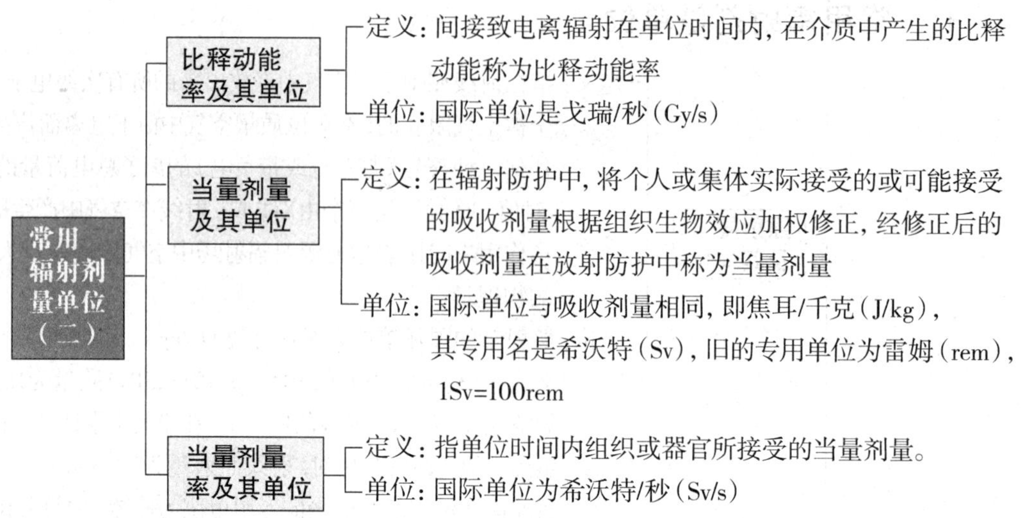
常用辐射剂量单位（二）
比释动能率及其单位
定义：间接致电离辐射在单位时间内，在介质中产生的比释动能称为比释动能率
单位：国际单位是戈瑞/秒（Gy/s）
当量剂量及其单位
定义：在辐射防护中，将个人或集体实际接受的或可能接受的吸收剂量根据组织生物效应加权修正，经修正后的吸收剂量在放射防护中称为当量剂量
单位：国际单位与吸收剂量相同，即焦耳/千克（J/kg），其专用名是希沃特（Sv），旧的专用单位为雷姆（rem），1Sv=100rem
当量剂量率及其单位
定义：指单位时间内组织或器官所接受的当量剂量。
单位：国际单位为希沃特/秒（Sv/s）

第二节　DSA 的 X 线防护

核心考点	掌握	熟悉	了解
1. X 线防护用品		√	
2. 近台防护装置		√	
3. 附加滤过		√	
4. 影像增强器（探测器）与被照体间距离		√	
5. 数字脉冲透视		√	

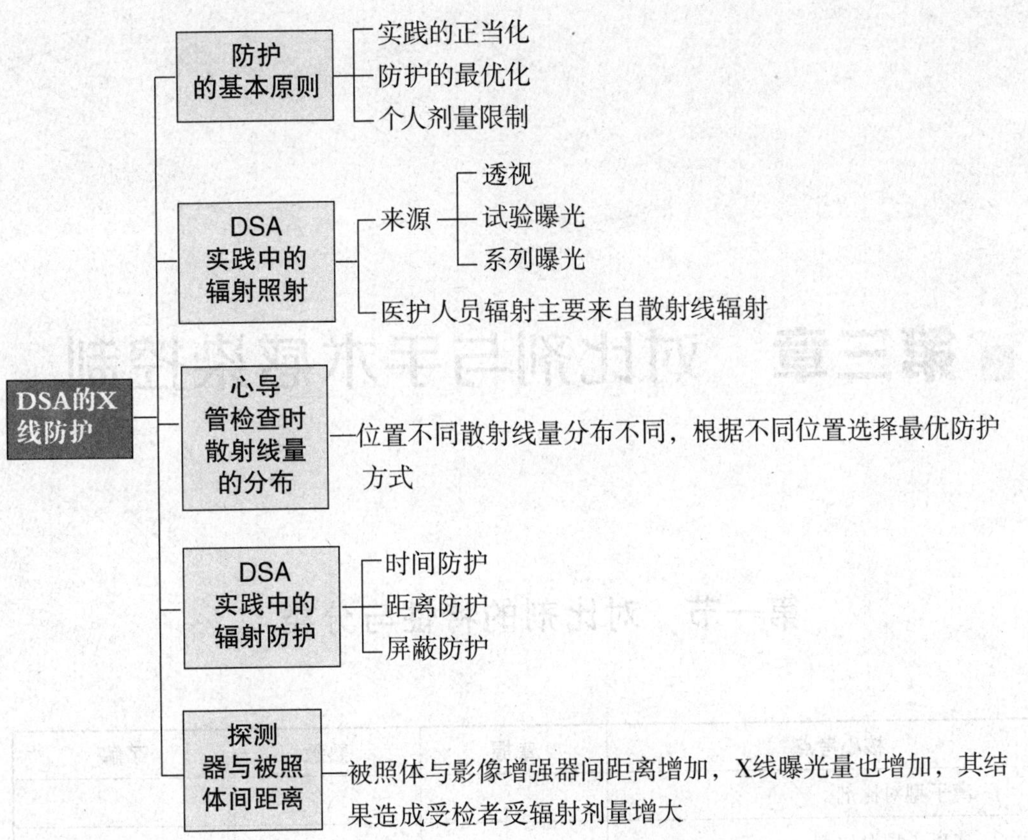
DSA的X线防护
防护的基本原则
实践的正当化
防护的最优化
个人剂量限制
DSA实践中的辐射照射
来源
透视
试验曝光
系列曝光
医护人员辐射主要来自散射线辐射
心导管检查时散射线量的分布
位置不同散射线量分布不同，根据不同位置选择最优防护方式
DSA实践中的辐射防护
时间防护
距离防护
屏蔽防护
探测器与被照体间距离
被照体与影像增强器间距离增加，X线曝光量也增加，其结果造成受检者受辐射剂量增大

【精选习题】

单选题

1. DSA 实践中的辐射防护不包括

   A. X 线的防护铅衣

   B. 近台防护板

   C. 附加滤过

   D. 影像增强器与被照体间的距离

   E. 增加透视时间

   答案：E

《 第三章　对比剂与手术感染控制

第一节　对比剂的特性与分类

核心考点	掌握	熟悉	了解
1. 离子型对比剂		√	
2. 非离子型对比剂		√	
3. 二聚体型对比剂		√	

定义：用人工的方法将高度或低密度物质引入人体内，使其改变组织器官与邻近组织的密度差，以显示成像区域内组织器官的形态和功能，这种引入的物质称为对比剂。

对比剂应具备的条件
- 与人体组织的密度对比相差较大，显影效果良好
- 无味、无毒性及刺激性和不良反应小，具有水溶性
- 黏稠度低，无生物活性，易于排泄
- 理化性能稳定，而不易变质
- 价廉且使用方便

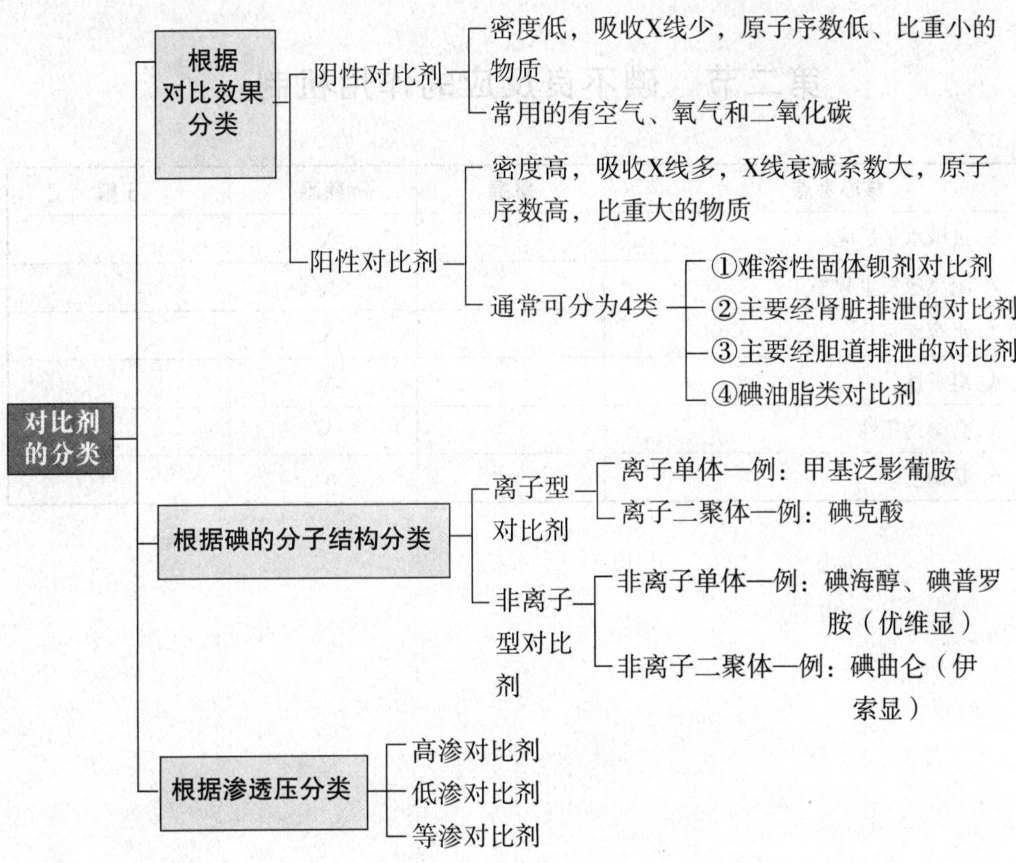
对比剂的分类
根据对比效果分类
阴性对比剂
密度低，吸收X线少，原子序数低、比重小的物质
常用的有空气、氧气和二氧化碳
阳性对比剂
密度高，吸收X线多，X线衰减系数大，原子序数高，比重大的物质
通常可分为4类
①难溶性固体钡剂对比剂
②主要经肾脏排泄的对比剂
③主要经胆道排泄的对比剂
④碘油脂类对比剂
根据碘的分子结构分类
离子型对比剂
离子单体—例：甲基泛影葡胺
离子二聚体—例：碘克酸
非离子型对比剂
非离子单体—例：碘海醇、碘普罗胺（优维显）
非离子二聚体—例：碘曲仑（伊索显）
根据渗透压分类
高渗对比剂
低渗对比剂
等渗对比剂

【精选习题】

单选题

1. 与非离子对比剂的亲水性相关的因素是
   A. 渗透压
   B. 碘含量
   C. 颗粒数量
   D. 羟基数量
   E. 羧基数量

答案：D

2. 关于对比剂黏稠度的叙述，正确的是
   A. 分子量大的单聚体型对比剂比双聚体型对比剂黏稠度大
   B. 相同剂型的对比剂碘含量越高，黏稠度越大
   C. 影响对比剂黏稠度的主要因素是温度
   D. 对比剂黏稠度低，注射器注射难度大
   E. 对比剂温度低，黏稠度高

答案：B

3. 等渗 X 线对比剂的渗透压一般是在
   A. 300mmol/L
   B. 500mmol/L
   C. 700mmol/L
   D. 844mmol/L
   E. 1500mmol/L

答案：A

第二节 碘不良反应的作用机制

核心考点	掌握	熟悉	了解
1. 过敏水平反应		√	
2. 副反应发生频率		√	
3. 水溶性		√	
4. 离子性		√	
5. 高渗透压性		√	
6. 黏稠度		√	

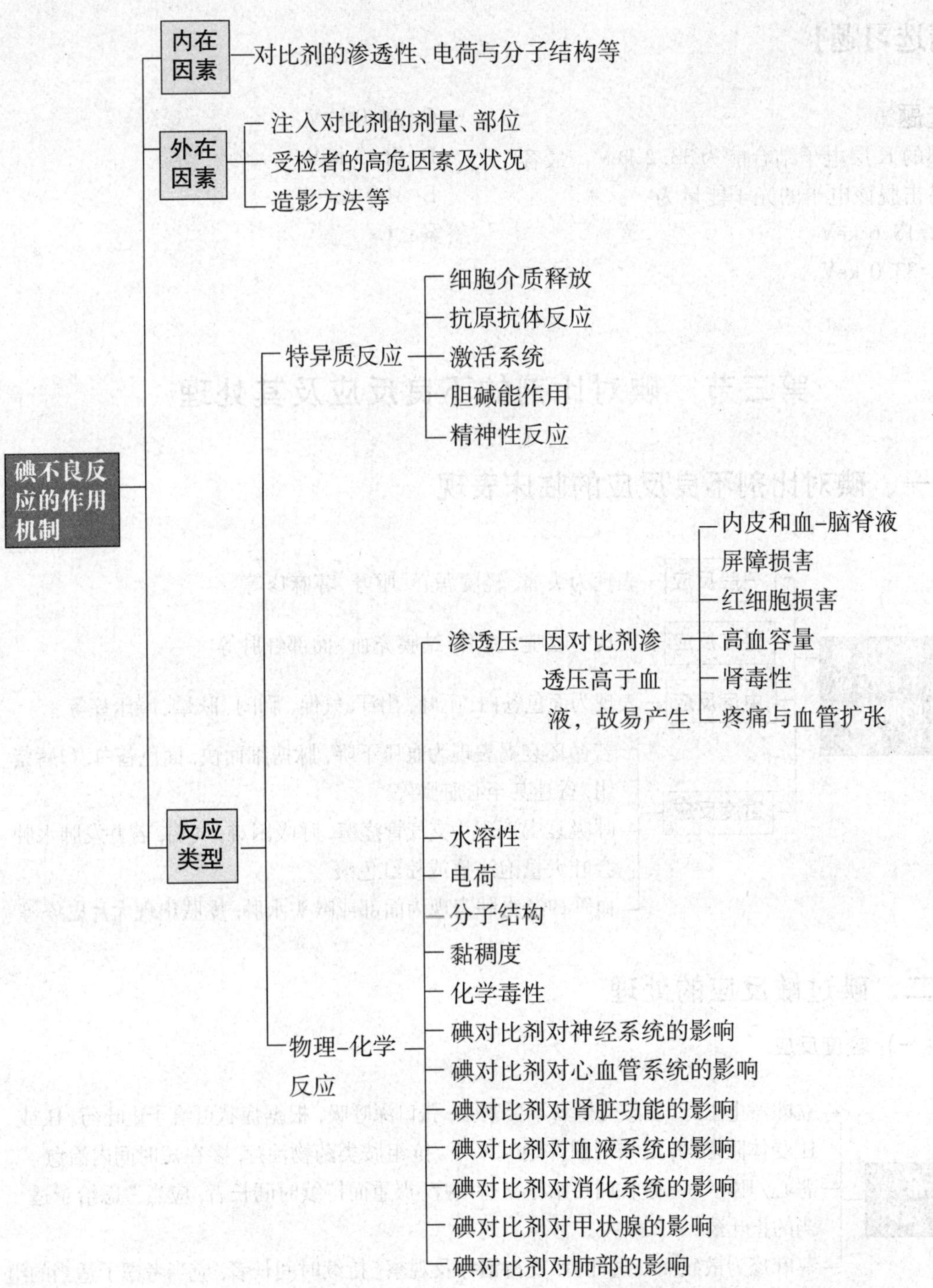
碘不良反应的作用机制
内在因素
对比剂的渗透性、电荷与分子结构等
外在因素
注入对比剂的剂量、部位
受检者的高危因素及状况
造影方法等
反应类型
特异质反应
细胞介质释放
抗原抗体反应
激活系统
胆碱能作用
精神性反应
物理-化学反应
渗透压—因对比剂渗透压高于血液，故易产生
内皮和血-脑脊液屏障损害
红细胞损害
高血容量
肾毒性
疼痛与血管扩张
水溶性
电荷
分子结构
黏稠度
化学毒性
碘对比剂对神经系统的影响
碘对比剂对心血管系统的影响
碘对比剂对肾脏功能的影响
碘对比剂对血液系统的影响
碘对比剂对消化系统的影响
碘对比剂对甲状腺的影响
碘对比剂对肺部的影响

【精选习题】

单选题

1. 碘的 K 层电子结合能为 33.2 keV，最容易击脱该电子的光子能量为
   A. 18.6 keV
   B. 33.0 keV
   C. 34.0 keV
   D. 66.3 keV
   E. 100 kev

答案：C

第三节　碘对比剂的不良反应及其处理

一、碘对比剂不良反应的临床表现

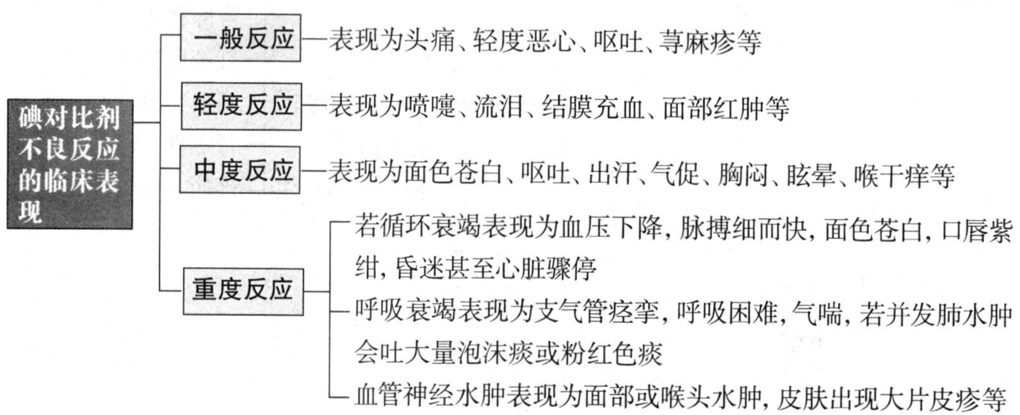

碘对比剂不良反应的临床表现
一般反应
表现为头痛、轻度恶心、呕吐、荨麻疹等
轻度反应
表现为喷嚏、流泪、结膜充血、面部红肿等
中度反应
表现为面色苍白、呕吐、出汗、气促、胸闷、眩晕、喉干痒等
重度反应
若循环衰竭表现为血压下降，脉搏细而快，面色苍白，口唇紫绀，昏迷甚至心脏骤停
呼吸衰竭表现为支气管痉挛，呼吸困难，气喘，若并发肺水肿会吐大量泡沫痰或粉红色痰
血管神经水肿表现为面部或喉头水肿，皮肤出现大片皮疹等

二、碘过敏反应的处理

（一）轻度反应

轻度反应

- 立即停止注药，安慰受检者不要紧张；张口深呼吸，根据症状可给予止吐药、H_1或H_2受体阻断药，必要时肌注地塞米松、抗组胺类药物治疗，多在短时间内治愈
- 恶心/呕吐为一过性时可给予支持治疗。严重而持续时间长者，应当考虑给予适当的止吐药
- 荨麻疹为散发而一过性者，支持治疗及观察。持续时间长者，应当考虑予适当的组胺H_1受体阻断剂肌肉或静脉内注射。有可能发生嗜睡和（或）低血压。严重者可考虑使用1∶1000肾上腺素，成人0.1～0.3ml（0.1～0.3mg），肌内注射。儿童0.01mg/kg体重，肌内注射，最大剂量0.3mg。必要时重复给药

（二）中度反应

中度反应

- 表现较危急。将受检者置头低足高位，吸氧，观察受检者的血压、脉搏和心率变化
- 单纯低血压，可以抬高受检者下肢，面罩吸氧（6~10L/min），快速补充生理盐水或乳酸林格液；如果无效，则给予肾上腺素：1∶1000，0.5ml（0.5mg）肌内注射。必要时重复给药
- 如血压下降合并心动过缓，可作如下处理：抬高受检者下肢，面罩吸氧（6~10L/min），阿托品0.5~1.0mg静脉注射。必要时3~5分钟后重复给药。成人总剂量可达3mg（0.04mg/kg），儿童受检者给予0.02mg/kg静脉注射（每次最大剂量0.6mg）。必要时重复给药，总剂量可达2mg。静脉补液：快速补充生理盐水或乳酸林格液。如血压下降伴呼吸困难，可以给予氨茶碱0.125mg静脉注射
- 支气管痉挛者，可作如下处理：面罩吸氧（6~10L/min），β_2受体激动剂定量气雾剂（深吸2~3次）。血压正常时，可以肌内注射肾上腺素，1∶1000，0.1~0.3ml（0.1~0.3mg），冠心病受检者或老年受检者使用较小的剂量；儿童受检者：0.01mg/kg，最大剂量0.3mg。血压降低时，可以肌内注射肾上腺素，1∶1000，0.5ml（0.5mg）（儿童受检者：0.01mg/kg，肌内注射）
- 喉头水肿者，可作如下处理：保持气道通畅，必要时行环甲膜穿刺，面罩吸氧（6~10L/min），肌内注射1∶1000肾上腺素，成人0.5ml（0.5mg），必要时重复给药

（三）重度反应

重度反应

- 全身过敏样反应可作如下处理：保持气道通畅，必要时气道吸引，呼吸循环停止者应立即进行心肺复苏术。呼叫复苏人员，紧急通知急诊科、麻醉科配合抢救。低血压时抬高受检者下肢，面罩吸氧（6~10L/min），肌内注射肾上腺素（1∶1000）。成人0.5ml（0.5mg），必要时重复给药。儿童受检者0.01mg/kg，最大剂量0.3mg。静脉补液，如生理盐水、乳酸林格液。H_1受体阻断剂，如苯海拉明25~50mg静脉给药
- 脑水肿可用甘露醇对症处理。出现休克者立即静脉注射肾上腺素0.5~1.0mg，补充血容量。有惊厥者，予以抗惊厥等对症治疗，采用抗过敏、补充血容量等治疗手段，以促进排泄
- 心室颤动者，恢复有效的心律是复苏成功至关重要的一步，终止室颤最有效的方法是电除颤。应胸外按压和人工通气，并同时给予肾上腺素1mg静脉注射
- 心脏、呼吸停止时的抢救原则：治疗最关键的是尽早进行心肺复苏和尽早进行心复律治疗。给予人工呼吸、心外按压、气管插管、临时起搏器置入等方法。同时，也要注意其他器官功能保护问题

【精选习题】

单选题

1. 与高渗透压性碘对比剂有关的机体损伤不包括
   A. 红细胞损害
   B. 血容量减少
   C. 心、肾毒性
   D. 血脑屏障破坏
   E. 血管内皮损伤

答案：B

第四节 手术感染控制

核心考点	掌握	熟悉	了解
1. 患者的感染途径及其对策			√
2. 医护人员的感染途径及其对策			√

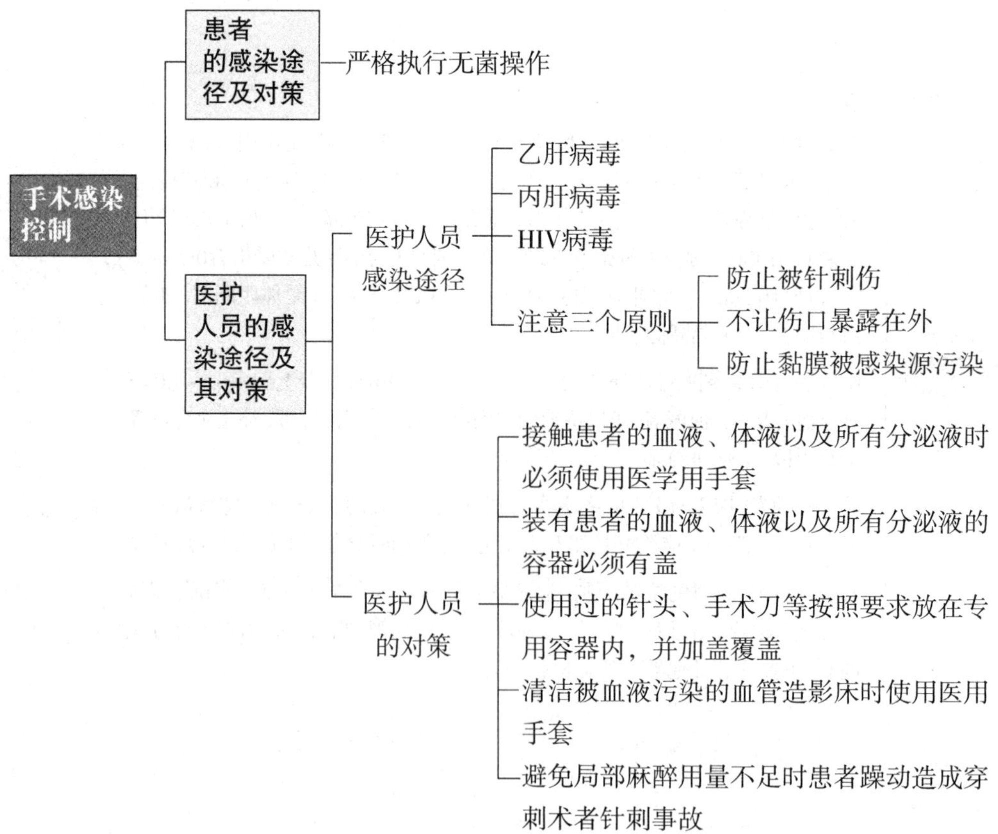
手术感染控制
患者的感染途径及对策
严格执行无菌操作
医护人员的感染途径及其对策
医护人员感染途径
乙肝病毒
丙肝病毒
HIV病毒
注意三个原则
防止被针刺伤
不让伤口暴露在外
防止黏膜被感染源污染
医护人员的对策
接触患者的血液、体液以及所有分泌液时必须使用医学用手套
装有患者的血液、体液以及所有分泌液的容器必须有盖
使用过的针头、手术刀等按照要求放在专用容器内，并加盖覆盖
清洁被血液污染的血管造影床时使用医用手套
避免局部麻醉用量不足时患者躁动造成穿刺术者针刺事故

【精选习题】

单选题

1. 为防止手术感染，下列 DSA 手术后措施不必要的是
   A. 接触受检者手术部位前严格手卫生
   B. 换药时严格无菌技术操作规程
   C. 保持引流通畅，早日拔除引流管
   D. 严密观察，及时监测
   E. 限制家属接触受检者

答案：E

2. 医护人员防止感染不必要的措施是
   A. 防止患者血液飞溅到工作人员口腔黏膜中
   B. 防止患者血液飞溅到工作人员伤口中
   C. 防止患者血液和体液飞溅到工作人员眼睛中
   D. 防止医护人员被针刺伤
   E. 防止患者体液飞溅到工作人员手术衣上

答案：E

第四章 DSA的成像原理、方法与处理方式

第一节 DSA成像原理

核心考点	掌握	熟悉	了解
1. DSA 的成像原理	√		
2. DSA 的减影程序	√		
3. DSA 的信号与幅度		√	

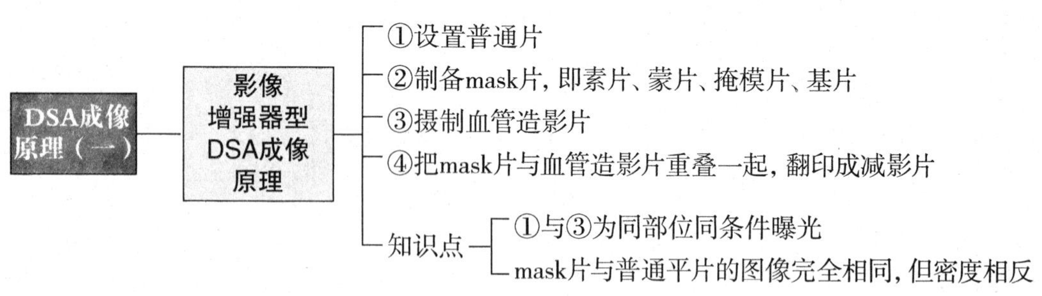

DSA成像原理（一）
影像增强器型DSA成像原理
①设置普通片
②制备mask片，即素片、蒙片、掩模片、基片
③摄制血管造影片
④把mask片与血管造影片重叠一起，翻印成减影片
知识点
①与③为同部位同条件曝光
mask片与普通平片的图像完全相同，但密度相反

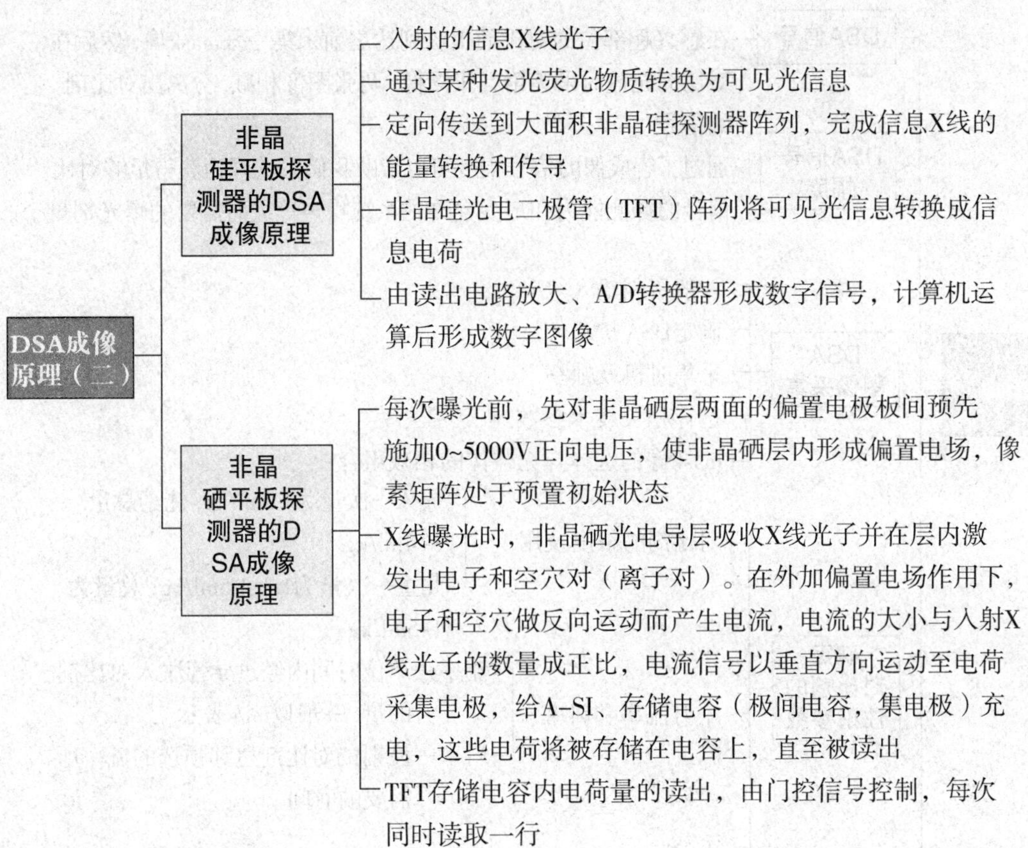
DSA成像原理（二）
非晶硅平板探测器的DSA成像原理
入射的信息X线光子
通过某种发光荧光物质转换为可见光信息
定向传送到大面积非晶硅探测器阵列，完成信息X线的能量转换和传导
非晶硅光电二极管（TFT）阵列将可见光信息转换成信息电荷
由读出电路放大、A/D转换器形成数字信号，计算机运算后形成数字图像
非晶硒平板探测器的DSA成像原理
每次曝光前，先对非晶硒层两面的偏置电极板间预先施加0~5000V正向电压，使非晶硒层内形成偏置电场，像素矩阵处于预置初始状态
X线曝光时，非晶硒光电导层吸收X线光子并在层内激发出电子和空穴对（离子对）。在外加偏置电场作用下，电子和空穴做反向运动而产生电流，电流的大小与入射X线光子的数量成正比，电流信号以垂直方向运动至电荷采集电极，给A-SI、存储电容（极间电容，集电极）充电，这些电荷将被存储在电容上，直至被读出
TFT存储电容内电荷量的读出，由门控信号控制，每次同时读取一行

第二节　DSA 信号与图像形成

核心考点	掌握	熟悉	了解
1. 图像采集		√	
2. 图像的灰度量化		√	
3. 图像的转换		√	
4. 图像的表示方法		√	
5. DSA 成像链	√		

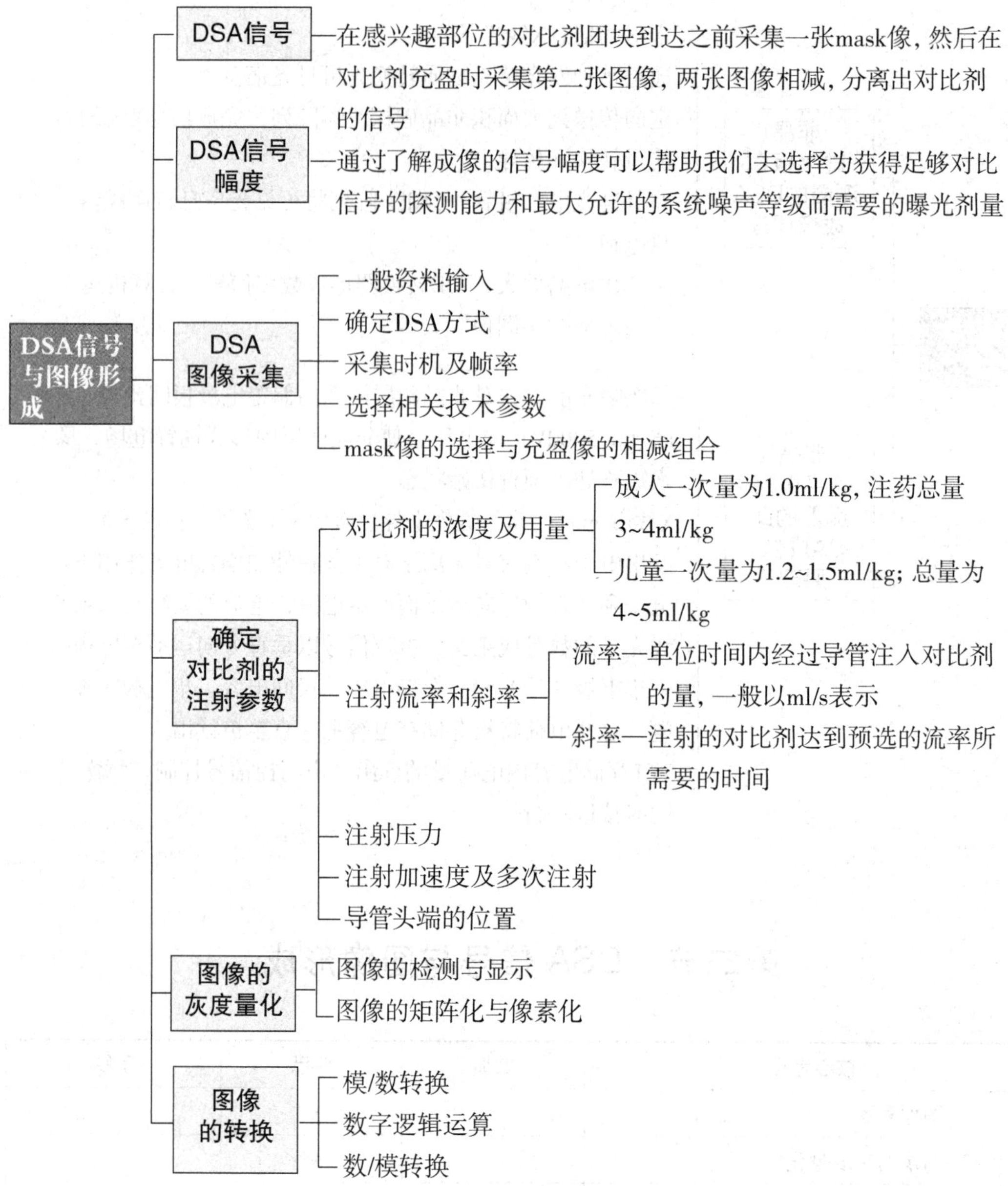
DSA信号与图像形成
DSA信号
在感兴趣部位的对比剂团块到达之前采集一张mask像，然后在对比剂充盈时采集第二张图像，两张图像相减，分离出对比剂的信号
DSA信号幅度
通过了解成像的信号幅度可以帮助我们去选择为获得足够对比信号的探测能力和最大允许的系统噪声等级而需要的曝光剂量
DSA图像采集
一般资料输入
确定DSA方式
采集时机及帧率
选择相关技术参数
mask像的选择与充盈像的相减组合
确定对比剂的注射参数
对比剂的浓度及用量
成人一次量为1.0ml/kg，注药总量3~4ml/kg
儿童一次量为1.2~1.5ml/kg；总量为4~5ml/kg
注射流率和斜率
流率—单位时间内经过导管注入对比剂的量，一般以ml/s表示
斜率—注射的对比剂达到预选的流率所需要的时间
注射压力
注射加速度及多次注射
导管头端的位置
图像的灰度量化
图像的检测与显示
图像的矩阵化与像素化
图像的转换
模/数转换
数字逻辑运算
数/模转换

【精选习题】

单选题

1. DSA 实现血管造影图像高对比显示的技术原理是基于
   A. 图像积分
   B. 图像相减
   C. 图像增加
   D. 动态成像
   E. 对比增强

答案：B

第三节 DSA 成像方式与减影方式

核心考点	掌握	熟悉	了解
1. DSA 减影方式	√		
2. IV－DSA	√		
3. IA－DSA	√		
4. 动态 DSA	√		
5. DSA 类 CT 技术		√	
6. 各种成像方法的选择原则	√		

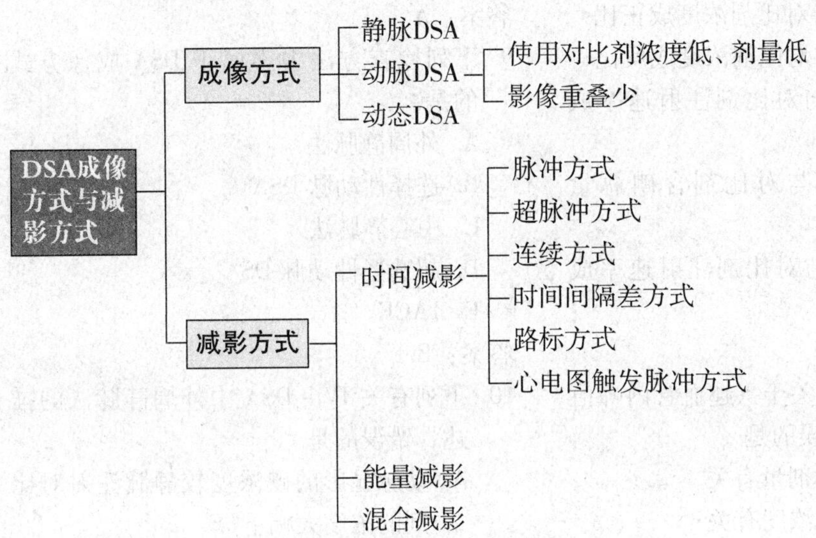
DSA成像方式与减影方式
成像方式
静脉DSA
动脉DSA
动态DSA
使用对比剂浓度低、剂量低
影像重叠少
减影方式
时间减影
脉冲方式
超脉冲方式
连续方式
时间间隔差方式
路标方式
心电图触发脉冲方式
能量减影
混合减影

【精选习题】

单选题

1. 关于混合减影的描述，错误的是
   A. 基于时间与能量两种物理变量
   B. 先做时间减影再做能量减影
   C. 先消除软组织，后消除骨组织，最后留下血管像
   D. 混合减影要求在同一焦点上发生两种高压
   E. 混合减影对设备及 X 线球管负载要求都较高

答案：B

2. 下列哪项适于超脉冲方式成像
   A. 颈动脉
   B. 脑动脉
   C. 主肺动脉
   D. 足动脉

E. 肝动脉

答案：C

3. 关于心电触发脉冲方式的描述，错误的是

A. 它与心脏大血管的搏动相匹配

B. 其释放曝光的时间点是固定的

C. 它可以避免心脏搏动产生的图像运动性模糊

D. 在图像频率低时，也能获得对比度和分辨力高的图像

E. 主要用于心脏大血管的 DSA 检查

答案：B

4. 静脉 DSA 造影时，关于动脉内碘浓度的描述，正确的是

A. 动脉内碘浓度与对比剂浓度成正比

B. 动脉内碘浓度与对比剂浓度成反比

C. 动脉内碘浓度与对比剂注射速率成反比

D. 动脉内碘浓度与对比剂含碘总量无关

E. 动脉内碘浓度与对比剂注射速率成反比

答案：A

5. 动脉 DSA 造影时，关于兴趣血管内峰值碘浓度的描述，错误的是

A. 与注射的对比剂剂量有关

B. 与注射的对比剂浓度有关

C. 与对比剂的注射速率有关

D. 与对比剂的注射时间有关

E. 与对比剂的注射压力无关

答案：E

6. 最早应用 DSA 是采用

A. 外周静脉 DSA

B. 选择性动脉 DSA

C. 中心静脉 DSA

D. 超选择性动脉 DSA

E. 经皮肝穿门静脉造影

答案：A

7. 有关研发 DSA 最初动机的描述，正确的是

A. 从动脉注射对比剂显示动脉系统

B. 从静脉注射对比剂显示门脉系统

C. 从动脉注射对比剂显示静脉系统

D. 从静脉注射对比剂显示动脉系统

E. 从动脉注射对比剂显示门脉系统

答案：D

8. DSA 的成像方式主要分为

A. 静脉 DSA 和动脉 DSA

B. 外周静脉 DSA 和中心静脉 DSA

C. 选择性动脉 DSA 和超选择性动脉 DSA

D. 脉冲减影方式和超脉冲减影方式

E. 能量减影方式和混合减影方式

答案：A

9. 下列检查方法中不属于 DSA 成像方式的是

A. 外周静脉法

B. 选择性动脉 DSA

C. 中心静脉法

D. 超选择性动脉 DSA

E. TACE

答案：E

10. 下列有关 IV - DSA 中外周静脉法的描述，错误的是

A. 动脉显影的碘浓度较静脉注射对比剂的浓度大幅下降

B. 对比剂团块特性曲线的峰值与注射碘的总量成正比

C. 对比剂团块特性曲线的峰值与心输出量成反比

D. 对比剂团块特性曲线的峰值与中心血量成反比

E. IV - DSA 相对于 IA - DSA 是一种高剂量造影检查

答案：C

11. IV - DSA 中，对于心功能差的患者，下列说法错误的是

A. 患者心输出量低

B. 患者中心血量高
C. 时间－浓度曲线峰值升高
D. 时间－浓度曲线宽度延长
E. 造影图像质量较差

答案：C

12. 在 IV－DSA 中，关于外周及中心静脉法注射对比剂的描述，错误的是
A. 中心静脉法将导管顶端置于右心房与上、下腔开口附近
B. 外周静脉法行肘部穿刺后，导管沿正中或贵要静脉上行 10cm 以上
C. 外周静脉法比中心静脉法方便
D. 中心静脉法注射对比剂速度较外周静脉法低
E. 造影中血管显示所需最低限度的碘量与血管直径成反比

答案：D

13. 在 IV－DSA 中，其他条件不变的情况下，下列哪项得到的图像质量最好
A. 注射速率为 2ml/s，持续时间为 2 秒
B. 注射速率为 3ml/s，持续时间为 2 秒
C. 注射速率为 4ml/s，持续时间为 3 秒
D. 注射速率为 3ml/s，持续时间为 5 秒
E. 注射速率为 2ml/s，持续时间为 6 秒

答案：D

14. 下列关于 IV－DSA 造影中对比剂的浓度与剂量的描述，错误的是
A. 动脉内的碘浓度与对比剂浓度成正比
B. 兴趣血管内峰值碘浓度与注射对比剂剂量无关
C. 注射对比剂剂量与对比剂清除曲线峰值高度成正比
D. IV－DSA 需要的对比剂用量一般较 IA－DSA 大
E. IV－DSA 需要的对比剂浓度一般较 IA－DSA 高

答案：B

15. 关于用指示剂稀释法关系式来描述对比剂衰减的时间－浓度曲线，错误的是
A. 曲线的峰值碘密度与注射碘总量成正比
B. 曲线的峰值碘密度与中心血容量成反比
C. 对比剂团块曲线宽度与中心血容量成正比
D. 对比剂团块曲线宽度与心输出量成正比
E. 兴趣血管的显示还与峰值碘浓度及对比剂团清除曲线宽度有关

答案：D

16. 在外周静脉法 DSA 中，对比剂离开左心室的时间需要 8 秒，对比剂的注射速率是 2ml/s，注射时间是 4 秒，假设心轴输出量为 100ml/s，则对比剂从外周到达动脉系统时，其原来的平均碘浓度被稀释为
A. 1/100
B. 1/200
C. 1/300
D. 1/400
E. 1/500

答案：A

17. 下列注射位置中，属于中心静脉法 DSA 的是
A. 将导管置于肘正中静脉处
B. 将导管置于门静脉处
C. 将导管置于股静脉处
D. 将导管置于贵要静脉上行 10cm 以上
E. 将导管置于右心房与上下腔静脉开口附近

答案：E

18. 在外周静脉法 DSA 中，对比剂离开左心室的时间是
    A. 4 秒
    B. 6 秒
    C. 8 秒
    D. 10 秒
    E. 12 秒

答案：C

19. 关于 DSA 对比剂用量及浓度，正确的是
    A. 静脉 DSA 需要对比剂的量大、浓度低
    B. 动脉 DSA 需要对比剂的量大、浓度高
    C. 静脉 DSA 需要对比剂的量大、浓度高
    D. 静脉 DSA 需要对比剂的量小、浓度高
    E. 静脉 DSA 需要对比剂的量小、浓度低

答案：C

20. 关于 IA－DSA 优点的描述，错误的是
    A. 对比剂用量多
    B. 对比剂浓度低
    C. 血管互相重叠少
    D. 小血管显影较好
    E. 可相对减少移动性伪影

答案：A

21. 关于 IV－DSA 缺点的描述，错误的是
    A. 实验表明，到达兴趣动脉之前要经历约 200 倍的稀释
    B. 需要高浓度的对比剂
    C. 需要大剂量的对比剂
    D. 对小血管显影较差
    E. 无损伤性

答案：E

22. 关于 IA－DSA 与 IV－DSA 对比的描述，错误的是
    A. IA－DSA 比 IV－DSA 使用对比剂的浓度高
    B. IA－DSA 中对比剂团块的传输时间较 IV－DSA 短
    C. IA－DSA 比 IV－DSA 影像重叠少
    D. IA－DSA 比 IV－DSA 对比剂剂量小
    E. IA－DSA 比 IV－DSA 显示小血管的能力高

答案：A

23. 静脉 DSA 造影时，与动脉内碘浓度无关的因素是
    A. 注射速率
    B. 对比剂浓度
    C. 对比剂剂量
    D. 注射时间
    E. 静脉 DSA 成像方式

答案：A

24. 静脉 DSA 的缺点不包括
    A. 单次注入对比剂多
    B. 影像重叠少
    C. 使用的对比剂浓度高
    D. 成像质量受患者的影响较大
    E. 对患者的损伤大

答案：B

25. 不属于 DSA 时间减影的是
    A. 时间间隔差方式
    B. 心电图触发脉冲方式
    C. 脉冲方式
    D. 混合减影方式
    E. 超脉冲方式

答案：D

26. 关于数字电影减影说法错误的是
    A. 快速短脉冲进行采集
    B. 英文缩写为 DCM
    C. 三维图像采集
    D. 每秒 25～50 帧
    E. 实时成像

答案：C

27. 在 DSA 的减影过程中，按下列哪项顺

序进行

A. 摄制平片→摄制血管造影片→减影片→制备 mask 片

B. 制备 mask 片→摄制平片→减影片→摄制血管造影片

C. 摄制普通片→摄制血管造影片→制备 mask 片→减影片

D. 制备 mask 片→减影片→摄制普通片→摄制血管造影片

E. 摄制普通片→制备 mask 片→摄制血管造影片→减影片

答案：E

28. 超脉冲方式的特点不包括

A. 频率高，脉宽窄

B. 应用于快速移动的器官

C. 每帧图的 X 线量较大

D. 对比分辨力低

E. 噪声大

答案：C

多选题

29. 下列最好采用脉冲成像方式的是

A. 四肢

B. 头部

C. 颈部

D. 心脏

E. 肺动脉

答案：ABC

30. 下列采用超脉冲成像方式的是

A. 四肢

B. 头部

C. 颈部

D. 心脏

E. 肺动脉

答案：DE

31. DSA 脉冲减影方式的特点是

A. 连续单一曝光

B. 射线量大

C. 图像信噪比高

D. 图像质量好

E. 频率高

答案：ABCD

32. DSA 超脉冲减影方式的特点是

A. 射线量大

B. 图像运动模糊小

C. 频率高

D. 脉宽窄

E. 具有动态解像力

答案：BCDE

33. 下列属于 DSA 心电触发脉冲采像方式的是

A. 连续心电图标记

B. 脉冲心电图标记

C. 脉冲心电图门控

D. X 线脉冲控制

E. 图像质量控制

答案：ABC

34. 关于 DSA 成像方式的叙述，正确的是

A. IV - DSA 和 IA - DSA

B. 外周静脉法和中心静脉法

C. 选择性 IA - DSA 和超选择性 IA - DSA

D. 以选择性 IA - DSA 和超选择性 IA - DSA 为主

E. 目前中心静脉法已很少应用

答案：ABCDE

35. DSA 路标减影方式分为几个阶段

A. 活动的数字化透视

B. 活动的减影透视

C. 活动图像与透视 mask 相减

D. 活动的图像采集

E. 活动的图像传输

答案：ABC

第四节 DSA 图像处理

核心考点	掌握	熟悉	了解
1. 窗口技术	√		
2. 空间滤过	√		
3. 再蒙片与像素移位	√		
4. 图像的合成或积分	√		
5. 补偿滤过	√		
6. 界标与兴趣区处理	√		

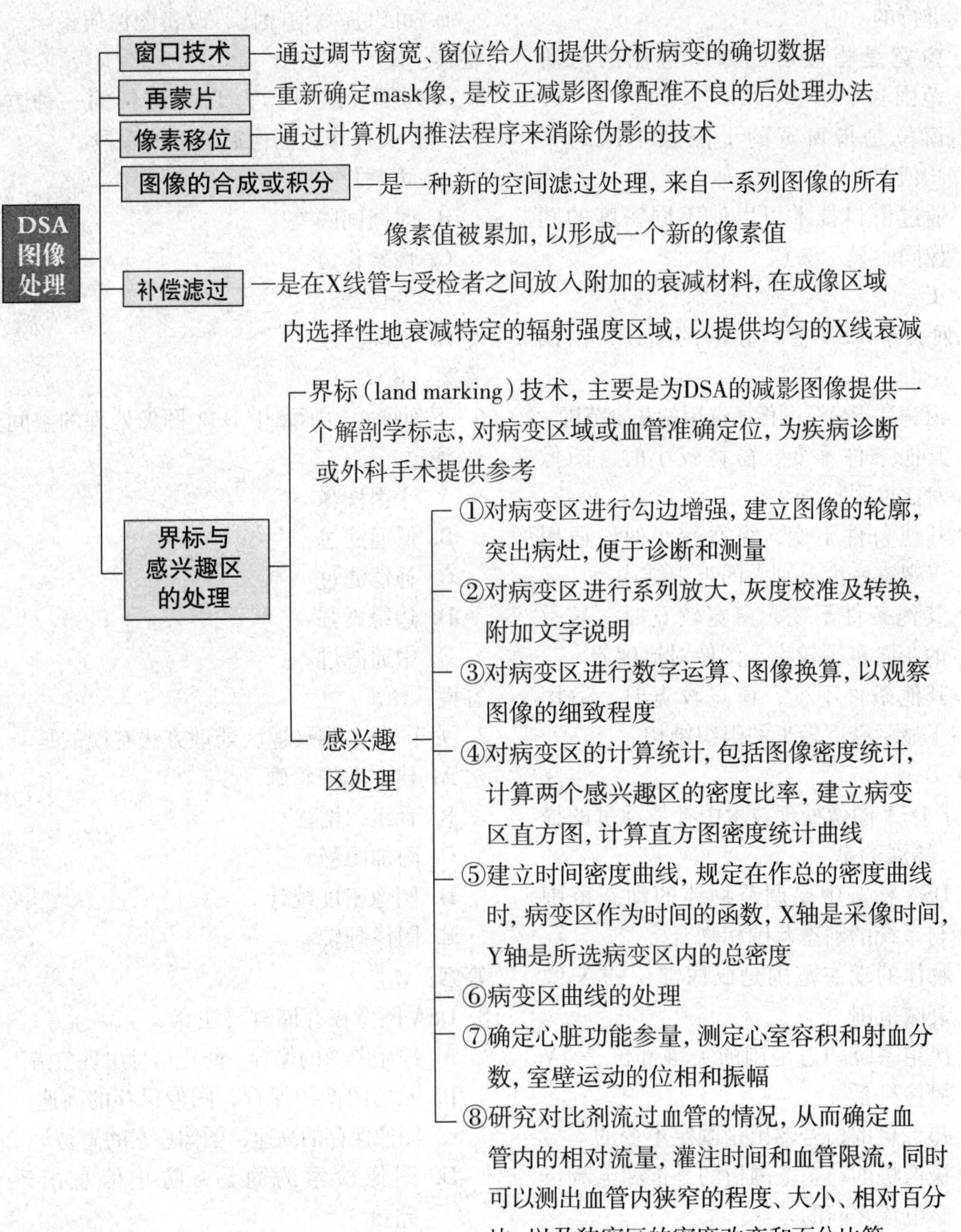
DSA图像处理
窗口技术
通过调节窗宽、窗位给人们提供分析病变的确切数据
再蒙片
重新确定mask像，是校正减影图像配准不良的后处理办法
像素移位
通过计算机内推法程序来消除伪影的技术
图像的合成或积分
是一种新的空间滤过处理，来自一系列图像的所有像素值被累加，以形成一个新的像素值
补偿滤过
是在X线管与受检者之间放入附加的衰减材料，在成像区域内选择性地衰减特定的辐射强度区域，以提供均匀的X线衰减
界标与感兴趣区的处理
界标（land marking）技术，主要是为DSA的减影图像提供一个解剖学标志，对病变区域或血管准确定位，为疾病诊断或外科手术提供参考
感兴趣区处理
①对病变区进行勾边增强，建立图像的轮廓，突出病灶，便于诊断和测量
②对病变区进行系列放大，灰度校准及转换，附加文字说明
③对病变区进行数字运算、图像换算，以观察图像的细致程度
④对病变区的计算统计，包括图像密度统计，计算两个感兴趣区的密度比率，建立病变区直方图，计算直方图密度统计曲线
⑤建立时间密度曲线，规定在作总的密度曲线时，病变区作为时间的函数，X轴是采像时间，Y轴是所选病变区内的总密度
⑥病变区曲线的处理
⑦确定心脏功能参量，测定心室容积和射血分数，室壁运动的位相和振幅
⑧研究对比剂流过血管的情况，从而确定血管内的相对流量，灌注时间和血管限流，同时可以测出血管内狭窄的程度、大小、相对百分比，以及狭窄区的密度改变和百分比等

【精选习题】

单选题

1. 下列关于 DSA 窗口技术的描述，错误的是

A. 窗口调节是以一个系数乘以每个像素的强度

B. 窗口技术的调节是通过窗宽和窗位

进行的

C. 窗宽是指显示图像所选用的灰阶范围

D. 窗位是指窗宽的上限及下限的平均值

E. 通过窗口技术可以使不同密度的图像同时显示满意

答案：E

2. 下列关于 DSA 窗口技术的描述，错误的是

A. 窗宽是指显示图像所选用的灰阶范围

B. 其他条件不变，窗宽较小时，图像对比度强

C. 其他条件不变，窗宽较小时，适用于观察密度差别大的组织结构

D. 其他条件不变，窗宽较宽时，显示的灰阶范围较小，图像对比度差

E. 其他条件不变，窗宽较宽时，适用于显示密度较近的组织结构

答案：D

3. 关于 DSA 图像处理技术中补偿滤过的描述，错误的是

A. DSA 检查中要调节物体的动态范围与系统的动态范围相吻合

B. 物体的动态范围是成像部位的 X 线衰减范围

C. 决定系统动态范围的关键部位是 TV 摄像机系统

D. 摄像机的信号输出是固定不变的

E. 摄像机的动态范围指的是饱和电流与暗电流之间的差额

答案：D

4. 关于 DSA 图像处理中，图像合成或积分的描述，错误的是

A. 是一种空间滤过处理

B. 是图像的所有像素值累加

C. 将 mask 像和含对比剂的充盈像混合累加

D. 积分因素越多，图像噪声越低

E. 可以提高信噪比，改善图像质量

答案：C

5. 下列哪项既可作为 DSA 减影的一种方式，又可作为图像后处理的手段

A. 再蒙片

B. 时间间隔差

C. 像素移位

D. 补偿滤过

E. 空间滤过

答案：B

6. 下列哪一项不属于 DSA 图像处理的空间滤过

A. 平滑图像

B. 低通滤过

C. 补偿滤过

D. 边缘增强

E. 中通滤过

答案：C

7. 关于 DSA 感兴趣区处理方法有误的是

A. 建立图像轮廓

B. 骨组织增强

C. 附加图释

D. 图像密度统计

E. 图像翻转

答案：B

8. DSA 图像在存储时要注意

A. 原始图像的保管，防止信息出现差错

B. 原始图像的保管，图像保存的高速

C. 图像保存的高速，图像检索的简易

D. 图像检索的简易，防止信息出现差错

E. 图像保存的实效，图像检索的简易

答案：A

9. 有关补偿滤过器的叙述，错误的是

A. 有若干个滤过器可更换

B. 可单独左右运动

C. 形状为方形

D. 是易加工的材质

E. 可以充分显示血管

答案：C

多选题

10. 空间滤过是在一幅图像上选择性增强或减弱特殊空间频率成分，包括
   A. 图像增强
   B. 图像重建
   C. 高通滤过
   D. 中通滤过
   E. 低通滤过

答案：CDE

11. 比较不同图像记录存储介质性能时，应考虑
   A. 存取速度
   B. 存储容量
   C. 检索性能
   D. 操作性能
   E. 成本

答案：ABCDE

12. 数据保存的意义在于
   A. 会诊需要
   B. 医院需要
   C. 检查过程存档
   D. 复查时观察疾病变化
   E. 特殊病例资料积累

答案：CDE

13. 图像存储的目的是为了
   A. 诊断
   B. 观察
   C. 数据交换
   D. 数据保存
   E. 方便患者

答案：ABCD

第五章　DSA 特殊成像技术与图像质量控制

第一节　DSA 特殊成像技术

主要包括旋转 DSA 技术、3D－DSA 技术、岁差运动 DSA 技术、实时模糊蒙片 DSA 技术、步进 DSA 进步、自动最佳角度定位 DSA 技术、C 形臂 CT 的 DSA 技术、3D 路径图 DSA 技术和虚拟支架置入术。

一、旋转 DSA 技术

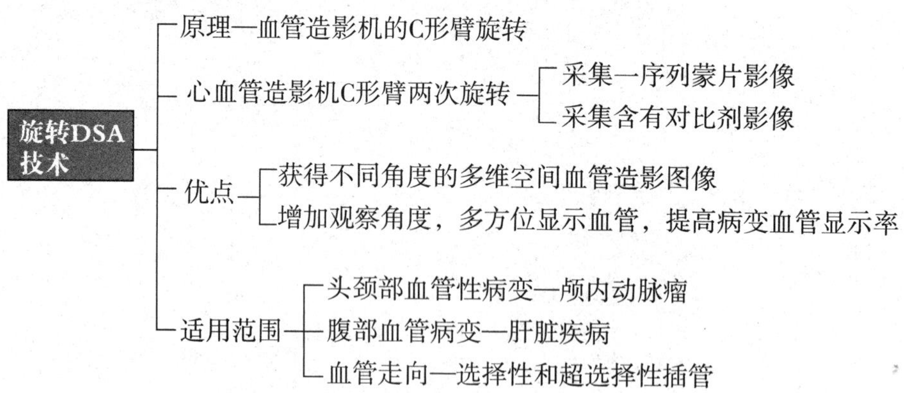
旋转DSA技术
原理—血管造影机的C形臂旋转
心血管造影机C形臂两次旋转
采集一序列蒙片影像
采集含有对比剂影像
优点
获得不同角度的多维空间血管造影图像
增加观察角度，多方位显示血管，提高病变血管显示率
适用范围
头颈部血管性病变—颅内动脉瘤
腹部血管病变—肝脏疾病
血管走向—选择性和超选择性插管

二、3D DSA 技术

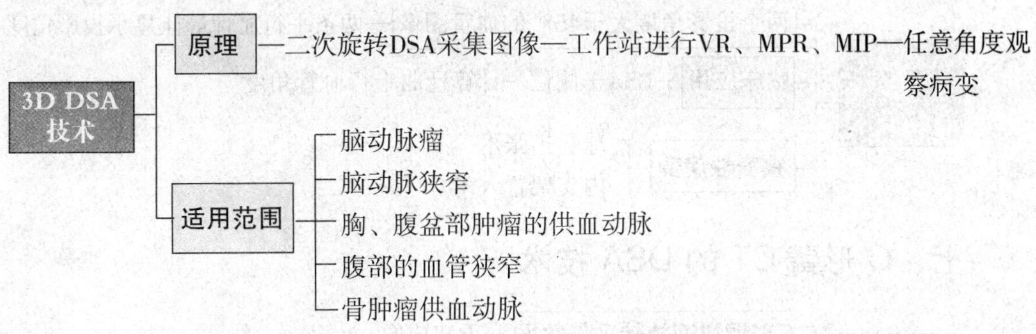
3D DSA技术
原理
二次旋转DSA采集图像—工作站进行VR、MPR、MIP—任意角度观察病变
适用范围
脑动脉瘤
脑动脉狭窄
胸、腹盆部肿瘤的供血动脉
腹部的血管狭窄
骨肿瘤供血动脉

三、岁差运动 DSA 技术

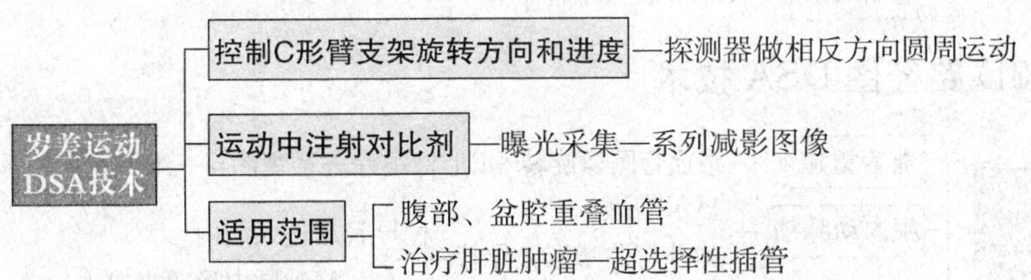
岁差运动DSA技术
控制C形臂支架旋转方向和进度
探测器做相反方向圆周运动
运动中注射对比剂
曝光采集—系列减影图像
适用范围
腹部、盆腔重叠血管
治疗肝脏肿瘤—超选择性插管

四、实时模糊蒙片 DSA 技术

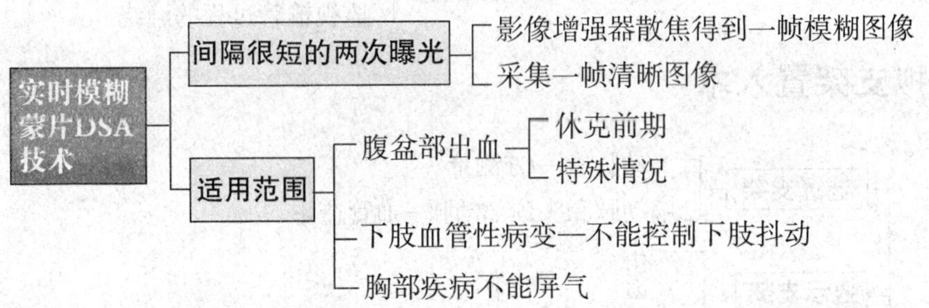
实时模糊蒙片DSA技术
间隔很短的两次曝光
影像增强器散焦得到一帧模糊图像
采集一帧清晰图像
适用范围
腹盆部出血
休克前期
特殊情况
下肢血管性病变—不能控制下肢抖动
胸部疾病不能屏气

五、步进 DSA 技术

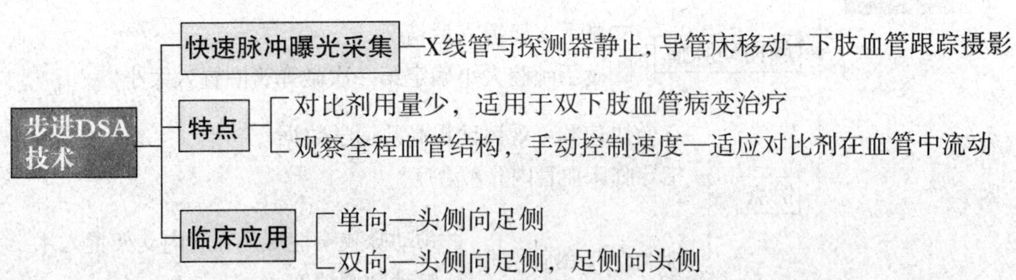
步进DSA技术
快速脉冲曝光采集
X线管与探测器静止，导管床移动—下肢血管跟踪摄影
特点
对比剂用量少，适用于双下肢血管病变治疗
观察全程血管结构，手动控制速度—适应对比剂在血管中流动
临床应用
单向—头侧向足侧
双向—头侧向足侧，足侧向头侧

六、自动最佳角度定位 DSA 技术

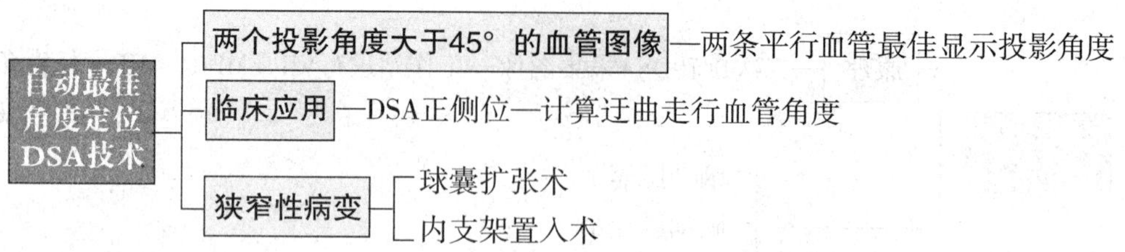
自动最佳角度定位DSA技术
两个投影角度大于45°的血管图像—两条平行血管最佳显示投影角度
临床应用—DSA正侧位—计算迂曲走行血管角度
狭窄性病变
球囊扩张术
内支架置入术

七、C 形臂 CT 的 DSA 技术

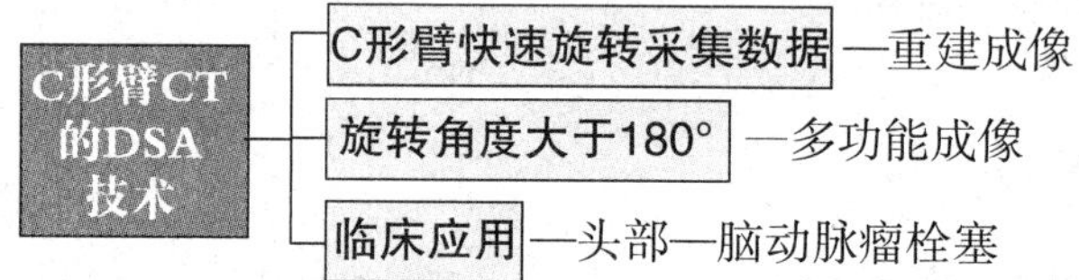
C形臂CT的DSA技术
C形臂快速旋转采集数据—重建成像
旋转角度大于180°—多功能成像
临床应用—头部—脑动脉瘤栓塞

八、3D 路径图 DSA 技术

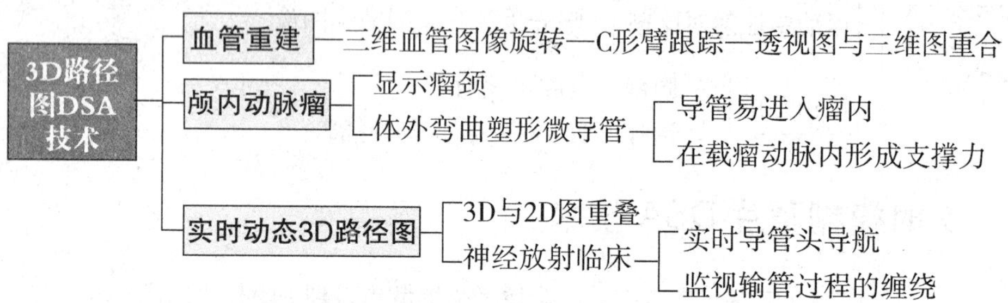
3D路径图DSA技术
血管重建—三维血管图像旋转—C形臂跟踪—透视图与三维图重合
颅内动脉瘤
显示瘤颈
体外弯曲塑形微导管
导管易进入瘤内
在载瘤动脉内形成支撑力
实时动态3D路径图
3D与2D图重叠
神经放射临床
实时导管头导航
监视输管过程的缠绕

九、虚拟支架置入术

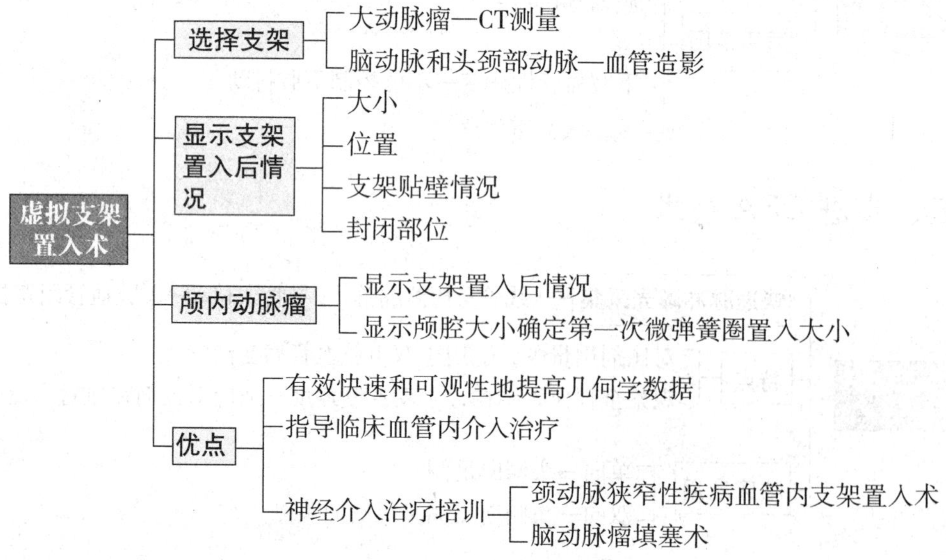
虚拟支架置入术
选择支架
大动脉瘤—CT测量
脑动脉和头颈部动脉—血管造影
显示支架置入后情况
大小
位置
支架贴壁情况
封闭部位
颅内动脉瘤
显示支架置入后情况
显示颅腔大小确定第一次微弹簧圈置入大小
优点
有效快速和可观性地提高几何学数据
指导临床血管内介入治疗
神经介入治疗培训
颈动脉狭窄性疾病血管内支架置入术
脑动脉瘤填塞术

【精选习题】

单选题

1. 下列关于数字电影减影的描述，错误的是
   A. 以数字式快速长脉冲采集图像
   B. 实时成像，采集速度可达25～50帧/s
   C. 注射对比剂前先采集 mask 片，与注药时采集的图像相减
   D. 适用于心脏、冠状动脉造影
   E. 适用于不易配合者的腹部、头颅造影

答案：A

2. 下列关于步进式血管造影的描述，错误的是
   A. 采用脉冲曝光采集图像
   B. 采用实时减影成像
   C. 曝光中，球管与影像增强器保持静止
   D. 主要用于四肢动脉 DSA 检查及介入治疗
   E. 对比剂用量较大

答案：E

第二节 DSA 图像质量控制

核心考点	掌握	熟悉	了解
1. DSA 图像存储目的和性能要求			√
2. 图像压缩技术			√
3. 图像保存标准化			√
4. 图像存储的注意事项			√
5. 图像存储的展望		√	
6. 对比度、分辨力特性、噪声特性		√	
7. 伪影、注射参数的因素	√		

主要包括设备因素、注射参数、受检者状态和造影技术。

一、设备因素

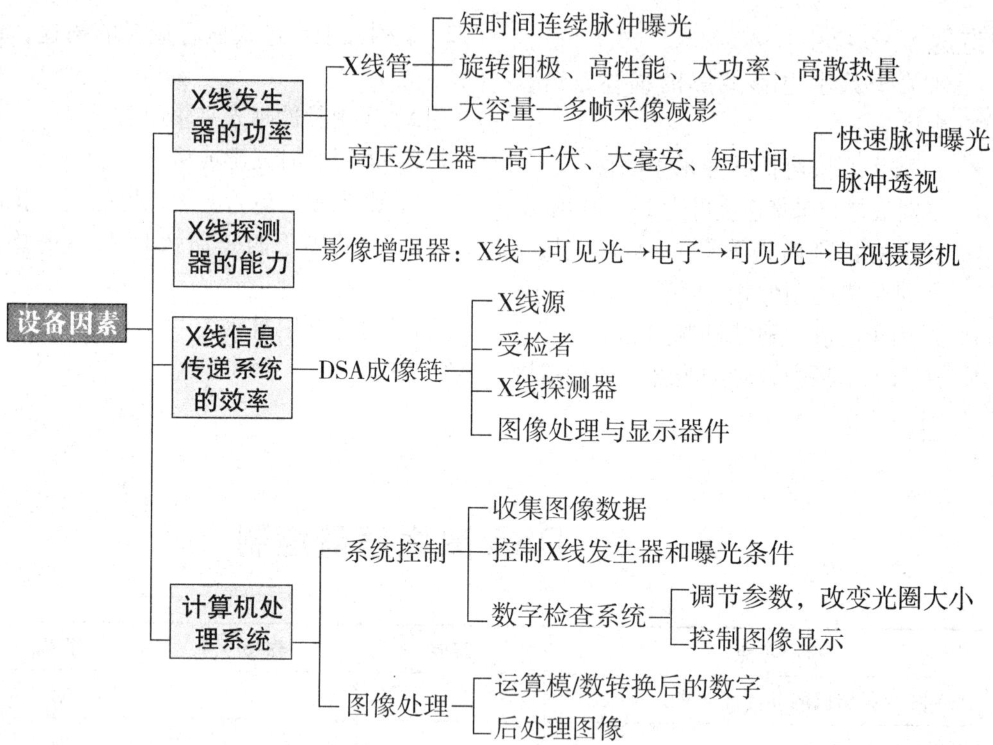
设备因素
X线发生器的功率
X线管
短时间连续脉冲曝光
旋转阳极、高性能、大功率、高散热量
大容量—多帧采像减影
高压发生器—高千伏、大毫安、短时间
快速脉冲曝光
脉冲透视
X线探测器的能力
影像增强器：X线→可见光→电子→可见光→电视摄影机
X线信息传递系统的效率
DSA成像链
X线源
受检者
X线探测器
图像处理与显示器件
计算机处理系统
系统控制
收集图像数据
控制X线发生器和曝光条件
数字检查系统
调节参数，改变光圈大小
控制图像显示
图像处理
运算模/数转换后的数字
后处理图像

二、注射参数

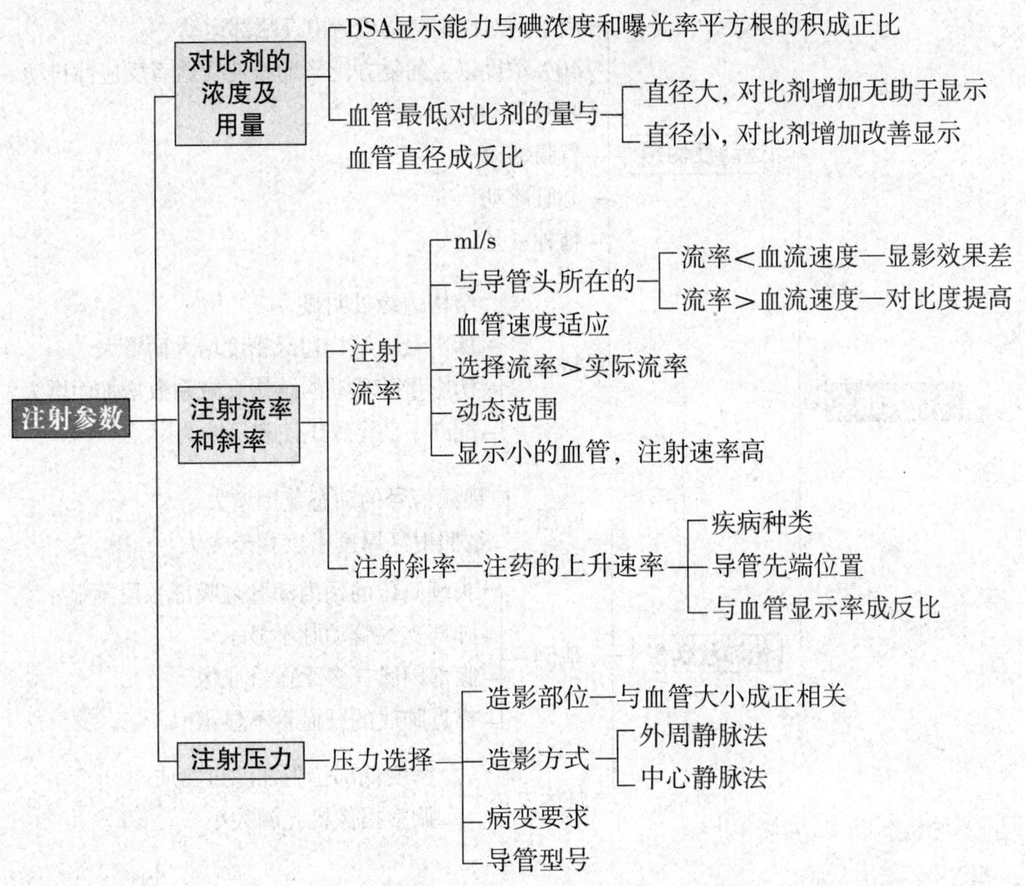
注射参数
对比剂的浓度及用量
DSA显示能力与碘浓度和曝光率平方根的积成正比
血管最低对比剂的量与血管直径成反比
直径大，对比剂增加无助于显示
直径小，对比剂增加改善显示
注射流率和斜率
注射流率
ml/s
与导管头所在的血管速度适应
流率<血流速度—显影效果差
流率>血流速度—对比度提高
选择流率>实际流率
动态范围
显示小的血管，注射速率高
注射斜率—注药的上升速率
疾病种类
导管先端位置
与血管显示率成反比
注射压力
压力选择
造影部位—与血管大小成正相关
造影方式
外周静脉法
中心静脉法
病变要求
导管型号

三、受检者状态

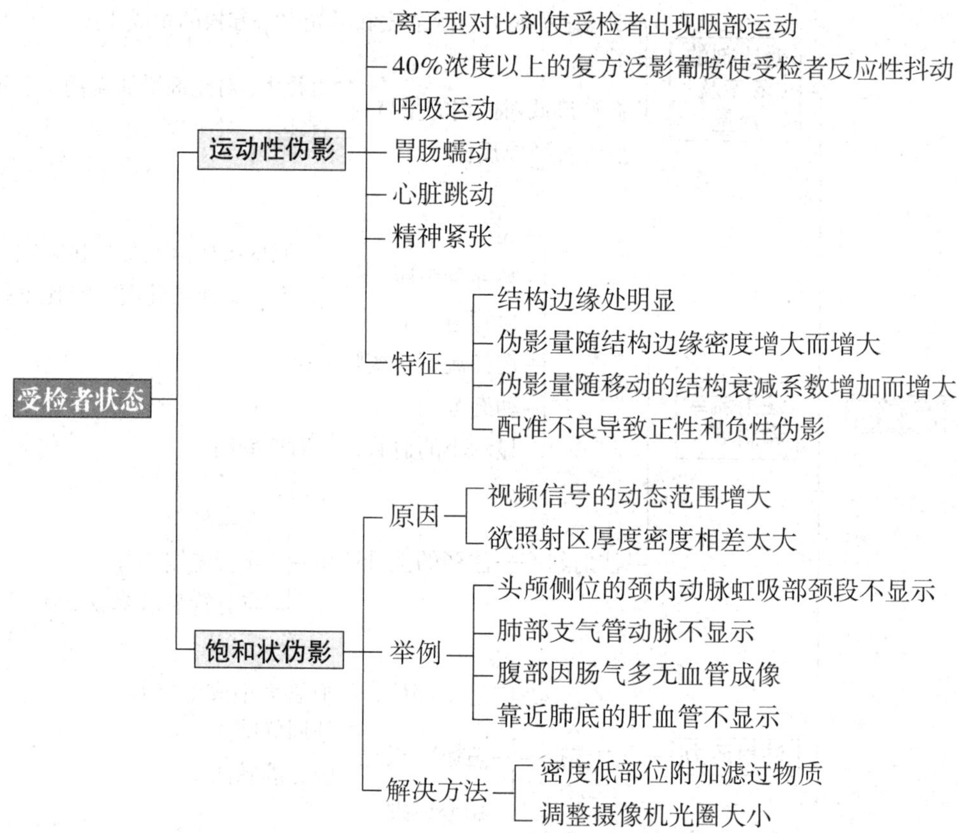
受检者状态
运动性伪影
离子型对比剂使受检者出现咽部运动
40%浓度以上的复方泛影葡胺使受检者反应性抖动
呼吸运动
胃肠蠕动
心脏跳动
精神紧张
特征
结构边缘处明显
伪影量随结构边缘密度增大而增大
伪影量随移动的结构衰减系数增加而增大
配准不良导致正性和负性伪影
饱和状伪影
原因
视频信号的动态范围增大
欲照射区厚度密度相差太大
举例
头颅侧位的颈内动脉虹吸部颈段不显示
肺部支气管动脉不显示
腹部因肠气多无血管成像
靠近肺底的肝血管不显示
解决方法
密度低部位附加滤过物质
调整摄像机光圈大小

四、造影技术

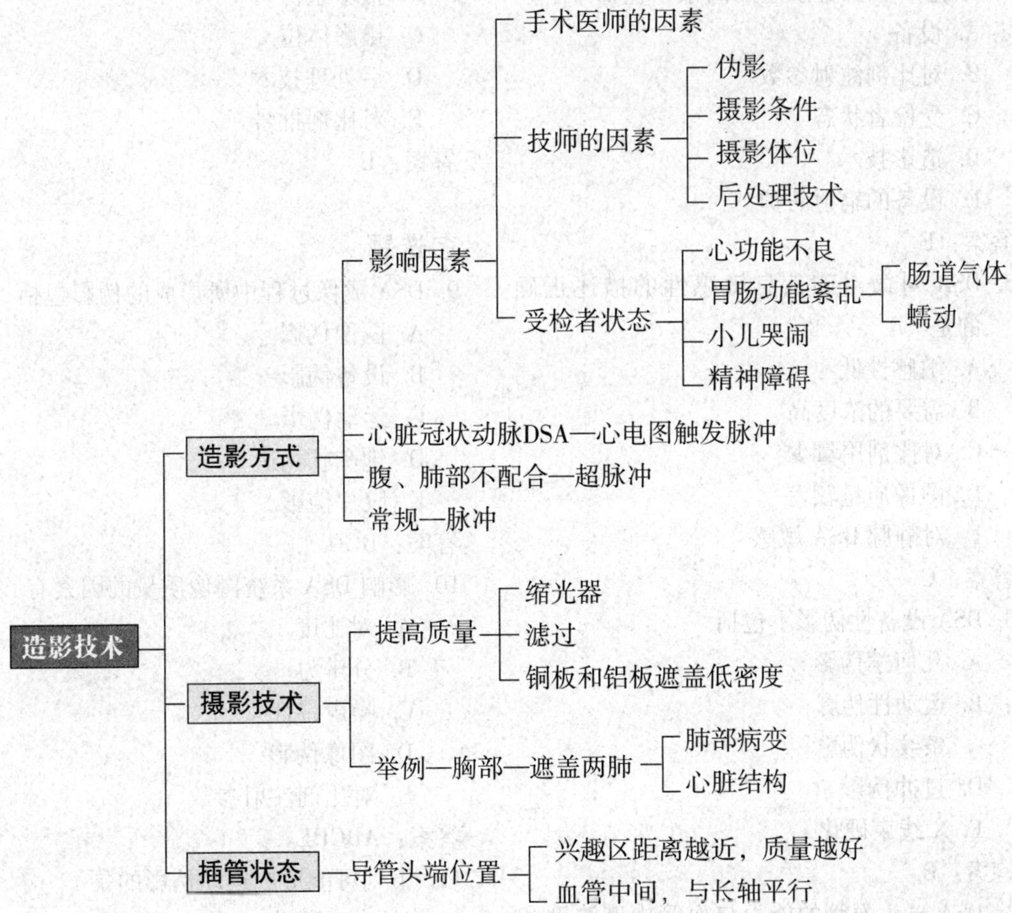
造影技术
造影方式
影响因素
手术医师的因素
技师的因素
伪影
摄影条件
摄影体位
后处理技术
受检者状态
心功能不良
胃肠功能紊乱
肠道气体
蠕动
小儿哭闹
精神障碍
心脏冠状动脉DSA—心电图触发脉冲
腹、肺部不配合—超脉冲
常规—脉冲
摄影技术
提高质量
缩光器
滤过
铜板和铝板遮盖低密度
举例—胸部—遮盖两肺
肺部病变
心脏结构
插管状态
导管头端位置
兴趣区距离越近，质量越好
血管中间，与长轴平行

【精选习题】

单选题

1. 目前，DSA 大多采用的矩阵为
   A. 128×128
   B. 256×256
   C. 512×512
   D. 1024×1024
   E. 2048×2048

答案：D

2. IA－DSA 时的延迟时间由下列哪项因素决定
   A. 导管至兴趣区的距离
   B. 导管的长度
   C. 对比剂到达兴趣区的时间
   D. 对比剂的浓度
   E. 对比剂的温度

答案：A

3. 为使 4mm 血管及其中 2mm 狭窄血管同样显示，则需要
   A. 碘浓度加倍或曝光条件加 4 倍
   B. 碘浓度不变或曝光条件加倍
   C. 碘浓度加倍或曝光条件加倍
   D. 碘浓度加倍和曝光条件加 2 倍

E. 碘浓度加倍和曝光条件不变

答案：A

4. 影响 DSA 图像质量的因素不包括

A. 设备

B. 对比剂注射参数

C. 受检者状态

D. 造影技术

E. 设备的辐射防护

答案：E

5. DSA 对微量碘信息敏感性的描述正确的是

A. 敏感性低

B. 需要的浓度高

C. 对比剂用量少

D. 图像质量较差

E. 对静脉 DSA 敏感

答案：C

6. DSA 设备性伪影不包括

A. 几何学伪影

B. 运动性伪影

C. 条纹状伪影

D. 过冲伪影

E. X 线束硬化

答案：B

7. DSA 显示血管的能力与血管内碘浓度和曝光量平方根的乘积

A. 成正比

B. 成反比

C. 无关

D. 成平方关系

E. 成开方关系

答案：A

8. 与 DSA 影像质量无关的是

A. 成像方式

B. 摄影条件

C. 摄影体位

D. 后处理技术

E. 对比剂批号

答案：E

多选题

9. DSA 成像过程中所形成的伪影包括

A. 图像伪影

B. 设备伪影

C. 运动伪影

D. 饱和状伪影

E. 胶片伪影

答案：BCD

10. 影响 DSA 系统图像质量的因素有

A. 对比度

B. 分辨力

C. 噪声特性

D. 图像伪影

E. 对比剂注射参数

答案：ABCDE

11. 下列可能形成运动伪影的是

A. 患者移动

B. 心脏跳动

C. 吞咽运动

D. 呼吸运动

E. 胃肠蠕动

答案：ABCDE

《 第六章　DSA 临床应用概要

第一节　DSA 应用范围

核心考点	掌握	熟悉	了解
1. 适应证和禁忌证			√
2. 并发症			√
3. 术前准备		√	
4. 手术操作		√	

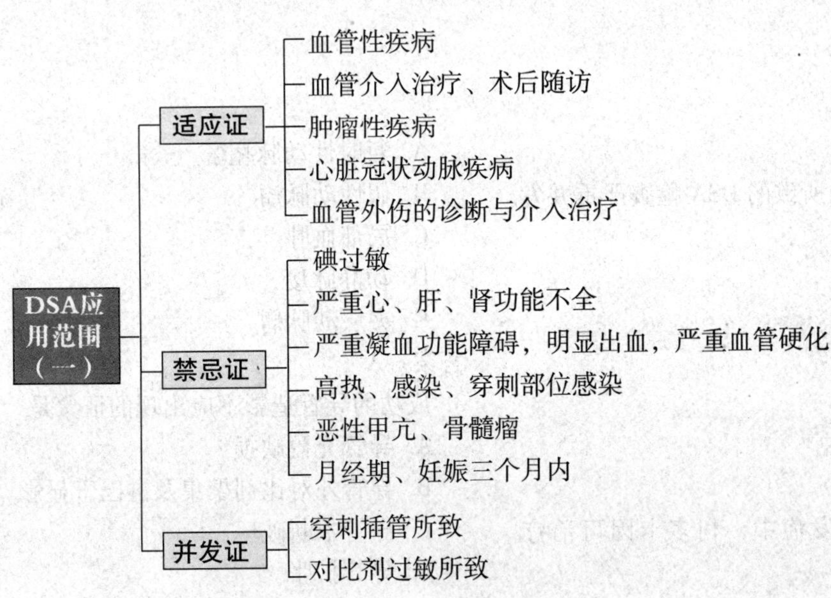

DSA应用范围（一）
适应证
血管性疾病
血管介入治疗、术后随访
肿瘤性疾病
心脏冠状动脉疾病
血管外伤的诊断与介入治疗
禁忌证
碘过敏
严重心、肝、肾功能不全
严重凝血功能障碍，明显出血，严重血管硬化
高热、感染、穿刺部位感染
恶性甲亢、骨髓瘤
月经期、妊娠三个月内
并发证
穿刺插管所致
对比剂过敏所致

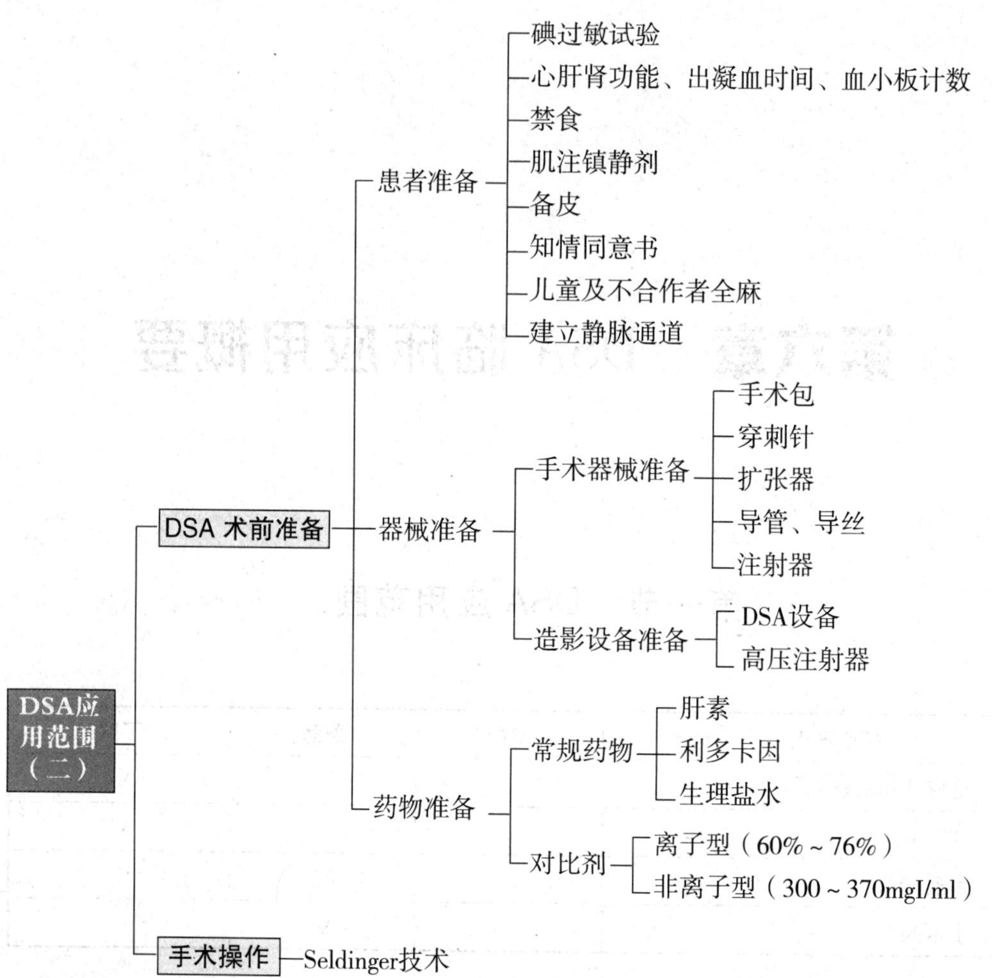
DSA应用范围（二）
DSA 术前准备
患者准备
碘过敏试验
心肝肾功能、出凝血时间、血小板计数
禁食
肌注镇静剂
备皮
知情同意书
儿童及不合作者全麻
建立静脉通道
器械准备
手术器械准备
手术包
穿刺针
扩张器
导管、导丝
注射器
造影设备准备
DSA设备
高压注射器
药物准备
常规药物
肝素
利多卡因
生理盐水
对比剂
离子型（60%～76%）
非离子型（300～370mgI/ml）
手术操作
Seldinger技术

【精选习题】

单选题

1. 由对比剂过敏所致的 DSA 检查严重并发症不包括
   A. 休克
   B. 气栓
   C. 惊厥
   D. 喉头水肿
   E. 急性肺水肿

答案：B

2. 下列 DSA 并发症中，利多卡因可治疗的是
   A. 暂时性动脉痉挛
   B. 假性动脉瘤
   C. 局部血肿
   D. 动静脉瘘
   E. 夹层动脉瘤

答案：A

3. 成功的导管造影不应出现的征象是
   A. 导管充盈缺损
   B. 导管外对比剂聚集及淋巴管显影
   C. 导管中断破坏
   D. 导管扩张

E. 导管狭窄

答案：B

多选题

4. DSA 检查的药物准备，包括
   A. 肝素
   B. 利多卡因
   C. 生理盐水
   D. 对比剂
   E. 各类抢救药

答案：ABCDE

5. DSA 造影设备的准备包括
   A. 电源
   B. 稳压器
   C. DSA 设备
   D. 高压注射器
   E. 抢救设备

答案：CDE

6. DSA 手术器械准备包括
   A. 消毒手术包
   B. 穿刺针
   C. 导管、导丝
   D. 扩张器
   E. 注射器若干

答案：ABCDE

7. DSA 患者术前准备应包括
   A. 碘过敏试验
   B. 检测心、肝、肾功能
   C. 穿刺部位备皮
   D. 签署知情同意书
   E. 建立静脉通道

答案：ABCDE

8. DSA 穿刺插管所致并发症包括
   A. 局部血肿
   B. 假性动脉瘤
   C. 血管破裂
   D. 血栓形成
   E. 导管折断

答案：ABCDE

9. DSA 的禁忌证包括
   A. 碘剂过敏
   B. 严重的心、肝、肾功能不全
   C. 严重的凝血功能障碍
   D. 穿刺部位感染
   E. 女性月经期及妊娠 3 个月以内者

答案：ABCDE

10. 心脏冠状动脉疾病 DSA 的适应证包括
   A. 冠心病的诊断
   B. 心肌缺血的诊断
   C. 冠状动脉疾病的介入治疗
   D. 心脏疾病的诊断
   E. 心脏疾病的介入治疗

答案：ABCDE

11. 血管性疾病 DSA 的适应证包括
   A. 血管瘤
   B. 血管畸形
   C. 血管狭窄
   D. 血管闭塞
   E. 血栓形成

答案：ABCDE

12. 肿瘤性疾病 DSA 的适应证包括
   A. 了解肿瘤的血供及范围
   B. 肿瘤的介入治疗
   C. 肿瘤治疗后的随访
   D. 肿瘤的性质
   E. 肿瘤发生的部位

答案：ABC

第二节 DSA 手术器械

核心考点：手术器械为熟悉内容。

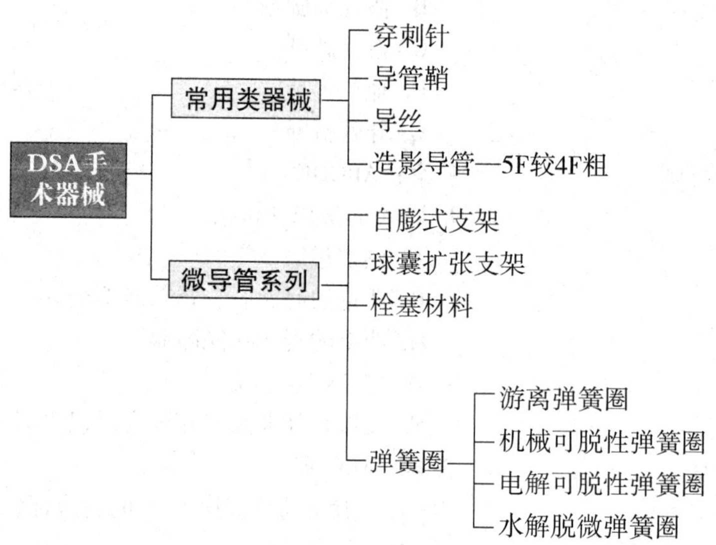
DSA手术器械
常用类器械
穿刺针
导管鞘
导丝
造影导管—5F较4F粗
微导管系列
自膨式支架
球囊扩张支架
栓塞材料
弹簧圈
游离弹簧圈
机械可脱性弹簧圈
电解可脱性弹簧圈
水解脱微弹簧圈

【精选习题】

单选题

1. 导丝的作用不包括
   A. 便于连接注射器
   B. 增加导管的硬度
   C. 引导导管进入弯曲的血管
   D. 经血管进行介入治疗的靶血管
   E. 作为导管从穿刺部位穿入皮肤起支撑作用

答案：A

第三节　介入放射学

核心考点	掌握	熟悉	了解
1. 概述		√	
2. 血管介入	√		
3. 非血管介入	√		
4. 介入放射学的相关技术	√		

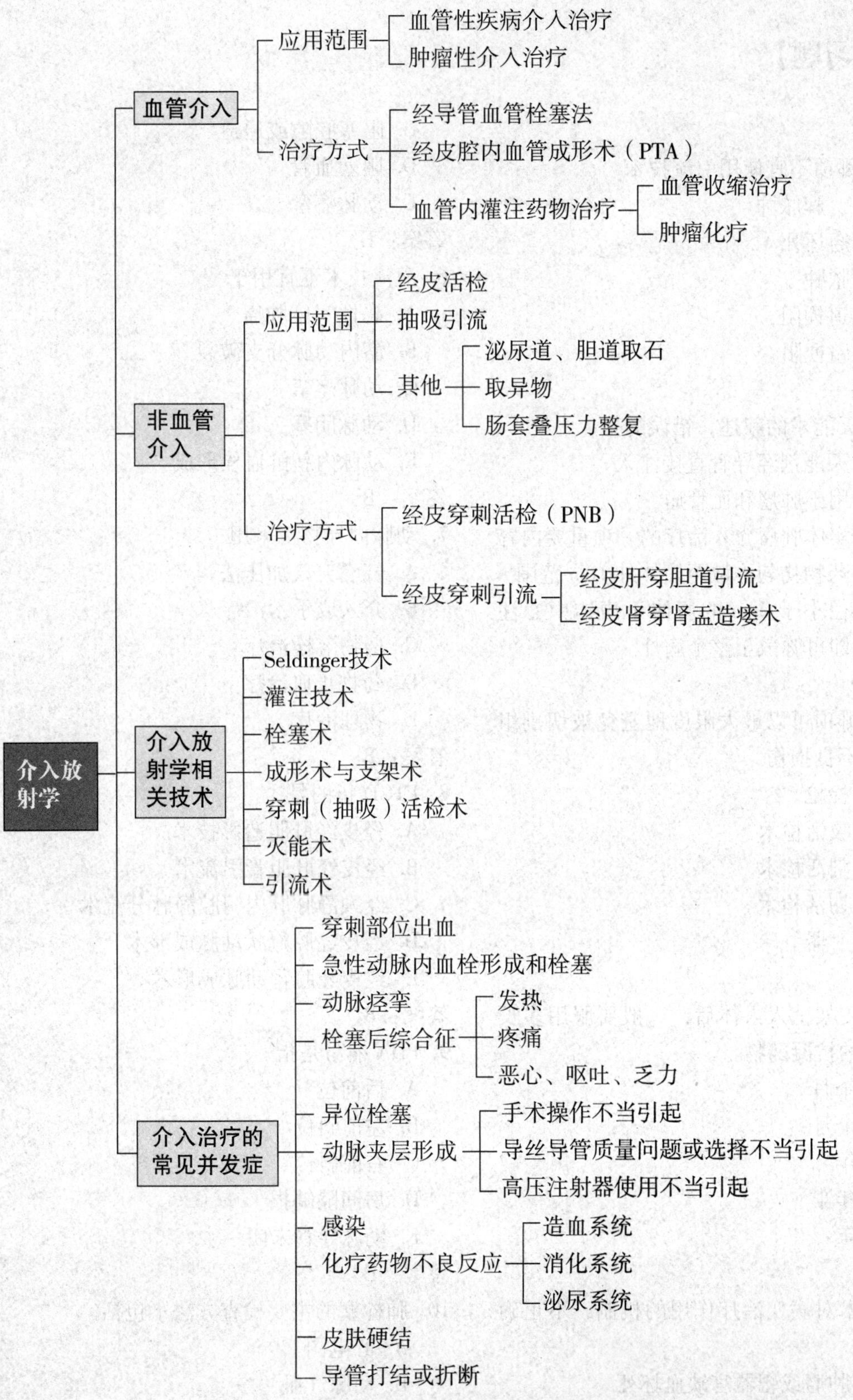
介入放射学
血管介入
应用范围
血管性疾病介入治疗
肿瘤性介入治疗
治疗方式
经导管血管栓塞法
经皮腔内血管成形术（PTA）
血管内灌注药物治疗
血管收缩治疗
肿瘤化疗
非血管介入
应用范围
经皮活检
抽吸引流
其他
泌尿道、胆道取石
取异物
肠套叠压力整复
治疗方式
经皮穿刺活检（PNB）
经皮穿刺引流
经皮肝穿胆道引流
经皮肾穿肾盂造瘘术
介入放射学相关技术
Seldinger技术
灌注技术
栓塞术
成形术与支架术
穿刺（抽吸）活检术
灭能术
引流术
介入治疗的常见并发症
穿刺部位出血
急性动脉内血栓形成和栓塞
动脉痉挛
栓塞后综合征
发热
疼痛
恶心、呕吐、乏力
异位栓塞
动脉夹层形成
手术操作不当引起
导丝导管质量问题或选择不当引起
高压注射器使用不当引起
感染
化疗药物不良反应
造血系统
消化系统
泌尿系统
皮肤硬结
导管打结或折断

【精选习题】

单选题

1. 下列哪项不宜使用引流技术
   A. 肝、脾脓肿
   B. 肿瘤坏死
   C. 肾脓肿
   D. 胆道梗阻
   E. 尿路梗阻

答案：B

2. 关于灭能术的叙述，错误的是
   A. 将灭能剂经导管直接注入
   B. 常用于肿瘤和血管瘤
   C. 是实体肿瘤介入治疗的一项重要内容
   D. 将药物均匀弥散至瘤体外 1cm 范围
   E. 直径小于 2cm 的瘤体于瘤体中心注药即可弥散至整个病灶

答案：D

3. 下列哪项可以最大限度地避免被切割组织的不良损伤
   A. 活检枪
   B. 抽吸活检术
   C. 切割活检术
   D. 旋切活检术
   E. 注射器

答案：A

4. 血管支架植入人体后，一般要服用多长时间的抗凝药物
   A. 3 个月
   B. 6 个月
   C. 1 年
   D. 1 年半
   E. 2 年

答案：C

5. 栓塞术对病变治疗作用的机制，不正确的是
   A. 使肿瘤或靶器官缺血坏死
   B. 阻塞或破坏异常血管床
   C. 阻塞腔隙或通道
   D. 阻塞血管
   E. 动脉痉挛

答案：E

6. 灌注技术不宜用于
   A. 恶性实体肿瘤
   B. 髂内动脉分支破裂
   C. 动脉痉挛
   D. 动脉闭塞
   E. 动脉内新鲜血栓形成

答案：B

7. 动脉内异物可采用
   A. 气囊充气加压法
   B. 介入或手术治疗
   C. 药物溶栓治疗
   D. 药物止血治疗
   E. 物理治疗

答案：B

8. PTCD 指的是
   A. 经皮经肝胆造影技术
   B. 经皮经肝胆管引流术
   C. 经颈静脉肝内门腔静脉分流术
   D. 经皮经腔冠状动脉成形术
   E. 经皮经腔肾动脉成形术

答案：B

9. PDA 缩写是指
   A. 后前位
   B. 左前斜位
   C. 右前斜位
   D. 房间隔缺损
   E. 动脉导管未闭

答案：E

10. 肺栓塞的主要检查方法不包括
   A. 心电图
   B. 动脉气血
   C. 胸透

D. CTA
E. 下腔静脉超声

答案：E

11. 失去手术时机的中央型肺癌的治疗方法主要是
A. 全身化疗
B. 支气管动脉栓塞术
C. 支气管动脉化疗药物灌注术
D. 放射治疗
E. 支气管动脉化疗栓塞术

答案：C

12. 目前诊断急性肺栓塞的金标准技术是
A. 胸部 X 线平片
B. D－二聚体
C. 超声
D. MRA
E. 肺动脉造影

答案：E

13. 在脑血管疾病中 AVM 是指
A. 脑动脉瘤
B. 脑动静脉畸形
C. 烟雾病
D. 硬脑膜动静脉瘘
E. 颈内动脉海绵窦瘘

答案：B

14. 经皮穿刺血管扩张术不包括
A. 血管扩张术
B. 激光的 PTA
C. PTCA
D. 特殊导管
E. TAE

答案：E

多选题

15. 属于非血管介入的相关技术有
A. 栓塞术
B. 成形术与支架术
C. 穿刺切割术
D. 穿刺活检术
E. 引流术

答案：CDE

16. 非血管介入诊疗所用的医学影像设备有
A. X 线机
B. CT
C. MR
D. B 超
E. PET－CT

答案：ABCD

17. 常用血管治疗方式有
A. 经皮穿刺活检
B. 穿刺抽吸引流
C. 经导管血管栓塞法
D. 经皮腔内血管成形术
E. 血管内药物灌注治疗

答案：CDE

18. 下列属于肿瘤介入治疗的是
A. 血管瘤栓塞
B. 药物灌注
C. 动脉内照射
D. 术前栓塞
E. 血管内支架

答案：BCD

19. 下列属于血管性介入治疗的是
A. 血管成形术
B. 动脉内照射
C. 溶栓治疗
D. TIPSS
E. 药物灌注

答案：ACD

第七章　DSA 临床应用各论

第一节　头颈部 DSA

核心考点	掌握	熟悉	了解
1. 动脉系统	√		
2. 静脉系统	√		
3. 适应证	√		
4. DSA 技术	√		
5. 图像优化的措施	√		
6. 对应的 IVR	√		

一、头颈部血管解剖

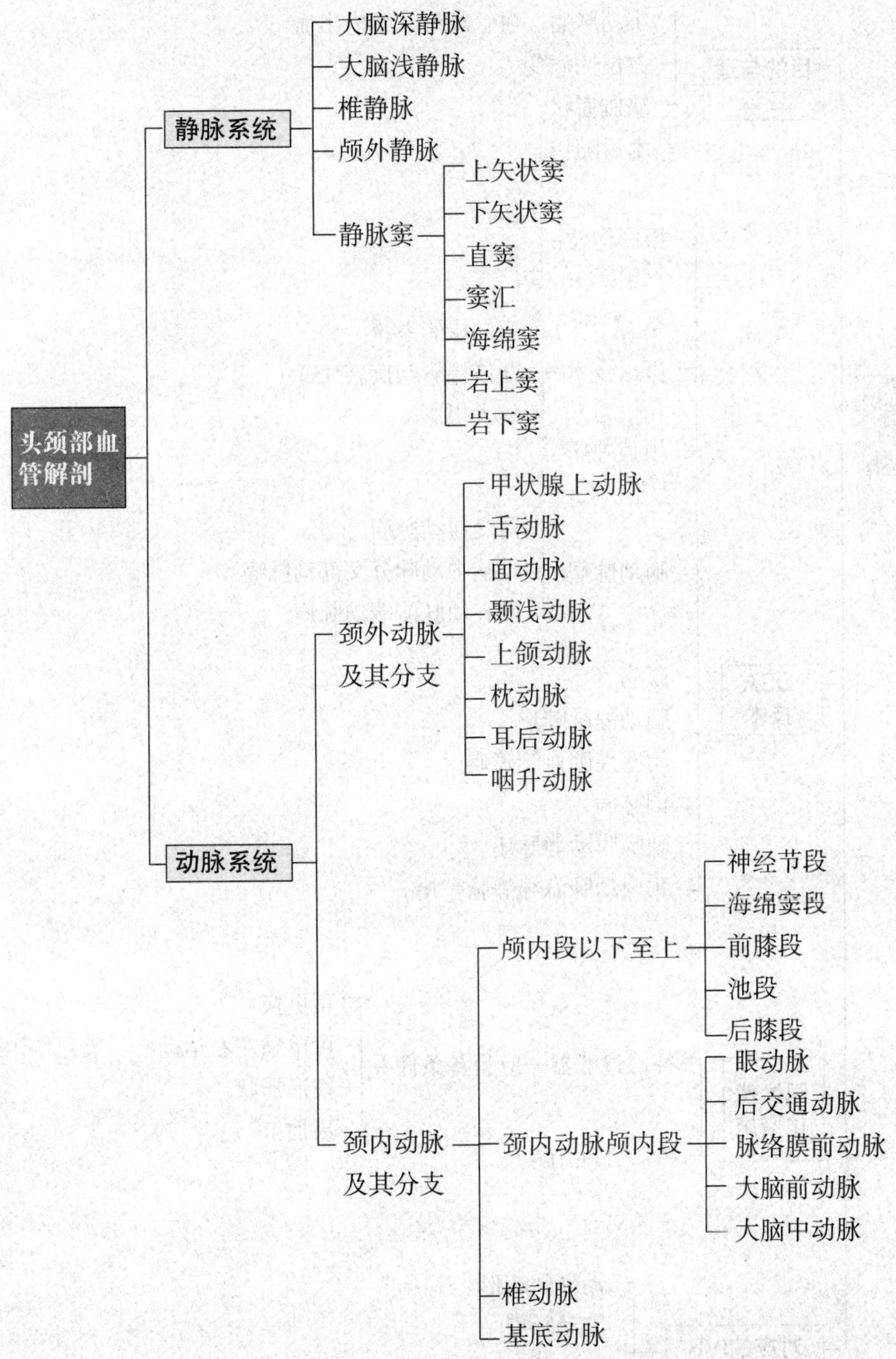
头颈部血管解剖
静脉系统
大脑深静脉
大脑浅静脉
椎静脉
颅外静脉
静脉窦
上矢状窦
下矢状窦
直窦
窦汇
海绵窦
岩上窦
岩下窦
动脉系统
颈外动脉及其分支
甲状腺上动脉
舌动脉
面动脉
颞浅动脉
上颌动脉
枕动脉
耳后动脉
咽升动脉
颈内动脉及其分支
颅内段以下至上
神经节段
海绵窦段
前膝段
池段
后膝段
颈内动脉颅内段
眼动脉
后交通动脉
脉络膜前动脉
大脑前动脉
大脑中动脉
椎动脉
基底动脉

二、头颈部 DSA 技术

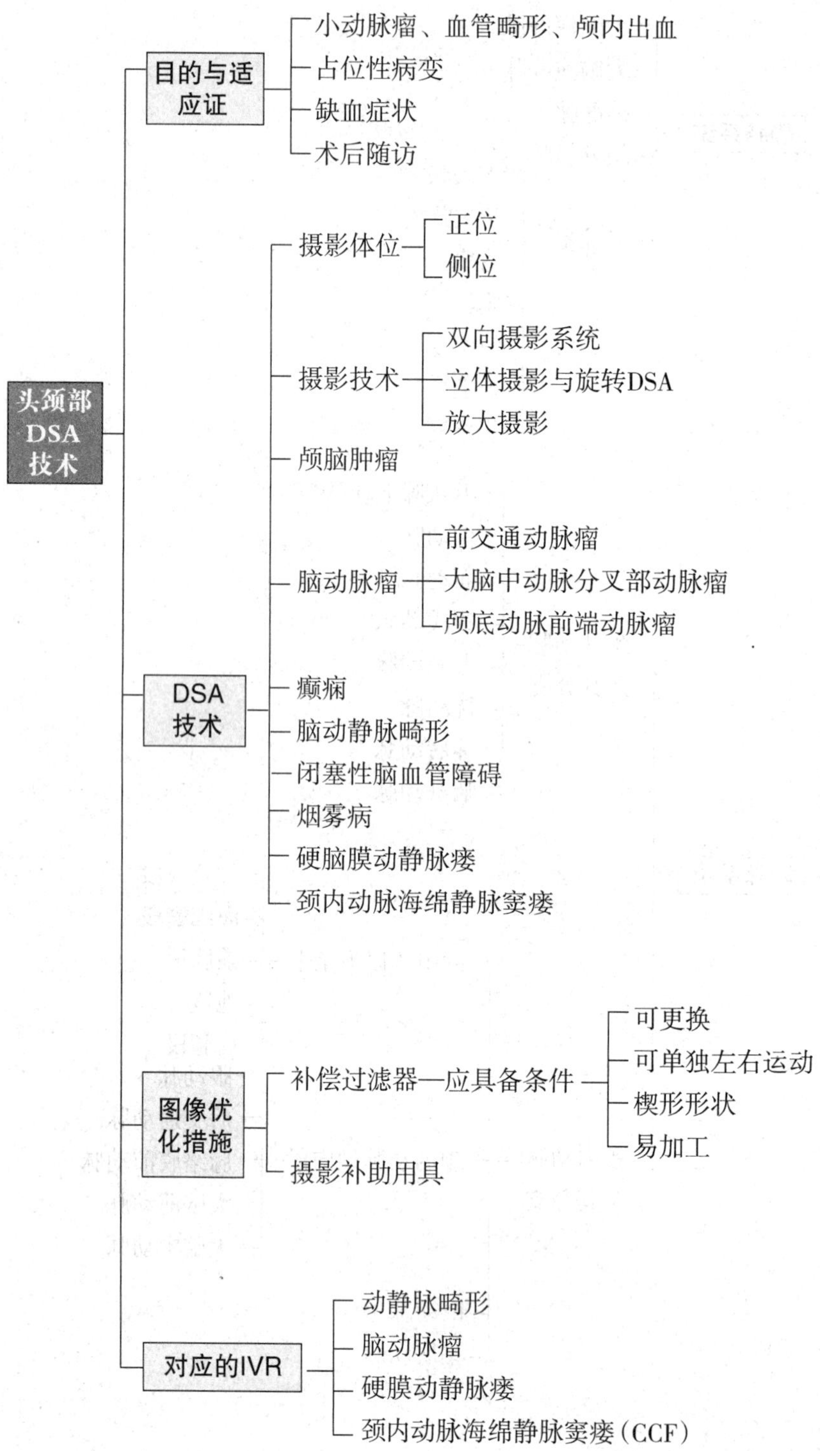
头颈部DSA技术
目的与适应证
小动脉瘤、血管畸形、颅内出血
占位性病变
缺血症状
术后随访
DSA技术
摄影体位
正位
侧位
摄影技术
双向摄影系统
立体摄影与旋转DSA
放大摄影
颅脑肿瘤
脑动脉瘤
前交通动脉瘤
大脑中动脉分叉部动脉瘤
颅底动脉前端动脉瘤
癫痫
脑动静脉畸形
闭塞性脑血管障碍
烟雾病
硬脑膜动静脉瘘
颈内动脉海绵静脉窦瘘
图像优化措施
补偿过滤器—应具备条件
可更换
可单独左右运动
楔形形状
易加工
摄影补助用具
对应的IVR
动静脉畸形
脑动脉瘤
硬膜动静脉瘘
颈内动脉海绵静脉窦瘘（CCF）

【精选习题】

单选题

1. 采集帧率依 DSA 装置、病变部位和病变特点而定，一般头颅为
   A. 1～2 帧/s
   B. 2～3 帧/s
   C. 6 帧/s
   D. 25 帧/s
   E. 25 帧/s 以上

答案：B

2. 下列哪项不适合 IV－DSA 检查
   A. 上、下腔静脉
   B. 四肢静脉
   C. 肺动脉
   D. 脑动脉
   E. 肺静脉

答案：D

3. 属于椎动脉分支的是
   A. 大脑前动脉
   B. 大脑中动脉
   C. 大脑后动脉
   D. 后交通动脉
   E. 脉络膜前动脉

答案：C

4. 大脑后动脉来自于
   A. 颈外动脉
   B. 颈内动脉
   C. 基底动脉
   D. 脊髓动脉
   E. 锁骨下动脉

答案：C

5. 椎动脉造影常规体位
   A. 双斜位
   B. 正位
   C. 水平侧位
   D. 25°～30°汤氏位和水平侧位
   E. 足位 20°

答案：D

多选题

6. 头颈部 DSA 对应的介入放射学诊疗包括
   A. 动静脉畸形
   B. 脑动脉瘤
   C. 硬膜动静脉瘘
   D. 颈内动脉海绵窦瘘
   E. 血管发育不良

答案：ABCD

7. 在颅内动脉瘤血管造影中，要求显示
   A. 动脉瘤的部位
   B. 动脉瘤的大小
   C. 动脉瘤的形状
   D. 狭窄的位置
   E. 与周围动脉的关系

答案：ABCDE

8. 头颈部 DSA 摄影技术包括
   A. 双向摄影
   B. 立体摄影
   C. 旋转摄影
   D. 放大摄影
   E. 局部摄影

答案：ABCD

9. 颈内动脉颅内段分为
   A. 神经节段
   B. 海绵窦段
   C. 前膝段
   D. 池段
   E. 后膝段

答案：ABCDE

10. 从主动脉凸面发出的三条较大的动脉是
   A. 右锁骨下动脉
   B. 左锁骨下动脉
   C. 右颈总动脉

D. 左颈总动脉　　　　　　　　　　　　答案：BDE

E. 头臂干

第二节　心脏与冠状动脉 DSA

核心考点	掌握	熟悉	了解
1. 心脏解剖	√		
2. 冠状动脉解剖	√		
3. 适应证	√		
4. 造影技术	√		
5. 对应的 IVR	√		

一、心脏与冠状动脉血管解剖

（一）心脏解剖

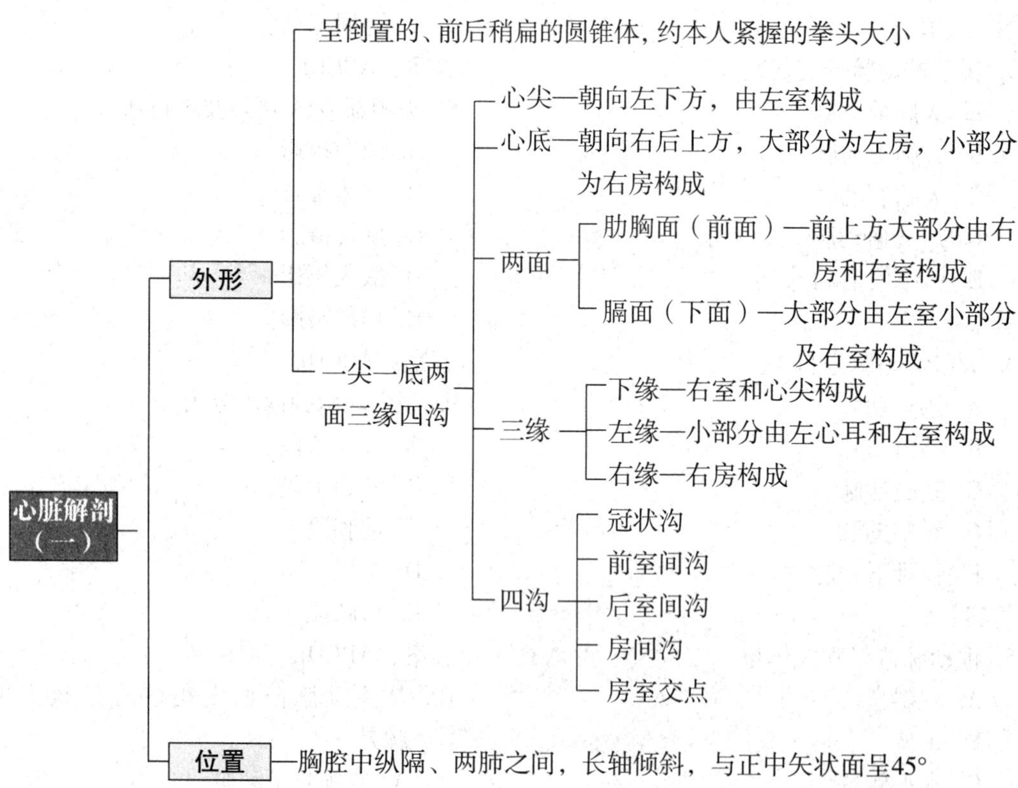
心脏解剖（一）
外形
呈倒置的、前后稍扁的圆锥体，约本人紧握的拳头大小
一尖一底两面三缘四沟
心尖一朝向左下方，由左室构成
心底一朝向右后上方，大部分为左房，小部分为右房构成
两面
肋胸面（前面）一前上方大部分由右房和右室构成
膈面（下面）一大部分由左室小部分及右室构成
三缘
下缘一右室和心尖构成
左缘一小部分由左心耳和左室构成
右缘一右房构成
四沟
冠状沟
前室间沟
后室间沟
房间沟
房室交点
位置
胸腔中纵隔、两肺之间，长轴倾斜，与正中矢状面呈45°

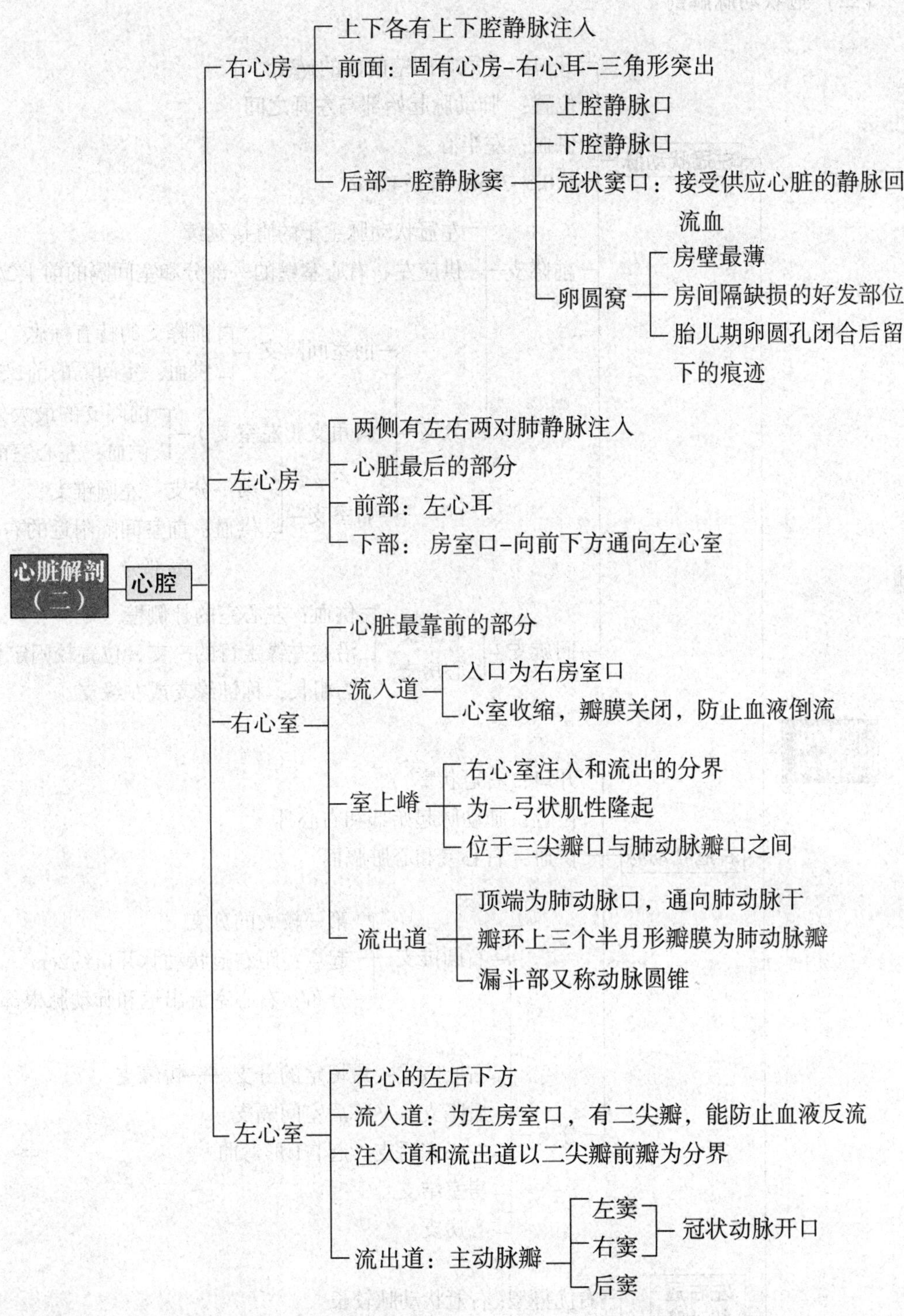
心脏解剖（二）
心腔
右心房
上下各有上下腔静脉注入
前面：固有心房–右心耳–三角形突出
后部—腔静脉窦
上腔静脉口
下腔静脉口
冠状窦口：接受供应心脏的静脉回流血
卵圆窝
房壁最薄
房间隔缺损的好发部位
胎儿期卵圆孔闭合后留下的痕迹
左心房
两侧有左右两对肺静脉注入
心脏最后的部分
前部：左心耳
下部：房室口–向前下方通向左心室
右心室
心脏最靠前的部分
流入道
入口为右房室口
心室收缩，瓣膜关闭，防止血液倒流
室上嵴
右心室注入和流出的分界
为一弓状肌性隆起
位于三尖瓣口与肺动脉瓣口之间
流出道
顶端为肺动脉口，通向肺动脉干
瓣环上三个半月形瓣膜为肺动脉瓣
漏斗部又称动脉圆锥
左心室
右心的左后下方
流入道：为左房室口，有二尖瓣，能防止血液反流
注入道和流出道以二尖瓣前瓣为分界
流出道：主动脉瓣
左窦
右窦
后窦
冠状动脉开口

（二）冠状动脉解剖

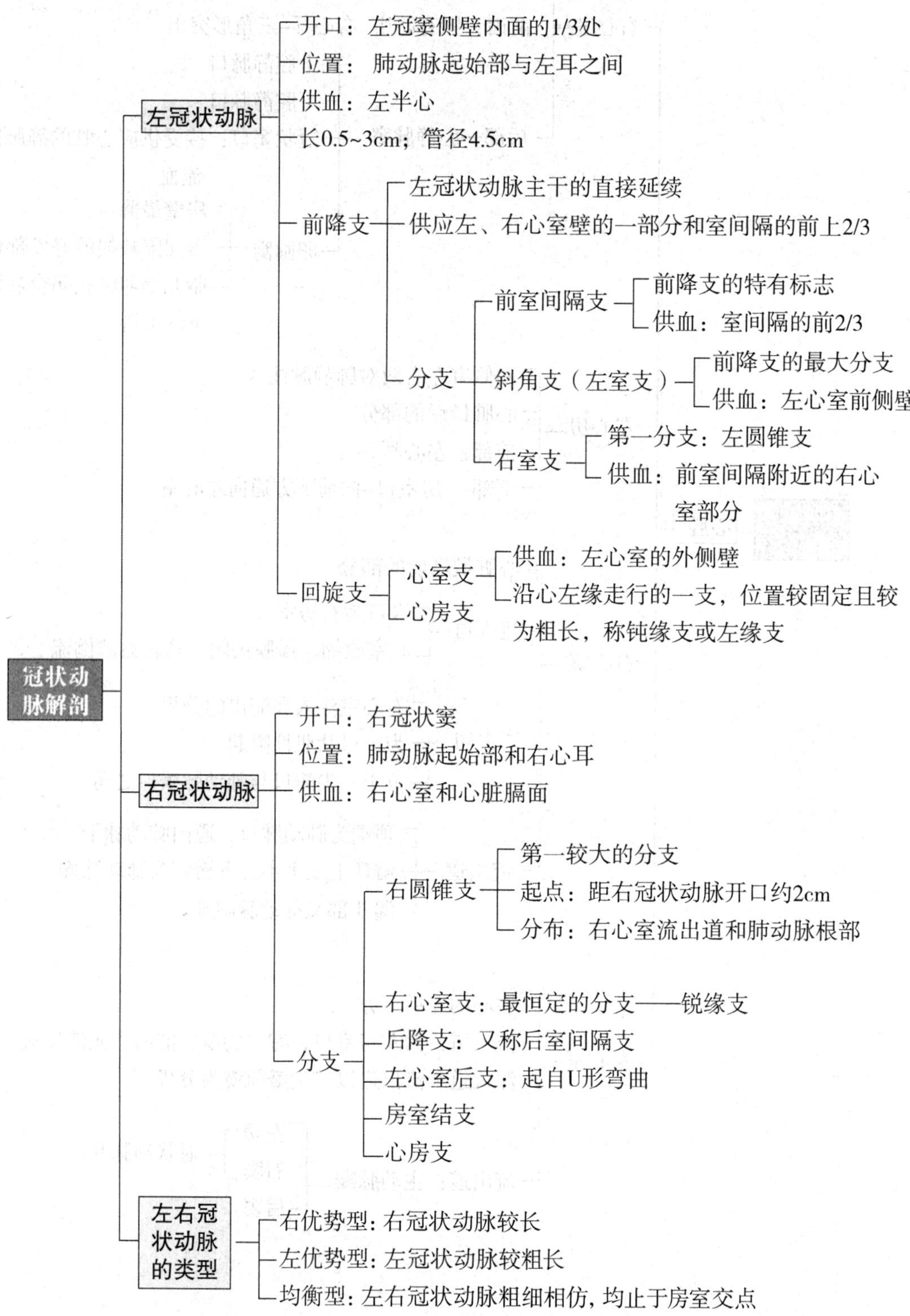
冠状动脉解剖
左冠状动脉
开口：左冠窦侧壁内面的1/3处
位置：肺动脉起始部与左耳之间
供血：左半心
长0.5~3cm；管径4.5cm
前降支
左冠状动脉主干的直接延续
供应左、右心室壁的一部分和室间隔的前上2/3
分支
前室间隔支
前降支的特有标志
供血：室间隔的前2/3
斜角支（左室支）
前降支的最大分支
供血：左心室前侧壁
右室支
第一分支：左圆锥支
供血：前室间隔附近的右心室部分
回旋支
心室支
心房支
供血：左心室的外侧壁
沿心左缘走行的一支，位置较固定且较为粗长，称钝缘支或左缘支
右冠状动脉
开口：右冠状窦
位置：肺动脉起始部和右心耳
供血：右心室和心脏膈面
分支
右圆锥支
第一较大的分支
起点：距右冠状动脉开口约2cm
分布：右心室流出道和肺动脉根部
右心室支：最恒定的分支——锐缘支
后降支：又称后室间隔支
左心室后支：起自U形弯曲
房室结支
心房支
左右冠状动脉的类型
右优势型：右冠状动脉较长
左优势型：左冠状动脉较粗长
均衡型：左右冠状动脉粗细相仿，均止于房室交点

二、心脏与冠状动脉 DSA 技术

（一）目的与适应证

目的与适应证

- 评价左心室整体及局部的功能
- 评价大动脉疾病，大动脉瓣及周边组织有无异常
- 冠心病或心肌缺血的诊断，与治疗方案的确定
- 冠状动脉狭窄部位进行外科手术治疗前的检查及搭桥术后的评价
- 冠状动脉疾病介入治疗前及冠状动脉其他畸形病变
- 复杂先心病，如大动脉转位、动脉单干等，术前了解冠脉解剖变异和分布，避免术中误伤
- 急性心肌梗死6小时内需考虑溶栓的治疗
- 主动脉瓣和二尖瓣病变，准备做瓣膜置换的检查

（二）DSA 技术

- DSA技术（一）
  - 摄影体位
    - 左心室造影
      - 右前斜位30° 或加向头斜20° ~30° 位
      - 左前斜位60° 或加向头倾斜30° 位摄影（对室间隔和侧后壁显示较好）
      - 可观察左心室功能、心室壁病变及二尖瓣功能等
    - 左冠状动脉造影
      - 右前斜+头位（右肩位）：探测器右前斜（RAO）30° ~50° 并向头侧倾斜（CRA）15° ~30° ，显示左前降支中、远段及左主干，抬高并重叠回旋支影像
      - 右前斜+足位（肝位）：探测器置右前斜（RAO）30° ~50° 并向足侧倾斜（CAU）15° ~30° ，能较好显示左主干、前降支和回旋支关系，展示左主干及回旋支较好
      - 左前斜+头位（左肩位）：探测器置左前斜（LAO）20° ~45° 并向头侧倾斜（CRA）20° ~30° ，显示前降支与回旋支夹角、分支走向及其中、远段为主
      - 左前斜+足位（蜘蛛位）：探测器置左前斜（LAO）45° ~60° 并向足侧倾斜（CAU）15° ~30° ，显示左主干、中间支、前降支及回旋支分叉部及其各支近段为主
      - 头位：探测器向头侧倾斜（CRA）30° ~45° ,显示前降支（近、中、远段）、间隔支、对角支
      - 尾位：探测器向足侧倾斜（CAU）30° ~45° ，显示左主干、前降支近段、回旋支（近、中、远段）、钝缘支
    - 右冠状动脉造影
      - 左前斜（LAO）45° ~55° :右冠状动脉呈“C”形显示
      - 右前斜（RAO）30° ~45° :右冠状动脉呈“L”形显示
      - 正位+头位（CRA）15° ~25° :常作为左、右前斜位的补充摄影体位，用于展示后降支和左室后支

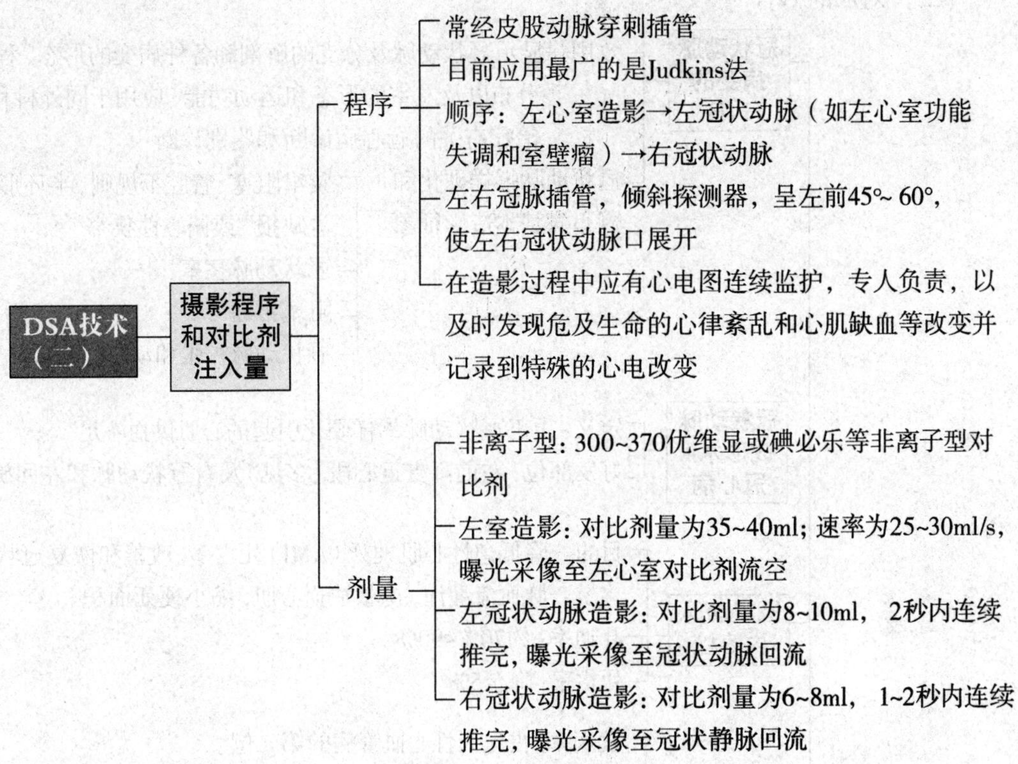
DSA技术
（二）
摄影程序
和对比剂
注入量
程序
常经皮股动脉穿刺插管
目前应用最广的是Judkins法
顺序：左心室造影→左冠状动脉（如左心室功能
失调和室壁瘤）→右冠状动脉
左右冠脉插管，倾斜探测器，呈左前45°~ 60°，
使左右冠状动脉口展开
在造影过程中应有心电图连续监护，专人负责，以
及时发现危及生命的心律紊乱和心肌缺血等改变并
记录到特殊的心电改变
剂量
非离子型：300~370优维显或碘必乐等非离子型对
比剂
左室造影：对比剂量为35~40ml；速率为25~30ml/s，
曝光采像至左心室对比剂流空
左冠状动脉造影：对比剂量为8~10ml，2秒内连续
推完，曝光采像至冠状动脉回流
右冠状动脉造影：对比剂量为6~8ml，1~2秒内连续
推完，曝光采像至冠状静脉回流

（三）对应的 IVR

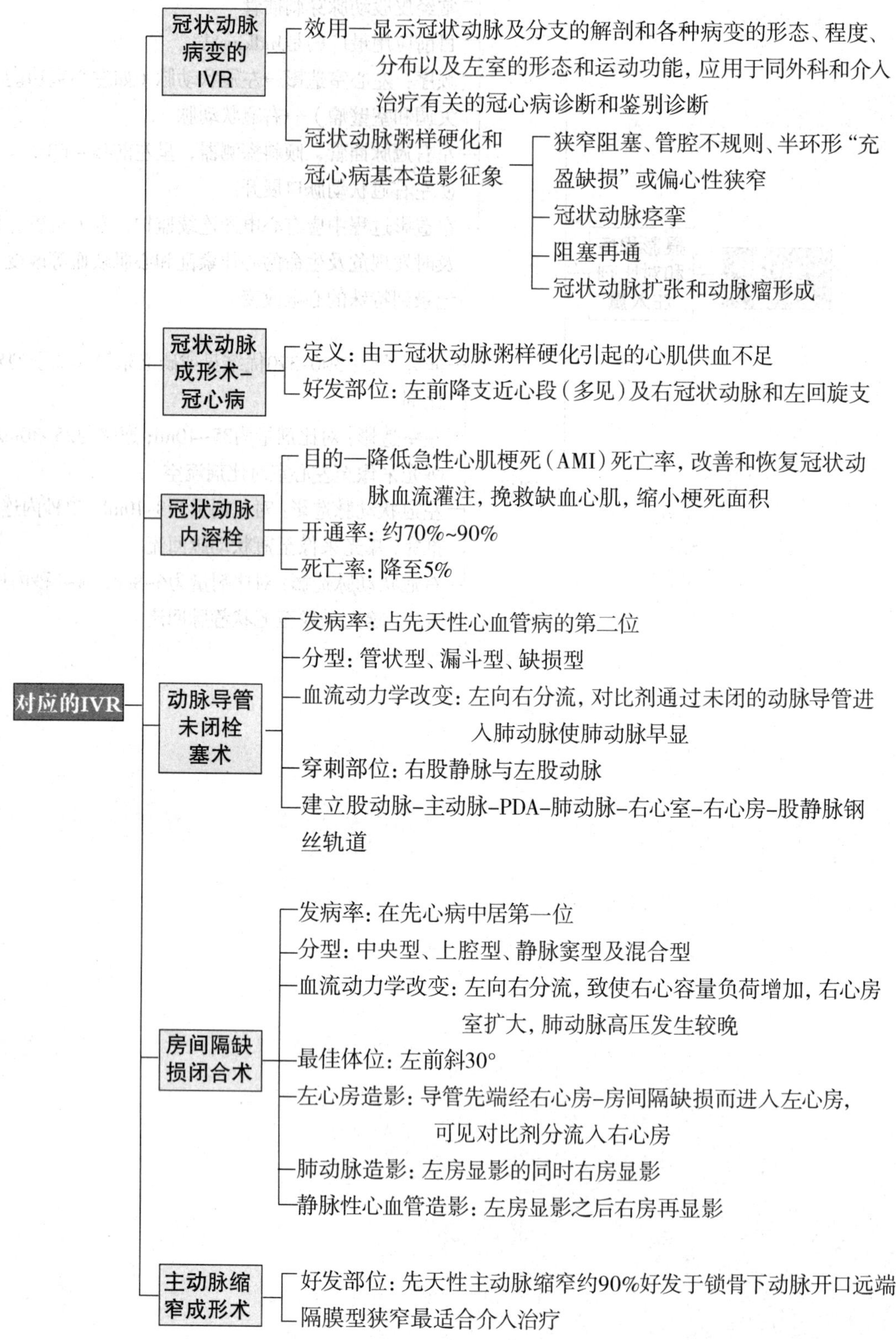
对应的IVR
冠状动脉病变的IVR
效用—显示冠状动脉及分支的解剖和各种病变的形态、程度、分布以及左室的形态和运动功能，应用于同外科和介入治疗有关的冠心病诊断和鉴别诊断
冠状动脉粥样硬化和冠心病基本造影征象
狭窄阻塞、管腔不规则、半环形“充盈缺损”或偏心性狭窄
冠状动脉痉挛
阻塞再通
冠状动脉扩张和动脉瘤形成
冠状动脉成形术-冠心病
定义：由于冠状动脉粥样硬化引起的心肌供血不足
好发部位：左前降支近心段（多见）及右冠状动脉和左回旋支
冠状动脉内溶栓
目的—降低急性心肌梗死（AMI）死亡率，改善和恢复冠状动脉血流灌注，挽救缺血心肌，缩小梗死面积
开通率：约70%~90%
死亡率：降至5%
动脉导管未闭栓塞术
发病率：占先天性心血管病的第二位
分型：管状型、漏斗型、缺损型
血流动力学改变：左向右分流，对比剂通过未闭的动脉导管进入肺动脉使肺动脉早显
穿刺部位：右股静脉与左股动脉
建立股动脉-主动脉-PDA-肺动脉-右心室-右心房-股静脉钢丝轨道
房间隔缺损闭合术
发病率：在先心病中居第一位
分型：中央型、上腔型、静脉窦型及混合型
血流动力学改变：左向右分流，致使右心容量负荷增加，右心房室扩大，肺动脉高压发生较晚
最佳体位：左前斜30°
左心房造影：导管先端经右心房-房间隔缺损而进入左心房，可见对比剂分流入右心房
肺动脉造影：左房显影的同时右房显影
静脉性心血管造影：左房显影之后右房再显影
主动脉缩窄成形术
好发部位：先天性主动脉缩窄约90%好发于锁骨下动脉开口远端
隔膜型狭窄最适合介入治疗

【精选习题】

单选题

1. 心脏和冠状动脉 DSA 检查时，采集帧率为
   A. 1~2 帧/s
   B. 2~3 帧/s
   C. 6 帧/s
   D. 25 帧/s
   E. 25 帧/s 以上

答案：E

2. 关于左右冠状动脉的阐述，正确的是
   A. 左冠状动脉较长
   B. 超过心脏膈面的房室交点供应到右心
   C. 右冠状动脉回旋支较细短
   D. 右冠状动脉较粗长
   E. 左右冠状动脉粗细相仿，均止于房室交点

答案：E

3. 心脏及大血管造影时，首先选择的 DSA 减影方式是
   A. 连续
   B. 脉冲
   C. 超脉冲
   D. 时间间隔差
   E. 路标

答案：C

4. 右锁骨下动脉起自
   A. 无名动脉
   B. 左颈总动脉
   C. 右颈总动脉
   D. 主动脉弓
   E. 椎动脉

答案：A

5. 房间隔与正中矢状面向左成角
   A. 20°倾斜
   B. 25°倾斜
   C. 30°倾斜
   D. 35°倾斜
   E. 40°倾斜

答案：E

6. 冠状动脉造影采集时间应持续至
   A. 左冠状动脉充盈满意
   B. 右冠状动脉充盈满意
   C. 主动脉充盈满意
   D. 侧支循环充盈满意
   E. 冠状静脉充盈满意

答案：E

7. 心脏位于胸腔的
   A. 前纵隔
   B. 后纵隔
   C. 中纵隔
   D. 1/3 位于左侧胸腔
   E. 第 2~6 胸椎的前方

答案：C

8. 患者男，60 岁。典型心绞痛症状一年余，临床考虑冠心病。为进一步明确诊断及治疗，现行冠状动脉造影术，在行左侧冠状动脉造影时冠状动脉病变最好发的部位是
   A. 右冠状动脉起始段
   B. 左冠状动脉前降支近心段
   C. 左冠状动脉左旋支
   D. 左冠状动脉对角支
   E. 右冠状动脉远端

答案：B

多选题

9. 房间隔缺损分为
   A. 中央型
   B. 上腔型
   C. 下腔型
   D. 静脉窦型
   E. 混合型

答案：ABDE

10. 右冠状动脉造影的摄影体位有
   A. 右前斜位 30° + 向头斜 20° ~ 30°
   B. 左前斜位 60° + 向头斜 30°
   C. 右前斜 30° ~ 45°
   D. 左前斜 30° ~ 50°
   E. 足倾斜 20° ~ 35°

答案：CD

11. 左心室造影的摄影体位有
   A. 右前斜位 30° + 向头斜 20° ~ 30°
   B. 左前斜位 60° + 向头斜 30°
   C. 右前斜 35° ~ 45°
   D. 左前斜 45° ~ 55°
   E. 足倾斜 20° ~ 35°

答案：AB

12. 右冠状动脉主要分支有
   A. 斜角支
   B. 右圆锥支
   C. 右心室支
   D. 后降支
   E. 左心室后支

答案：BCDE

13. 左冠状动脉主干分为
   A. 前降支
   B. 回旋支
   C. 右圆锥支
   D. 右心室支
   E. 左心室后支

答案：AB

14. 主动脉根部的主动脉窦包括
   A. 上冠窦
   B. 下冠窦
   C. 左冠窦
   D. 右冠窦
   E. 无冠窦

答案：CDE

15. DSA 冠状动脉造影的体位一般是
   A. 正位
   B. 侧位
   C. 前斜位
   D. 左前斜位
   E. 右前斜位

答案：DE

第三节 胸部 DSA

核心考点	掌握	熟悉	了解
1. 肺动脉	√		
2. 支气管动脉	√		
3. 肺静脉	√		
4. 支气管静脉	√		
5. 肋间动脉与静脉	√		
6. 胸廓动脉与静脉	√		
7. 适应证	√		
8. DSA 技术	√		
9. 对应的 IVR	√		

一、胸部血管解剖

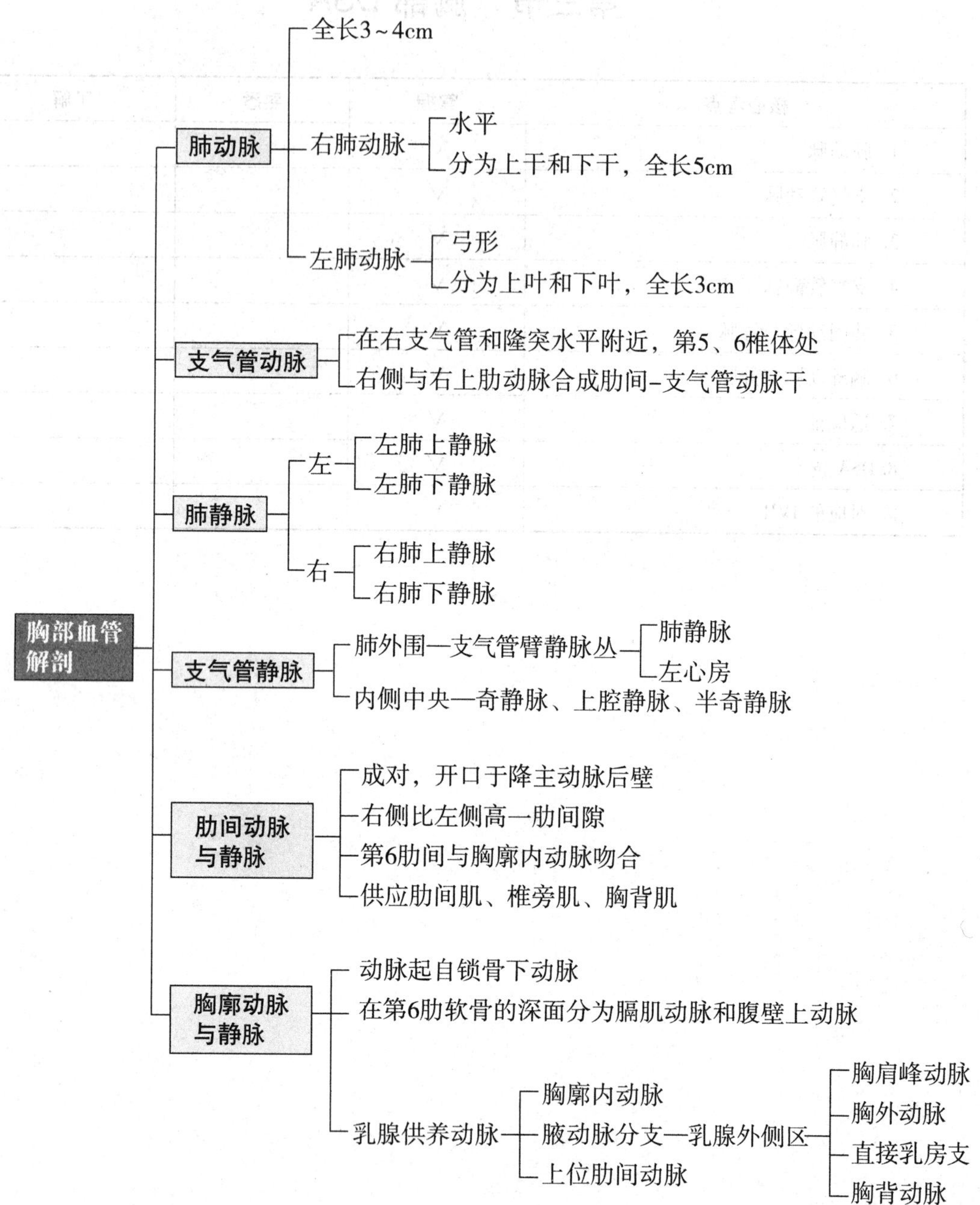
胸部血管解剖
肺动脉
全长3～4cm
右肺动脉
水平
分为上干和下干，全长5cm
左肺动脉
弓形
分为上叶和下叶，全长3cm
支气管动脉
在右支气管和隆突水平附近，第5、6椎体处
右侧与右上肋动脉合成肋间-支气管动脉干
肺静脉
左
左肺上静脉
左肺下静脉
右
右肺上静脉
右肺下静脉
支气管静脉
肺外围—支气管臂静脉丛
肺静脉
左心房
内侧中央—奇静脉、上腔静脉、半奇静脉
肋间动脉与静脉
成对，开口于降主动脉后壁
右侧比左侧高一肋间隙
第6肋间与胸廓内动脉吻合
供应肋间肌、椎旁肌、胸背肌
胸廓动脉与静脉
动脉起自锁骨下动脉
在第6肋软骨的深面分为膈肌动脉和腹壁上动脉
乳腺供养动脉
胸廓内动脉
腋动脉分支—乳腺外侧区
胸肩峰动脉
胸外动脉
直接乳房支
胸背动脉
上位肋间动脉

二、胸部 DSA 技术

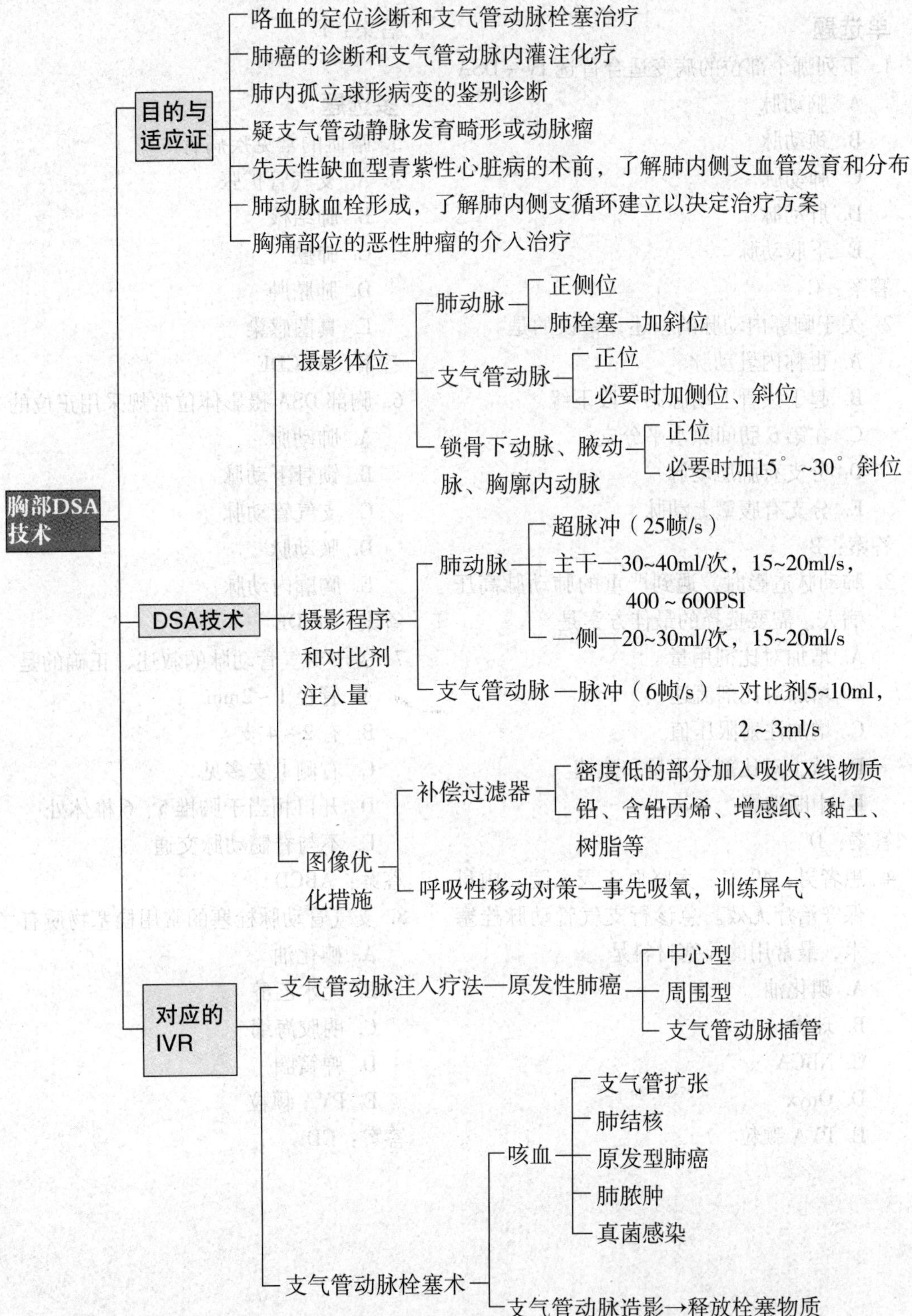
胸部DSA技术
目的与适应证
咯血的定位诊断和支气管动脉栓塞治疗
肺癌的诊断和支气管动脉内灌注化疗
肺内孤立球形病变的鉴别诊断
疑支气管动静脉发育畸形或动脉瘤
先天性缺血型青紫性心脏病的术前，了解肺内侧支血管发育和分布
肺动脉血栓形成，了解肺内侧支循环建立以决定治疗方案
胸痛部位的恶性肿瘤的介入治疗
DSA技术
摄影体位
肺动脉
正侧位
肺栓塞—加斜位
支气管动脉
正位
必要时加侧位、斜位
锁骨下动脉、腋动脉、胸廓内动脉
正位
必要时加15°~30°斜位
摄影程序和对比剂注入量
肺动脉
超脉冲（25帧/s）
主干—30~40ml/次，15~20ml/s，400 ~ 600PSI
一侧—20~30ml/次，15~20ml/s
支气管动脉—脉冲（6帧/s）—对比剂5~10ml，2 ~ 3ml/s
图像优化措施
补偿过滤器
密度低的部分加入吸收X线物质
铅、含铅丙烯、增感纸、黏土、树脂等
呼吸性移动对策—事先吸氧，训练屏气
对应的IVR
支气管动脉注入疗法—原发性肺癌
中心型
周围型
支气管动脉插管
支气管动脉栓塞术
咳血
支气管扩张
肺结核
原发型肺癌
肺脓肿
真菌感染
支气管动脉造影→释放栓塞物质

【精选习题】

单选题

1. 下列哪个部位的病变适合首选 IV－DSA
   A. 脑动脉
   B. 颈动脉
   C. 肺动脉
   D. 肝动脉
   E. 下肢动脉

答案：C

2. 关于胸廓内动脉的叙述，错误的是
   A. 也称内乳动脉
   B. 起于锁骨上动脉第一段下缘
   C. 在第 6 肋间隙水平分支
   D. 分支有膈肌动脉
   E. 分支有腹壁上动脉

答案：B

3. 肺动脉造影时，遇到严重的肺动脉高压病人，需要选择的最佳方案是
   A. 增加对比剂用量
   B. 增加对比剂流速
   C. 增加注射限压值
   D. 减少对比剂总用量和流速
   E. 中断造影

答案：D

4. 患者男，49 岁。大咯血 3 天入院。内科保守治疗无效。急诊行支气管动脉栓塞术，最常用的栓塞材料是
   A. 碘化油
   B. 球囊
   C. NBCA
   D. Onyx
   E. PVA 颗粒

答案：E

多选题

5. 咯血的常见疾病有
   A. 支气管扩张
   B. 肺结核
   C. 肺癌
   D. 肺脓肿
   E. 真菌感染

答案：ABCDE

6. 胸部 DSA 摄影体位常规采用正位的有
   A. 肺动脉
   B. 锁骨下动脉
   C. 支气管动脉
   D. 腋动脉
   E. 胸廓内动脉

答案：BCDE

7. 关于支气管动脉的叙述，正确的是
   A. 管径 1～2mm
   B. 有 2～4 支
   C. 右侧 1 支多见
   D. 开口相当于胸椎 5、6 椎体处
   E. 不与脊髓动脉交通

答案：ABCD

8. 支气管动脉栓塞的常用栓塞物质有
   A. 碘化油
   B. 无水乙醇
   C. 明胶海绵
   D. 弹簧圈
   E. PVA 颗粒

答案：CD

第四节 腹部血管 DSA

核心考点	掌握	熟悉	了解
1. 腹部动脉	√		
2. 肝、胰、肾动脉	√		
3. 腹部静脉	√		
4. 骨盆血管	√		
5. 适应证	√		
6. DSA 技术	√		
7. 图像的优化措施	√		
8. DSA 和 CT 检查的组合	√		
9. 对应的 IVR	√		

一、腹部血管解剖

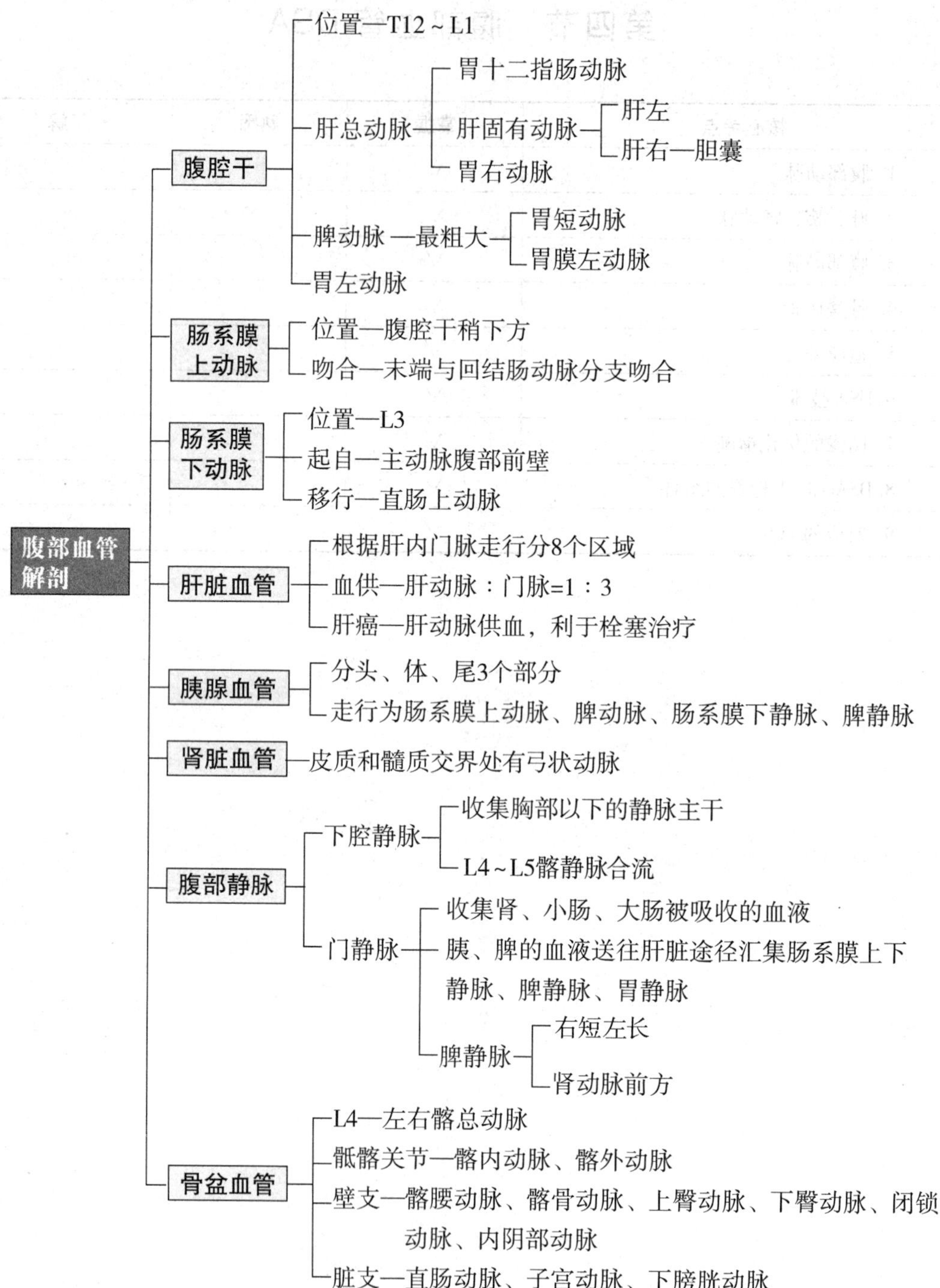
腹部血管解剖
腹腔干
位置—T12～L1
肝总动脉
胃十二指肠动脉
肝固有动脉
肝左
肝右—胆囊
胃右动脉
脾动脉—最粗大
胃短动脉
胃膜左动脉
胃左动脉
肠系膜上动脉
位置—腹腔干稍下方
吻合—末端与回结肠动脉分支吻合
肠系膜下动脉
位置—L3
起自—主动脉腹部前壁
移行—直肠上动脉
肝脏血管
根据肝内门脉走行分8个区域
血供—肝动脉：门脉=1：3
肝癌—肝动脉供血，利于栓塞治疗
胰腺血管
分头、体、尾3个部分
走行为肠系膜上动脉、脾动脉、肠系膜下静脉、脾静脉
肾脏血管
皮质和髓质交界处有弓状动脉
腹部静脉
下腔静脉
收集胸部以下的静脉主干
L4～L5髂静脉合流
门静脉
收集肾、小肠、大肠被吸收的血液
胰、脾的血液送往肝脏途径汇集肠系膜上下静脉、脾静脉、胃静脉
脾静脉
右短左长
肾动脉前方
骨盆血管
L4—左右髂总动脉
骶髂关节—髂内动脉、髂外动脉
壁支—髂腰动脉、髂骨动脉、上臀动脉、下臀动脉、闭锁动脉、内阴部动脉
脏支—直肠动脉、子宫动脉、下膀胱动脉

二、腹部 DSA 技术

（一）目的与适应证

目的与适应证——用于动脉硬化症、动脉瘤、动静脉瘘等血管性病变、肿瘤性病变的诊断和治疗；了解上述血管的走行异常、狭窄、新生血管的有无实质期显像异常、血管直径的变化、血管的边缘走行、分支的异常、侧支循环等

（二）DSA 技术

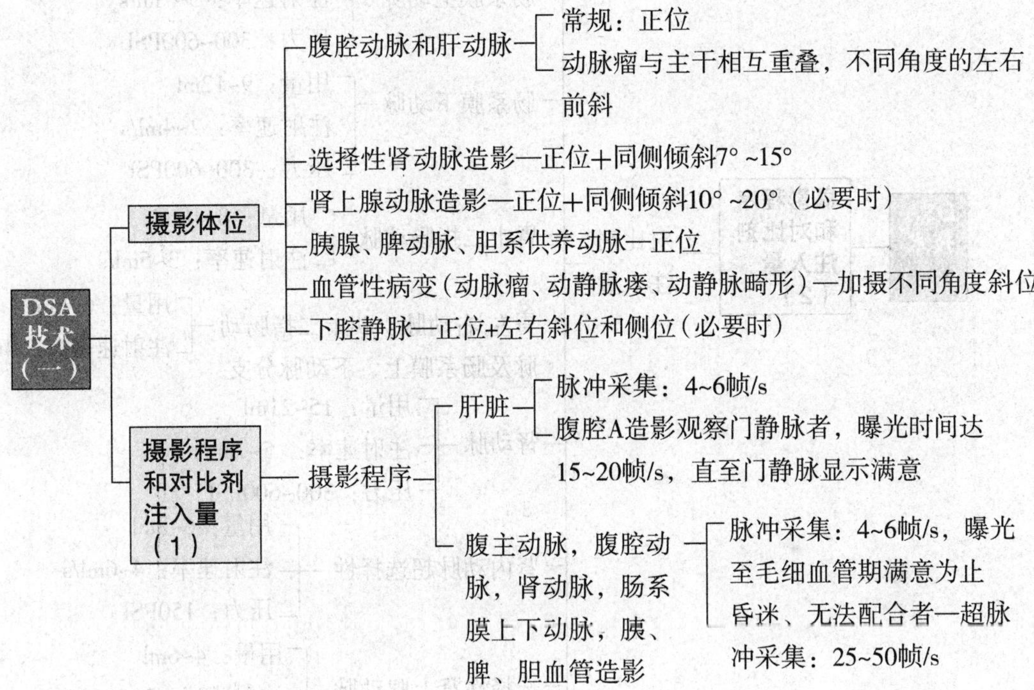
DSA技术（一）
摄影体位
腹腔动脉和肝动脉
常规：正位
动脉瘤与主干相互重叠，不同角度的左右前斜
选择性肾动脉造影—正位+同侧倾斜7° ~15°
肾上腺动脉造影—正位+同侧倾斜10° ~20°（必要时）
胰腺、脾动脉、胆系供养动脉—正位
血管性病变（动脉瘤、动静脉瘘、动静脉畸形）—加摄不同角度斜位
下腔静脉—正位+左右斜位和侧位（必要时）
摄影程序和对比剂注入量（1）
摄影程序
肝脏
脉冲采集：4~6帧/s
腹腔A造影观察门静脉者，曝光时间达15~20帧/s，直至门静脉显示满意
腹主动脉，腹腔动脉，肾动脉，肠系膜上下动脉，胰、脾、胆血管造影
脉冲采集：4~6帧/s，曝光至毛细血管期满意为止
昏迷、无法配合者—超脉冲采集：25~50帧/s

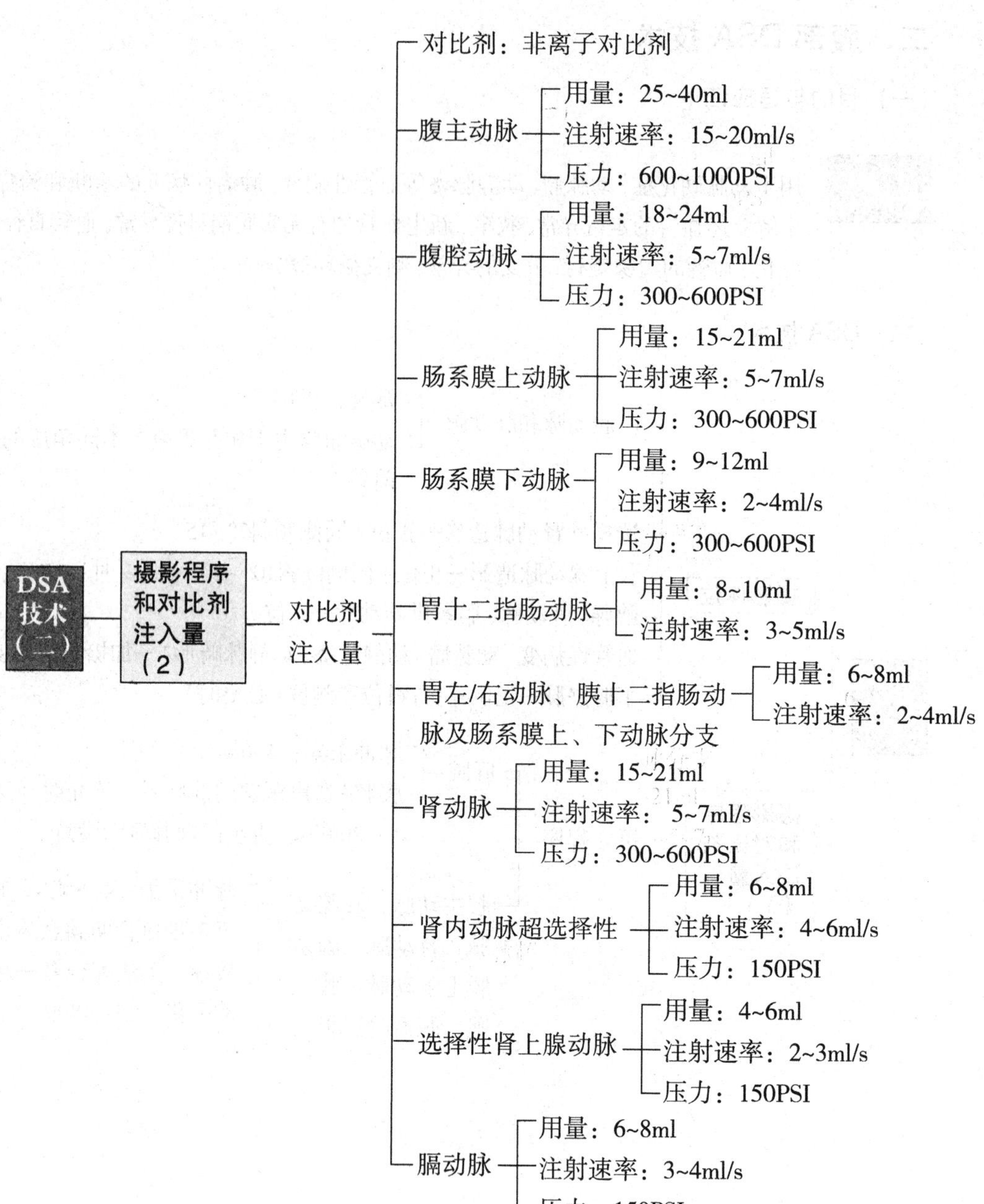
DSA技术（二）
摄影程序和对比剂注入量（2）
对比剂注入量
对比剂：非离子对比剂
腹主动脉
用量：25~40ml
注射速率：15~20ml/s
压力：600~1000PSI
腹腔动脉
用量：18~24ml
注射速率：5~7ml/s
压力：300~600PSI
肠系膜上动脉
用量：15~21ml
注射速率：5~7ml/s
压力：300~600PSI
肠系膜下动脉
用量：9~12ml
注射速率：2~4ml/s
压力：300~600PSI
胃十二指肠动脉
用量：8~10ml
注射速率：3~5ml/s
胃左/右动脉、胰十二指肠动脉及肠系膜上、下动脉分支
用量：6~8ml
注射速率：2~4ml/s
肾动脉
用量：15~21ml
注射速率：5~7ml/s
压力：300~600PSI
肾内动脉超选择性
用量：6~8ml
注射速率：4~6ml/s
压力：150PSI
选择性肾上腺动脉
用量：4~6ml
注射速率：2~3ml/s
压力：150PSI
膈动脉
用量：6~8ml
注射速率：3~4ml/s
压力：150PSI

（三）图像的优化措施

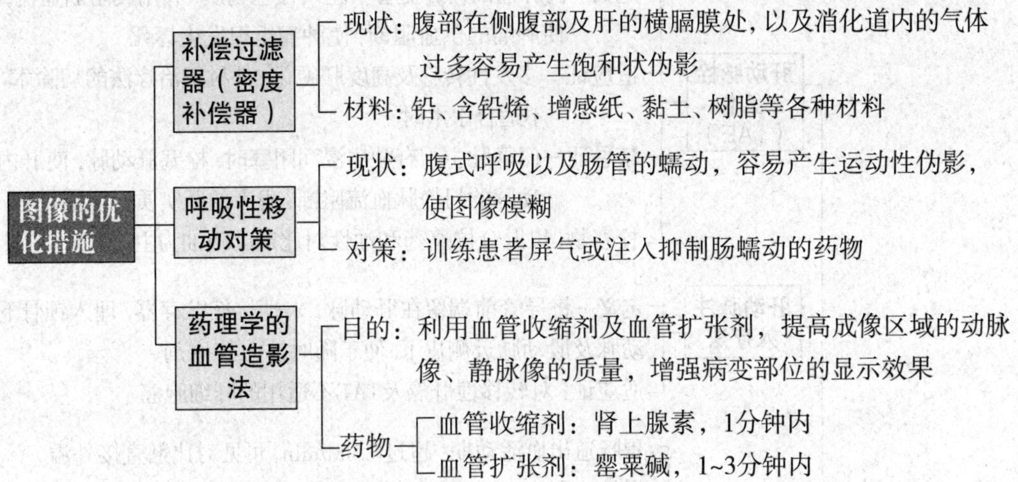
图像的优化措施
补偿过滤器（密度补偿器）
现状：腹部在侧腹部及肝的横膈膜处，以及消化道内的气体过多容易产生饱和状伪影
材料：铅、含铅烯、增感纸、黏土、树脂等各种材料
呼吸性移动对策
现状：腹式呼吸以及肠管的蠕动，容易产生运动性伪影，使图像模糊
对策：训练患者屏气或注入抑制肠蠕动的药物
药理学的血管造影法
目的：利用血管收缩剂及血管扩张剂，提高成像区域的动脉像、静脉像的质量，增强病变部位的显示效果
药物
血管收缩剂：肾上腺素，1分钟内
血管扩张剂：罂粟碱，1~3分钟内

（四）DSA 和 CT 检查的组合

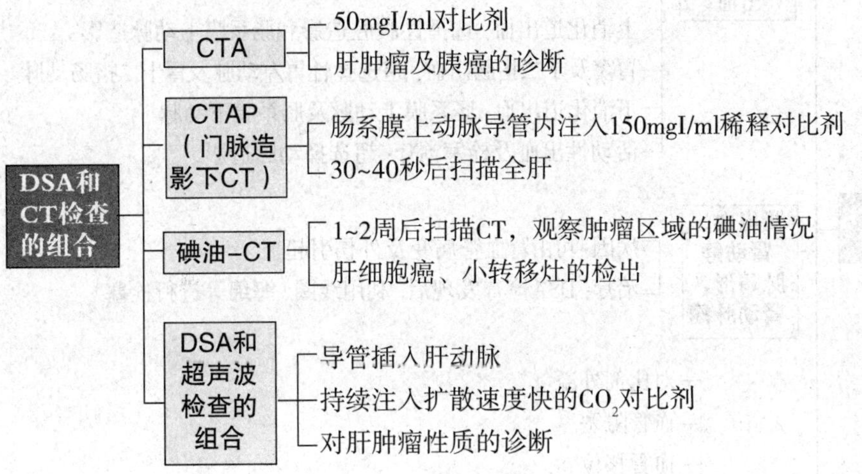
DSA和CT检查的组合
CTA
50mgI/ml对比剂
肝肿瘤及胰癌的诊断
CTAP（门脉造影下CT）
肠系膜上动脉导管内注入150mgI/ml稀释对比剂
30~40秒后扫描全肝
碘油-CT
1~2周后扫描CT，观察肿瘤区域的碘油情况
肝细胞癌、小转移灶的检出
DSA和超声波检查的组合
导管插入肝动脉
持续注入扩散速度快的CO2对比剂
对肝肿瘤性质的诊断

（五）对应的 IVR

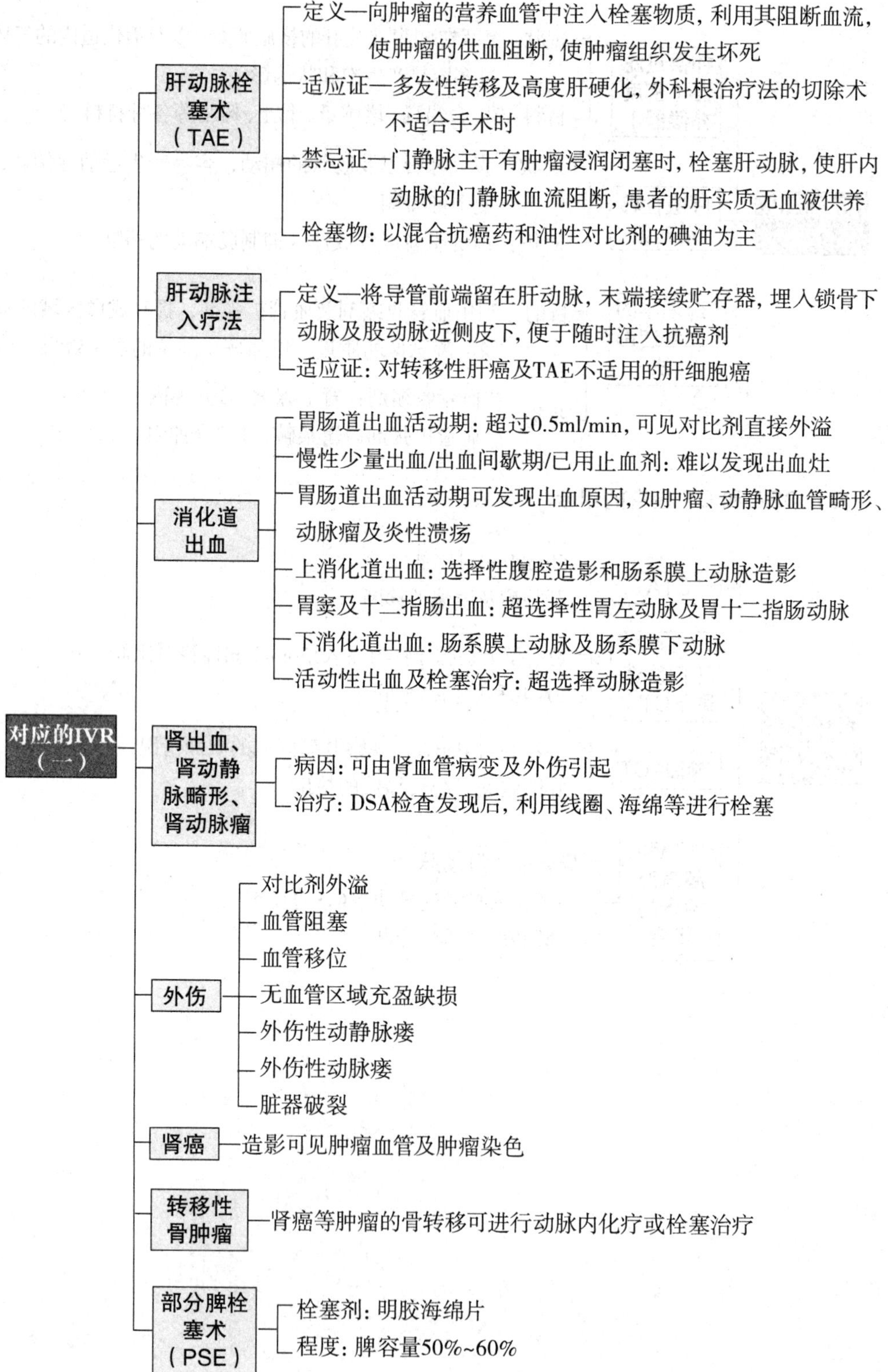
对应的IVR（一）
肝动脉栓塞术（TAE）
定义—向肿瘤的营养血管中注入栓塞物质，利用其阻断血流，使肿瘤的供血阻断，使肿瘤组织发生坏死
适应证—多发性转移及高度肝硬化，外科根治疗法的切除术不适合手术时
禁忌证—门静脉主干有肿瘤浸润闭塞时，栓塞肝动脉，使肝内动脉的门静脉血流阻断，患者的肝实质无血液供养
栓塞物：以混合抗癌药和油性对比剂的碘油为主
肝动脉注入疗法
定义—将导管前端留在肝动脉，末端接续贮存器，埋入锁骨下动脉及股动脉近侧皮下，便于随时注入抗癌剂
适应证：对转移性肝癌及TAE不适用的肝细胞癌
消化道出血
胃肠道出血活动期：超过0.5ml/min，可见对比剂直接外溢
慢性少量出血/出血间歇期/已用止血剂：难以发现出血灶
胃肠道出血活动期可发现出血原因，如肿瘤、动静脉血管畸形、动脉瘤及炎性溃疡
上消化道出血：选择性腹腔造影和肠系膜上动脉造影
胃窦及十二指肠出血：超选择性胃左动脉及胃十二指肠动脉
下消化道出血：肠系膜上动脉及肠系膜下动脉
活动性出血及栓塞治疗：超选择动脉造影
肾出血、肾动静脉畸形、肾动脉瘤
病因：可由肾血管病变及外伤引起
治疗：DSA检查发现后，利用线圈、海绵等进行栓塞
外伤
对比剂外溢
血管阻塞
血管移位
无血管区域充盈缺损
外伤性动静脉瘘
外伤性动脉瘘
脏器破裂
肾癌
造影可见肿瘤血管及肿瘤染色
转移性骨肿瘤
肾癌等肿瘤的骨转移可进行动脉内化疗或栓塞治疗
部分脾栓塞术（PSE）
栓塞剂：明胶海绵片
程度：脾容量50%~60%

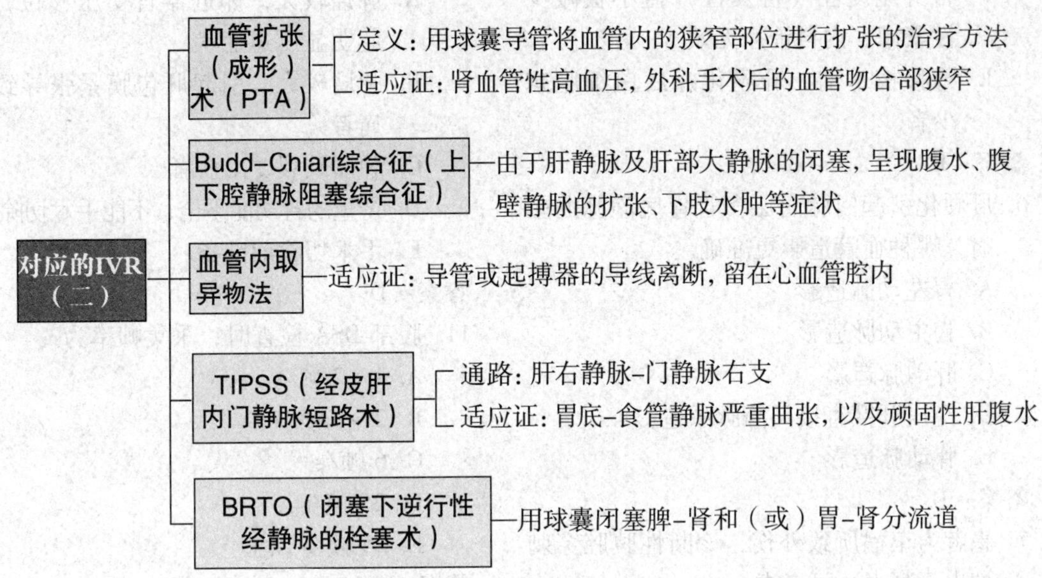
对应的IVR（二）
血管扩张（成形）术（PTA）
定义：用球囊导管将血管内的狭窄部位进行扩张的治疗方法
适应证：肾血管性高血压，外科手术后的血管吻合部狭窄
Budd-Chiari综合征（上下腔静脉阻塞综合征）
由于肝静脉及肝部大静脉的闭塞，呈现腹水、腹壁静脉的扩张、下肢水肿等症状
血管内取异物法
适应证：导管或起搏器的导线离断，留在心血管腔内
TIPSS（经皮肝内门静脉短路术）
通路：肝右静脉-门静脉右支
适应证：胃底-食管静脉严重曲张，以及顽固性肝腹水
BRTO（闭塞下逆行性经静脉的栓塞术）
用球囊闭塞脾-肾和（或）胃-肾分流道

【精选习题】

单选题

1. 临床考虑下消化道出血时，需进行
   A. 胃十二指肠动脉造影
   B. 胸主动脉造影
   C. 脾动脉造影
   D. 胃左动脉造影
   E. 肠系膜动脉造影

答案：E

2. 胃肠道动脉性出血在血管造影中的典型表现是
   A. 动脉分支扭曲
   B. 肠壁染色
   C. 对比剂外溢
   D. 静脉显影
   E. 肿瘤血管

答案：C

3. 经皮肝穿胃底曲张静脉栓塞术（PTVE）的适应证不包括
   A. 需急诊手术抢救生命的患者
   B. 消化道出血经内科保守治疗无效者
   C. 控制急性出血，改善患者情况，为选择性分流手术作准备
   D. 出血已暂被控制但拒绝手术或无法耐受手术者
   E. 分流术后或内镜硬化及套扎术后再出血者

答案：A

4. 临床考虑下消化道出血的首选检查方法是
   A. 小肠动脉造影
   B. 胃镜
   C. CT 增强扫描
   D. MRI
   E. 口服下消化道造影

答案：A

5. 超选择部分性脾动脉栓塞介入治疗的适应证不包括
   A. 门脉高压合并脾功能亢进
   B. 凝血功能障碍，血小板明显减低
   C. 门脉高压合并胃底－食管静脉曲张破裂出血，为降低门脉压，提高血小板水平

D. 自身免疫性（特发性）血小板减少性紫癜，内科治疗无效
E. 肾移植术前、肝癌化疗后白细胞减少者

答案：B

6. 肝硬化引起门脉高压食管胃底静脉曲张时，哪种血管造影更准确
A. 胃左动脉造影
B. 胸主动脉造影
C. 肝动脉造影
D. 经皮肝穿直接门静脉系造影
E. 脾动脉造影

答案：D

7. 患者为车祸所致外伤，诊断性腹腔穿刺抽出不凝血，可考虑
A. 肝炎后肝硬化
B. 门脉高压
C. 肝炎后肝硬化、脾大、腹水
D. 外伤后肝脏创伤破裂出血
E. 胃癌

答案：D

8. 肝脏多发转移癌介入治疗的适应证不包括
A. 原发肿瘤虽已切除，但肝内转移灶波及一叶以上或余肝代偿功能较差
B. 凝血机制障碍，有出血倾向
C. 合并肝外多处转移
D. 肝转移瘤术前栓塞
E. 转移瘤破裂出血

答案：B

9. 介入治疗肝脏血管瘤，应选择
A. 肝动脉栓塞
B. 肠系膜动脉灌注化疗
C. 超选择性肝动脉栓塞
D. 超声或 CT 引导下局部介入治疗
E. 肝动脉灌注化疗

答案：C

10. 肝脏血管瘤介入治疗技术的适应证不包括
A. 肿瘤较大，邻近器官受压移位，引起明显压迫症状
B. 肿瘤较大，引起肝包膜紧张导致疼痛者
C. 肿瘤破裂、出血者
D. 严重的肾功能不全，不能手术切除者
E. 手术切除前准备

答案：D

11. 腹部 DSA 检查时，采集帧率为
A. 1～2 帧/s
B. 2～3 帧/s
C. 6 帧/s
D. 25 帧/s
E. 25 帧/s 以上

答案：C

12. 肾上腺动脉造影必要时加摄
A. 0°～5°倾斜角
B. 10°～20°倾斜角
C. 25°～30°倾斜角
D. 30°～40°倾斜角
E. 40°～50°倾斜角

答案：B

13. DSA 查找上消化道大出血部位时，重点检查的动脉是
A. 膈下动脉
B. 腰动脉
C. 肾动脉
D. 肠系膜上动脉
E. 肠系膜下动脉

答案：D

14. 肠系膜下动脉包括
A. 直肠动脉
B. 胆囊动脉
C. 空肠动脉
D. 胰大动脉
E. 回肠动脉

答案：A

15. 下列与肝脏 DSA 检查无关的是
A. 采用 Seldinger 技术

B. 行股动脉或肱动脉穿刺插管
C. 先行选择性腹腔动脉造影
D. 导管插入肝门静脉
E. 选用 50% ~60% 离子型或非离子型对比剂

答案：D

多选题

16. 药理学的血管造影法常用的药物包括
A. 碘化油
B. 丝裂霉素
C. 阿霉素
D. 血管收缩剂
E. 血管扩张剂

答案：DE

17. DSA 检查的组合包括
A. CTA
B. CTAP
C. 碘油 – CT
D. US
E. PET – CT

答案：ABCD

18. 腹部介入治疗包括
A. TAE
B. TIPSS
C. TAC
D. PSE
E. PTRA

答案：ABCDE

19. 外伤损伤腹部血管时 DSA 造影表现
A. 对比剂外溢
B. 血管阻塞
C. 血管移位
D. 充盈缺损
E. 动静脉瘘

答案：ABCDE

20. 腹腔动脉的分支包括
A. 肝总动脉
B. 肝固有动脉
C. 胃十二指肠动脉
D. 脾动脉
E. 胃左动脉

答案：ADE

21. 下列疾病首选选择性 IV – DSA 检查的是
A. 右心
B. 肺动脉
C. 动脉导管未闭
D. 肾动脉狭窄
E. 深静脉血栓

答案：ABCE

22. 腹主动脉分出的脏支包括
A. 左右髂总动脉
B. 腹腔动脉
C. 肠系膜上动脉
D. 肾动脉
E. 肠系膜下动脉

答案：BCDE

23. 胰腺周围的血管包括
A. 肠系膜上动脉
B. 脾动脉
C. 肾动脉
D. 肠系膜下动脉
E. 脾静脉

答案：ABDE

24. 关于肾静脉的描述，正确的是
A. 右侧肾静脉短
B. 左侧肾静脉长
C. 左肾静脉被夹在腹主动脉和肠系膜上动脉之间
D. 肾静脉走在肾动脉的后方
E. 左侧卵巢静脉汇流至左侧肾静脉

答案：ABC

25. 上腔静脉造影可穿
A. 头臂静脉
B. 贵要静脉
C. 肘正中静脉
D. 股静脉

E. 奇静脉

答案：ABCD

26. 腹部 DSA 的目的与适应证

A. 血管性病变的诊断和治疗

B. 肿瘤性病变的诊断和治疗

C. 了解血管的走行异常

D. 新生血管的有无

E. 了解血管分支的异常

答案：ABCDE

27. 选用脉冲方式采集 4～6 帧/s 的有

A. 冠状动脉造影

B. 肺动脉造影

C. 腹腔动脉造影

D. 肾动脉造影

E. 肠系膜上动脉造影

答案：CDE

第五节　四肢血管 DSA

核心考点	掌握	熟悉	了解
1. 上肢血管	√		
2. 下肢血管	√		
3. 适应证	√		
4. DSA 技术	√		
5. 图像优化的措施	√		
6. 对应的 IVR	√		

一、四肢血管解剖

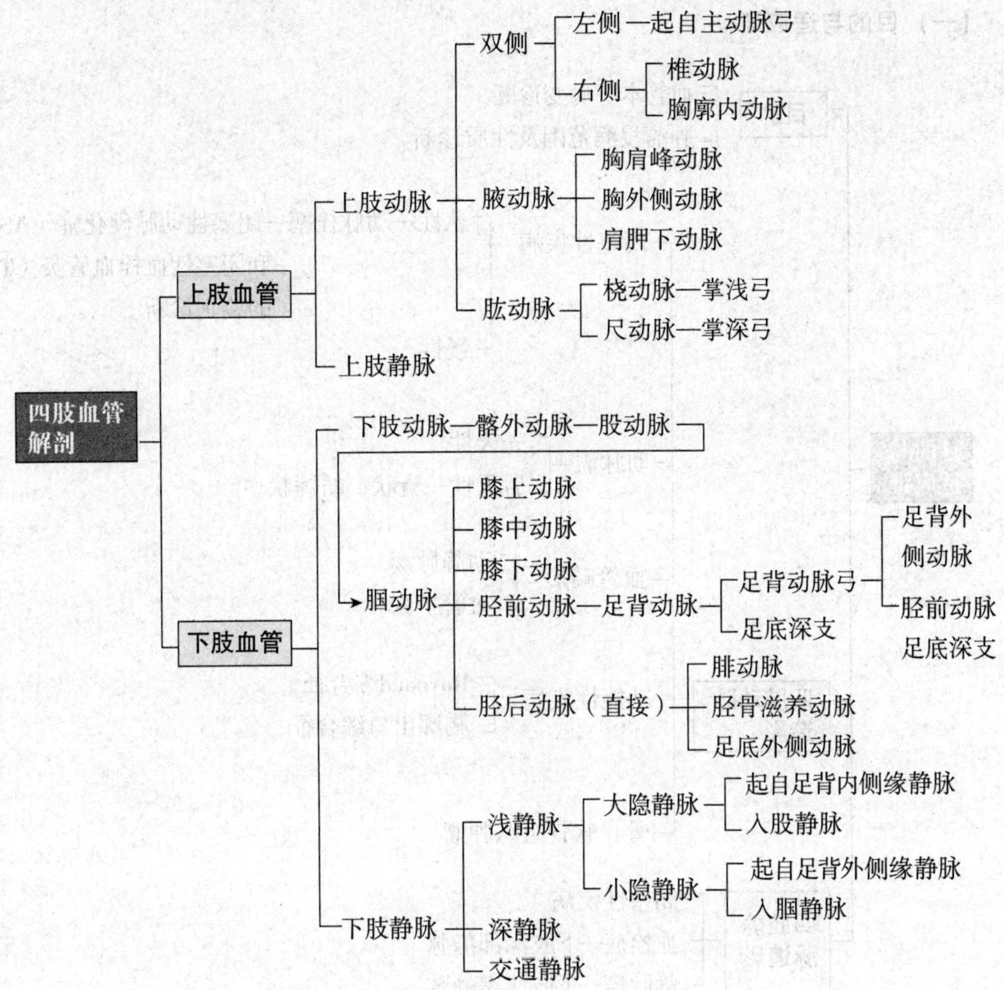
四肢血管解剖
上肢血管
上肢动脉
双侧
左侧—起自主动脉弓
右侧
椎动脉
胸廓内动脉
腋动脉
胸肩峰动脉
胸外侧动脉
肩胛下动脉
肱动脉
桡动脉—掌浅弓
尺动脉—掌深弓
上肢静脉
下肢血管
下肢动脉—髂外动脉—股动脉
腘动脉
膝上动脉
膝中动脉
膝下动脉
胫前动脉—足背动脉
足背动脉弓
足背外侧动脉
胫前动脉足底深支
足底深支
胫后动脉（直接）
腓动脉
胫骨滋养动脉
足底外侧动脉
下肢静脉
浅静脉
大隐静脉
起自足背内侧缘静脉
入股静脉
小隐静脉
起自足背外侧缘静脉
入腘静脉
深静脉
交通静脉

二、四肢 DSA 技术

（一）目的与适应证

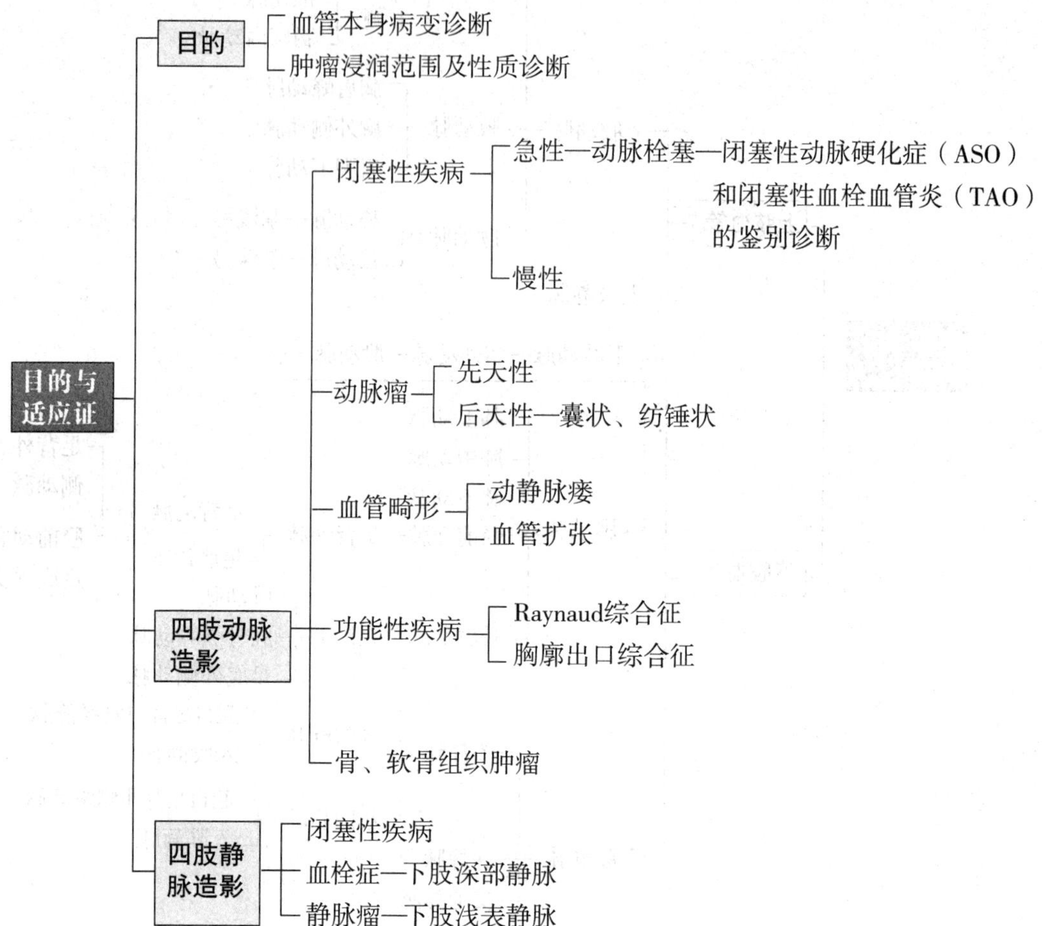
目的与适应证
目的
血管本身病变诊断
肿瘤浸润范围及性质诊断
四肢动脉造影
闭塞性疾病
急性—动脉栓塞—闭塞性动脉硬化症（ASO）和闭塞性血栓血管炎（TAO）的鉴别诊断
慢性
动脉瘤
先天性
后天性—囊状、纺锤状
血管畸形
动静脉瘘
血管扩张
功能性疾病
Raynaud综合征
胸廓出口综合征
骨、软骨组织肿瘤
四肢静脉造影
闭塞性疾病
血栓症—下肢深部静脉
静脉瘤—下肢浅表静脉

（二）DSA 技术

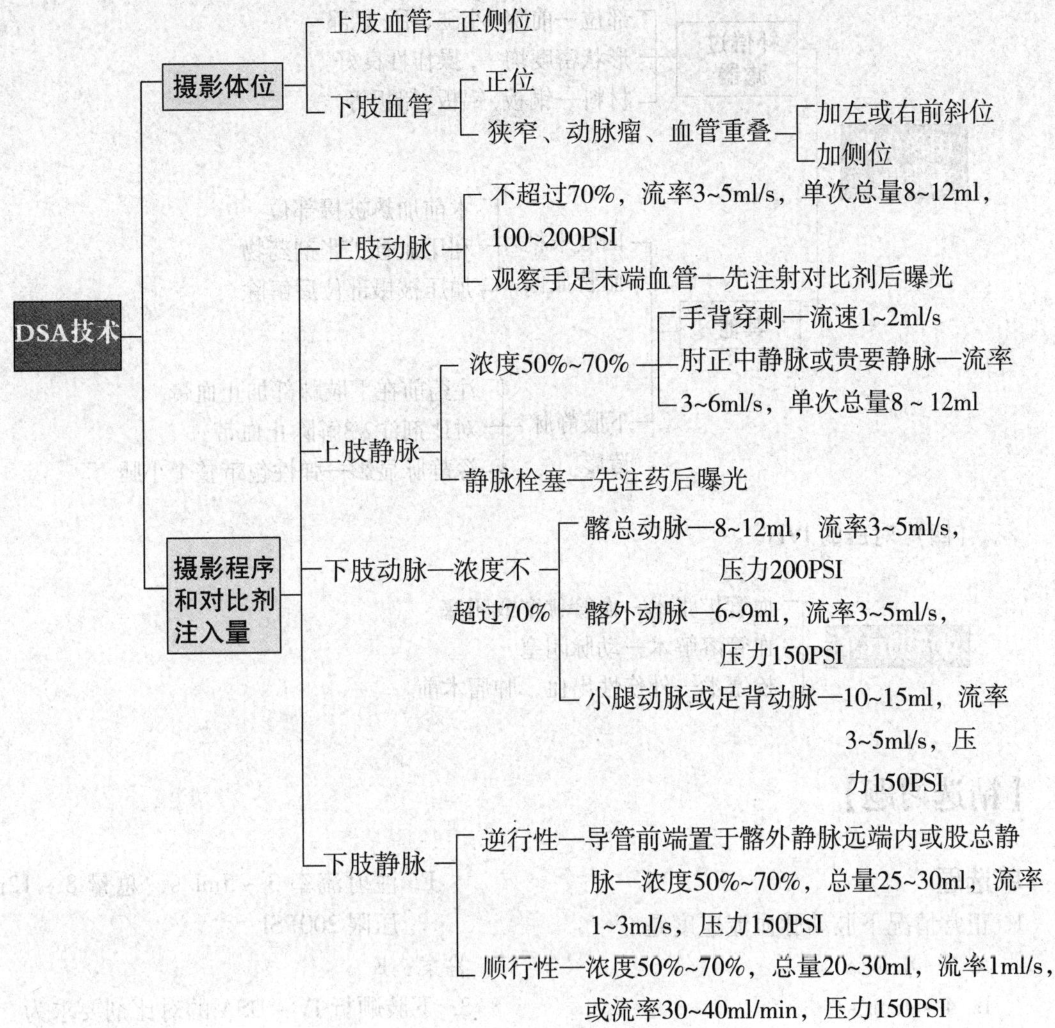
DSA技术
摄影体位
上肢血管—正侧位
下肢血管
正位
狭窄、动脉瘤、血管重叠
加左或右前斜位
加侧位
摄影程序和对比剂注入量
上肢动脉
不超过70%，流率3~5ml/s，单次总量8~12ml，100~200PSI
观察手足末端血管—先注射对比剂后曝光
上肢静脉
浓度50%~70%
手背穿刺—流速1~2ml/s
肘正中静脉或贵要静脉—流率3~6ml/s，单次总量8 ~ 12ml
静脉栓塞—先注药后曝光
下肢动脉—浓度不超过70%
髂总动脉—8~12ml，流率3~5ml/s，压力200PSI
髂外动脉—6~9ml，流率3~5ml/s，压力150PSI
小腿动脉或足背动脉—10~15ml，流率3~5ml/s，压力150PSI
下肢静脉
逆行性—导管前端置于髂外静脉远端内或股总静脉—浓度50%~70%，总量25~30ml，流率1~3ml/s，压力150PSI
顺行性—浓度50%~70%，总量20~30ml，流率1ml/s，或流率30~40ml/min，压力150PSI

（三）图像优化的措施

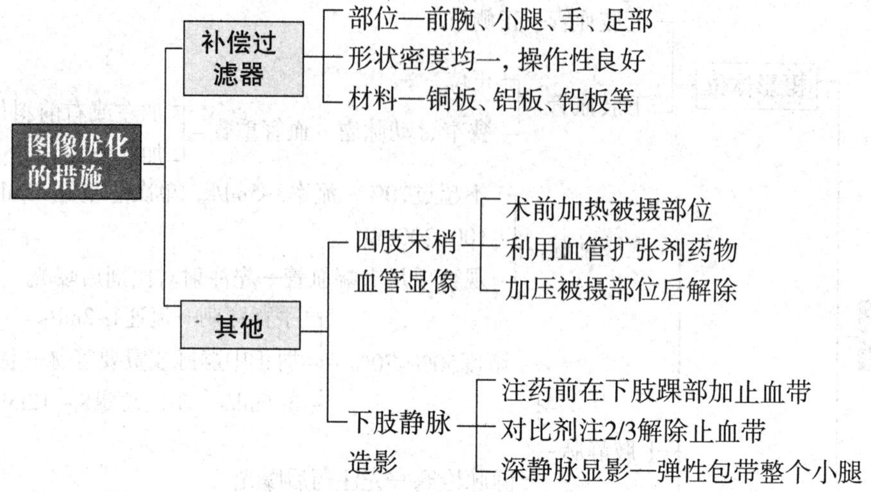
图像优化的措施
补偿过滤器
部位—前腕、小腿、手、足部
形状密度均一，操作性良好
材料—铜板、铝板、铅板等
其他
四肢末梢血管显像
术前加热被摄部位
利用血管扩张剂药物
加压被摄部位后解除
下肢静脉造影
注药前在下肢踝部加止血带
对比剂注2/3解除止血带
深静脉显影—弹性包带整个小腿

（四）对应的 IVR

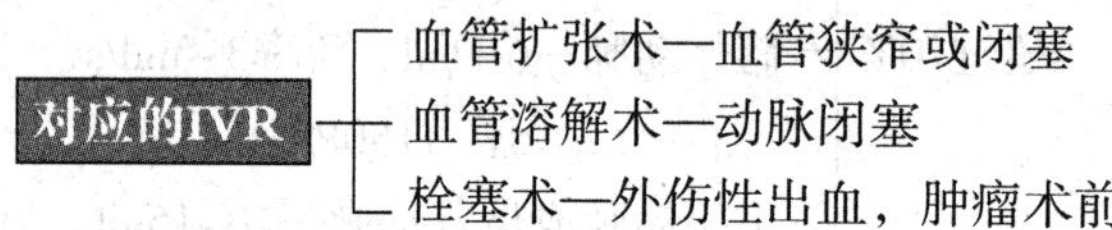
对应的IVR
血管扩张术—血管狭窄或闭塞
血管溶解术—动脉闭塞
栓塞术—外伤性出血，肿瘤术前

【精选习题】

单选题

1. 正常情况下肢动脉血流速度是
   A. 3~8cm/s
   B. 4~9cm/s
   C. 5~15cm/s
   D. 7~20cm/s
   E. 10~30cm/s

答案：C

2. 髂总动脉造影对比剂要求为
   A. 注射流率 6~8ml/s，总量 10~15ml，压限 150PSI
   B. 注射流率 6~8ml/s，总量 20~25ml，压限 200PSI
   C. 注射流率 3~4ml/s，总量 6~8ml，压限 150PSI
   D. 注射流率 1~2ml/s，总量 6~8ml，压限 150PSI
   E. 注射流率 3~5ml/s，总量 8~12ml，压限 200PSI

答案：E

3. 下肢顺行 IV-DSA 的对比剂要求为
   A. 注射流率 6~8ml/s，总量 10~15ml，压限 150PSI
   B. 注射流率 6~8ml/s，总量 20~25ml，压限 200PSI
   C. 注射流率 3~4ml/s，总量 6~8ml，压限 150PSI
   D. 注射流率 1ml/s，总量 20~30ml，压限 150PSI
   E. 注射流率 2~5ml/s，总量 15~20ml，压限 300PSI

答案：D

4. 上肢动脉造影对比剂要求为
   A. 注射流率 3~5ml/s，总量 8~12ml，

压限 150PSI

B. 注射流率 6～8ml/s，总量 20～25ml，压限 200PSI

C. 注射流率 3～4ml/s，总量 6～8ml，压限 150PSI

D. 注射流率 1～2ml/s，总量 6～8ml，压限 150PSI

E. 注射流率 8～10ml/s，总量 20～30ml，压限 150PSI

答案：A

5. 上肢静脉造影，肘正中静脉穿刺对比剂要求为

A. 注射流率 6～8ml/s，总量 10～15ml

B. 注射流率 3～6ml/s，总量 8～12ml

C. 注射流率 3～4ml/s，总量 6～8ml

D. 注射流率 1～2ml/s，总量 6～8ml

E. 注射流率 8～10ml/s，总量 20～30ml

答案：B

6. 静脉造影用于静脉瘤的目的不包括

A. 了解静脉瘤的形态

B. 了解深静脉的形状

C. 了解静脉形成异常

D. 评价深处及交通静脉瓣的功能

E. 了解静脉瘤的部位、大小

答案：E

7. 四肢动脉造影对比剂浓度不能超过

A. 10%

B. 20%

C. 30%

D. 40%

E. 70%

答案：E

8. 血管造影用于骨与软组织肿瘤的目的不包括

A. 肿瘤的检出

B. 确定肿瘤的大小、范围、血管的形状

C. 确定供养血管

D. 评价手术治疗效果

E. 鉴别肿瘤良、恶性

答案：A

9. 诊断静脉血栓最有效的方法是

A. DR

B. CT

C. MRI

D. 静脉造影

E. 动脉造影

答案：D

10. 髂外动脉下行延续的动脉不包括

A. 股动脉

B. 股深动脉

C. 胫前动脉

D. 胫中前动脉

E. 胫后动脉

答案：B

多选题

11. 胫前动脉的分支有

A. 足背动脉

B. 足底动脉深支

C. 腓动脉

D. 胫骨滋养动脉

E. 足底外侧动脉

答案：AB

12. 胫后动脉的分支包括

A. 足背动脉

B. 足底动脉深支

C. 腓动脉

D. 胫骨滋养动脉

E. 足底外侧动脉

答案：CDE

13. 下肢静脉主要有

A. 无名静脉

B. 贵要静脉

C. 浅静脉

D. 深静脉

E. 交通静脉

答案：CDE

14. 四肢动脉造影适用于

A. 血管闭塞性疾病
B. 动脉瘤
C. 血管畸形
D. 功能性疾病
E. 骨、软组织肿瘤

答案：ABCDE

15. 腋动脉的主要分支有
A. 椎动脉
B. 胸廓内动脉
C. 胸肩峰动脉
D. 胸外侧动脉
E. 肩胛下动脉

答案：CDE

16. 四肢血管摄影中最需要补偿的部位是
A. 腕部
B. 小腿
C. 手部
D. 足部
E. 髋部

答案：ABCD

17. 关于上肢动脉造影的叙述，正确的是
A. 对比剂浓度不超过 70%
B. 对比剂流速 3 ~ 5ml/s
C. 对比剂总量 8 ~ 12ml
D. 限压 150PSI
E. 使用端孔导管

答案：ABCD

18. 腘动脉的主要分支有
A. 膝上动脉
B. 膝中动脉
C. 膝下动脉
D. 胫前动脉
E. 胫后动脉

答案：ABCDE

19. 属于四肢动脉造影适应证的是
A. ASO
B. 动脉瘤
C. 血管畸形
D. Raynaud 综合征
E. 胸廓出口综合征

答案：ABCDE

第四篇　乳腺及数字X线成像技术

第一章　X线物理学基础

第一节　X线的发现与产生

核心考点	掌握	熟悉	了解
1. X线的发现	√		
2. X线的产生	√		
3. X线产生的原则	√		
4. 连续放射	√		
5. 特征放射	√		

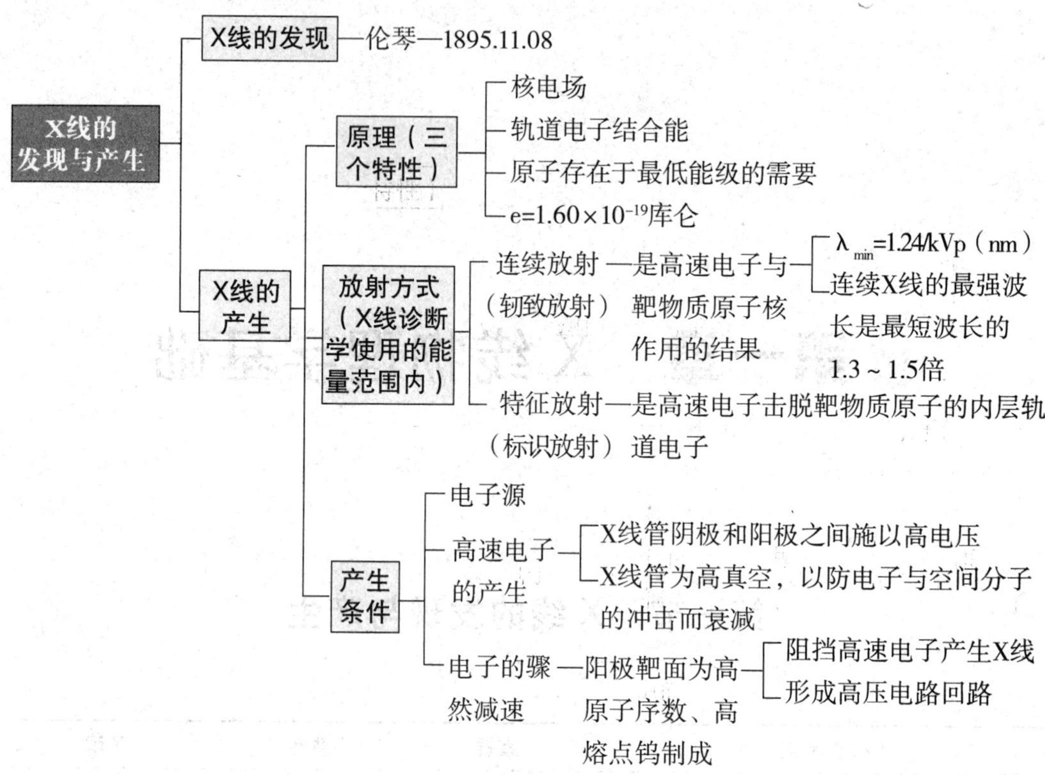
X线的发现与产生
X线的发现
伦琴—1895.11.08
X线的产生
原理（三个特性）
核电场
轨道电子结合能
原子存在于最低能级的需要
e=1.60×10-19库仑
放射方式（X线诊断学使用的能量范围内）
连续放射（韧致放射）—是高速电子与靶物质原子核作用的结果
λmin=1.24/kVp（nm）
连续X线的最强波长是最短波长的1.3～1.5倍
特征放射（标识放射）—是高速电子击脱靶物质原子的内层轨道电子
产生条件
电子源
高速电子的产生
X线管阴极和阳极之间施以高电压
X线管为高真空，以防电子与空间分子的冲击而衰减
电子的骤然减速—阳极靶面为高原子序数、高熔点钨制成
阻挡高速电子产生X线
形成高压电路回路

【精选习题】

单选题

1. X 线是哪个国家的科学家发现的
   A. 法国
   B. 美国
   C. 德国
   D. 英国
   E. 中国

答案：C

2. 第 1 张 X 线照片拍摄的是
   A. 头颅
   B. 腕关节
   C. 四肢
   D. 手
   E. 足

答案：D

3. X 线的发现者是
   A. 德国物理学家威廉·康拉德·伦琴
   B. 英国工程师亨斯菲尔德
   C. 美国医生达曼迪恩
   D. 波兰裔法国放射学家居里夫人
   E. 美国物理学家爱因斯坦

答案：A

4. X 线产生应具备的条件是
   A. 电子源、电子的骤然减速和管电流
   B. 管电压、电子源和高速电子的产生
   C. 管电压、高速电子的产生和电子的骤然减速
   D. 电子源、电子的骤然减速和高速电子的产生
   E. 管电流、高速电子的产生和电子的骤然减速

答案：D

5. 关于 X 线产生的叙述，错误的是
   A. 必须有高速电子流
   B. 必须在阴极和阳极间加以高电压
   C. 乳腺 X 线管的靶面均由钨制成
   D. 靶面接受高速电子的冲击
   E. X 线管必须保持高度真空

答案：C

6. 与 X 线产生应具备的条件无关的是
   A. 电子源
   B. 高真空
   C. 旋转阳极
   D. 高速电子的产生
   E. 电子的骤然减速

答案：C

7. X 线产生中，电子从阴极射向阳极所获得的能量取决于
   A. X 线管灯丝加热电压
   B. 两极间的管电压
   C. 靶物质的原子序数
   D. 管电流
   E. 灯丝焦点大小

答案：B

8. 在 X 线诊断范围内，X 线有两种不同的放射方式
   A. 间断放射和特征放射
   B. 连续放射和特征放射
   C. 直接放射和连续放射
   D. 间接放射和特征放射
   E. 直接放射和间断放射

答案：B

9. 有关连续 X 线的解释，正确的是
   A. 连续 X 线是高速电子与靶物质的轨道电子相互作用的结果
   B. 连续 X 线与高速电子的能量无关
   C. 连续 X 线的质取决于管电流
   D. 连续 X 线是高速电子与靶物质的原子核相互作用的结果
   E. 连续 X 线的放射中，高速电子的能量没有丢失

答案：D

第二节　X 线的本质与特性

核心考点	掌握	熟悉	了解
1. X 线的本质	√		
2. X 线特性	√		
3. X 线的产生效率	√		

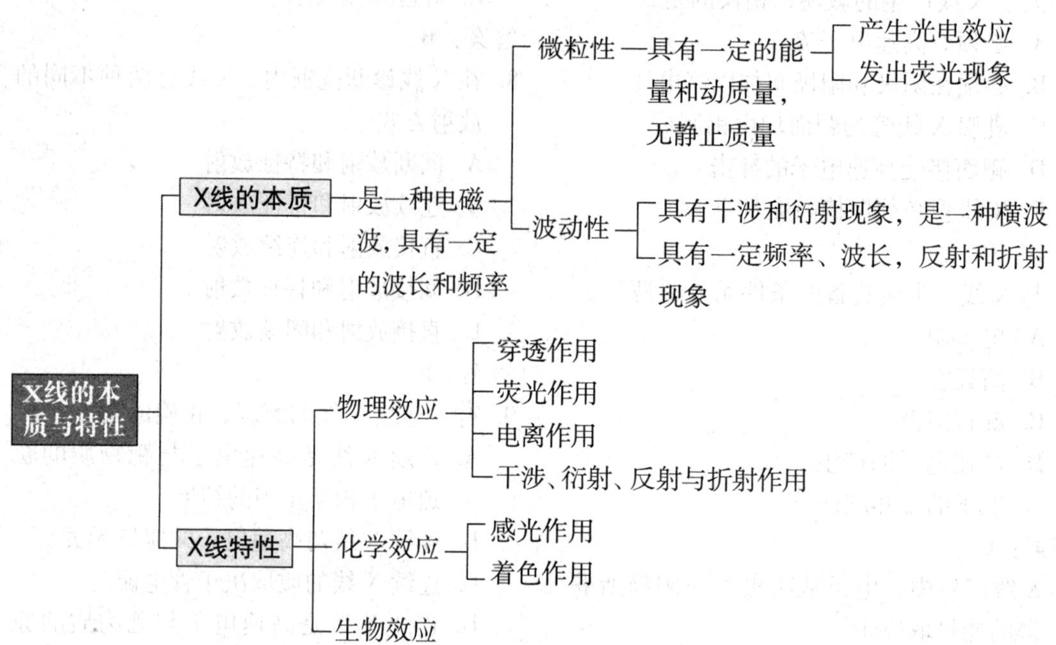
X线的本质与特性
X线的本质
是一种电磁波，具有一定的波长和频率
微粒性—具有一定的能量和动质量，无静止质量
产生光电效应
发出荧光现象
波动性
具有干涉和衍射现象，是一种横波
具有一定频率、波长，反射和折射现象
X线特性
物理效应
穿透作用
荧光作用
电离作用
干涉、衍射、反射与折射作用
化学效应
感光作用
着色作用
生物效应

【精选习题】

单选题

1. 管电压在多少 kVp 以上，钨靶才能产生特征 X 线
   A. 10
   B. 30
   C. 50
   D. 70
   E. 90

答案：D

2. 对连续 X 线在物质中衰减的叙述，错误的是
   A. 低能 X 线光子更易被吸收
   B. 透过物质后的射线平均能量提高
   C. 透过物质后平均能量接近最高能量
   D. 透过物质后的射线量减少而质不变
   E. X 线管窗口的滤过板滤过低能 X 线光子

答案：D

3. 关于标识 X 线的发生过程的叙述，错误的是
   A. 标识 X 线可以单独获得
   B. 高速电子将内层电子击脱
   C. 高能态的外层电子向内壳层跃迁
   D. 跃迁电子多余能量辐射出来形成 X 线
   E. 标识 X 线的波长与靶物质的原子结构密切相关

答案：A

4. X 线诊断能量范围内的 X 线是
   A. 高能窄束
   B. 高能宽束
   C. 低能窄束
   D. 低能宽束
   E. 混合宽束

答案：E

5. X 线波长是
   A. 10^{-3}～10nm 之间
   B. 10～15nm 之间

C. 15～20nm 之间
D. 20～30nm 之间
E. 30～40nm 之间

答案：A

6. 关于连续 X 线的波谱特点，错误的是
A. 管电压升高时，最短波长向短波一侧移动
B. 管电压升高时，强度曲线向长波一侧移动
C. 管电压升高时，最强波长向短波一侧移动
D. 管电压升高时，X 线能量以管电压 2 次方比例增大
E. 阳极靶物质的原子序数大时，X 线能量增大

答案：B

7. 与连续 X 线波长无关的是
A. 阴极电子是否正撞到靶物质的原子核
B. 阴极电子从靶物质原子核旁经过时离原子核的距离
C. 阴极电子本身的能量大小
D. 原子核的核电场强度大小
E. 靶物质原子核外电子的结合能大小

答案：E

8. 有关特征 X 线的解释，错误的是
A. 特征 X 线是高速电子与靶物质原子的轨道电子相互作用的结果
B. 特征 X 线产生的 X 线的质与高速电子的能量有关
C. 特征 X 线的波长由跃迁的电子能量差决定
D. 靶物质原子序数较高时，特征 X 线的能量就大
E. 管电压 70kV 以下，不产生 K 系特征 X 线

答案：B

9. 关于 X 线本质的说法，正确的是
A. X 线具有波动性和微粒性
B. X 线具有波动性，不具有微粒性
C. X 线不具有波动性，但具有微粒性
D. X 线波动性和微粒性都不具备
E. X 线具有双重性

答案：A

10. 不能体现 X 线微粒性的是
A. X 线由一个个的光子组成
B. 具有一定的能量
C. 具有一定的动质量
D. X 线与物质作用，产生光电效应
E. 折射现象

答案：E

11. 关于 X 线性质的叙述，错误的是
A. X 线与红外线和紫外线一样，均为电磁波
B. X 线具有波动和微粒的二象性
C. 康普顿效应可证明它的微粒性
D. 光电效应可证明它的波动性
E. X 线不具有静止质量和电荷

答案：D

12. 有关 X 线特性的叙述，错误的是
A. 有广泛的波长和频率
B. 具有微粒性和波动性
C. 真空中传播速度与光速相同
D. X 线具有静止质量
E. X 线是以波的方式传播

答案：D

13. X 线穿透力与下列哪项有关
A. 物质的原子序数和物质的密度
B. 物质的密度和物质的厚度
C. 物质的厚度和物质的原子序数
D. 物质的体积和物质的原子序数
E. 物质的原子序数、物质的厚度和密度

答案：E

14. 下述哪种作用属于 X 线的化学效应
A. 感光作用
B. 荧光作用
C. 电离作用

D. 干涉作用
E. 穿透作用

答案：A

15. 下列哪项不属于X线物理效应的作用
A. 穿透作用
B. 电离作用
C. 荧光作用
D. 着色作用
E. 干涉与衍射作用

答案：D

16. 关于X线的穿透作用，下述说法错误的是
A. X线具有一定的穿透能力
B. X线的穿透力与X线的频率成反比
C. X线的穿透力与被穿透物质的原子序数成反比
D. X线的穿透力与被穿透物质的密度成反比
E. X线的穿透力与被穿透物质的厚度成反比

答案：B

17. X线的下列哪项特性是X线剂量、X线治疗、X线损伤的基础
A. 穿透作用
B. 荧光作用
C. 电离作用
D. 感光作用
E. 生物效应

答案：C

18. 决定X线穿透能力的是
A. 管电流量
B. X线管功率
C. X线管焦点
D. X线管热容量
E. 管电压峰值

答案：E

多选题

19. 属X线化学特性的是
A. 穿透作用
B. 荧光作用
C. 电离作用
D. 着色作用
E. 感光作用

答案：DE

第三节　X线强度

核心考点	掌握	熟悉	了解
1. X线强度的定义	√		
2. 影响X线强度的因素	√		
3. X线质的表示方法	√		
4. X线的不均等性		√	

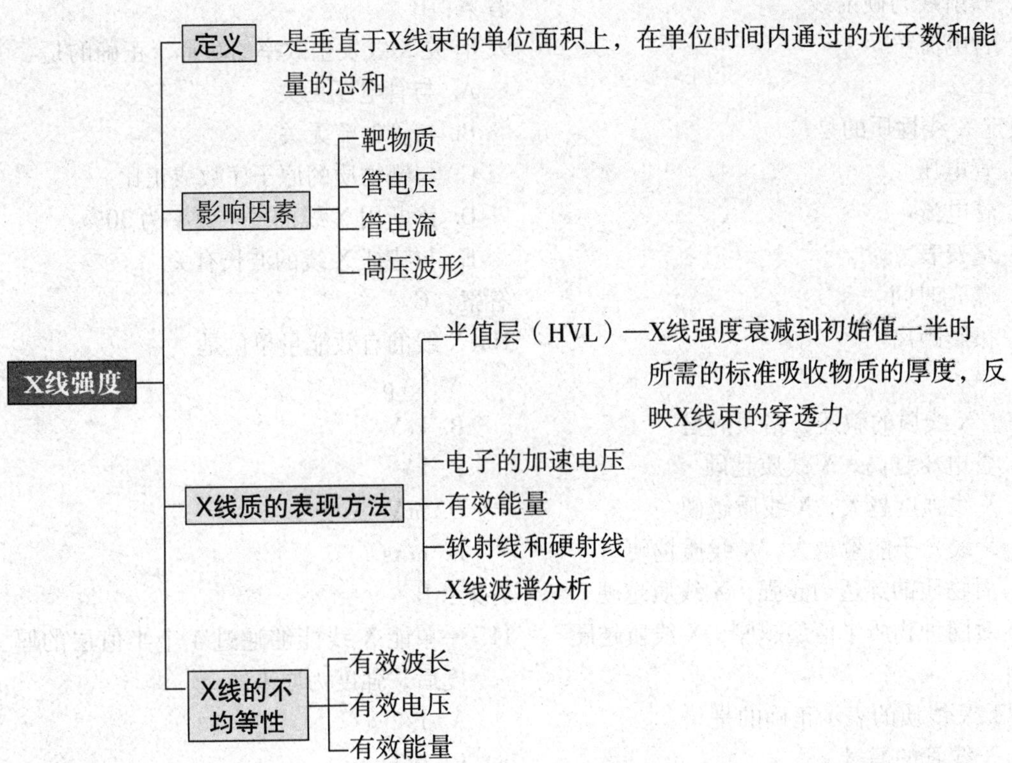
X线强度
定义
是垂直于X线束的单位面积上，在单位时间内通过的光子数和能量的总和
影响因素
靶物质
管电压
管电流
高压波形
X线质的表现方法
半值层（HVL）—X线强度衰减到初始值一半时所需的标准吸收物质的厚度，反映X线束的穿透力
电子的加速电压
有效能量
软射线和硬射线
X线波谱分析
X线的不均等性
有效波长
有效电压
有效能量

【精选习题】

单选题

1. 钨合金的熔点是
   A. 1000℃
   B. 1370℃
   C. 2370℃
   D. 3370℃
   E. 4000℃

答案：D

2. 下列哪项不是影响 X 线强度的因素
   A. 管电压
   B. 管电流
   C. 靶物质
   D. 电子源
   E. 高压波形

答案：D

3. 对 X 线产生效率的说法，正确的是
   A. X 线管产生 X 线的效率很高
   B. X 线管产生 X 线的效率很低
   C. X 线管产生 X 线的效率可能很高，也可能很低
   D. X 线管产生 X 线的效率一般
   E. X 线管产生 X 线的效率为 100%

答案：B

4. 影响 X 线强度的因素，不包括
   A. X 线管电压
   B. X 线管电流
   C. 靶物质的原子序数
   D. 阳极柄的材料
   E. 高压的脉动率

答案：D

5. 关于 X 线质的表示方法，不正确的是
   A. 半值层
   B. 电子的加速电压
   C. 有效能量

D. 软射线与硬射线
E. 管电流

答案：E

6. 决定X线性质的是
A. 管电压
B. 管电流
C. 毫安表
D. 曝光时间
E. 摄影距离

答案：A

7. 关于X线质的叙述，错误的是
A. 管电压越高，X线质越硬
B. X线强度越大，X线质越硬
C. X线光子能量越大，X线质越硬
D. 对物质的穿透力越强，X线质越硬
E. 对同种物质半值层越厚，X线质越硬

答案：B

8. 关于X线质的表示正确的是
A. X线管的滤过
B. X线管电压和半值层
C. X线管电流
D. 高速电子的数量
E. 阳极靶物质的原子序数

答案：B

9. 有关X线发生效率的解释，正确的是
A. 与管电压无关
B. 与管电流无关
C. 与靶物质的原子序数成正比
D. 诊断用X线的发生效率为30%
E. 与特征X线的波长有关

答案：C

10. X线的有效能量单位是
A. kVp
B. keV
C. kV
D. mA
E. mAs

答案：B

11. 一单能X线能够通过4个半值层的厚度后，强度为原来的
A. 1/2
B. 1/3
C. 1/6
D. 1/8
E. 1/16

答案：E

第四节　X线与物质的相互作用

核心考点	掌握	熟悉	了解
1. 相干散射	√		
2. 充电效应	√		
3. 康普顿效应	√		
4. 电子对效应与光核反应	√		
5. 相互作用效应产生的概率		√	

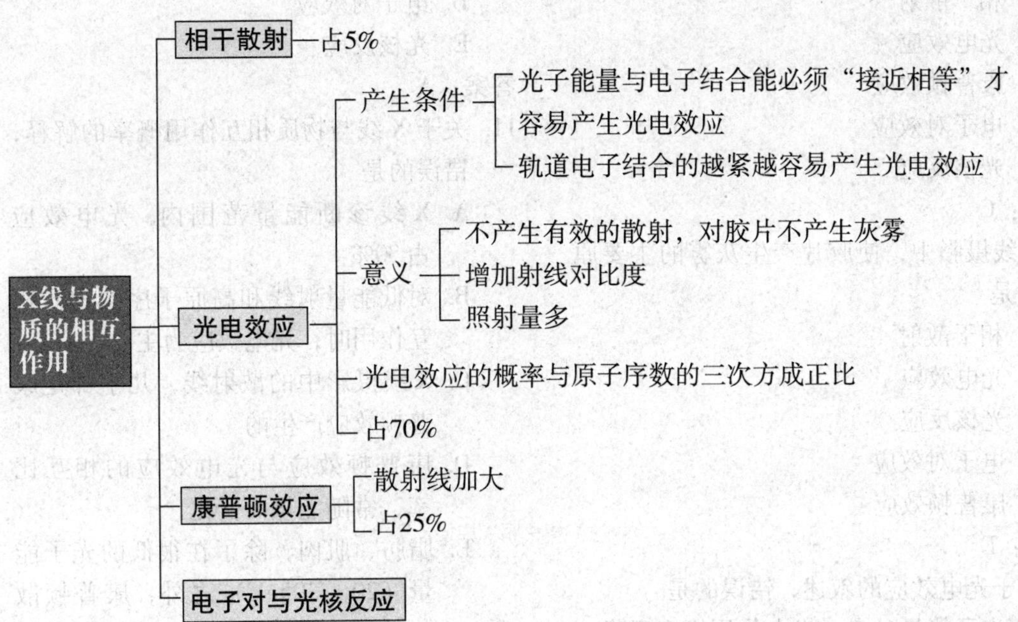
X线与物质的相互作用
相干散射
占5%
光电效应
产生条件
光子能量与电子结合能必须“接近相等”才容易产生光电效应
轨道电子结合的越紧越容易产生光电效应
意义
不产生有效的散射，对胶片不产生灰雾
增加射线对比度
照射量多
光电效应的概率与原子序数的三次方成正比
占70%
康普顿效应
散射线加大
占25%
电子对与光核反应

【精选习题】

单选题

1. 关于光电效应发生概率的叙述，正确的是
   A. 发生概率与原子序数成反比
   B. 发生概率与原子序数的二次方成反比
   C. 发生概率与原子序数的三次方成正比
   D. 发生概率与原子序数的四次方成反比
   E. 发生概率与原子序数的五次方成反比

答案：C

2. 关于 X 线与物质的相互作用形式，不正确的是
   A. 相干散射
   B. 光电效应
   C. 康普顿效应
   D. 电子对效应
   E. 生物效应

答案：E

3. 诊断用 X 线能量范围主要涉及
   A. 光电效应和康普顿效应
   B. 相干散射和康普顿效应
   C. 电子对效应和光电效应
   D. 光核反应和光电效应
   E. 相干散射和光电效应

答案：A

4. 与光电效应无关的是
   A. 特征放射
   B. 光电子
   C. 正离子
   D. 带电粒子
   E. 负离子

答案：D

5. 在诊断 X 线能量范围内，相干散射、光电效应、康普顿效应所占的比例分别是
   A. 5%、25%、70%
   B. 5%、70%、25%
   C. 50%、75%、25%
   D. 30%、90%、35%
   E. 75%、25%、5%

答案：B

6. 被称为“散射效应”的是

A. 相干散射
B. 光电效应
C. 康普顿效应
D. 电子对效应
E. 光核反应
答案：C

7. X线摄影中，使胶片产生灰雾的主要原因是
A. 相干散射
B. 光电效应
C. 光核反应
D. 电子对效应
E. 康普顿效应
答案：E

8. 关于光电效应的叙述，错误的是
A. 光子能量过大，光电作用概率下降
B. 发生概率与原子序数的三次方成反比
C. 光电效应可增加X线对比度
D. 使受检者接受的照射量比其他作用多
E. 光子的能量全部被吸收
答案：B

9. 下列有关光电效应的叙述，错误的是
A. 诊断用X线与铅的相互作用形式，主要是光电效应
B. 光电效应的结果是，入射光子能量的一部分以散射光子释放
C. 光电效应可产生特征放射、光电子和正离子
D. 光电效应中，X线光子能量全部给予了物质原子的壳层电子
E. 光电效应以光子击脱原子的内层轨道电子而发生
答案：B

10. X线与物质的作用中，不产生电离的过程是
A. 相干散射
B. 光电效应
C. 康普顿效应
D. 电子对效应
E. 光核反应
答案：A

11. 关于X线与物质相互作用概率的解释，错误的是
A. X线诊断能量范围内，光电效应占30%
B. 对低能量射线和高原子序数物质相互作用时，光电效应为主
C. X线摄影中的散射线，几乎都是康普顿效应产生的
D. 康普顿效应与光电效应的相互比率，常随能量而变化
E. 脂肪、肌肉，除了在很低的光子能量（20～30keV）之外，康普顿散射作用是主要的
答案：A

12. 关于X线康普顿效应的叙述，错误的是
A. 也称散射线效应
B. 与物质的原子序数无关
C. 与电子数成反比
D. 产生的散射线使影像产生灰雾
E. 产生的散射线给防护带来困难
答案：B

13. 关于高千伏X线摄影优缺点的描述，正确的是
A. 可以获得高对比度影像
B. 会增加患者辐射剂量
C. 减少散射线，提高图像质量
D. 会降低图像显示层次
E. 缩短曝光时间，抑制运动模糊
答案：E

14. 高千伏摄影范围是
A. 25～50kV
B. 60～90kV
C. 90～110kV
D. 120～150kV
E. 150～220kV
答案：D

15. 康普顿效应又被称为
  A. 光电效应
  B. 相干散射
  C. 电子对效应
  D. 散射效应
  E. 光核反应
答案：D
16. 关于乳腺摄影使用软射线的原因，错误的是
  A. 腺体结构密度对比较小
  B. 腺体对 X 线吸收差别小
  C. 管电压降低，物质与 X 线的作用以康普顿效应为主
  D. 管电压降低，物体原子序数不同造成的 X 线对比越大
  E. 软射线使密度相近的软组织对射线的吸收系数差别加大
答案：C
17. 关于散射线的叙述，正确的是
  A. 是形成影像的射线
  B. 带有被检体信息
  C. 由光电效应产生
  D. 由康普顿效应产生
  E. 具有直进性射线
答案：D
18. 关于照片灰雾叙述正确的是
  A. 使得照片对比度增加
  B. 来自于散射线
  C. 产生的附加密度对诊断有价值
  D. 仅指胶片片基灰雾
  E. 滤线栅产生灰雾
答案：B
19. 关于摄影管电压的叙述，正确的是
  A. 管电压与照片密度无关
  B. 管电压越大，照片对比度越大
  C. 高电压摄影，曝光通融性大
  D. 感光效应与管电压成反比
  E. 低电压摄影，照片对比度低
答案：C

第五节　X 线的吸收与衰减

核心考点	掌握	熟悉	了解
1. X 线的吸收与减弱		√	
2. 连续 X 线在物质中的减弱特点		√	
3. X 线的滤过		√	
4. X 线在物质中的指数减弱规律		√	
5. 减弱系数		√	
6. 影响 X 线减弱因素		√	
7. X 线诊断能量中的 X 线减弱	√		

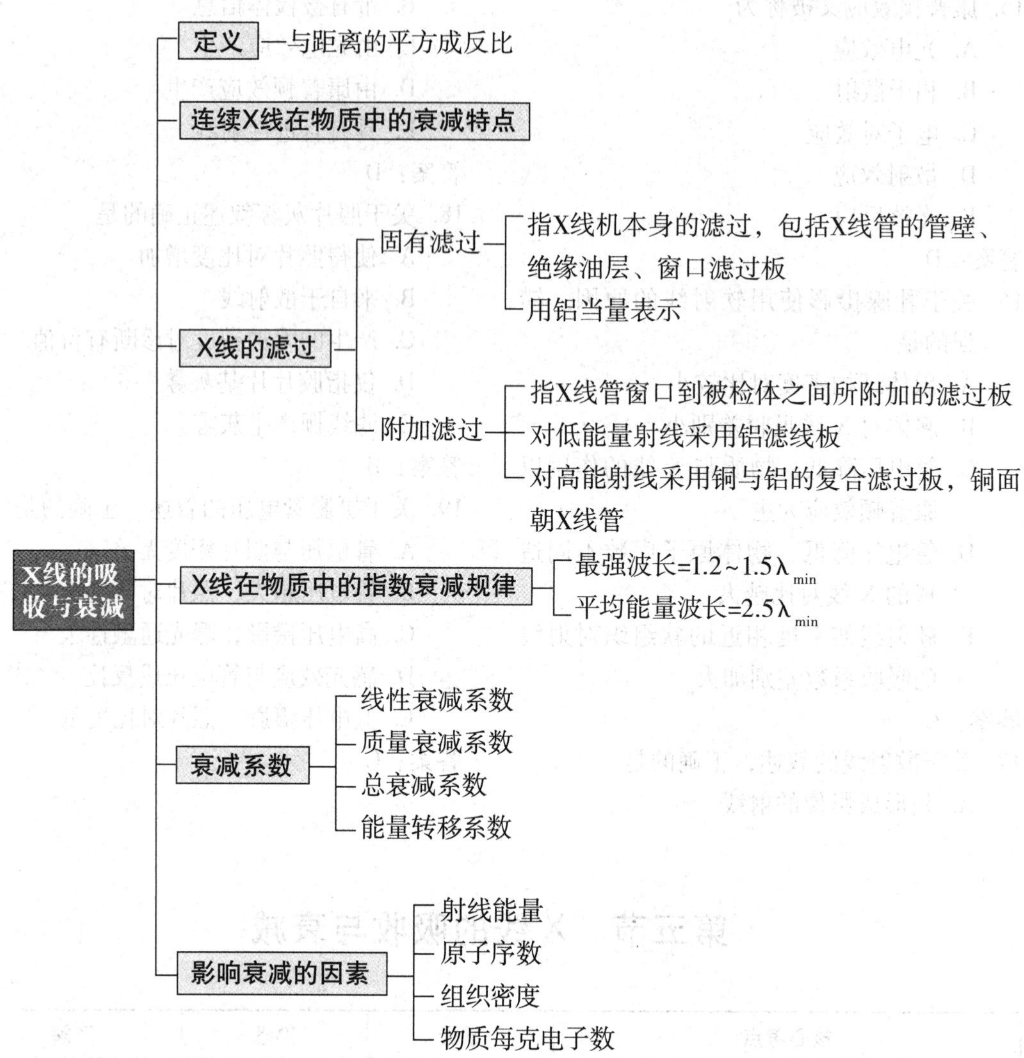
X线的吸收与衰减
定义
与距离的平方成反比
连续X线在物质中的衰减特点
X线的滤过
固有滤过
指X线机本身的滤过，包括X线管的管壁、绝缘油层、窗口滤过板
用铝当量表示
附加滤过
指X线管窗口到被检体之间所附加的滤过板
对低能量射线采用铝滤线板
对高能射线采用铜与铝的复合滤过板，铜面朝X线管
X线在物质中的指数衰减规律
最强波长=1.2~1.5λmin
平均能量波长=2.5λmin
衰减系数
线性衰减系数
质量衰减系数
总衰减系数
能量转移系数
影响衰减的因素
射线能量
原子序数
组织密度
物质每克电子数

【精选习题】

单选题

1. 衰减系数分别有
   A. 吸收系数和散射系数
   B. 衰减系数和吸收系数
   C. 电子系数和衰减系数
   D. 吸收系数和质量系数
   E. 吸收系数和电子系数

答案：A

2. 下列哪项不是影响 X 线衰减的因素
   A. 射线能量
   B. 密度
   C. 每克电子数
   D. 物质体积
   E. 原子序数

答案：D

3. 人体组织对 X 线衰减顺序由大到小为
   A. 骨骼、肌肉、脂肪、空气
   B. 肌肉、脂肪、空气、骨骼
   C. 脂肪、肌肉、骨骼、空气
   D. 空气、肌肉、脂肪、骨骼

E. 空气、脂肪、肌肉、骨骼

答案：A

4. 与X线吸收衰减系数无关的是

A. 物质的厚度

B. 物质的密度

C. 物质的原子序数

D. 曝光时间

E. 曝光所采用能量大小

答案：D

5. 下列概念与单位的组合，错误的是

A. X线能量——keV

B. 半值层——mm

C. 直线减弱系数——m

D. 质量减弱系数——m^2/kg

E. 波长——nm

答案：C

6. X线衰减的反平方法则是指

A. X线强度与管电压的平方成反比

B. X线强度与距离的平方成反比

C. X线强度与管电流的强度成反比

D. X线强度与原子序数的平方成反比

E. X线强度与每克电子束的平方成反比

答案：B

7. 关于X线的滤过，错误的是

A. X线滤过是指预先把X线束中的低能成分吸收掉

B. X线滤过是为了减少高能射线对皮肤的照射量

C. X线滤过包括固有滤过和附加滤过

D. 固有滤过包括X线管壁、绝缘油层、窗口

E. 附加滤过是指从窗口到检查床之间X线通过的所有材料的滤过总和

答案：B

8. 不属于影响X线衰减的因素是

A. 射线性质

B. 物质的原子序数

C. 物质的密度

D. 每克电子数

E. 空气质量

答案：E

9. 人体各个系统中，产生X线对比度最佳的系统是

A. 消化系统

B. 泌尿系统

C. 生殖系统

D. 呼吸系统

E. 循环系统

答案：D

10. X线传播过程中，距离增加一倍，则射线强度衰减为原来的

A. 1/2

B. 1/3

C. 1/4

D. 1/5

E. 1

答案：C

11. 保持感光效应不变，摄影距离增加一倍后管电流量应为原来的

A. 1倍

B. 2倍

C. 3倍

D. 4倍

E. 5倍

答案：D

12. 减少和排除散射线的方法中，错误的是

A. 使用滤线栅法排除散射线

B. 选用高压摄影的方法

C. 利用遮线筒或者缩光器减少散射线

D. 使用金属后背盖的暗盒减少散射线

E. 利用X线束限制器减少散射线

答案：B

13. 导致X线行进中衰减的原因是

A. X线频率

B. X线波长

C. X线能量

D. 物质和距离

E. X 线是电磁波

答案：D

多选题

14. 属于固有滤过范畴的是

A. 球管玻璃壁

B. 管套内绝缘油

C. 有机玻璃窗口

D. 窗口外插入的铝板

E. 可调复合滤过板

答案：ABC

第二章 X线信息影像的形成及影像质量分析

第一节 X线信息影像的形成与传递

核心考点	掌握	熟悉	了解
1. 摄影的基本概念		√	
2. X线信息影像的形成与传递		√	
3. X线照片影像的形成		√	

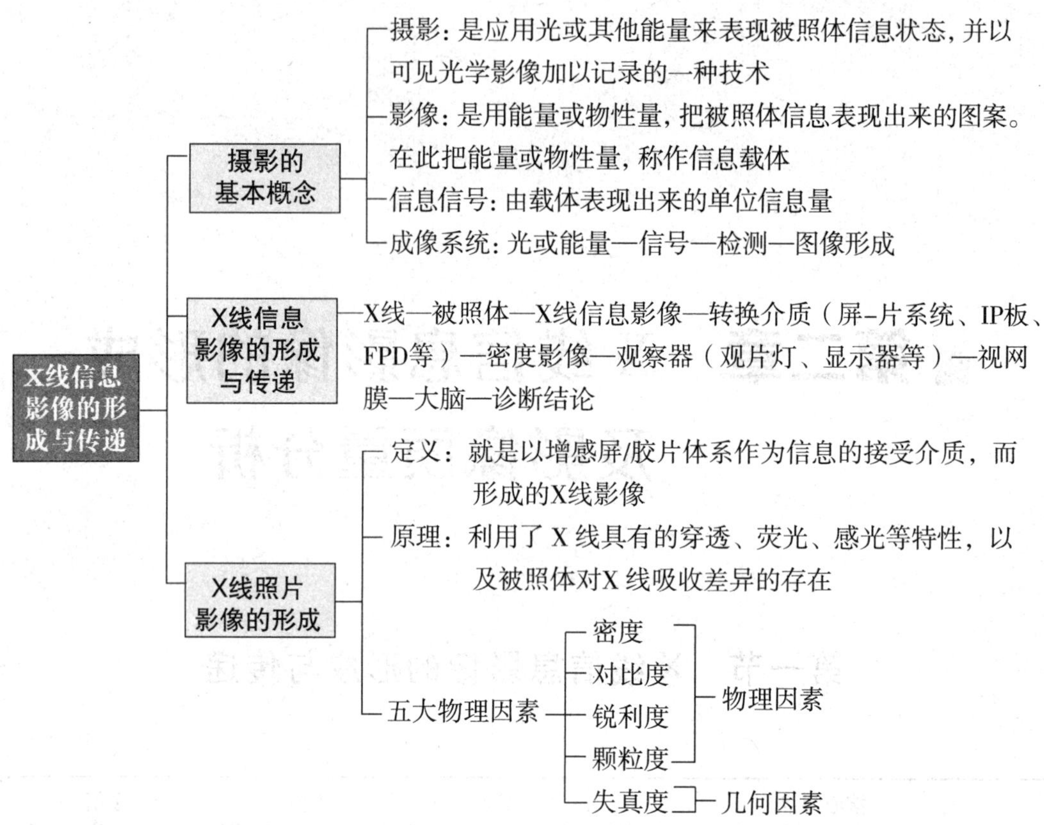
X线信息影像的形成与传递
摄影的基本概念
摄影：是应用光或其他能量来表现被照体信息状态，并以可见光学影像加以记录的一种技术
影像：是用能量或物性量，把被照体信息表现出来的图案。在此把能量或物性量，称作信息载体
信息信号：由载体表现出来的单位信息量
成像系统：光或能量—信号—检测—图像形成
X线信息影像的形成与传递
X线—被照体—X线信息影像—转换介质（屏-片系统、IP板、FPD等）—密度影像—观察器（观片灯、显示器等）—视网膜—大脑—诊断结论
X线照片影像的形成
定义：就是以增感屏/胶片体系作为信息的接受介质，而形成的X线影像
原理：利用了X线具有的穿透、荧光、感光等特性，以及被照体对X线吸收差异的存在
五大物理因素
密度
对比度
锐利度
颗粒度
物理因素
失真度
几何因素

【精选习题】

单选题

1. X线信息影像的形成与传递过程共5个阶段，视觉影像的形成在
   A. 第一阶段
   B. 第二阶段
   C. 第三阶段
   D. 第四阶段
   E. 第五阶段

答案：D

2. 关于摄影学的概念，错误的是
   A. 图像是利用能量或物理量把被照体信息表现出来的图案
   B. 医学图像的表现是诊断的主要依据
   C. X线摄影是放射诊断学的重要组成部分
   D. X线是被照体信息的载体
   E. 图像质量的优劣，关键取决于X线质量

答案：E

3. 关于摄影概念的叙述，错误的是
   A. 摄影是应用光或其他能量来表现被照体信息
   B. 影像是用物性量把被照体信息表现出来的图像
   C. 成像系统是光或能量→检测→信号→图像形成
   D. 信息信号是由载体表现出来的单位信息量
   E. 载体信息形成影像的配制称成像系统

答案：C

4. 有关X线信息影像的形成与传递过程的叙述，错误的是
   A. X线透过被照体后形成X线信息影像
   B. X线照射到屏/片系统，经显影形成光学密度影像
   C. 被照体是信息源，X线是信息载体
   D. 照片密度影像通过大脑判断，形成诊断
   E. X线管发射的X线强度分布是不均匀的

答案：E

5. X线信息影像形成的阶段是
   A. X线透过被照体之后
   B. X线照片冲洗之后
   C. X线到达被照体之前
   D. 视觉影像就是X线信息影像
   E. 在大脑判断之后

答案：A

6. 关于X线照片影像形成的叙述，错误的是
   A. X线透过被照体之后的透射线和散射线，照射到胶片上形成照片影像
   B. X线照片影像是X线被被照体吸收与散射后经屏片系统转换形成的
   C. X线照片影像是利用了X线透射线的直进性
   D. 照片接收的散射线不形成影像
   E. 常规X线照片与CT片的影像均利用了X线的穿透性

答案：A

7. 关于摄影学概念的叙述，错误的是
   A. X线摄影是摄影学的一个分支
   B. 摄影是通过能量或其他能量将被照体信息加以记录的一种技术
   C. X线是被照体信息的载体
   D. 全息摄影也是摄影中的一个分支
   E. X线摄影的信息源来自X线球管窗口

答案：E

8. 关于X线信息影像的形成与传递的叙述，错误的是
   A. X线管射出的X线强度分布视为是均匀的
   B. X线透过被照体后就形成了X线信息影像
   C. 被照体是信息源
   D. X线是信息源
   E. 可见光透过照片后在视网膜形成视觉影像

答案：D

9. 正确的摄影步骤是
   A. 能量→检测→信号→图像
   B. 信号→能量→检测→图像
   C. 能量→检测→图像→信号
   D. 能量→信号→检测→图像
   E. 能量图像→检测信

答案：D

10. X线影像信息传递过程中，作为信息源的是
   A. X线
   B. 胶片
   C. 增感屏
   D. 被照体
   E. 影像增强器

答案：D

11. 关于照片密度、对比度、锐利度相互关系的叙述错误的是
   A. 密度是对比度、锐利度的基础
   B. 照片对比度可随密度的改变而改变
   C. 锐利度与对比度无直接关系
   D. 观片灯的亮度也影响着照片的对比度的视觉效果
   E. 在高密度背景下，对比度小的物体影像难以辨认

答案：C

第二节　X线照片影像质量的分析基础

核心考点	掌握	熟悉	了解
1. 影响影像质量的基本因素	√		
2. 对比度	√		
3. 清晰度	√		
4. 颗粒度	√		
5. 影响影像质量因素间的相互关系	√		

一、影响影像质量的基本因素

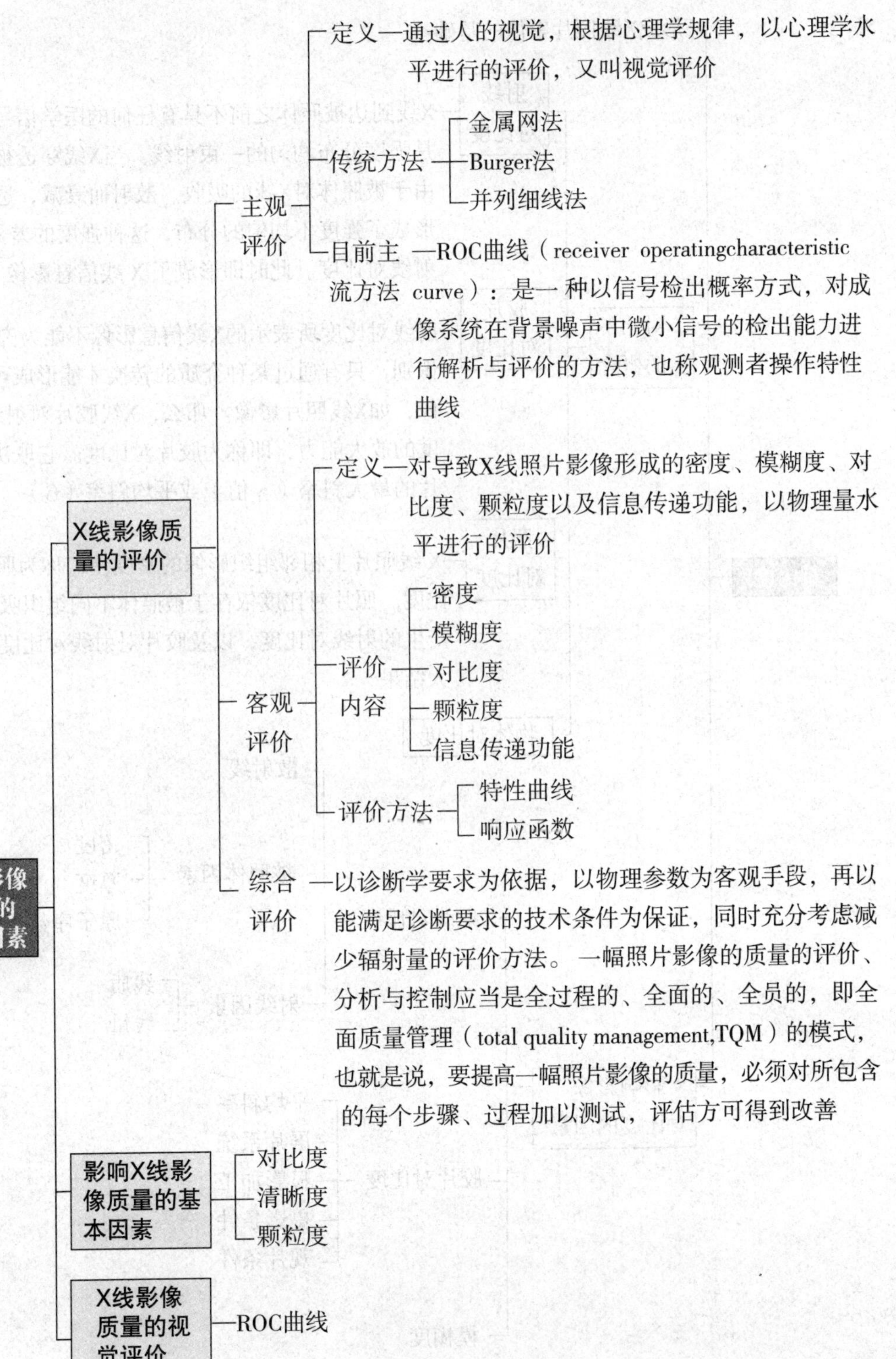
影响影像质量的基本因素
X线影像质量的评价
主观评价
定义—通过人的视觉，根据心理学规律，以心理学水平进行的评价，又叫视觉评价
传统方法
金属网法
Burger法
并列细线法
目前主流方法
—ROC曲线（receiver operatingcharacteristic curve）：是一种以信号检出概率方式，对成像系统在背景噪声中微小信号的检出能力进行解析与评价的方法，也称观测者操作特性曲线
客观评价
定义—对导致X线照片影像形成的密度、模糊度、对比度、颗粒度以及信息传递功能，以物理量水平进行的评价
评价内容
密度
模糊度
对比度
颗粒度
信息传递功能
评价方法
特性曲线
响应函数
综合评价
—以诊断学要求为依据，以物理参数为客观手段，再以能满足诊断要求的技术条件为保证，同时充分考虑减少辐射量的评价方法。一幅照片影像的质量的评价、分析与控制应当是全过程的、全面的、全员的，即全面质量管理（total quality management,TQM）的模式，也就是说，要提高一幅照片影像的质量，必须对所包含的每个步骤、过程加以测试，评估方可得到改善
影响X线影像质量的基本因素
对比度
清晰度
颗粒度
X线影像质量的视觉评价
ROC曲线

二、对比度

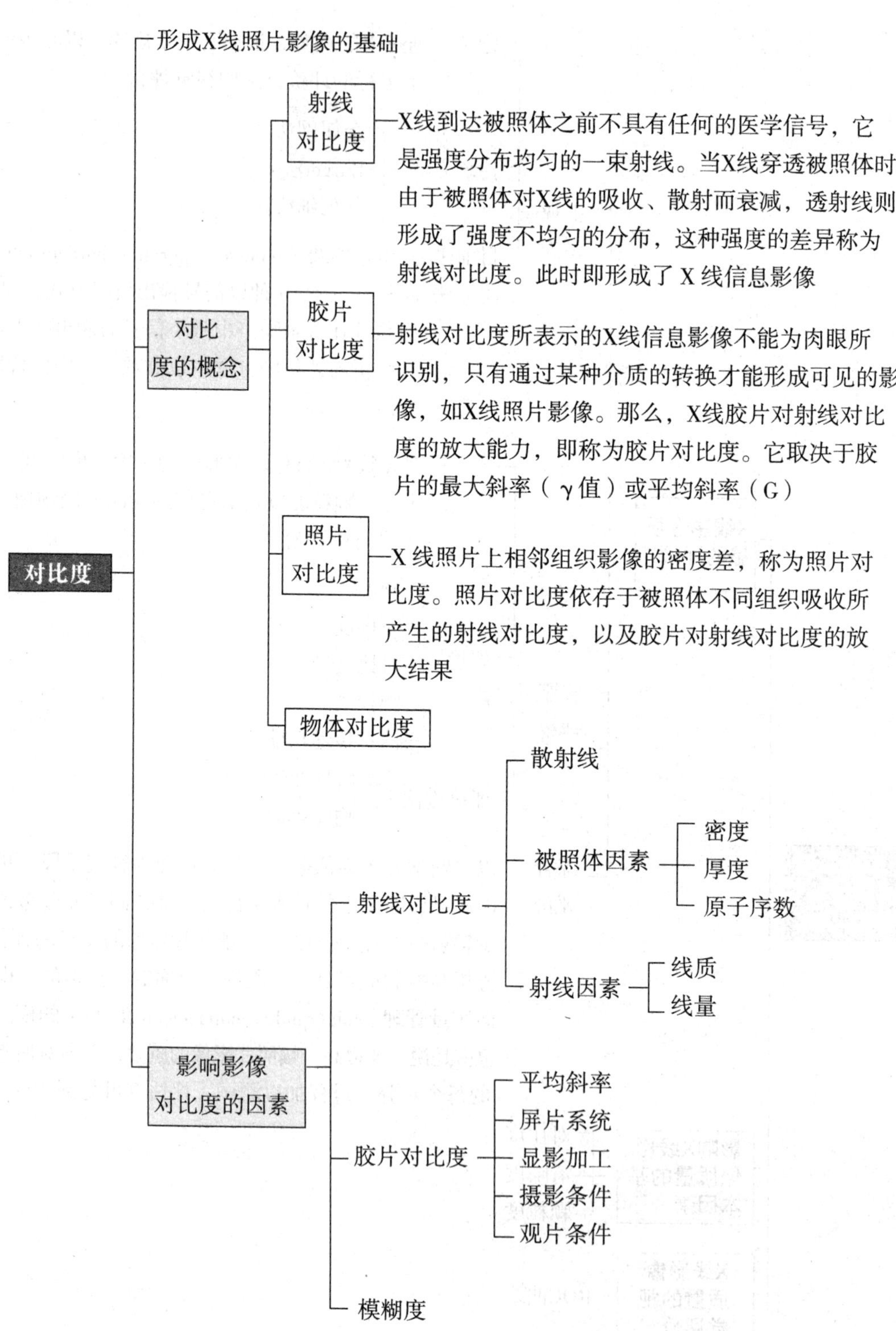
对比度
形成X线照片影像的基础
对比度的概念
射线对比度
X线到达被照体之前不具有任何的医学信号，它是强度分布均匀的一束射线。当X线穿透被照体时，由于被照体对X线的吸收、散射而衰减，透射线则形成了强度不均匀的分布，这种强度的差异称为射线对比度。此时即形成了X线信息影像
胶片对比度
射线对比度所表示的X线信息影像不能为肉眼所识别，只有通过某种介质的转换才能形成可见的影像，如X线照片影像。那么，X线胶片对射线对比度的放大能力，即称为胶片对比度。它取决于胶片的最大斜率（γ值）或平均斜率（G）
照片对比度
X线照片上相邻组织影像的密度差，称为照片对比度。照片对比度依存于被照体不同组织吸收所产生的射线对比度，以及胶片对射线对比度的放大结果
物体对比度
影响影像对比度的因素
射线对比度
散射线
被照体因素
密度
厚度
原子序数
射线因素
线质
线量
胶片对比度
平均斜率
屏片系统
显影加工
摄影条件
观片条件
模糊度

三、清晰度

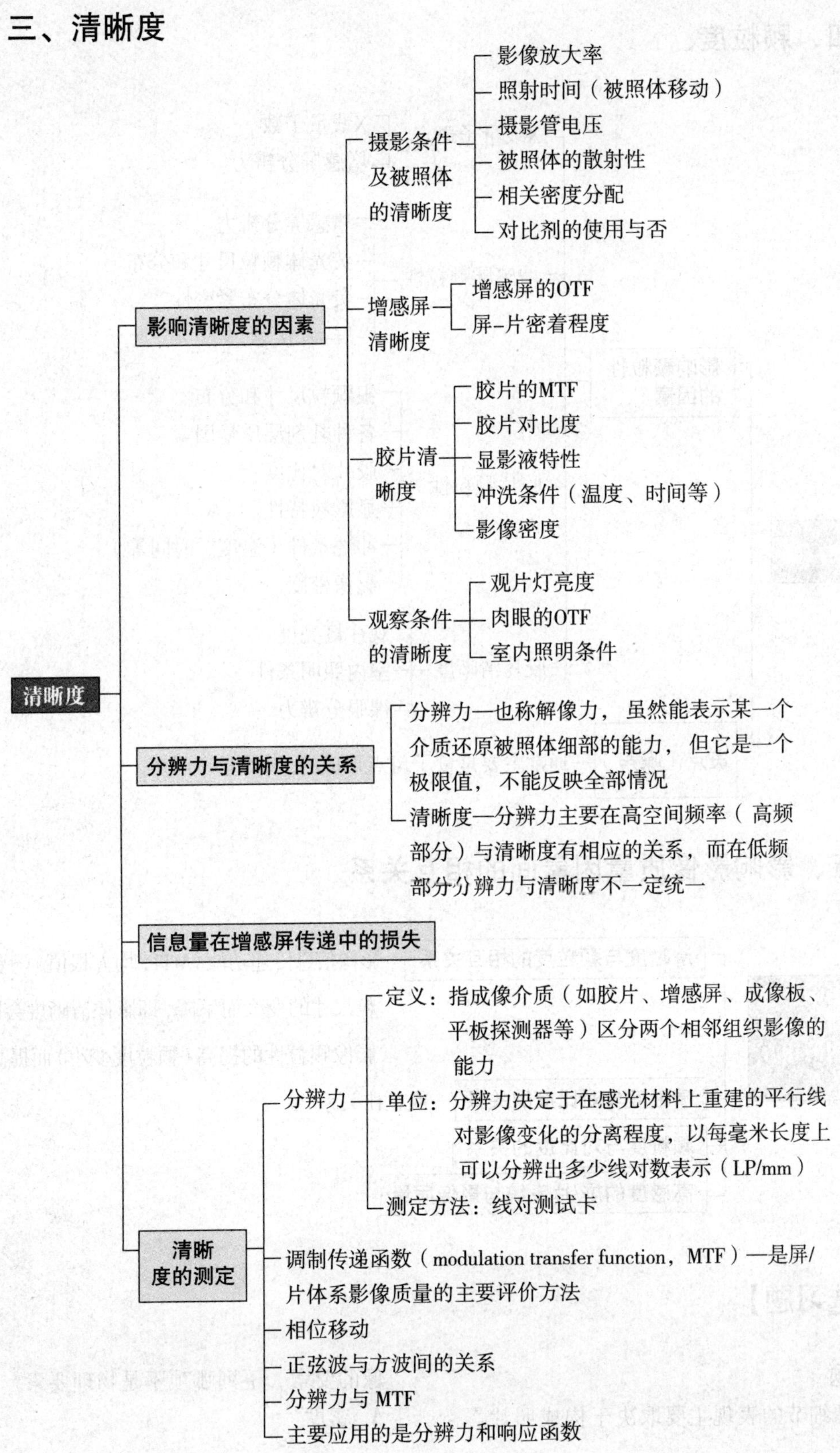
清晰度
影响清晰度的因素
摄影条件及被照体的清晰度
影像放大率
照射时间（被照体移动）
摄影管电压
被照体的散射性
相关密度分配
对比剂的使用与否
增感屏清晰度
增感屏的OTF
屏-片密着程度
胶片清晰度
胶片的MTF
胶片对比度
显影液特性
冲洗条件（温度、时间等）
影像密度
观察条件的清晰度
观片灯亮度
肉眼的OTF
室内照明条件
分辨力与清晰度的关系
分辨力—也称解像力，虽然能表示某一个介质还原被照体细部的能力，但它是一个极限值，不能反映全部情况
清晰度—分辨力主要在高空间频率（高频部分）与清晰度有相应的关系，而在低频部分分辨力与清晰度不一定统一
信息量在增感屏传递中的损失
清晰度的测定
分辨力
定义：指成像介质（如胶片、增感屏、成像板、平板探测器等）区分两个相邻组织影像的能力
单位：分辨力决定于在感光材料上重建的平行线对影像变化的分离程度，以每毫米长度上可以分辨出多少线对数表示（LP/mm）
测定方法：线对测试卡
调制传递函数（modulation transfer function，MTF）—是屏/片体系影像质量的主要评价方法
相位移动
正弦波与方波间的关系
分辨力与MTF
主要应用的是分辨力和响应函数

四、颗粒度

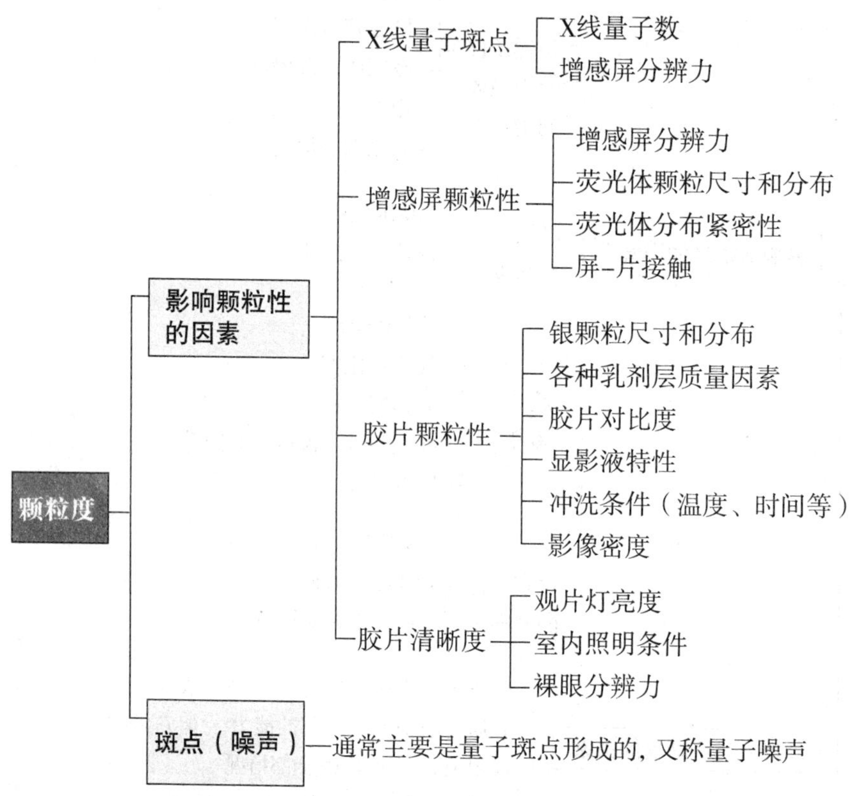
颗粒度
影响颗粒性的因素
X线量子斑点
X线量子数
增感屏分辨力
增感屏颗粒性
增感屏分辨力
荧光体颗粒尺寸和分布
荧光体分布紧密性
屏-片接触
胶片颗粒性
银颗粒尺寸和分布
各种乳剂层质量因素
胶片对比度
显影液特性
冲洗条件（温度、时间等）
影像密度
胶片清晰度
观片灯亮度
室内照明条件
裸眼分辨力
斑点（噪声）
通常主要是量子斑点形成的，又称量子噪声

五、影响影像质量因素间的相互关系

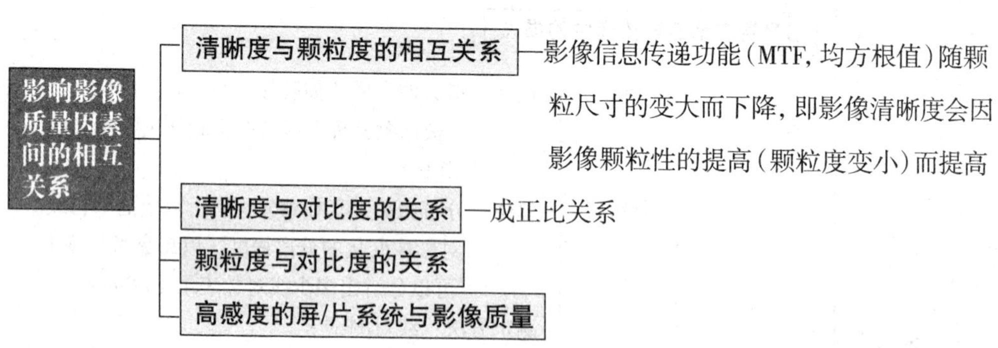
影响影像质量因素间的相互关系
清晰度与颗粒度的相互关系
影像信息传递功能（MTF，均方根值）随颗粒尺寸的变大而下降，即影像清晰度会因影像颗粒性的提高（颗粒度变小）而提高
清晰度与对比度的关系
成正比关系
颗粒度与对比度的关系
高感度的屏/片系统与影像质量

【精选习题】

单选题

1. 影像细节的表现主要取决于构成照片影像的要素，下列哪项不是物理要素

A. 密度

B. 对比度
C. 锐利度
D. 颗粒度
E. 失真度

答案：E

2. 射线透过被照射体后形成的强度差异称为
A. 照片密度
B. 照片锐利度
C. 照片对比度
D. 射线对比度
E. 胶片对比度

答案：D

3. 关于X线照片影像的形成要素，不包括
A. 照片的密度
B. 照片的感度
C. 照片的对比度
D. 照片的锐利度
E. 图片的放大与变形

答案：B

4. 影响影像颗粒度的因素不包括
A. X线量子斑点
B. 摄影部位
C. IP的感度
D. 平板探测器的DQE
E. 摄影条件

答案：B

5. 照片对比度形成的是指在于
A. X线的穿透力
B. 散射线的消除
C. 物质吸收差异
D. 胶片的反差吸收
E. 胶片中银粒子还原多少

答案：C

6. 下列指标中用LP/mm表示的是
A. 锐利度
B. 模糊度
C. 对比度
D. 分辨力
E. 失真度

答案：D

7. 关于X线管焦点对成像清晰度的影响，正确的是
A. 焦点越小成像质量越清晰
B. X线在焦点上双峰分布时成像质量优于单峰分布
C. 无论在任何条件下，均需要应用小焦点摄影
D. 由于放大率的影响，倾斜肢体不如倾斜中心线成像质量高
E. X线管焦点大小、不影响X线摄影时的成像质量

答案：A

8. 当半影模糊值H等于多少时，模糊值是一般生理视觉的模糊阈值
A. 0.1mm
B. 0.15mm
C. 0.2mm
D. 0.25mm
E. 0.3mm

答案：C

9. 不属于成像技术参数的是
A. 摄影距离
B. 标称焦点
C. 管电压
D. 总滤过
E. 体位设计

答案：E

10. 256×256形式表示
A. 像素
B. 视野
C. 矩阵
D. 像素大小
E. 视野大小

答案：C

11. X线照片影像的质量实质上指的是微小细节的信息传递问题，也就是影像的
A. 密度

B. 清晰度
C. 锐利度
D. 颗粒度
E. 失真度

答案：B

12. 减小影像的放大率和半影方法是
A. 减小肢－片距
B. 增大肢－片距
C. 减小焦－片距
D. 使用大焦点
E. 减小照射野

答案：A

13. 下列哪项定义为照片上相邻光学密度的差异
A. 锐利度
B. 清晰度
C. 对比度
D. 噪声
E. 信噪比

答案：C

14. 关于照片对比度与层次的概念，错误的是
A. 照片反映出的各组织影像的密度等级为层次
B. 密度等级越多，层次就越丰富
C. 层次表示信息量
D. 照片上相邻两组织的密度差为照片对比度
E. 照片对比度与层次是同一概念

答案：E

15. 医学物理师的职责范围不包括
A. 设备性能
B. 影像质量评估
C. 患者剂量评价
D. 操作者安全
E. 患者体位的设计

答案：E

16. 为避免产生运动模糊应做到
A. 选择小焦点
B. 不恰当的乳腺固定
C. 减少焦点和影像接收器的距离
D. 缩短曝光时间
E. 增大乳腺和影像接收器的距离

答案：D

17. 关于X线影像放大的叙述，错误的是
A. X线照片影像是与被照体大小一致的影像
B. 影像的放大率 M = S/G
C. 焦/片距，物/片距是影像放大的主要因素
D. X线摄影中，被照体应尽可能贴近胶片
E. 影像放大率的确定，基于模糊的阈值

答案：A

18. 照片影像曝光不足的原因，不包括
A. 空曝区过大
B. 压迫不当
C. 自动曝光控制（AEC）功能低下
D. AEC设定不正确
E. 曝光过度会导致密度过高，而不会降低照片对比度

答案：E

19. 影响照片对比度的因素不包括
A. X线量
B. 散射线
C. 被照体因素
D. 千伏值
E. 摄影室照明

答案：E

20. X线照片密度影响因素的叙述，错误的是
A. 密度的变化与管电压的n次方成正比例
B. 感光效应与摄影距离的平方成反比
C. mAs
D. 随被照体的厚度增大而增高
E. 随被照体的密度增大而减小

答案：D

21. 下列属于意外性移动的是
    A. 呼吸
    B. 痉挛
    C. 体位移动
    D. 心脏搏动
    E. 肠管蠕动

答案：C

22. 下列影响照片密度值的因素中，能增大照片密度的是
    A. 增加照射量
    B. 增加照射距离
    C. 增加滤线栅栅比
    D. 增加物－片距
    E. 增加焦点面积

答案：A

23. 减少影像重叠的手段，不正确的是
    A. 充分利用人体体位旋转
    B. X线倾斜摄影
    C. 切线投影方法
    D. 放大摄影
    E. 体层摄影

答案：D

24. 关于分辨力的叙述，错误的是
    A. 清晰度是被照体影像细节分辨的能力
    B. 分辨力与清晰度是同一概念
    C. 分辨力也称解像力
    D. 分辨力通常表示的是一个极限值
    E. 分辨力的单位是LP/mm

答案：B

多选题

25. 半影的产生取决于
    A. 管电压
    B. 被照体的厚度
    C. 焦点尺寸
    D. 焦点－探测器距离
    E. 被照体－探测器距离

答案：CDE

《 第三章　X线影像质量的评价及其标准

第一节　影像质量的主观评价

核心考点	掌握	熟悉	了解
1. ROC 曲线的概念			√
2. ROC 曲线的应用			√

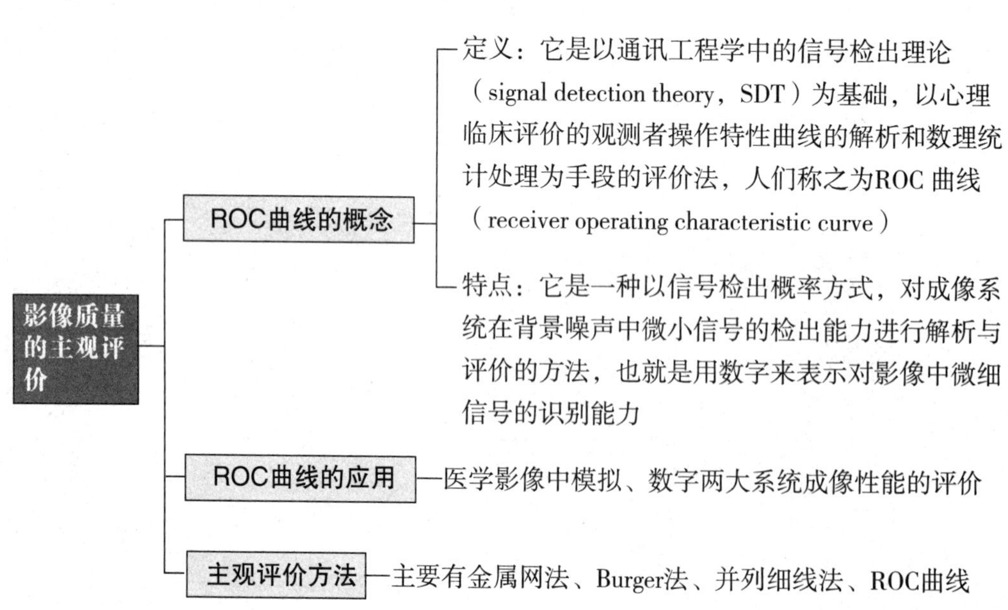

影像质量的主观评价
ROC曲线的概念
定义：它是以通讯工程学中的信号检出理论（signal detection theory，SDT）为基础，以心理临床评价的观测者操作特性曲线的解析和数理统计处理为手段的评价法，人们称之为ROC 曲线（receiver operating characteristic curve）
特点：它是一种以信号检出概率方式，对成像系统在背景噪声中微小信号的检出能力进行解析与评价的方法，也就是用数字来表示对影像中微细信号的识别能力
ROC曲线的应用
医学影像中模拟、数字两大系统成像性能的评价
主观评价方法
主要有金属网法、Burger法、并列细线法、ROC曲线

【精选习题】

单选题

1. 下列统计学方法可以应用于影像图像质量评价的是
   A. ROC 曲线
   B. Pearson
   C. Spenman
   D. logistic
   E. t 检验

答案：A

2. 观测者操作特性曲线称为
   A. MTF 曲线
   B. DQE 曲线
   C. ROC 曲线
   D. HD 曲线
   E. NEQ 曲线

答案：C

3. 关于 ROC 曲线的叙述，错误的是
   A. 1970 年由美国芝加哥大学完成
   B. 以通讯工程学中的信号检出理论为基础
   C. 以心理临床评价的观测者操作特性曲线的解析和数理统计处理为手段
   D. 可以对主观评价以定性的方式进行表述
   E. 以信号检出概率方式，对成像系统在背景噪声中微小信号的检出能力进行解析与评价

答案：D

4. 关于 ROC 曲线的应用错误的说法是
   A. ROC 曲线属于影像质量的主观评价
   B. 可以对主观评价以定量的方式进行表述
   C. 主要应用于对评价者的主观评价能力的评估
   D. 可能使主观评价趋向客观化
   E. 用数量来表示对影像中微细信号的识别能力

答案：C

5. 关于 ROC 曲线应用的叙述，错误的是
   A. 对成像系统信号的检出能力进行解析与评价
   B. ROC 信号检出率通过 Az 值大小来判断
   C. Az 值是指 ROC 曲线所覆盖的面积
   D. Az 值越小信号检出率越高
   E. ROC 曲线可以作为任何两种成像系统性能评价手段

答案：D

6. 关于标准化制定中 5W1H 的组合，错误的是
   A. Who——谁负责
   B. When——何时
   C. Where——在何处
   D. What——做什么
   E. How——谁决策

答案：E

7. 关于 ROC 的叙述，错误的是
   A. 指受试者操作特性曲线
   B. 最初用于雷达信号的分析
   C. 是研究观察者水平的理想手段
   D. 已应用于医学影像领域
   E. 是一种客观评价法

答案：E

8. 关于照片影像质量客观评价的叙述正确的是
   A. 通过特性曲线、响应函数方法测定
   B. 金属网法
   C. Burger 法
   D. 并列细线法
   E. TQM 模式

答案：A

第二节　影像质量的客观评价

核心考点	掌握	熟悉	了解
1. 影像质量的客观评价		√	
2. 客观评价在屏/片体系成像质量分析中的价值		√	
3. 客观评价在焦点成像质量分析中的价值			√
4. 客观评价在体位设计的质量分析中的价值			√

一、影像质量的客观评价

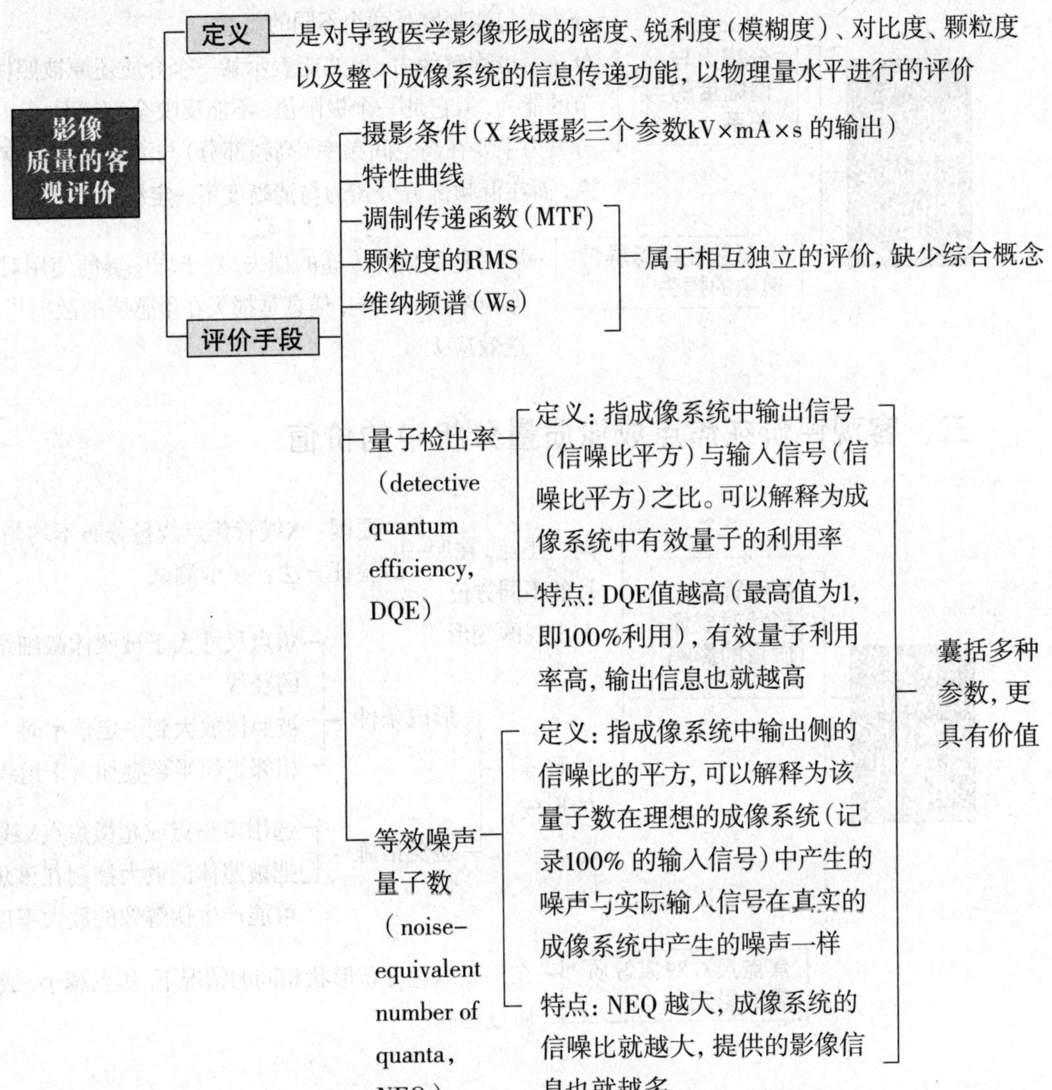
影像质量的客观评价
定义
是对导致医学影像形成的密度、锐利度（模糊度）、对比度、颗粒度以及整个成像系统的信息传递功能，以物理量水平进行的评价
评价手段
摄影条件（X 线摄影三个参数kV×mA×s 的输出）
特性曲线
调制传递函数（MTF）
颗粒度的RMS
维纳频谱（Ws）
属于相互独立的评价，缺少综合概念
量子检出率（detective quantum efficiency，DQE）
定义：指成像系统中输出信号（信噪比平方）与输入信号（信噪比平方）之比。可以解释为成像系统中有效量子的利用率
特点：DQE值越高（最高值为1，即100%利用），有效量子利用率高，输出信息也就越高
等效噪声量子数（noise-equivalent number of quanta，NEQ）
定义：指成像系统中输出侧的信噪比的平方，可以解释为该量子数在理想的成像系统（记录100% 的输入信号）中产生的噪声与实际输入信号在真实的成像系统中产生的噪声一样
特点：NEQ 越大，成像系统的信噪比就越大，提供的影像信息也就越多
囊括多种参数，更具有价值

二、客观评价在屏/片体系成像质量分析中的价值

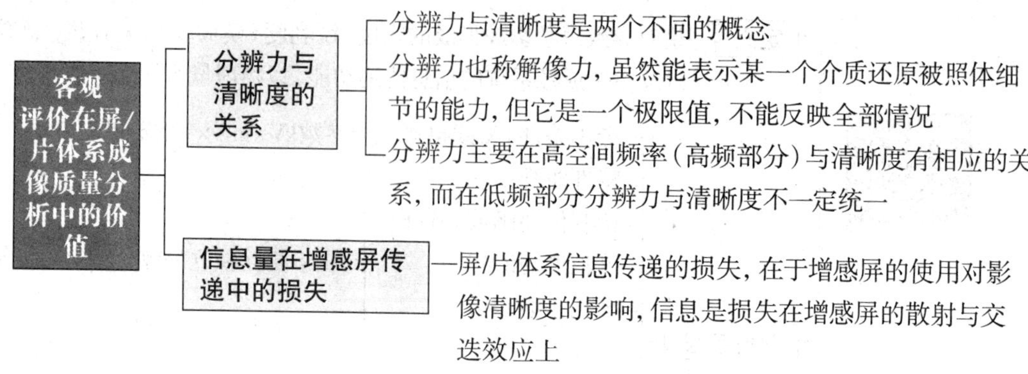
客观评价在屏/片体系成像质量分析中的价值
分辨力与清晰度的关系
分辨力与清晰度是两个不同的概念
分辨力也称解像力，虽然能表示某一个介质还原被照体细节的能力，但它是一个极限值，不能反映全部情况
分辨力主要在高空间频率（高频部分）与清晰度有相应的关系，而在低频部分分辨力与清晰度不一定统一
信息量在增感屏传递中的损失
屏/片体系信息传递的损失，在于增感屏的使用对影像清晰度的影响，信息是损失在增感屏的散射与交迭效应上

三、客观评价在焦点成像质量分析中的价值

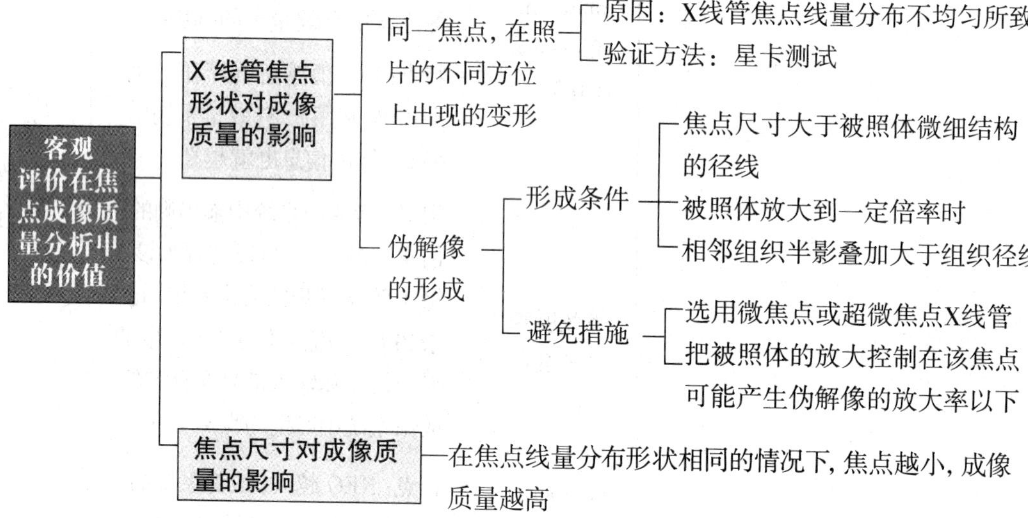
客观评价在焦点成像质量分析中的价值
X线管焦点形状对成像质量的影响
同一焦点，在照片的不同方位上出现的变形
原因：X线管焦点线量分布不均匀所致
验证方法：星卡测试
伪解像的形成
形成条件
焦点尺寸大于被照体微细结构的径线
被照体放大到一定倍率时
相邻组织半影叠加大于组织径线
避免措施
选用微焦点或超微焦点X线管
把被照体的放大控制在该焦点可能产生伪解像的放大率以下
焦点尺寸对成像质量的影响
在焦点线量分布形状相同的情况下，焦点越小，成像质量越高

四、客观评价在体位设计质量分析中的价值

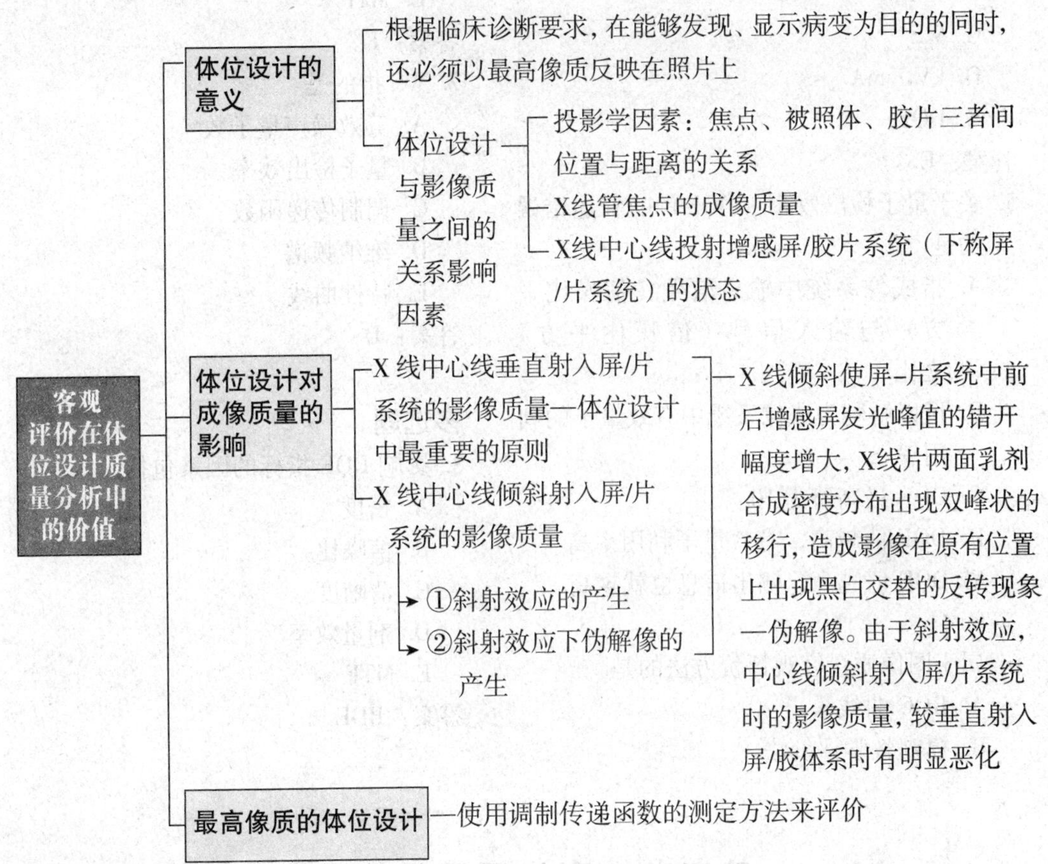
客观评价在体位设计质量分析中的价值
体位设计的意义
根据临床诊断要求，在能够发现、显示病变为目的的同时，还必须以最高像质反映在照片上
体位设计与影像质量之间的关系影响因素
投影学因素：焦点、被照体、胶片三者间位置与距离的关系
X线管焦点的成像质量
X线中心线投射增感屏/胶片系统（下称屏/片系统）的状态
体位设计对成像质量的影响
X 线中心线垂直射入屏/片系统的影像质量—体位设计中最重要的原则
X 线中心线倾斜射入屏/片系统的影像质量
①斜射效应的产生
②斜射效应下伪解像的产生
X 线倾斜使屏–片系统中前后增感屏发光峰值的错开幅度增大，X线片两面乳剂合成密度分布出现双峰状的移行，造成影像在原有位置上出现黑白交替的反转现象—伪解像。由于斜射效应，中心线倾斜射入屏/片系统时的影像质量，较垂直射入屏/胶体系时有明显恶化
最高像质的体位设计
使用调制传递函数的测定方法来评价

【精选习题】

单选题

1. 客观评价测量方法的参数，不包括
   A. X 线摄影三个参数
   B. ROC 曲线
   C. 响应函数
   D. 特性曲线
   E. 量子检出效率

答案：B

2. 可以客观地对影像质量做综合评价的是
   A. 调制传递函数的测定
   B. ROC 曲线的测定
   C. 特性曲线的测定
   D. 维纳频谱测定
   E. DQE 和 NEQ

答案：E

3. NEQ 是指
   A. 等效噪声量子数
   B. 成像系统中输入侧的信噪比的平方
   C. 量子检出效率
   D. 成像系统中输出信号（信噪比平方）与输入信号（信噪比平方）之比
   E. X 线摄影三个参数

答案：A

4. 在数字成像系统性能的客观评价上更具

有价值的参量是

A. MTF

B. RMS

C. WS

D. kV · mA · s

E. DQE

答案：E

5. 关于量子检出效率（DQE）的叙述错误的是

A. 指成像系统中输出信号（信噪比平方）与输入信号（信噪比平方）之比

B. 可以解释为成像系统中有效量子的利用率

C. DQE 最高值为 10

D. DQE 值越高，有效量子利用率高

E. DQE 值越高，输出信息也就越高

答案：C

6. 属于图像质量客观评价方法的是

A. ROC 曲线法

B. 模糊教学评价法

C. 对比度清晰度曲线法

D. QA 和 QC

E. MTF

答案：E

7. WS 指的是

A. 等效噪声量子数

B. 量子检出效率

C. 调制传递函数

D. 维纳频谱

E. 特性曲线

答案：D

多选题

8. 影响 DQE 指标的因素包括

A. 密度

B. 信噪比

C. 清晰度

D. 剂量效率

E. MTF

答案：BDE

第三节　影像质量的综合评价

核心考点	掌握	熟悉	了解
1. 综合评价的概念	√		
2. 胸部后前位影像质量的综合评价标准	√		
3. 其他部位影像质量的综合评价标准	√		

一、综合评价的概念

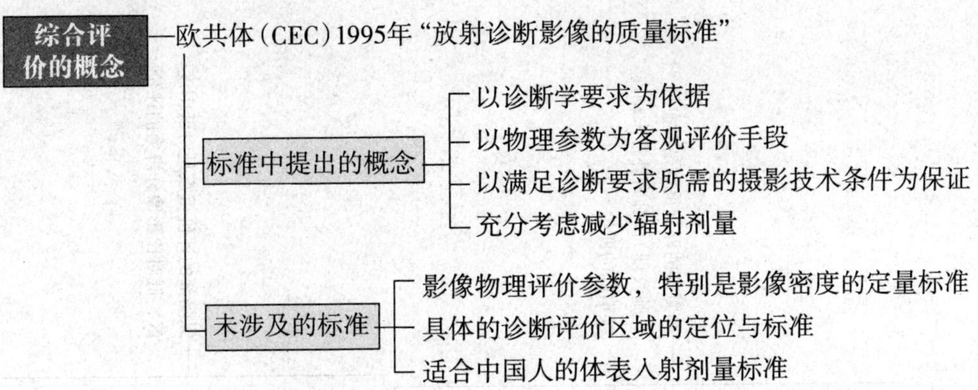
综合评价的概念
欧共体（CEC）1995年“放射诊断影像的质量标准”
标准中提出的概念
以诊断学要求为依据
以物理参数为客观评价手段
以满足诊断要求所需的摄影技术条件为保证
充分考虑减少辐射剂量
未涉及的标准
影像物理评价参数，特别是影像密度的定量标准
具体的诊断评价区域的定位与标准
适合中国人的体表入射剂量标准

二、胸部后前位影像质量的综合评价标准

(一)诊断学要求的标准

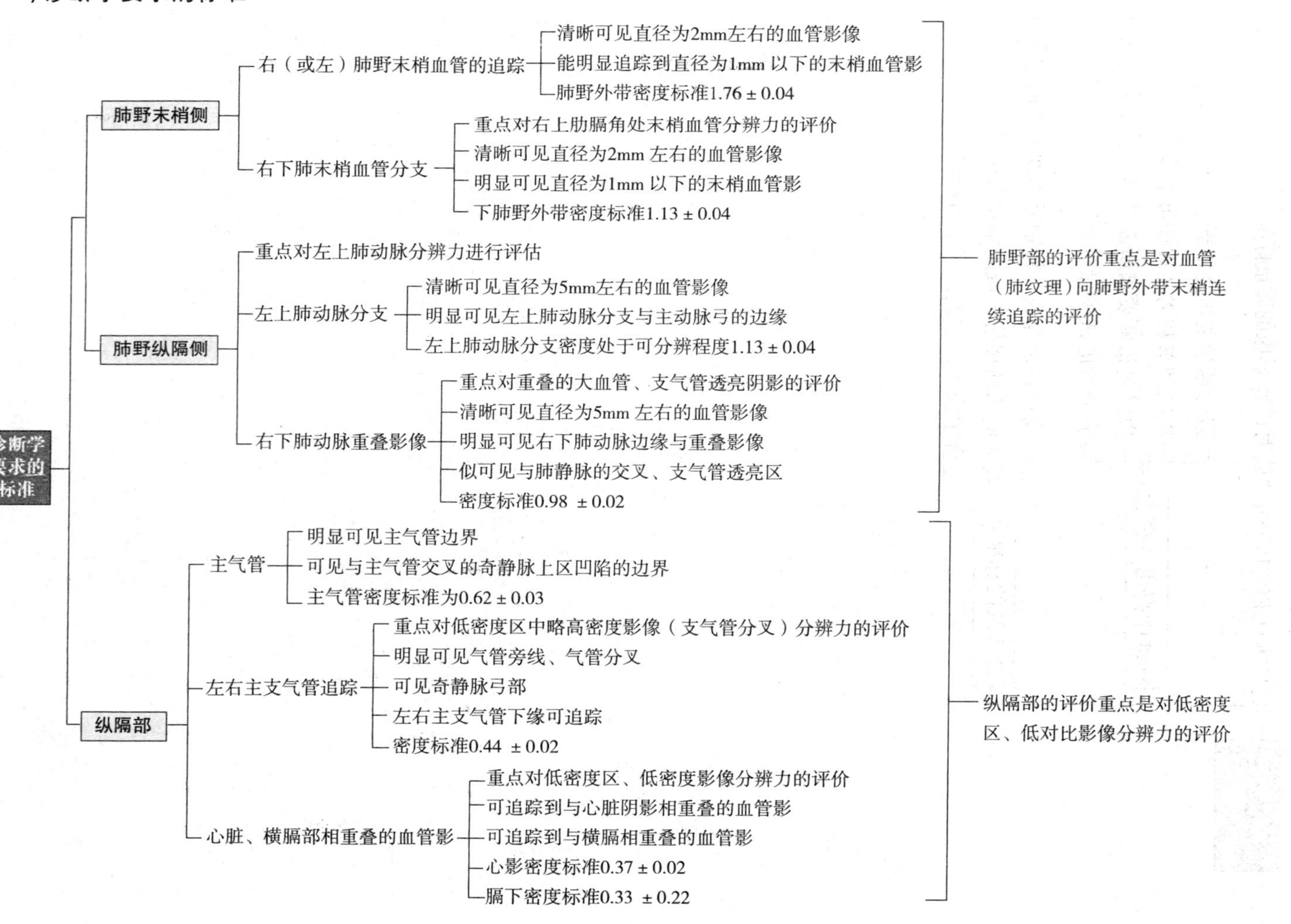
诊断学要求的标准
肺野末梢侧
右（或左）肺野末梢血管的追踪
清晰可见直径为2mm左右的血管影像
能明显追踪到直径为1mm 以下的末梢血管影
肺野外带密度标准1.76 ± 0.04
右下肺末梢血管分支
重点对右上肋膈角处末梢血管分辨力的评价
清晰可见直径为2mm 左右的血管影像
明显可见直径为1mm 以下的末梢血管影
下肺野外带密度标准1.13 ± 0.04
肺野纵隔侧
重点对左上肺动脉分辨力进行评估
左上肺动脉分支
清晰可见直径为5mm左右的血管影像
明显可见左上肺动脉分支与主动脉弓的边缘
左上肺动脉分支密度处于可分辨程度1.13 ± 0.04
右下肺动脉重叠影像
重点对重叠的大血管、支气管透亮阴影的评价
清晰可见直径为5mm 左右的血管影像
明显可见右下肺动脉边缘与重叠影像
似可见与肺静脉的交叉、支气管透亮区
密度标准0.98 ± 0.02
肺野部的评价重点是对血管（肺纹理）向肺野外带末梢连续追踪的评价
纵隔部
主气管
明显可见主气管边界
可见与主气管交叉的奇静脉上区凹陷的边界
主气管密度标准为0.62 ± 0.03
左右主支气管追踪
重点对低密度区中略高密度影像（支气管分叉）分辨力的评价
明显可见气管旁线、气管分叉
可见奇静脉弓部
左右主支气管下缘可追踪
密度标准0.44 ± 0.02
心脏、横膈部相重叠的血管影
重点对低密度区、低密度影像分辨力的评价
可追踪到与心脏阴影相重叠的血管影
可追踪到与横膈相重叠的血管影
心影密度标准0.37 ± 0.02
膈下密度标准0.33 ± 0.22
纵隔部的评价重点是对低密度区、低对比影像分辨力的评价

（二）体位显示标准

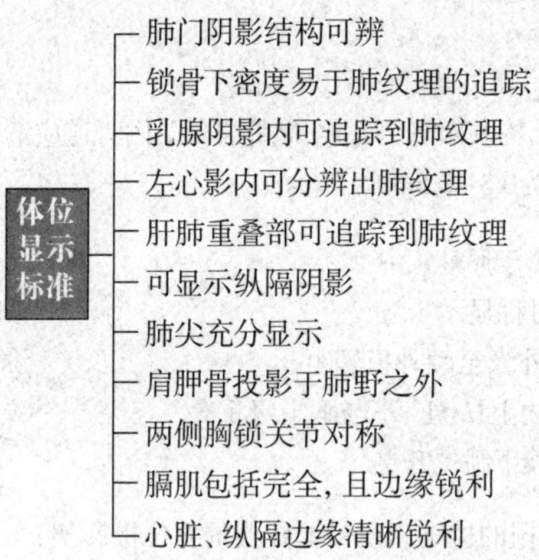
体位显示标准
肺门阴影结构可辨
锁骨下密度易于肺纹理的追踪
乳腺阴影内可追踪到肺纹理
左心影内可分辨出肺纹理
肝肺重叠部可追踪到肺纹理
可显示纵隔阴影
肺尖充分显示
肩胛骨投影于肺野之外
两侧胸锁关节对称
膈肌包括完全，且边缘锐利
心脏、纵隔边缘清晰锐利

（三）成像技术标准

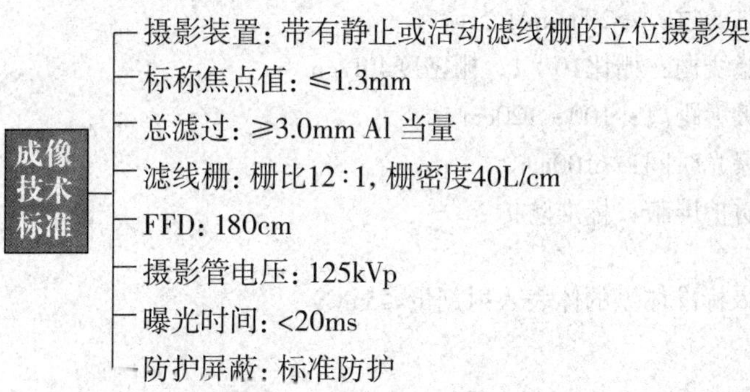
成像技术标准
摄影装置：带有静止或活动滤线栅的立位摄影架
标称焦点值：≤1.3mm
总滤过：≥3.0mm Al 当量
滤线栅：栅比12∶1，栅密度40L/cm
FFD：180cm
摄影管电压：125kVp
曝光时间：<20ms
防护屏蔽：标准防护

（四）受检者剂量标准

受检者剂量标准—成年人标准体型受检者的体表入射剂量≤0.3mGy

三、其他部位影像质量的综合评价标准

（一）颅骨后前正位

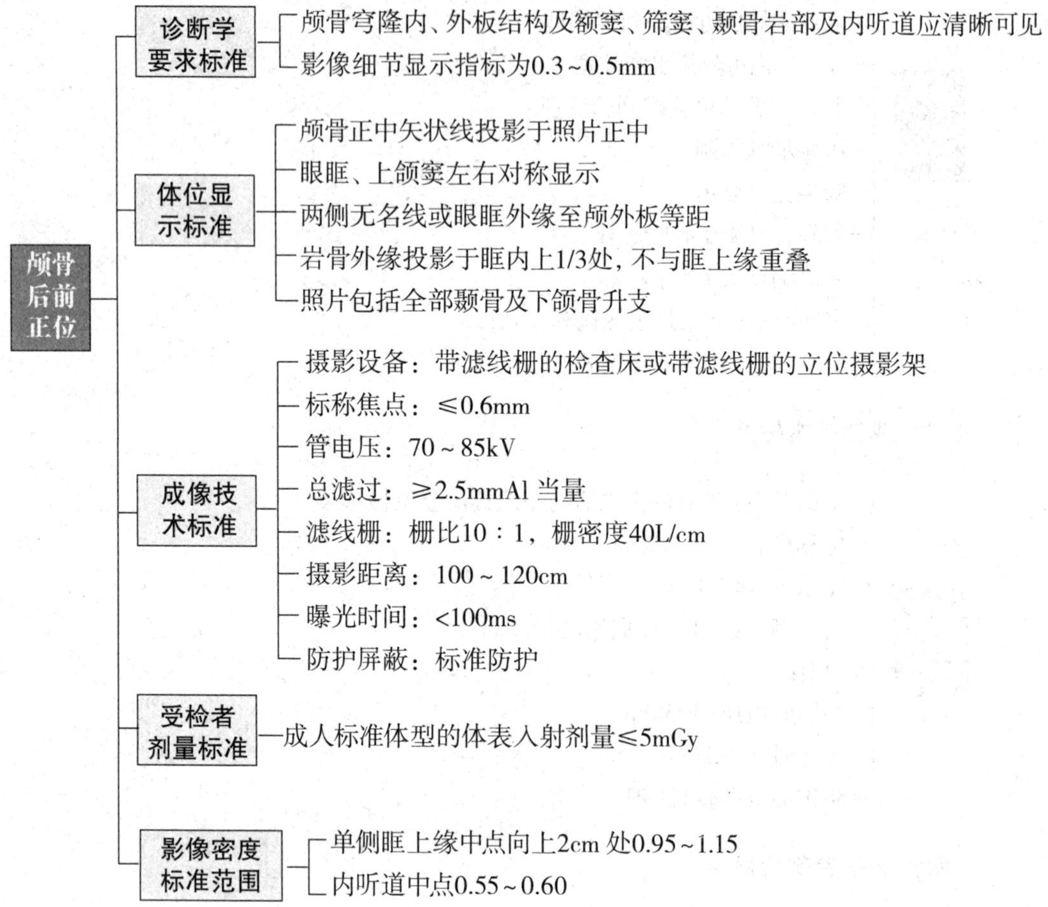
颅骨后前正位
诊断学要求标准
颅骨穹隆内、外板结构及额窦、筛窦、颞骨岩部及内听道应清晰可见
影像细节显示指标为0.3~0.5mm
体位显示标准
颅骨正中矢状线投影于照片正中
眼眶、上颌窦左右对称显示
两侧无名线或眼眶外缘至颅外板等距
岩骨外缘投影于眶内上1/3处，不与眶上缘重叠
照片包括全部颞骨及下颌骨升支
成像技术标准
摄影设备：带滤线栅的检查床或带滤线栅的立位摄影架
标称焦点：≤0.6mm
管电压：70~85kV
总滤过：≥2.5mmAl 当量
滤线栅：栅比10：1，栅密度40L/cm
摄影距离：100~120cm
曝光时间：<100ms
防护屏蔽：标准防护
受检者剂量标准
成人标准体型的体表入射剂量≤5mGy
影像密度标准范围
单侧眶上缘中点向上2cm 处0.95~1.15
内听道中点0.55~0.60

（二）颅骨侧位

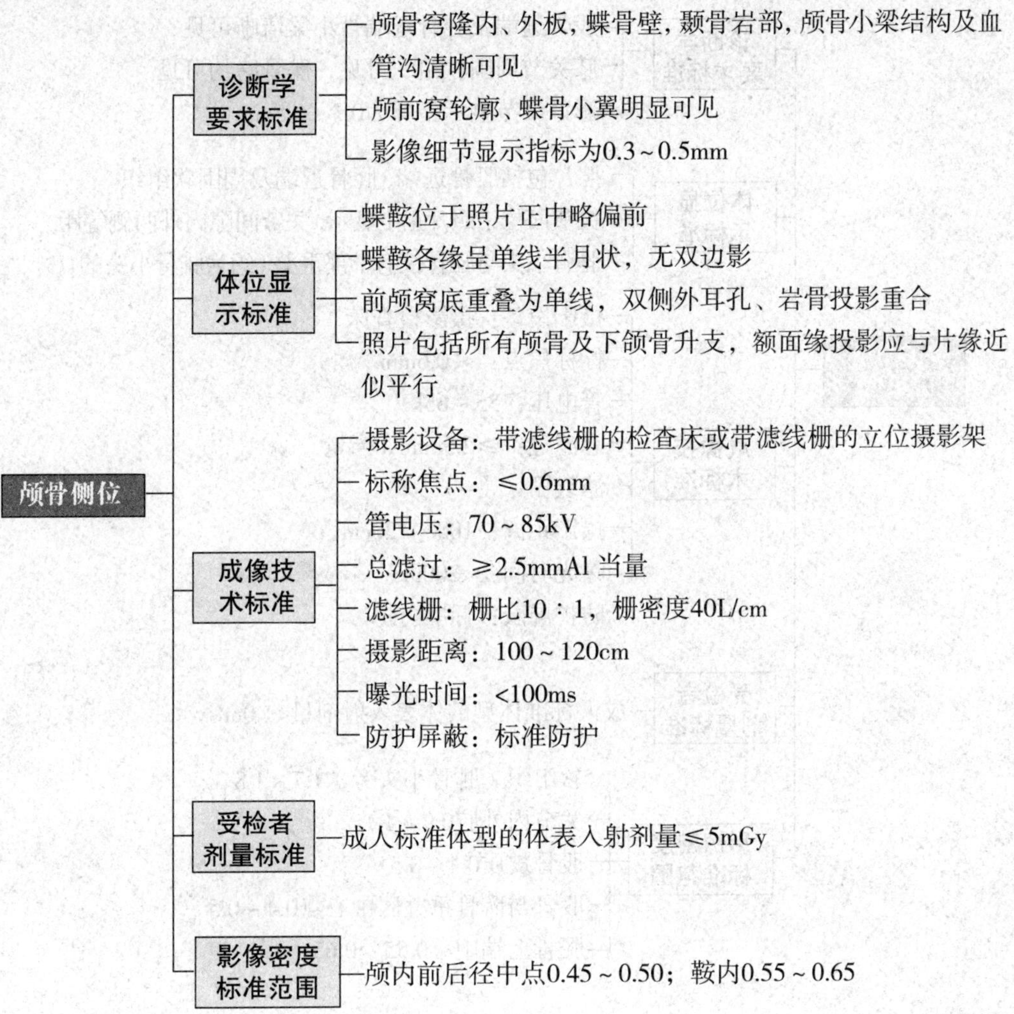
颅骨侧位
诊断学要求标准
颅骨穹隆内、外板，蝶骨壁，颞骨岩部，颅骨小梁结构及血管沟清晰可见
颅前窝轮廓、蝶骨小翼明显可见
影像细节显示指标为0.3～0.5mm
体位显示标准
蝶鞍位于照片正中略偏前
蝶鞍各缘呈单线半月状，无双边影
前颅窝底重叠为单线，双侧外耳孔、岩骨投影重合
照片包括所有颅骨及下颌骨升支，额面缘投影应与片缘近似平行
成像技术标准
摄影设备：带滤线栅的检查床或带滤线栅的立位摄影架
标称焦点：≤0.6mm
管电压：70～85kV
总滤过：≥2.5mmAl 当量
滤线栅：栅比10：1，栅密度40L/cm
摄影距离：100～120cm
曝光时间：<100ms
防护屏蔽：标准防护
受检者剂量标准
成人标准体型的体表入射剂量≤5mGy
影像密度标准范围
颅内前后径中点0.45～0.50；鞍内0.55～0.65

（三）膝关节前后正位

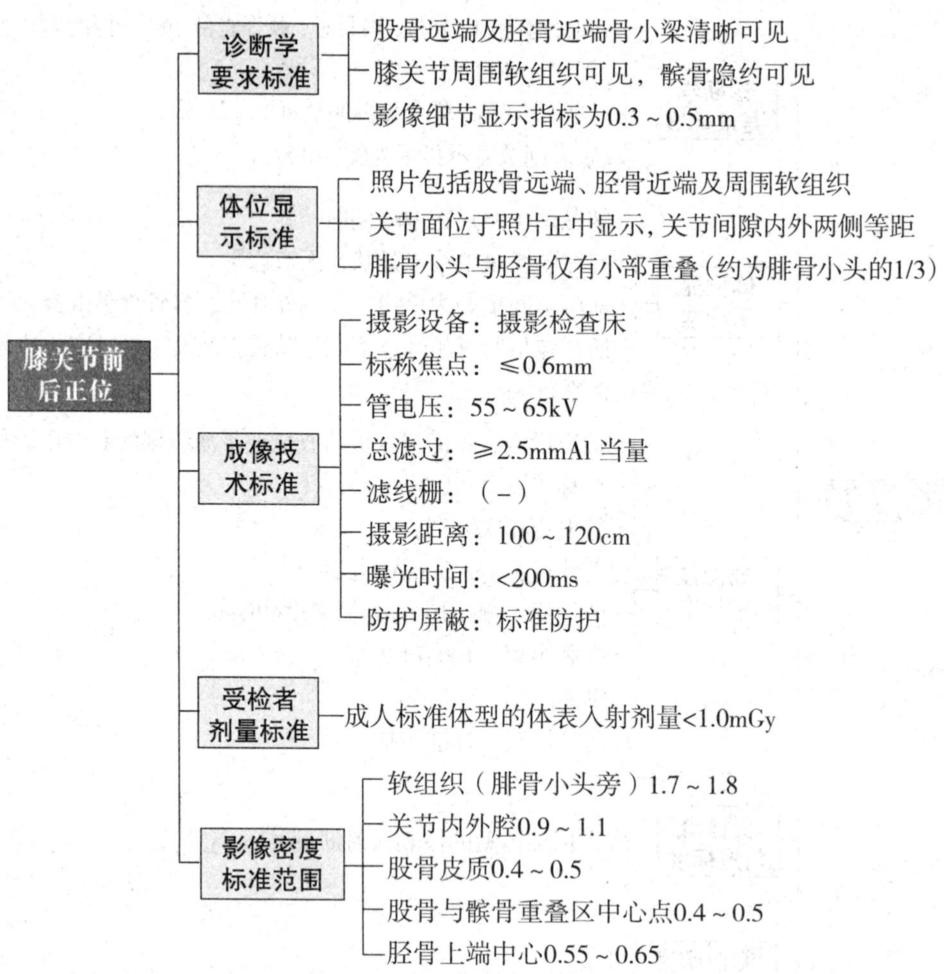
膝关节前后正位
诊断学要求标准
股骨远端及胫骨近端骨小梁清晰可见
膝关节周围软组织可见，髌骨隐约可见
影像细节显示指标为0.3～0.5mm
体位显示标准
照片包括股骨远端、胫骨近端及周围软组织
关节面位于照片正中显示，关节间隙内外两侧等距
腓骨小头与胫骨仅有小部重叠（约为腓骨小头的1/3）
成像技术标准
摄影设备：摄影检查床
标称焦点：≤0.6mm
管电压：55～65kV
总滤过：≥2.5mmAl 当量
滤线栅：（－）
摄影距离：100～120cm
曝光时间：<200ms
防护屏蔽：标准防护
受检者剂量标准
成人标准体型的体表入射剂量<1.0mGy
影像密度标准范围
软组织（腓骨小头旁）1.7～1.8
关节内外腔0.9～1.1
股骨皮质0.4～0.5
股骨与髌骨重叠区中心点0.4～0.5
胫骨上端中心0.55～0.65

（四）膝关节侧位

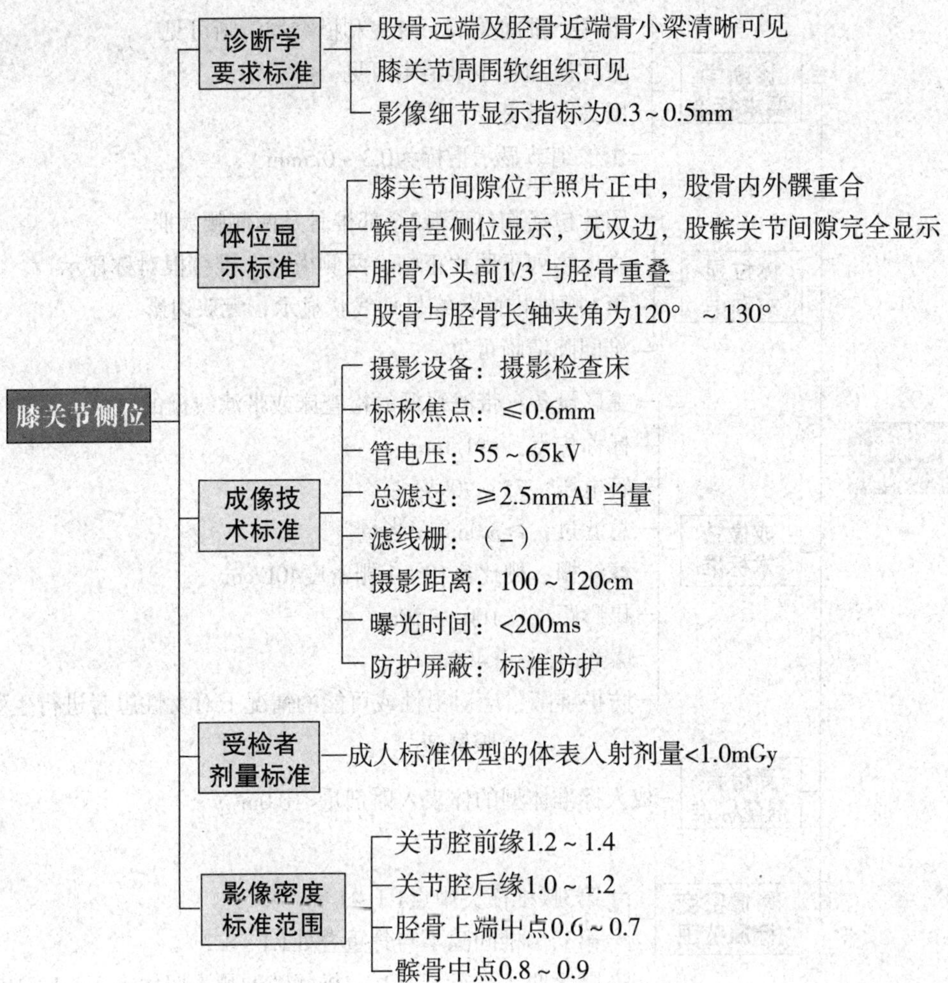
膝关节侧位
诊断学要求标准
股骨远端及胫骨近端骨小梁清晰可见
膝关节周围软组织可见
影像细节显示指标为0.3～0.5mm
体位显示标准
膝关节间隙位于照片正中，股骨内外髁重合
髌骨呈侧位显示，无双边，股髌关节间隙完全显示
腓骨小头前1/3与胫骨重叠
股骨与胫骨长轴夹角为120°～130°
成像技术标准
摄影设备：摄影检查床
标称焦点：≤0.6mm
管电压：55～65kV
总滤过：≥2.5mmAl当量
滤线栅：（–）
摄影距离：100～120cm
曝光时间：<200ms
防护屏蔽：标准防护
受检者剂量标准
成人标准体型的体表入射剂量<1.0mGy
影像密度标准范围
关节腔前缘1.2～1.4
关节腔后缘1.0～1.2
胫骨上端中点0.6～0.7
髌骨中点0.8～0.9

（五）腰椎前后正位

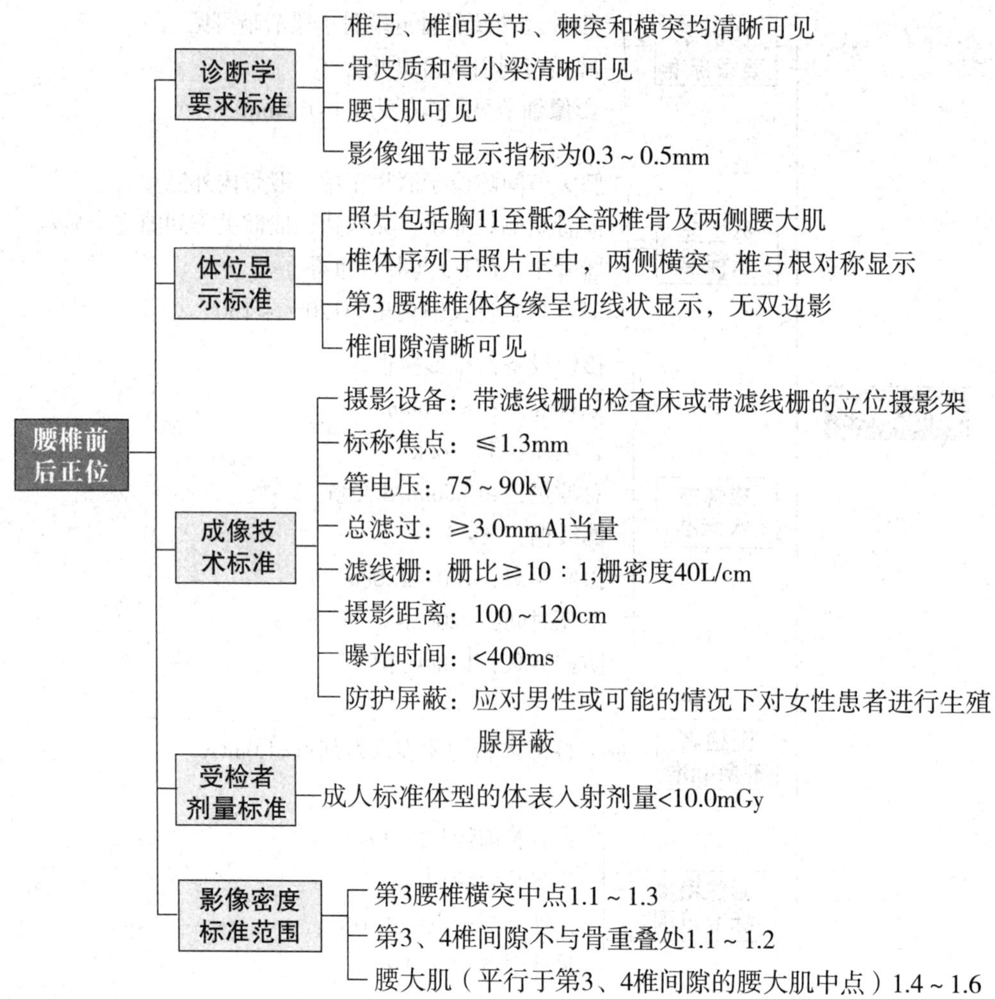
腰椎前后正位
诊断学要求标准
椎弓、椎间关节、棘突和横突均清晰可见
骨皮质和骨小梁清晰可见
腰大肌可见
影像细节显示指标为0.3～0.5mm
体位显示标准
照片包括胸11至骶2全部椎骨及两侧腰大肌
椎体序列于照片正中，两侧横突、椎弓根对称显示
第3腰椎椎体各缘呈切线状显示，无双边影
椎间隙清晰可见
成像技术标准
摄影设备：带滤线栅的检查床或带滤线栅的立位摄影架
标称焦点：≤1.3mm
管电压：75～90kV
总滤过：≥3.0mmAl当量
滤线栅：栅比≥10：1,栅密度40L/cm
摄影距离：100～120cm
曝光时间：<400ms
防护屏蔽：应对男性或可能的情况下对女性患者进行生殖腺屏蔽
受检者剂量标准
成人标准体型的体表入射剂量<10.0mGy
影像密度标准范围
第3腰椎横突中点1.1～1.3
第3、4椎间隙不与骨重叠处1.1～1.2
腰大肌（平行于第3、4椎间隙的腰大肌中点）1.4～1.6

（六）腰椎侧位

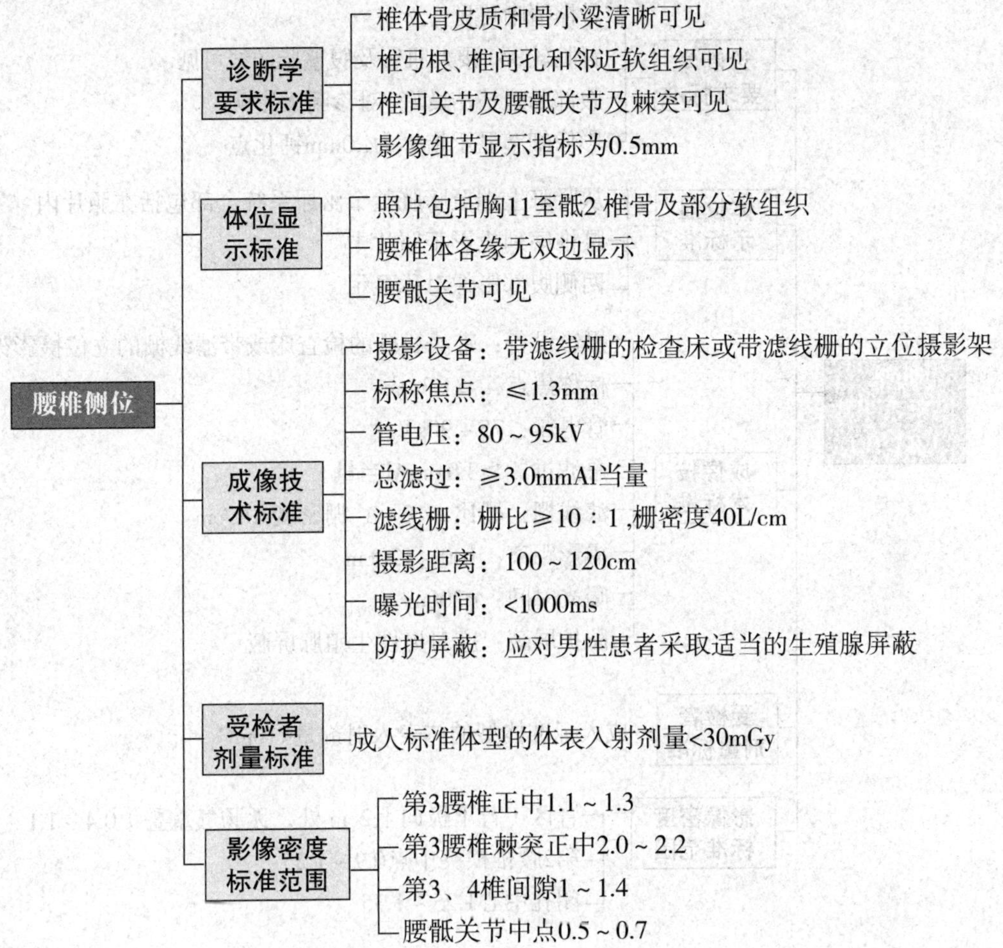
腰椎侧位
诊断学要求标准
椎体骨皮质和骨小梁清晰可见
椎弓根、椎间孔和邻近软组织可见
椎间关节及腰骶关节及棘突可见
影像细节显示指标为0.5mm
体位显示标准
照片包括胸11至骶2椎骨及部分软组织
腰椎体各缘无双边显示
腰骶关节可见
成像技术标准
摄影设备：带滤线栅的检查床或带滤线栅的立位摄影架
标称焦点：≤1.3mm
管电压：80～95kV
总滤过：≥3.0mmAl当量
滤线栅：栅比≥10：1，栅密度40L/cm
摄影距离：100～120cm
曝光时间：<1000ms
防护屏蔽：应对男性患者采取适当的生殖腺屏蔽
受检者剂量标准
成人标准体型的体表入射剂量<30mGy
影像密度标准范围
第3腰椎正中1.1～1.3
第3腰椎棘突正中2.0～2.2
第3、4椎间隙1～1.4
腰骶关节中点0.5～0.7

（七）腹部泌尿系平片（KUB）

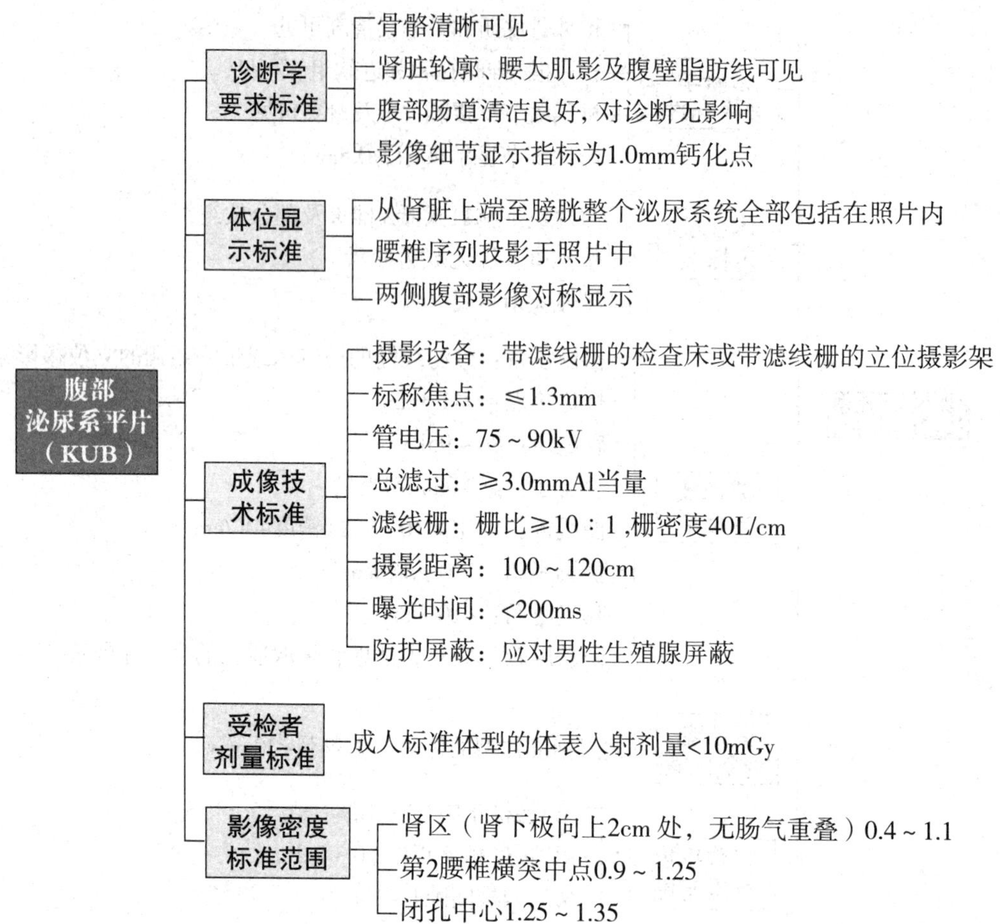
腹部
泌尿系平片
（KUB）
诊断学
要求标准
骨骼清晰可见
肾脏轮廓、腰大肌影及腹壁脂肪线可见
腹部肠道清洁良好，对诊断无影响
影像细节显示指标为1.0mm钙化点
体位显
示标准
从肾脏上端至膀胱整个泌尿系统全部包括在照片内
腰椎序列投影于照片中
两侧腹部影像对称显示
成像技
术标准
摄影设备：带滤线栅的检查床或带滤线栅的立位摄影架
标称焦点：≤1.3mm
管电压：75～90kV
总滤过：≥3.0mmAl当量
滤线栅：栅比≥10：1，栅密度40L/cm
摄影距离：100～120cm
曝光时间：<200ms
防护屏蔽：应对男性生殖腺屏蔽
受检者
剂量标准
成人标准体型的体表入射剂量<10mGy
影像密度
标准范围
肾区（肾下极向上2cm处，无肠气重叠）0.4～1.1
第2腰椎横突中点0.9～1.25
闭孔中心1.25～1.35

【精选习题】

单选题

1. 影响影像清晰度的因素，不包括
   A. 焦点尺寸
   B. 影像接收介质的清晰度
   C. IP 的尺寸
   D. 显示器的矩阵
   E. 人眼的 OTF

答案：D

2. 图像评价处理技术不包括
   A. CT 值测量
   B. 距离测量
   C. 角度测量
   D. 面积测量.
   E. 三维重建

答案：E

3. 训练 X 线球管的目的是
   A. 避免环境变化引起扫描误差
   B. 提高探测器精度
   C. 保持 CT 值正确性
   D. 避免球管损坏
   E. 提高图像质量

答案：D

4. 质量控制的英文缩写是
   A. FDA
   B. CQI
   C. QC
   D. QA
   E. TQM

答案：C

5. 可以定量测量空间分辨力的方法是
   A. DQE
   B. MTF
   C. RMS
   D. ROC
   E. WS

答案：B

6. 关于伪解像的说法，错误的是
   A. 星卡在一定放大率下的实际成像位置沿一定方位上移动了一段距离
   B. 伪解像不是在任何情况下都会出现的
   C. 焦点尺寸大于被照体微细结构的径线时出现
   D. 被照体放大到一定倍率时，相邻组织半影叠加大于组织径线时出现
   E. 在被照体紧贴胶片的平片摄影中常常出现

答案：E

7. 下列哪项是构成X线照片影像的几何因素
   A. 影像密度
   B. 影像对比度
   C. 影像锐利度
   D. 影像颗粒度
   E. 影像失真度

答案：E

8. 欧共体1995年提出的综合评价概念，不包括
   A. 以诊断学要求为依据
   B. 以物理参数为客观评价手段
   C. 以满足诊断要求所需的摄影技术条件为保证
   D. 同时充分考虑减少辐射剂量
   E. 影像密度的定量标准

答案：E

9. 质控综合评价的主要依据是
   A. 诊断要求
   B. 物理参量
   C. 影像显示水平
   D. 成像技术条件
   E. 符合诊断要求的最低剂量

答案：A

10. 肺野部的评价重点是
   A. 主气管
   B. 左右支气管追踪
   C. 心脏、横隔部相重叠的血管影
   D. 对血管（肺纹理）向肺野外带末梢的连续追踪
   E. 肺门阴影结构可辨

答案：D

11. 颅骨正位成像技术标准不包括
   A. 使用滤线栅
   B. 标称焦点≤0.6mm
   C. 总滤过≥2.5mmAl
   D. SID：150cm
   E. 滤线栅R≥10:1

答案：D

12. 胸部后前位立位的摄影距离是
   A. 100cm
   B. 110cm
   C. 120cm
   D. 150cm
   E. 180～200cm

答案：E

13. X线摄影体位设计时需要考虑的主要因素不包括
   A. 被照部位解剖学结构
   B. X线管焦点成像质量
   C. 焦点与被照体之间的位置关系
   D. 被照体与探测器之间的位置关系
   E. 放射线技师操作的难易程度

答案：E

14. 颅骨侧位清晰可见的解剖结构不包括
   A. 颅骨穹隆内、外板
   B. 蝶骨壁
   C. 颞骨岩部
   D. 颅骨小梁结构
   E. 内耳道

答案：E

15. X 线影像质量评价的发展经历是
   A. 综合评价→客观评价→主观评价
   B. 综合评价→主观评价→客观评价
   C. 主观评价→综合评价→客观评价
   D. 主观评价→客观评价→综合评价
   E. 客观评价→主观评价→综合评价

答案：D

16. 胸部摄影时，为了获得心脏的静态图像，曝光时间应少于
   A. 2.5 秒
   B. 1.5 秒
   C. 0.5 秒
   D. 0.1 秒
   E. 0.05 秒

答案：E

17. 关于腰椎前后位体位显示标准，错误的是
   A. 椎体序列位于照片正中
   B. 影像包括胸 11 ~ 骶 2 全部椎骨及两侧腰大肌
   C. 两侧横突、椎弓根对称明显
   D. 第 3 腰椎椎体各缘呈切线状显示，无双边影
   E. 椎间盘清晰可见

答案：E

18. 关于膝关节侧位的体位显示标准，不正确的是
   A. 股骨内处髁重合
   B. 髌骨呈侧位显示，无双边
   C. 股髌关节间隙完全显示
   D. 腓骨小头与胫骨重叠
   E. 股骨与胫骨夹角为 120° ~ 130°

答案：D

19. 可综合评价数字 X 线摄影系统性能的指标是
   A. MTF
   B. RMS
   C. NEQ
   D. DQE
   E. WS

答案：D

20. 标准的乳腺摄影剂量测量是
   A. 皮肤剂量
   B. 照射量
   C. 全乳平均剂量
   D. 平均腺体剂量
   E. 腺体中心剂量

答案：D

21. 最佳的数字化乳腺图像质量的衡量标准是
   A. DQE
   B. MTF
   C. AGD
   D. SNR
   E. SER

答案：A

22. 尼奎斯特频率是数字化图像的专用术语，等于
   A. 1.5 倍像素尺寸的倒数
   B. 2 倍像素尺寸的倒数
   C. 3 倍像素尺寸的倒数
   D. 4 倍像素尺寸的倒数
   E. 5 倍像素尺寸的倒数

答案：B

23. 关于影像质量的综合评价，错误的是
   A. 以诊断学要求为依据
   B. 以物理参数为客观评价手段
   C. 无任何技术操作缺陷
   D. 影像注释完整，无误
   E. 为提高视觉美学可适当加大辐射

剂量

答案：C

24. 乳腺摄影潜在致癌风险的首选测量是

A. 平均全乳剂量

B. 平均腺体剂量

C. 皮肤剂量

D. 中间平板腺体剂量

E. 照射量

答案：B

25. 不属于 PDCA 循环的是

A. 计划（plan）

B. 实施（do）

C. 协调（coordinate）

D. 检查（check）

E. 总结（action）

答案：C

26. 关于放射技师 QC 检测最低频率的叙述，错误的是

A. 强调的是最低频率

B. 设备工作不稳定应缩短频率时间

C. 冲洗机进行了维修后应立即检测

D. 质量控制程序的最初几个月应加大频率

E. 设备维修和保养之后，QC 检测频率不变

答案：E

第四章　数字 X 线摄影

第一节　数字成像技术概述

核心考点	掌握	熟悉	了解
1. 数字成像技术的简史		√	
2. 模拟与数字		√	
3. 数字 X 线摄影的发展与需求		√	
4. X 线数字影像的获取方式与比较		√	
5. 数字成像基本用语		√	
6. 数定图像的形成		√	
7. 影响数字成像质量的因素		√	

一、数字成像技术的简史

数字成像技术的简史
- 1895 年德国物理学家伦琴发现X 线
- X 线首先应用于医学领域，透视和摄影照相对疾病进行诊断，从而开创了X 线摄影技术
- 20 世纪70 年代以前，X 线影像设备技术围绕着X 线球管、胶片、成像板、影像增强器以及对比剂等技术领域
- 20 世纪70 年代初期开始，医学影像学领域先后发明了一系列全新的成像技术和设备，如CT、MR、DSA、US、NM、CR、DR 等

二、模拟与数字

（一）模拟影像与数字影像的概念

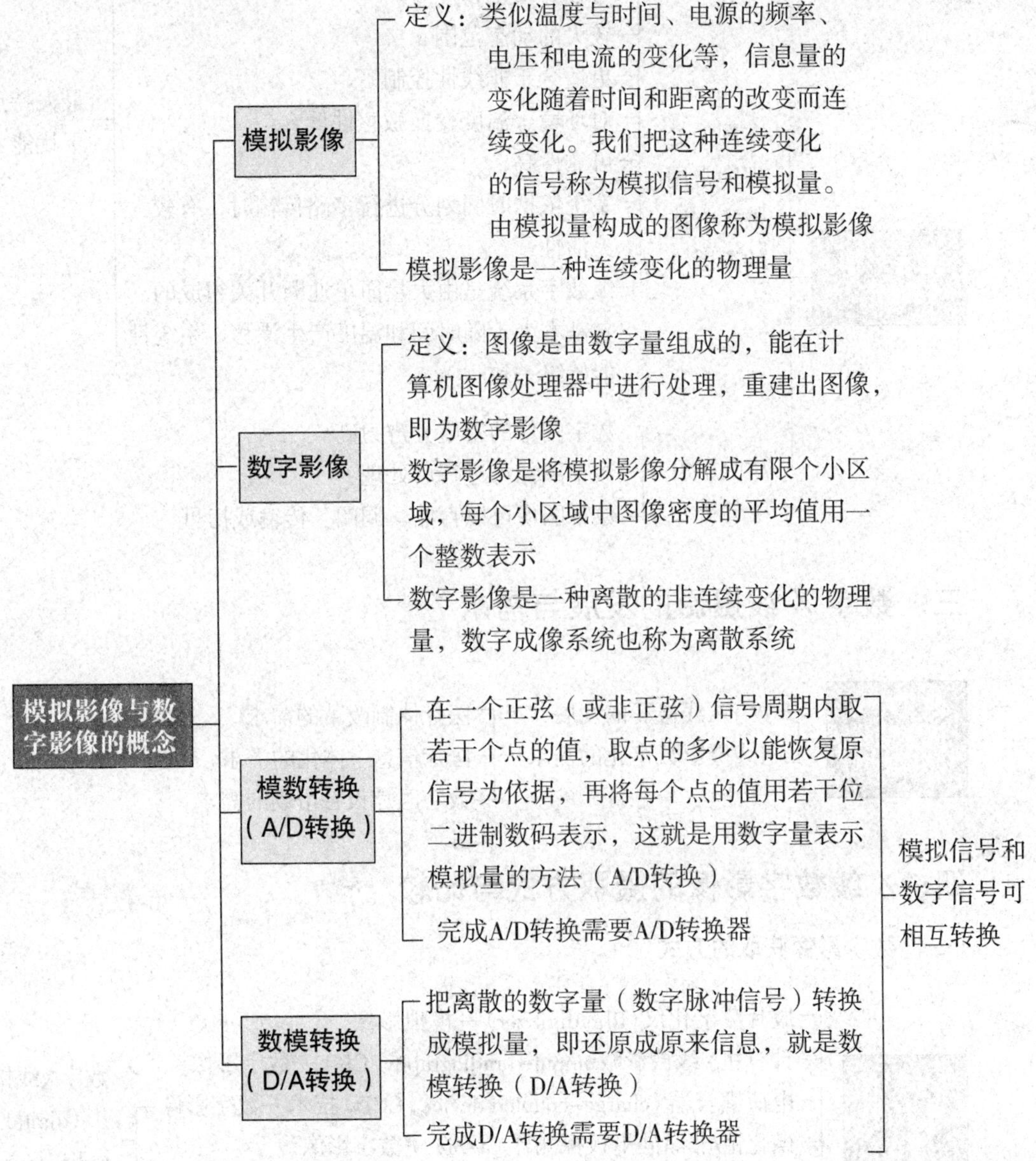

模拟影像与数字影像的概念
模拟影像
定义：类似温度与时间、电源的频率、电压和电流的变化等，信息量的变化随着时间和距离的改变而连续变化。我们把这种连续变化的信号称为模拟信号和模拟量。由模拟量构成的图像称为模拟影像
模拟影像是一种连续变化的物理量
数字影像
定义：图像是由数字量组成的，能在计算机图像处理器中进行处理，重建出图像，即为数字影像
数字影像是将模拟影像分解成有限个小区域，每个小区域中图像密度的平均值用一个整数表示
数字影像是一种离散的非连续变化的物理量，数字成像系统也称为离散系统
模数转换（A/D转换）
在一个正弦（或非正弦）信号周期内取若干个点的值，取点的多少以能恢复原信号为依据，再将每个点的值用若干位二进制数码表示，这就是用数字量表示模拟量的方法（A/D转换）
完成A/D转换需要A/D转换器
数模转换（D/A转换）
把离散的数字量（数字脉冲信号）转换成模拟量，即还原成原来信息，就是数模转换（D/A转换）
完成D/A转换需要D/A转换器
模拟信号和数字信号可相互转换

（二）数字影像的优势

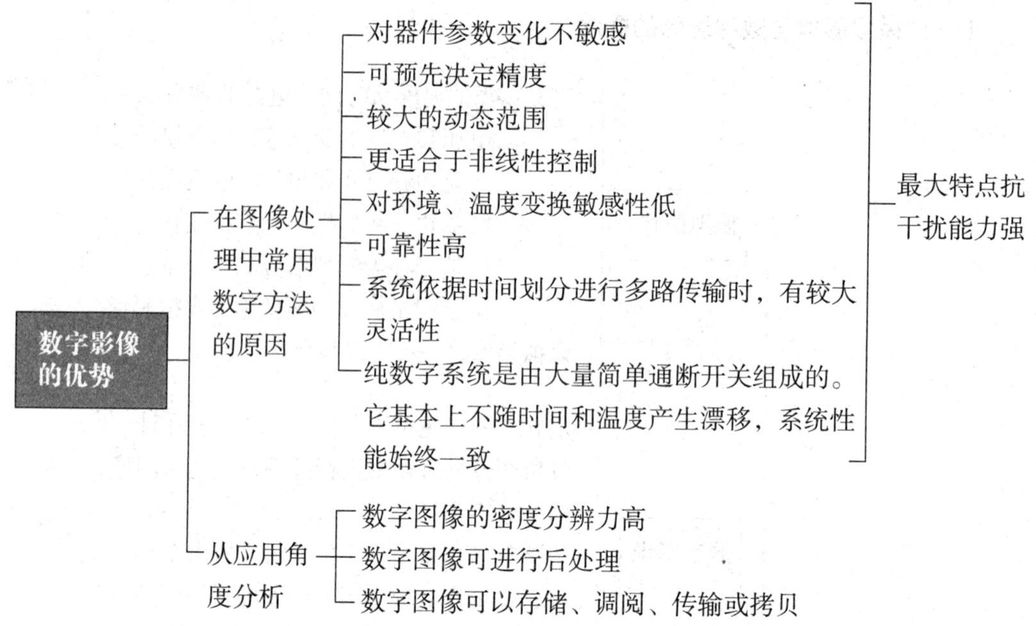
数字影像的优势
在图像处理中常用数字方法的原因
对器件参数变化不敏感
可预先决定精度
较大的动态范围
更适合于非线性控制
对环境、温度变换敏感性低
可靠性高
系统依据时间划分进行多路传输时，有较大灵活性
纯数字系统是由大量简单通断开关组成的。它基本上不随时间和温度产生漂移，系统性能始终一致
最大特点抗干扰能力强
从应用角度分析
数字图像的密度分辨力高
数字图像可进行后处理
数字图像可以存储、调阅、传输或拷贝

三、数字 X 线摄影的发展与需求

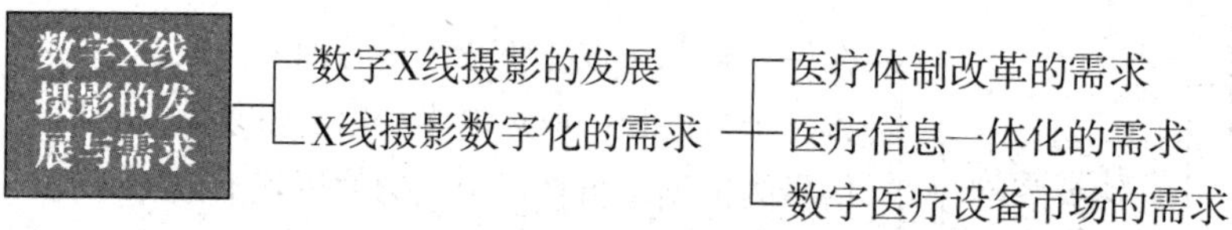
数字X线摄影的发展与需求
数字X线摄影的发展
X线摄影数字化的需求
医疗体制改革的需求
医疗信息一体化的需求
数字医疗设备市场的需求

四、X 线数字影像的摄取方式与比较

（一）数字影像获取的方式

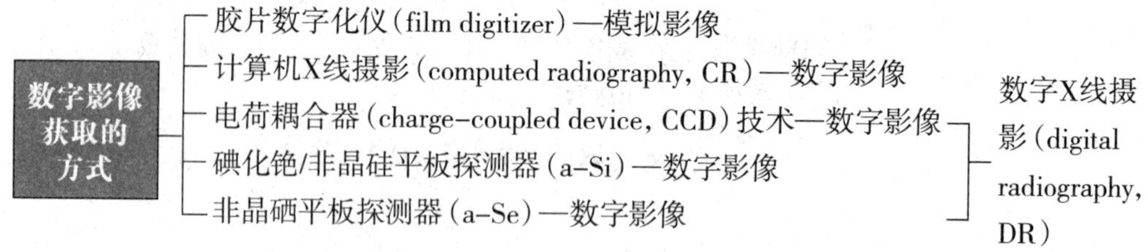
数字影像获取的方式
胶片数字化仪（film digitizer）—模拟影像
计算机X线摄影（computed radiography，CR）—数字影像
电荷耦合器（charge-coupled device，CCD）技术—数字影像
碘化铯/非晶硅平板探测器（a-Si）—数字影像
非晶硒平板探测器（a-Se）—数字影像
数字X线摄影（digital radiography，DR）

（二）数字影像信息获取方式的比较

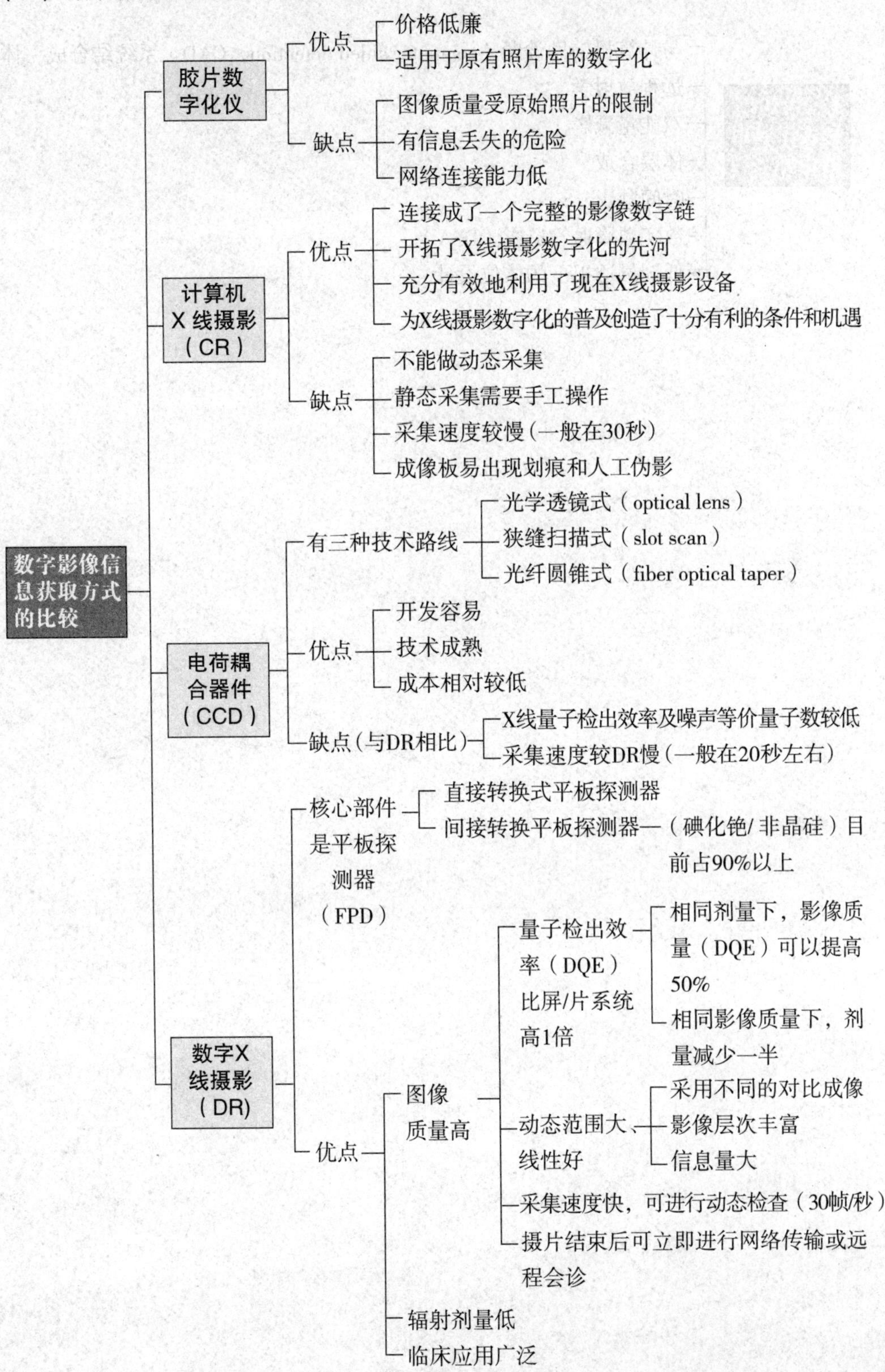
数字影像信息获取方式的比较
胶片数字化仪
优点
价格低廉
适用于原有照片库的数字化
缺点
图像质量受原始照片的限制
有信息丢失的危险
网络连接能力低
计算机X线摄影（CR）
优点
连接成了一个完整的影像数字链
开拓了X线摄影数字化的先河
充分有效地利用了现在X线摄影设备
为X线摄影数字化的普及创造了十分有利的条件和机遇
缺点
不能做动态采集
静态采集需要手工操作
采集速度较慢（一般在30秒）
成像板易出现划痕和人工伪影
电荷耦合器件（CCD）
有三种技术路线
光学透镜式（optical lens）
狭缝扫描式（slot scan）
光纤圆锥式（fiber optical taper）
优点
开发容易
技术成熟
成本相对较低
缺点（与DR相比）
X线量子检出效率及噪声等价量子数较低
采集速度较DR慢（一般在20秒左右）
数字X线摄影（DR）
核心部件是平板探测器（FPD）
直接转换式平板探测器
间接转换平板探测器—（碘化铯/非晶硅）目前占90%以上
优点
图像质量高
量子检出效率（DQE）比屏/片系统高1倍
相同剂量下，影像质量（DQE）可以提高50%
相同影像质量下，剂量减少一半
动态范围大、线性好
采用不同的对比成像
影像层次丰富
信息量大
采集速度快，可进行动态检查（30帧/秒）
摄片结束后可立即进行网络传输或远程会诊
辐射剂量低
临床应用广泛

（三）数字 X 线摄影临床应用的走势

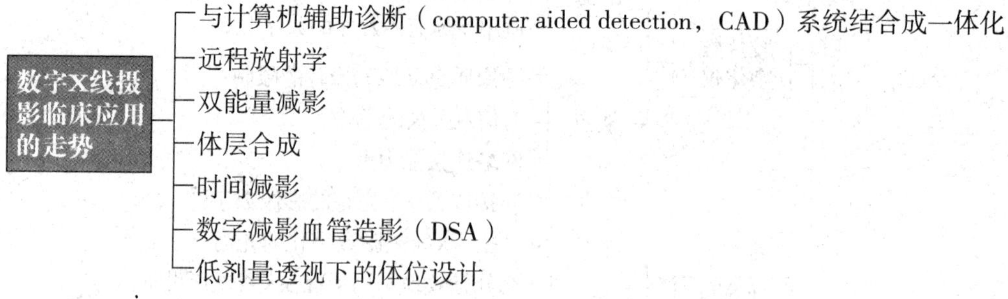
数字X线摄影临床应用的走势
与计算机辅助诊断（computer aided detection，CAD）系统结合成一体化
远程放射学
双能量减影
体层合成
时间减影
数字减影血管造影（DSA）
低剂量透视下的体位设计

五、数字成像基本用语

数字成像基本用语（一）

- 1.矩阵（matrix）—是一个数学概念，它表示一个横成行、纵成列的数字方阵
- 2.采集矩阵（acquisition matrix）—每幅画面观察视野所含像素的数目
- 3.显示矩阵（display matrix）
  - 定义：显示器上显示的图像像素数目
  - 为了保证显示图像的质量，显示矩阵一般等于或大于采集矩阵。通常为512×512或1024×1024
- 4.像素与体素（pixel，voxel）
  - 像素—又称像元，系指组成图像矩阵中的基本单元
  - 体素—图像实际上包含人体某一部位的一定厚度，我们将其代表一定厚度的三维空间的体积单元称为体素
  - 像素与体素区别：体素是一个三维的概念，像素是一个二维概念
  - 像素实际上是体素在成像时的表现。像素的大小可由像素尺寸表征，如129μm×129μm
- 5.原始数据（raw data）—定义：由探测器直接接受到的信号，这些信号经放大后通过模/数转换得到的数据称为原始数据
- 6.采集时间（acquisition time）—定义：又称成像时间或扫描时间，系指获取一幅图像所花费的时间
- 7.重建与重建时间（reconstruction and reconstruction time）
  - 重建
    - 定义：用原始数据经计算而得到显示数据的过程，称为重建
    - 重建能力是计算机功能中一项重要指标，重建一般采用专门的计算机—阵列处理器（array processor，AP）来完成，它受主控计算机的指挥
  - 重建时间—定义：系指阵列处理器（AP）用原始数据重建成显示数据矩阵所需要的时间
  - 重建时间与重建矩阵的关系—重建矩阵大所需的重建时间就长，AP的运算速度快重建时间就短，内存容量大相对也能缩短重建时间

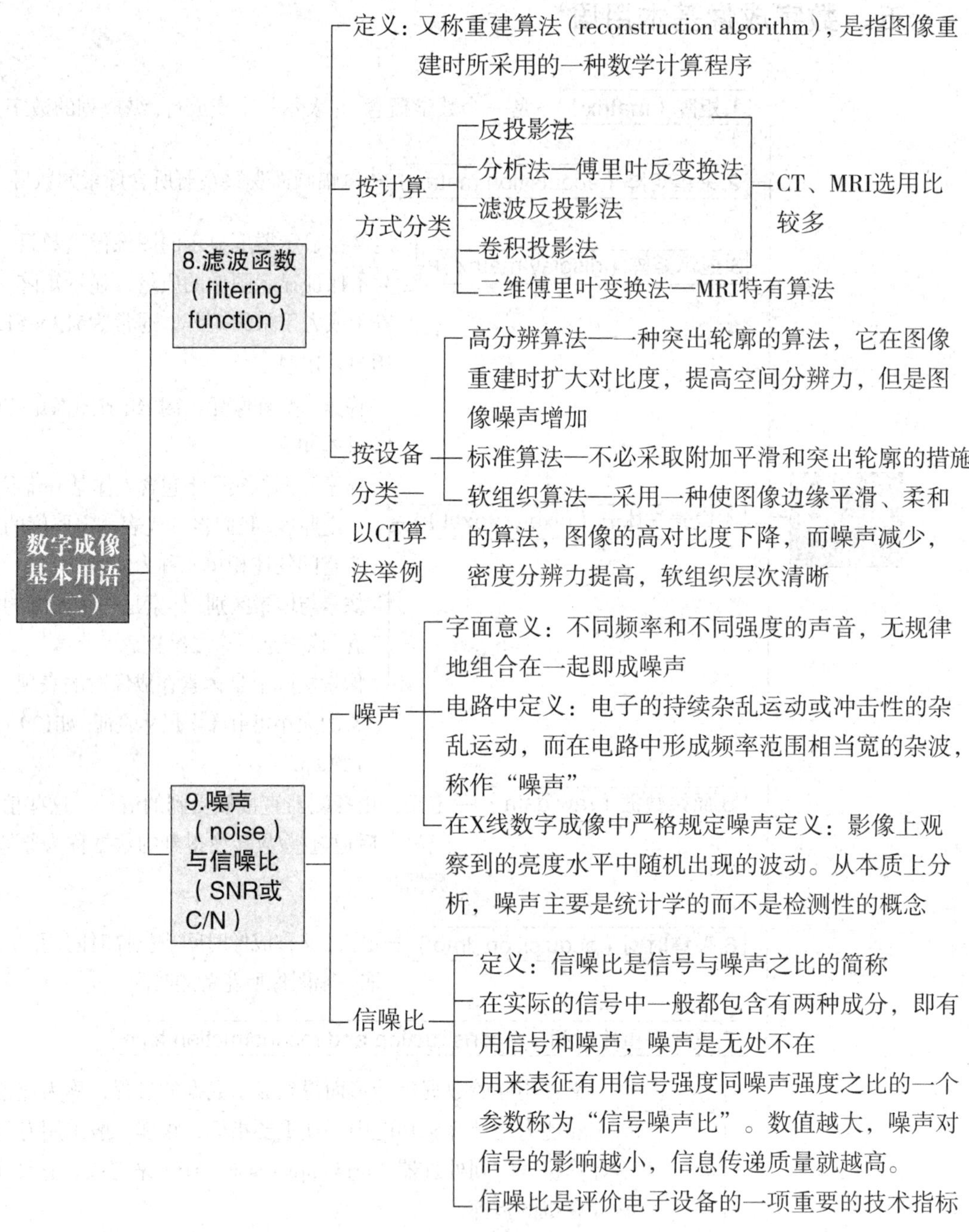
数字成像基本用语（二）
8.滤波函数（filtering function）
定义：又称重建算法（reconstruction algorithm），是指图像重建时所采用的一种数学计算程序
按计算方式分类
反投影法
分析法—傅里叶反变换法
滤波反投影法
卷积投影法
CT、MRI选用比较多
二维傅里叶变换法—MRI特有算法
按设备分类—以CT算法举例
高分辨算法——一种突出轮廓的算法，它在图像重建时扩大对比度，提高空间分辨力，但是图像噪声增加
标准算法—不必采取附加平滑和突出轮廓的措施
软组织算法—采用一种使图像边缘平滑、柔和的算法，图像的高对比度下降，而噪声减少，密度分辨力提高，软组织层次清晰
9.噪声（noise）与信噪比（SNR或C/N）
噪声
字面意义：不同频率和不同强度的声音，无规律地组合在一起即成噪声
电路中定义：电子的持续杂乱运动或冲击性的杂乱运动，而在电路中形成频率范围相当宽的杂波，称作“噪声”
在X线数字成像中严格规定噪声定义：影像上观察到的亮度水平中随机出现的波动。从本质上分析，噪声主要是统计学的而不是检测性的概念
信噪比
定义：信噪比是信号与噪声之比的简称
在实际的信号中一般都包含有两种成分，即有用信号和噪声，噪声是无处不在
用来表征有用信号强度同噪声强度之比的一个参数称为“信号噪声比”。数值越大，噪声对信号的影响越小，信息传递质量就越高。
信噪比是评价电子设备的一项重要的技术指标

数字成像基本用语（三）

- **10.灰阶（gray scale）**
  - 定义：在照片或显示器上，所呈现的黑白图像上的各点表现出不同深度灰色。把白色与黑色之间分成若干级，称为“灰度等级”。表现出的亮度（或灰度）信号的等级差别，称为灰阶
  - 适应人的视觉的最大等级范围，灰阶一般只有16个刻度。但是，灰阶的每一刻度内又有4级连续变化的灰度，故共有64个连续的不同灰度的过渡等级
- **11.比特（bit）**
  - 比特是信息量的单位。在数字通讯中，使用一些基本符号来表示信息，这种符号称“位”或“码元”。在二进制中，一位码元所包含的信息量称为1比特
- **12.伪影（artifact）**
  - 系指在成像过程中产生的错误图像的特征
- **13.亮度响应（brightness response）**
  - 换能器能把光能转换为电流，这种亮度电流转换功能称为该换能器的亮度响应
- **14.动态范围（dynamic range）**
  - 对光电转换器而言，亮度响应并非从0水平开始，也不会持续至无限大的亮度。其响应的有用的最大与最小亮度值之比即为动态范围。若D表示动态范围，B表示亮度响应，$D=B_{max}/B_{min}$
- **15.窗口技术（window technology）**
  - 定义：系指分析数字化图像的一种重要方法。即选择适当的窗宽和窗位来观察图像，使所需要的组织或病变部位明显地显示出来
  - 窗宽（window width）—表示所显示信号强度值的范围
  - 窗位（window level）—又称窗水平，是图像显示过程中代表图像灰阶的中心位置
- **16.尼奎斯特频率（Nyquist frequency）**
  - 是数字化图像的专用术语，等于2倍像素尺寸的倒数

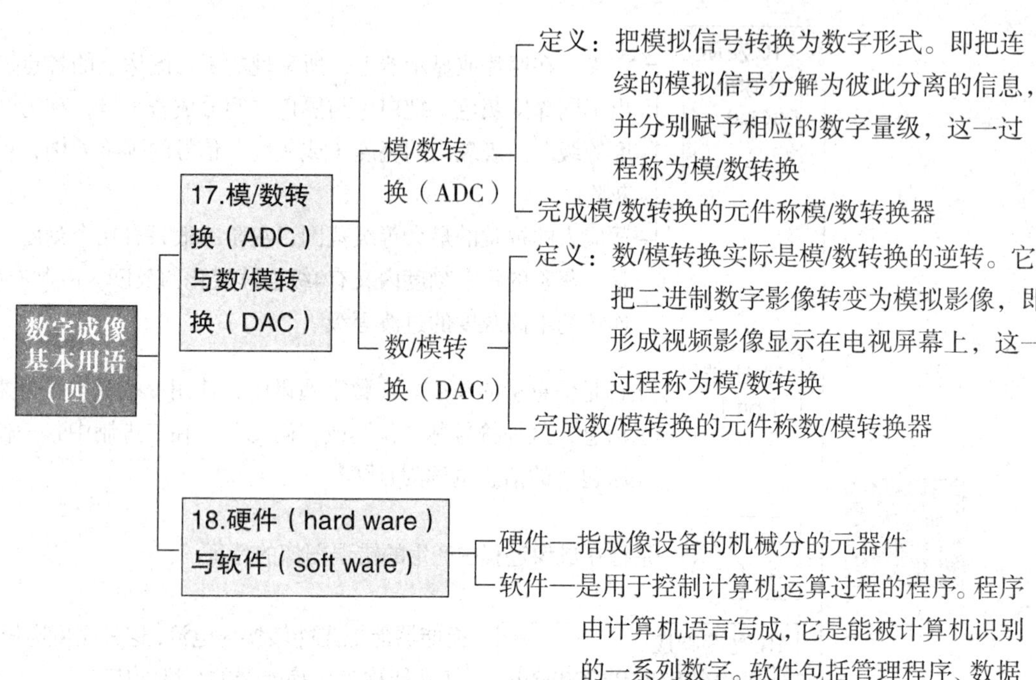
数字成像基本用语（四）
17.模/数转换（ADC）与数/模转换（DAC）
模/数转换（ADC）
定义：把模拟信号转换为数字形式。即把连续的模拟信号分解为彼此分离的信息，并分别赋予相应的数字量级，这一过程称为模/数转换
完成模/数转换的元件称模/数转换器
数/模转换（DAC）
定义：数/模转换实际是模/数转换的逆转。它把二进制数字影像转变为模拟影像，即形成视频影像显示在电视屏幕上，这一过程称为模/数转换
完成数/模转换的元件称数/模转换器
18.硬件（hard ware）与软件（soft ware）
硬件—指成像设备的机械分的元器件
软件—是用于控制计算机运算过程的程序。程序由计算机语言写成，它是能被计算机识别的一系列数字。软件包括管理程序、数据获取程序、数据处理程序以及显示程序等

六、数字图像的形成

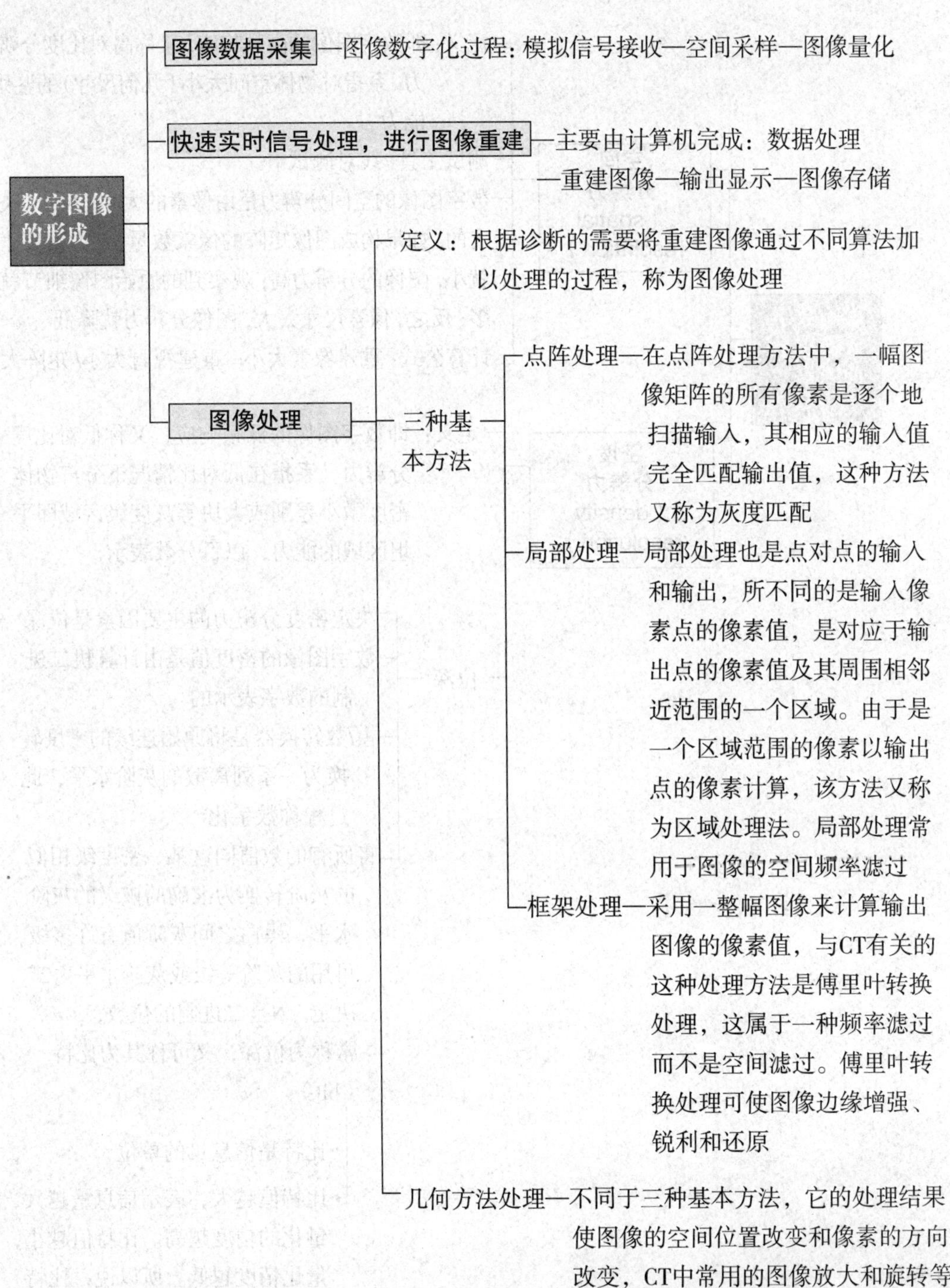

数字图像的形成
图像数据采集—图像数字化过程：模拟信号接收—空间采样—图像量化
快速实时信号处理，进行图像重建—主要由计算机完成：数据处理—重建图像—输出显示—图像存储
图像处理
定义：根据诊断的需要将重建图像通过不同算法加以处理的过程，称为图像处理
三种基本方法
点阵处理—在点阵处理方法中，一幅图像矩阵的所有像素是逐个地扫描输入，其相应的输入值完全匹配输出值，这种方法又称为灰度匹配
局部处理—局部处理也是点对点的输入和输出，所不同的是输入像素点的像素值，是对应于输出点的像素值及其周围相邻近范围的一个区域。由于是一个区域范围的像素以输出点的像素计算，该方法又称为区域处理法。局部处理常用于图像的空间频率滤过
框架处理—采用一整幅图像来计算输出图像的像素值，与CT有关的这种处理方法是傅里叶转换处理，这属于一种频率滤过而不是空间滤过。傅里叶转换处理可使图像边缘增强、锐利和还原
几何方法处理—不同于三种基本方法，它的处理结果使图像的空间位置改变和像素的方向改变，CT中常用的图像放大和旋转等都属于这种处理方法

七、影响数字成像质量的因素

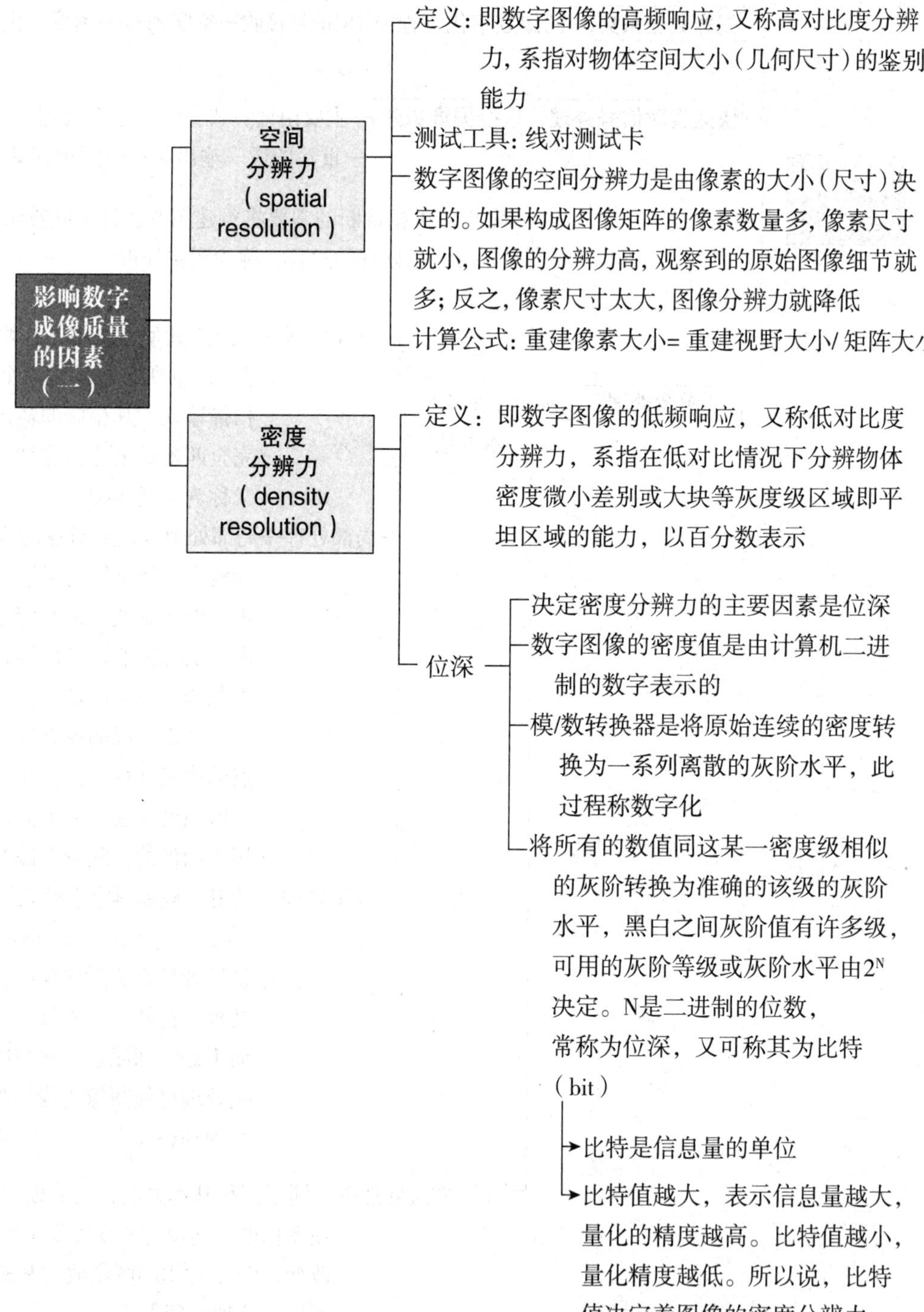
影响数字成像质量的因素（一）
空间分辨力（spatial resolution）
定义：即数字图像的高频响应，又称高对比度分辨力，系指对物体空间大小（几何尺寸）的鉴别能力
测试工具：线对测试卡
数字图像的空间分辨力是由像素的大小（尺寸）决定的。如果构成图像矩阵的像素数量多，像素尺寸就小，图像的分辨力高，观察到的原始图像细节就多；反之，像素尺寸太大，图像分辨力就降低
计算公式：重建像素大小=重建视野大小/矩阵大小
密度分辨力（density resolution）
定义：即数字图像的低频响应，又称低对比度分辨力，系指在低对比情况下分辨物体密度微小差别或大块等灰度级区域即平坦区域的能力，以百分数表示
位深
决定密度分辨力的主要因素是位深
数字图像的密度值是由计算机二进制的数字表示的
模/数转换器是将原始连续的密度转换为一系列离散的灰阶水平，此过程称数字化
将所有的数值同这某一密度级相似的灰阶转换为准确的该级的灰阶水平，黑白之间灰阶值有许多级，可用的灰阶等级或灰阶水平由2N决定。N是二进制的位数，常称为位深，又可称其为比特（bit）
比特是信息量的单位
比特值越大，表示信息量越大，量化的精度越高。比特值越小，量化精度越低。所以说，比特值决定着图像的密度分辨力

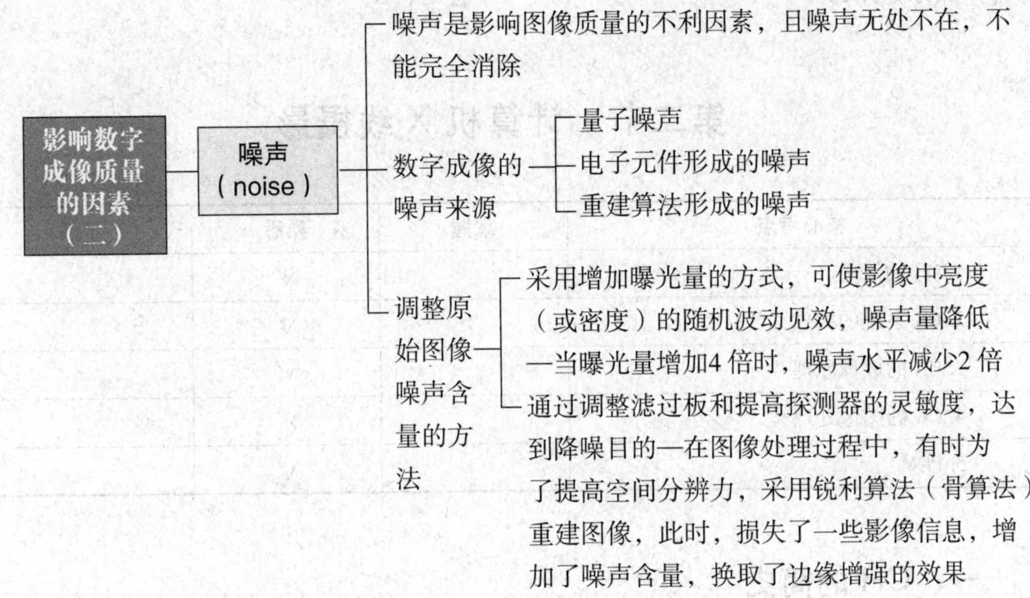
影响数字成像质量的因素（二）
噪声（noise）
噪声是影响图像质量的不利因素，且噪声无处不在，不能完全消除
数字成像的噪声来源
量子噪声
电子元件形成的噪声
重建算法形成的噪声
调整原始图像噪声含量的方法
采用增加曝光量的方式，可使影像中亮度（或密度）的随机波动见效，噪声量降低—当曝光量增加4 倍时，噪声水平减少2 倍
通过调整滤过板和提高探测器的灵敏度，达到降噪目的—在图像处理过程中，有时为了提高空间分辨力，采用锐利算法（骨算法）重建图像，此时，损失了一些影像信息，增加了噪声含量，换取了边缘增强的效果

【精选习题】

单选题

1. 关于像素的叙述，正确的是
   A. 像素是构成图像最小的单位
   B. 像素是体积元的略语
   C. 像素是三维的概念
   D. 像素又称为体素
   E. 采样野相同，矩阵越大，像素越少

答案：A

2. 在信息科学中，能够计数的离散量称为
   A. 模拟信号
   B. 数字信号
   C. 连续信号
   D. 指数信号
   E. 对数信号

答案：B

3. 关于模拟影像与数字影像概念的叙述，错误的是
   A. 模拟影像中点与点之间是连续的
   B. 数字影像是由分散的数字量组成
   C. 数字信号不可以转换成模拟信号
   D. 模拟信号可转换成数字信号
   E. 数字影像可以进行后处理

答案：C

4. 关于数字图像的形成，不正确的叙述是
   A. 数字图像的形成经过图像数据的采集，重建和处理
   B. 图像处理的方法有点阵处理、局部处理和框架处理
   C. 数字化是指利用各种接收器件通过曝光或扫描等形式将收集到的模拟信号转换成数字形式
   D. 数据采集的最后一步是量化
   E. 量化级数越多，数字化过程的误差越大

答案：E

5. 完成图像重建工作的部件是
   A. 成像板
   B. 计算机
   C. 影像增强器
   D. 显示器

E. 图像存储器　　　　答案：B

第二节　计算机 X 线摄影

核心考点	掌握	熟悉	了解
1. CR 的简史		√	
2. CR 系统的构成		√	
3. CR 的成像原理		√	
4. CR 的图像处理		√	
5. PCM		√	

一、CR 的简史

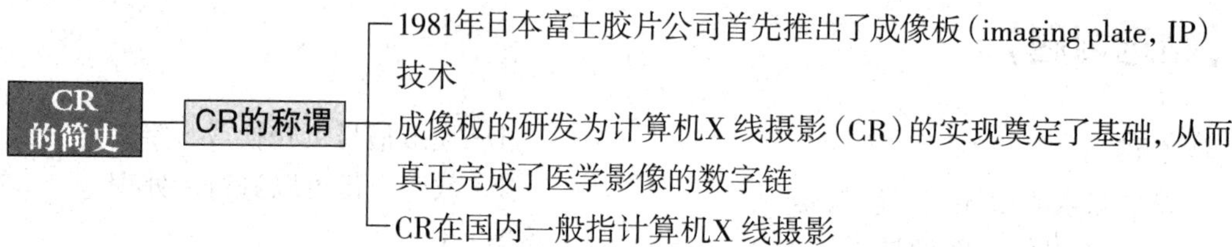
CR
的简史
CR的称谓
1981年日本富士胶片公司首先推出了成像板（imaging plate，IP）技术
成像板的研发为计算机X 线摄影（CR）的实现奠定了基础，从而真正完成了医学影像的数字链
CR在国内一般指计算机X 线摄影

二、CR系统的构成

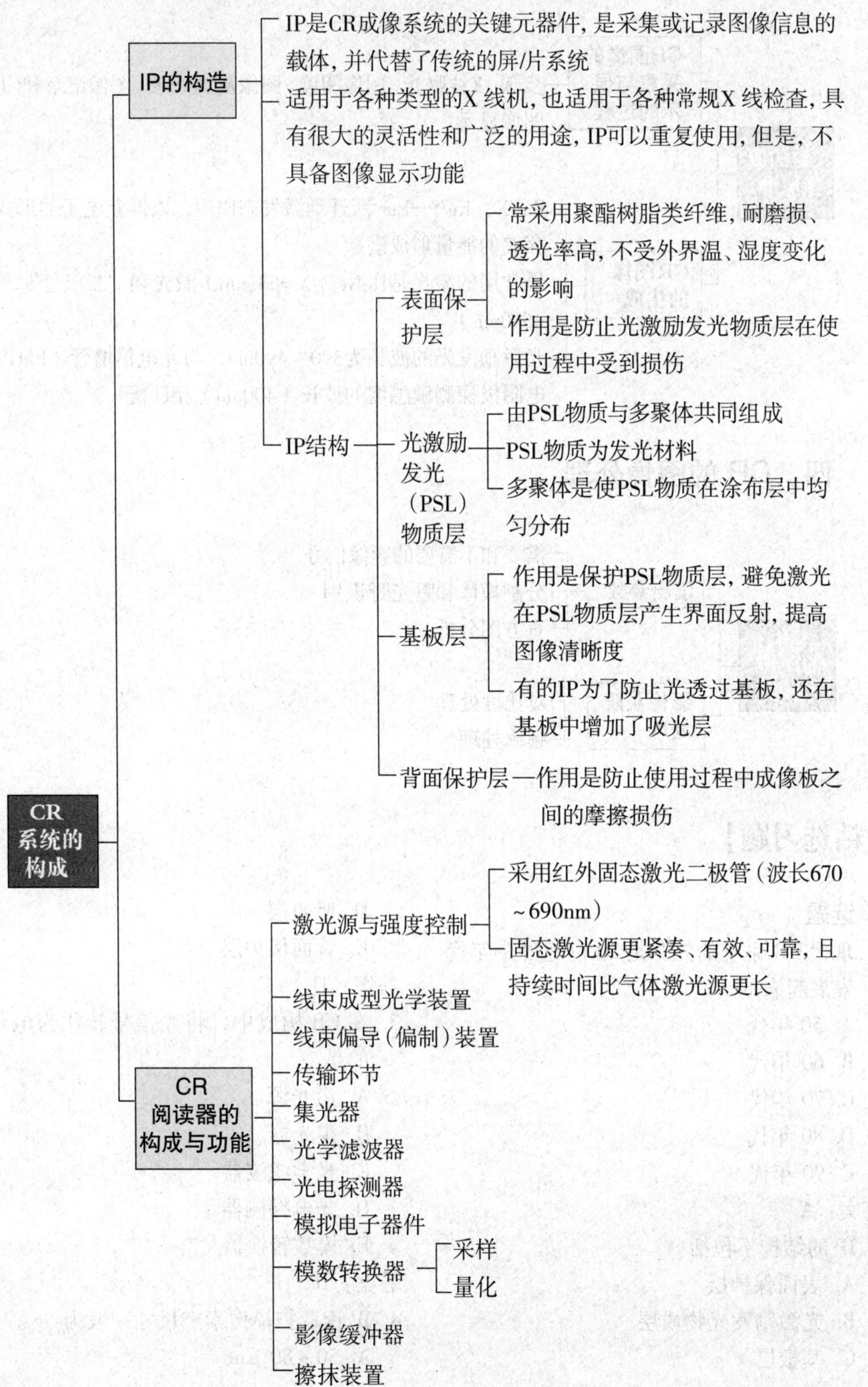
CR系统的构成
IP的构造
IP是CR成像系统的关键元器件，是采集或记录图像信息的载体，并代替了传统的屏/片系统
适用于各种类型的X线机，也适用于各种常规X线检查，具有很大的灵活性和广泛的用途，IP可以重复使用，但是，不具备图像显示功能
IP结构
表面保护层
常采用聚酯树脂类纤维，耐磨损、透光率高，不受外界温、湿度变化的影响
作用是防止光激励发光物质层在使用过程中受到损伤
光激励发光（PSL）物质层
由PSL物质与多聚体共同组成
PSL物质为发光材料
多聚体是使PSL物质在涂布层中均匀分布
基板层
作用是保护PSL物质层，避免激光在PSL物质层产生界面反射，提高图像清晰度
有的IP为了防止光透过基板，还在基板中增加了吸光层
背面保护层
作用是防止使用过程中成像板之间的摩擦损伤
CR阅读器的构成与功能
激光源与强度控制
采用红外固态激光二极管（波长670～690nm）
固态激光源更紧凑、有效、可靠，且持续时间比气体激光源更长
线束成型光学装置
线束偏导（偏制）装置
传输环节
集光器
光学滤波器
光电探测器
模拟电子器件
模数转换器
采样
量化
影像缓冲器
擦抹装置

三、CR 的成像原理

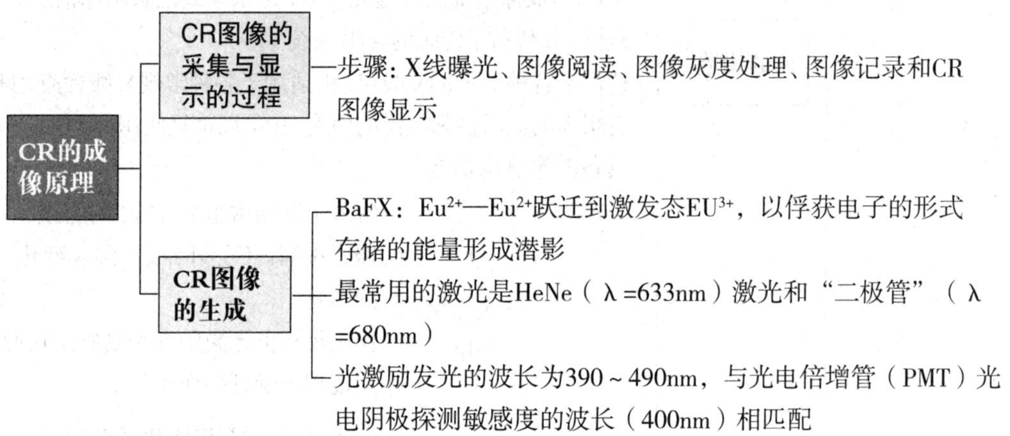
CR的成像原理
CR图像的采集与显示的过程
步骤：X线曝光、图像阅读、图像灰度处理、图像记录和CR图像显示
CR图像的生成
BaFX：Eu2+—Eu2+跃迁到激发态EU3+，以俘获电子的形式存储的能量形成潜影
最常用的激光是HeNe（λ=633nm）激光和“二极管”（λ=680nm）
光激励发光的波长为390～490nm，与光电倍增管（PMT）光电阴极探测敏感度的波长（400nm）相匹配

四、CR 的图像处理

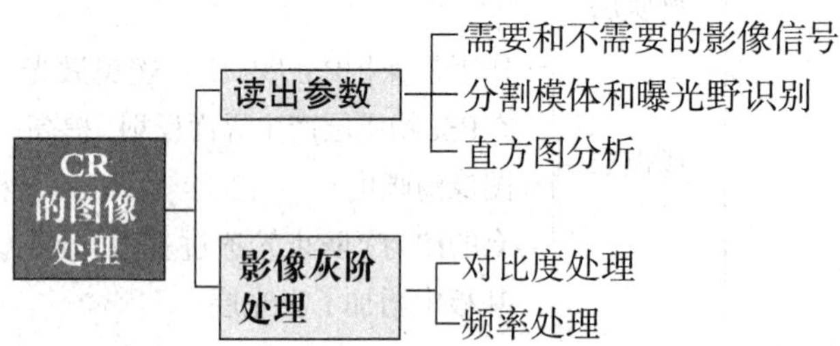
CR的图像处理
读出参数
需要和不需要的影像信号
分割模体和曝光野识别
直方图分析
影像灰阶处理
对比度处理
频率处理

【精选习题】

单选题

1. 现代 CR 系统的先驱是 20 世纪哪个年代发展起来的
   A. 50 年代
   B. 60 年代
   C. 70 年代
   D. 80 年代
   E. 90 年代

答案：A

2. IP 的结构不包括
   A. 表面保护层
   B. 光激励发光物质层
   C. 基板层
   D. 吸收层
   E. 背面保护层

答案：D

3. 在 CR 构成中，将光信号转化为电信号的是
   A. 激光源
   B. 集光器
   C. 光学滤波器
   D. 光电探测器
   E. 模数转换器

答案：B

4. IP 读取扫描像素点尺寸一般为
   A. 50～80 μm

B. 100 ~ 200 μm
C. 250 ~ 300 μm
D. 350 ~ 400 μm
E. 450 ~ 500 μm

答案：A

5. CR 系统中记录 X 线影像的是
A. IP
B. 胶片
C. 显示器
D. 增感屏
E. 平板探测器

答案：A

6. IP 中残存潜影信息擦除的方法是
A. X 线照射
B. 红外线照射
C. 紫外线照射
D. 高强度可见光照射
E. 再次激光扫描照射

答案：D

7. CR 系统中，红外固态激光二极管的发光波长为
A. 610 ~ 630 nm
B. 630 ~ 650 nm
C. 650 ~ 670 nm
D. 670 ~ 690 nm
E. 690 ~ 710 nm

答案：D

8. 关于 CR 图像处理，下列叙述哪项是错误的
A. CR 系统必须对有用的影像信号进行编码
B. 首先确认已曝光的 IP 上原始数字数据中图像的数量和方位
C. 在一个曝光野内识别影像有用区域的重要依据是准直器的边缘定位
D. 确定有用信号范围的方法需要影像灰阶直方图的构建
E. 影像灰阶直方图是一种以 X 轴为发生频率、Y 轴为像素值的图形

答案：E

9. 下列概念与 CR 影像频率处理关系最小的是
A. 增强影像数据中特性的显著性
B. 傅里叶滤过
C. 模糊蒙片减影
D. 感度测量
E. 小波滤过

答案：D

10. CR 系统中成像板不具备的功能是
A. 接收辐射信息
B. 记录影像信息
C. 转化影像信息
D. 显示影像信息
E. 用于床旁摄影

答案：D

11. 关于双面阅读 CR 装置的描述，错误的是
A. 成像板两侧都有荧光
B. 基板是透明的
C. 反面添加一套采集装置
D. 可以采集更多的荧光
E. 成像板的厚度进一步降低

答案：E

12. 关于针状成像板的描述，错误的是
A. 属于结构化的存储荧光体
B. 成像板的厚度可显著减小
C. 荧光的传播方向性更好
D. 影像锐利度更高
E. X 线吸收效率显著增加

答案：B

13. 成像板（IP）是 CR 成像的核心部件负责接收 X 线，并进行信息转换，IP 需要配合影像读出系统使用。在上述信息转换中，IP 进行的是
A. X 线到电子空穴对的转换
B. X 线到激光的转换
C. X 线到可见光的转换
D. X 线到电信号的转换

E. X 线到数字信号的转换

答案：C

14. 与 DR 相比，CR 最大的优点是

A. 可数字化存储

B. 实现资料共享

C. 可使图像对比度转换

D. 具有多种图像处理技术

E. 可与原有 X 线摄影设备匹配使用

答案：E

15. 消除 IP 的影像可采用

A. 强光照射

B. 水洗

C. 紫外线

D. X 线曝光

E. 定影液

答案：A

16. 首先推出数字影像设备成像板技术的公司是

A. 美国科达

B. 德国西门子

C. 日本富士

D. 比利时爱克发

E. 韩国三星

答案：C

17. 关于 CR 的工作原理，叙述正确的是

A. IP 由基层、荧光体层和保护层构成

B. IP 由基层、晶体层和荧光体层构成

C. IP 用于检测图像数据

D. IP 用于存储图像数据

E. IP 用于传输图像数据

答案：A

18. 关于 CR 的描述，错误的是

A. CR 以影像板代替胶片作为介质

B. 影像板不能重复使用

C. 影像板感光后的浅影经激光扫描系统

D. 数字影像信息经图像处理系统处理，可在一定范围内调节图像

E. 数字信息可用磁盘、光盘保存

答案：B

19. 关于 CR 线束成型光学装置与线束偏导装置的描述，错误的是

A. 激光器发出线束必须进行最优化处理后才能对成像板曝光

B. 线束控制器可以维持线束的形状

C. 线束偏导装置使激光束快速前进后后退，沿一条扫描线顺序激励成像板的每一点

D. 线束偏导器对所有扫描速度均通用

E. 线束成型机偏导装置可以使整个成像板中央及边缘曝光量一致

答案：D

20. 表明 CR 系统能同时检测到极强和极弱信号的性能是

A. 灵敏度较高

B. 动态范围大

C. 识别性能优越

D. 曝光宽容度大

E. 具有很高的线性度

答案：B

第三节　数字 X 线摄影

核心考点	掌握	熟悉	了解
1. DR 的简史		√	
2. DR 的成像原理	√		
3. 平板探测器	√		
4. DR 的图像处理	√		
5. CT 的特殊功能及应用			√
6. 时间减影			√
7. 数字减影血管造影			√

一、DR 的简史

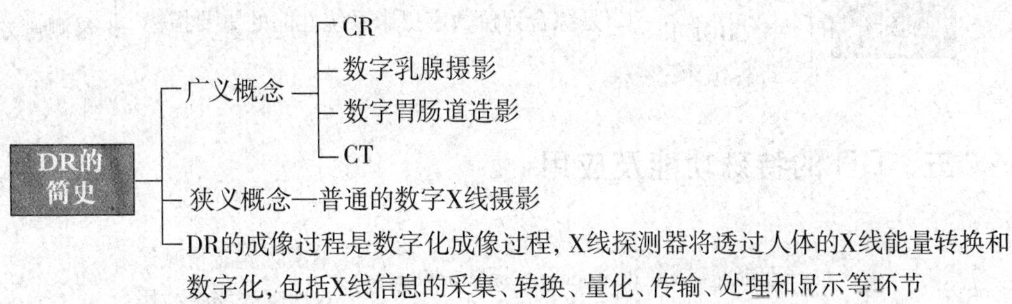
DR的简史
广义概念
CR
数字乳腺摄影
数字胃肠道造影
CT
狭义概念—普通的数字X线摄影
DR的成像过程是数字化成像过程，X线探测器将透过人体的X线能量转换和数字化，包括X线信息的采集、转换、量化、传输、处理和显示等环节

二、DR 的成像原理

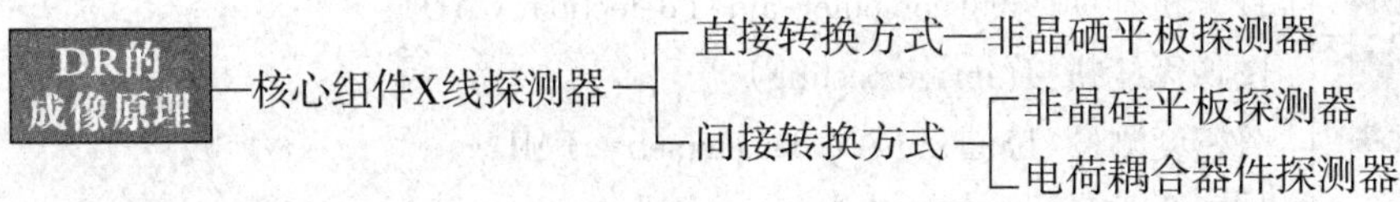
DR的成像原理
核心组件X线探测器
直接转换方式—非晶硒平板探测器
间接转换方式
非晶硅平板探测器
电荷耦合器件探测器

三、平板探测器

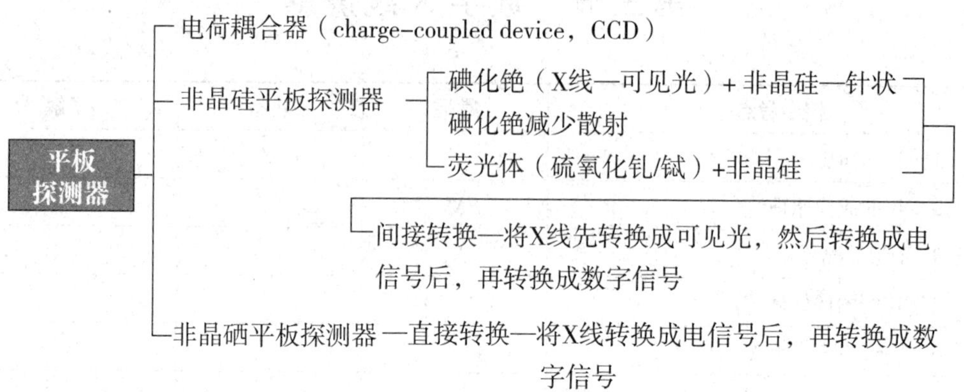
平板探测器
电荷耦合器（charge-coupled device，CCD）
非晶硅平板探测器
碘化铯（X线—可见光）+ 非晶硅—针状
碘化铯减少散射
荧光体（硫氧化钆/铽）+非晶硅
间接转换—将X线先转换成可见光，然后转换成电信号后，再转换成数字信号
非晶硒平板探测器一直接转换—将X线转换成电信号后，再转换成数字信号

四、平板探测的主要性能指标

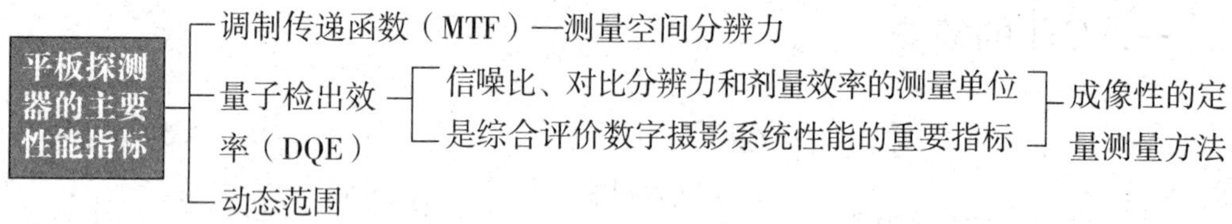
平板探测器的主要性能指标
调制传递函数（MTF）—测量空间分辨力
量子检出效率（DQE）
信噪比、对比分辨力和剂量效率的测量单位
是综合评价数字摄影系统性能的重要指标
成像性的定量测量方法
动态范围

五、DR 的特殊功能及应用

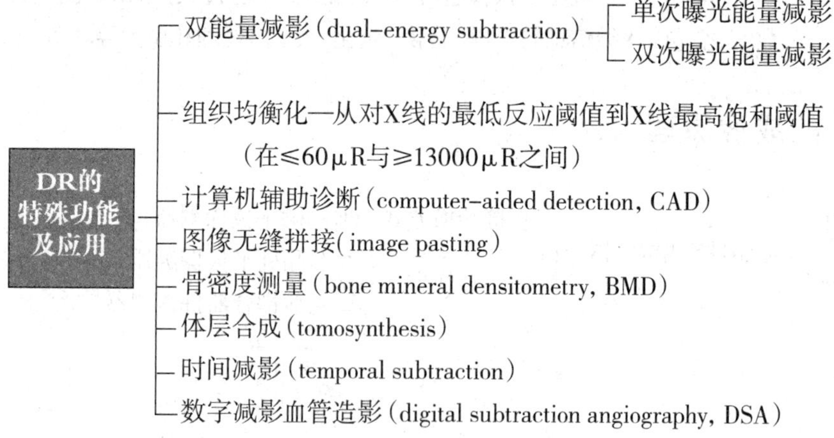
DR的特殊功能及应用
双能量减影（dual-energy subtraction）
单次曝光能量减影
双次曝光能量减影
组织均衡化—从对X线的最低反应阈值到X线最高饱和阈值（在≤60μR与≥13000μR之间）
计算机辅助诊断（computer-aided detection，CAD）
图像无缝拼接(image pasting）
骨密度测量（bone mineral densitometry，BMD）
体层合成（tomosynthesis）
时间减影（temporal subtraction）
数字减影血管造影（digital subtraction angiography，DSA）

【精选习题】

单选题

1. 双能减影要求平板探测器的刷新率至少是
   A. 500ms
   B. 400ms
   C. 300ms
   D. 200ms
   E. 100ms

答案：D

2. 非晶硅平板探测器中，将 X 线转换成光信号的材料是
   A. CsI
   B. a－Se
   C. CCD
   D. BaFBr
   E. $CaWO_4$

答案：A

3. 直接转换型平板探测器中，存储电流信号的元件是
   A. 极间电容
   B. 光电二极管
   C. 场效应管
   D. 模数转换器
   E. 非晶硒层

答案：A

4. 非晶硅平板探测器中，为减少光散射，碘化铯晶体形状加工成
   A. 扁平状
   B. 针状
   C. 颗粒状
   D. 圆柱状
   E. 粉状

答案：B

5. X 线管热容量的单位是
   A. mA
   B. kV
   C. kHU
   D. LP/cm
   E. %

答案：C

6. 在数字 X 线摄影检查中，最基本的考虑是
   A. 减少受检者的辐射量
   B. 获取满足诊断要求的图像
   C. 提高检查的速度
   D. 降低受检者费用
   E. 提高医疗单位的效益

答案：B

7. 非晶硅平板探测器（FPD）中，非晶硅完成的是
   A. X 线到电子空穴对
   B. X 线到激光
   C. 可见光转换为电信号
   D. 潜影到模拟影像
   E. X 线到数字信号

答案：C

8. 目前常见的非晶硅 FPD 多采用下列哪一项作为闪烁体
   A. 碘化铯
   B. 氧化钆
   C. 碘化铅
   D. 碘化汞
   E. 碲化镉

答案：A

9. 数字 X 线摄影（DR）的优势不包括
   A. 量子检出率（DQE）
   B. 动态范围
   C. 成像速度
   D. 开发成本
   E. 影像质量

答案：D

10. 数字 X 线摄影中时间减影的工作流程不包括

A. 采集
B. 放大
C. 配准
D. 减影
E. 显示
答案：B
11. 非晶硒平板型探测器储存像素信号的元件是
A. TFT
B. a－Se
C. CsI
D. A/D 转换器
E. 电容
答案：E
12. 非晶硅平板探测器中进行光电转换的元件是
A. 碘化铯闪烁体
B. 开关二极管
C. 光电二极管
D. 电容器
E. 模数转换器
答案：C
13. 关于间接转换型平板探测器结构的描述，错误的是
A. 表面电极
B. 基板层
C. 光电二极管
D. 非晶硅 TFT 阵列
E. 碘化铯晶体层
答案：B

多选题

14. DR 和 CR 相比，其优点是
A. DR 设备价格低
B. DR 时间分辨力高，可用于动态成像
C. DR 具有更高的动态范围
D. DR 操作方便，具有更高的工作效率
E. DR 可以用于移动 X 线摄影
答案：BCD
15. DR 的优点包括
A. 时间分辨力提高
B. 患者受照射剂量小
C. DOE 和 MTF 的性能增加
D. 操作方便快捷
E. 对比度的范围减少
答案：ABCD

第五章　激光打印技术

第一节　激光打印机的构成与工作原理

核心考点	掌握	熟悉	了解
1. 激光打印的优点	√		
2. 激光打印机的构成		√	
3. 激光打印机的工作原理	√		
4. 激光打印机的分类	√		

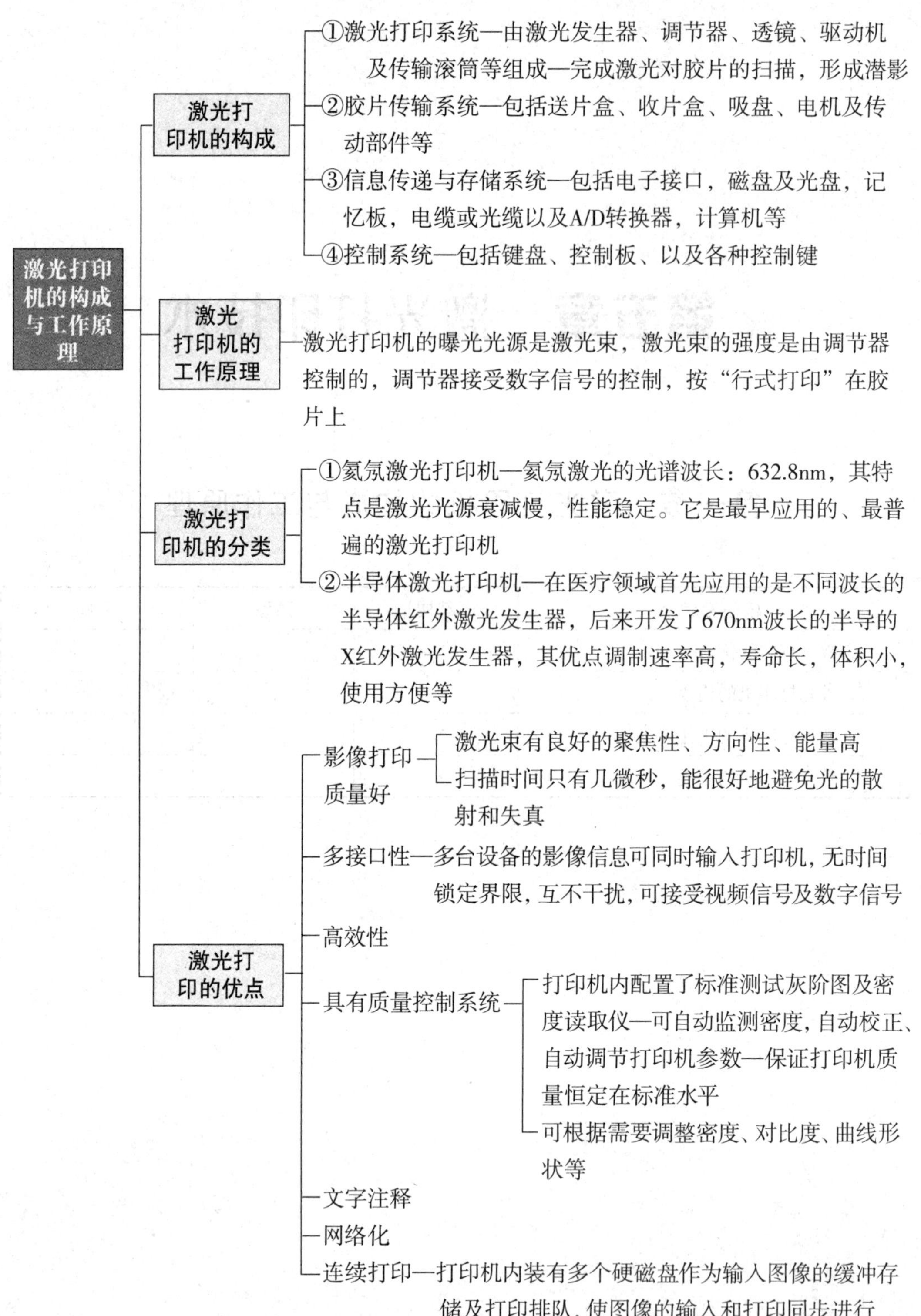
激光打印机的构成与工作原理
激光打印机的构成
①激光打印系统—由激光发生器、调节器、透镜、驱动机及传输滚筒等组成—完成激光对胶片的扫描，形成潜影
②胶片传输系统—包括送片盒、收片盒、吸盘、电机及传动部件等
③信息传递与存储系统—包括电子接口，磁盘及光盘，记忆板，电缆或光缆以及A/D转换器，计算机等
④控制系统—包括键盘、控制板、以及各种控制键
激光打印机的工作原理
激光打印机的曝光光源是激光束，激光束的强度是由调节器控制的，调节器接受数字信号的控制，按“行式打印”在胶片上
激光打印机的分类
①氦氖激光打印机—氦氖激光的光谱波长：632.8nm，其特点是激光光源衰减慢，性能稳定。它是最早应用的、最普遍的激光打印机
②半导体激光打印机—在医疗领域首先应用的是不同波长的半导体红外激光发生器，后来开发了670nm波长的半导的X红外激光发生器，其优点调制速率高，寿命长，体积小，使用方便等
激光打印的优点
影像打印质量好
激光束有良好的聚焦性、方向性、能量高
扫描时间只有几微秒，能很好地避免光的散射和失真
多接口性—多台设备的影像信息可同时输入打印机，无时间锁定界限，互不干扰，可接受视频信号及数字信号
高效性
具有质量控制系统
打印机内配置了标准测试灰阶图及密度读取仪—可自动监测密度，自动校正、自动调节打印机参数—保证打印机质量恒定在标准水平
可根据需要调整密度、对比度、曲线形状等
文字注释
网络化
连续打印—打印机内装有多个硬磁盘作为输入图像的缓冲存储及打印排队，使图像的输入和打印同步进行

【精选习题】

单选题

1. 激光打印机中用来控制激光打印程序系统的是
   A. 控制系统
   B. 激光打印系统
   C. 胶片传送系统
   D. 信息存储系统
   E. 信息传递系统

答案：B

第二节　激光胶片

核心考点	掌握	熟悉	了解
1. 激光胶片的分类	√		
2. 激光胶片的结构与特性		√	
3. 激光打印机与激光胶片的匹配	√		

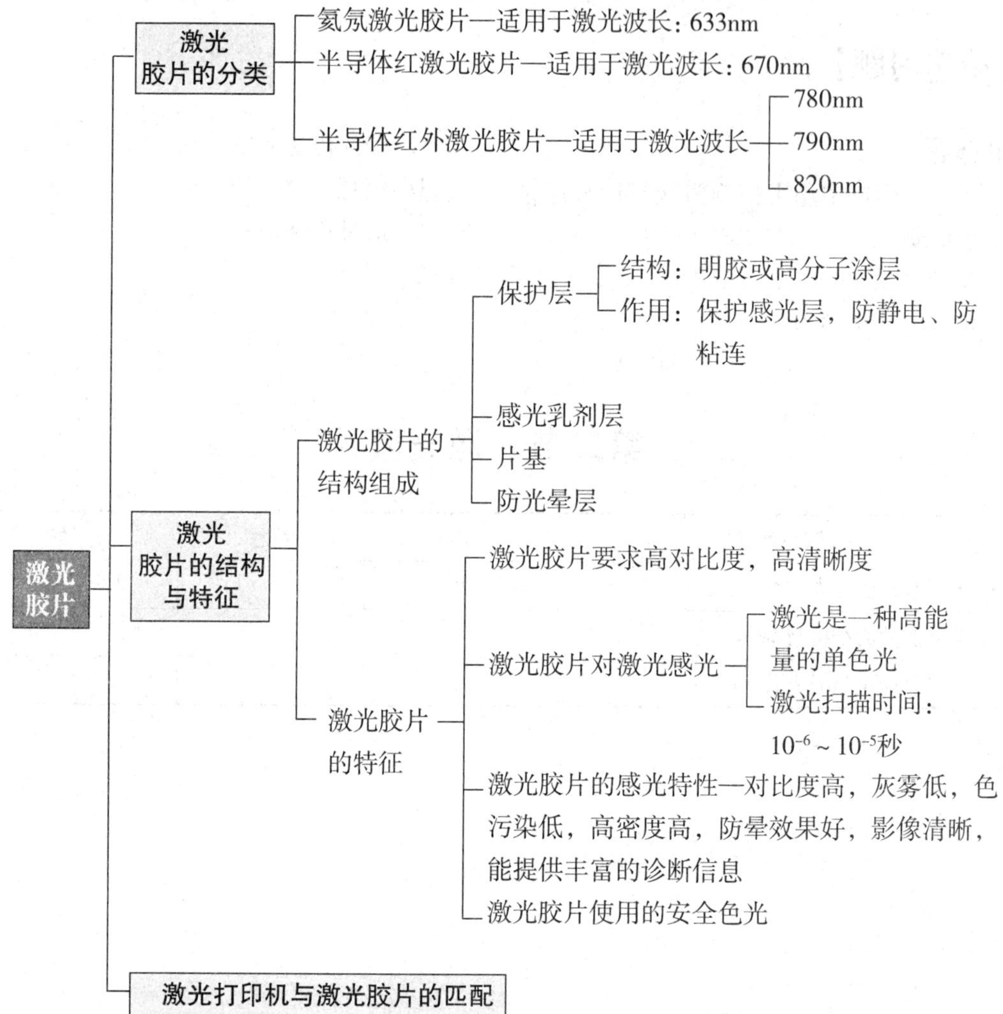
激光胶片
激光胶片的分类
氦氖激光胶片—适用于激光波长：633nm
半导体红激光胶片—适用于激光波长：670nm
半导体红外激光胶片—适用于激光波长
780nm
790nm
820nm
激光胶片的结构与特征
激光胶片的结构组成
保护层
结构：明胶或高分子涂层
作用：保护感光层，防静电、防粘连
感光乳剂层
片基
防光晕层
激光胶片的特征
激光胶片要求高对比度，高清晰度
激光胶片对激光感光
激光是一种高能量的单色光
激光扫描时间：10⁻⁶～10⁻⁵秒
激光胶片的感光特性—对比度高，灰雾低，色污染低，高密度高，防晕效果好，影像清晰，能提供丰富的诊断信息
激光胶片使用的安全色光
激光打印机与激光胶片的匹配

【精选习题】

单选题

1. Agfa Drystar Mammo 胶片用于下列哪种型号的相机
   A. Drystar 2000
   B. Drystar 3000
   C. Drystar 4500
   D. DRY PIX 2000
   E. DRY PIX 1000

答案：C

2. 氦氖激光片的吸收光谱峰值为
   A. 533nm
   B. 633nm
   C. 733nm
   D. 833nm
   E. 933nm

答案：B

3. 关于激光胶片分类的叙述，错误的是
   A. 目前还没有激光胶片分类的系统标准
   B. 一般可按激光波长进行分类
   C. 有氦氖激光胶片
   D. 有硫氧化钆激光胶片
   E. 有半导体红外激光胶片

答案：A

4. 使用碳基胶片成像技术的是
   A. 红外激光打印技术
   B. 氦氖激光打印技术
   C. 激光诱导成像技术
   D. 直热式干式打印技术
   E. 光 - 热成像干式打印技术

答案：C

5. 关于激光胶片感光特性的描述，错误的是
   A. 灰雾低
   B. 色污染高
   C. 防光晕效果好
   D. 清晰度高
   E. 色污染低

答案：B

6. 不适用于干式打印的胶片类型是
   A. 干式激光胶片
   B. PTG 胶片
   C. TG 胶片
   D. 乳腺专用 PTG 胶片
   E. 普通 X 线胶片

答案：E

7. 激光热成像胶片中曝光后生成潜影的层面是
   A. 基层
   B. 光敏成像层
   C. 保护层
   D. 背层
   E. 碘化铯层

答案：B

8. 不用药液冲洗而成像的胶片是
   A. 红外激光片
   B. 荧光缩影片
   C. 干式激光片
   D. 直接反转片
   E. 荧光电影片

答案：C

9. 关于 X 线胶片特性曲线的直线部分的叙述，正确的是
   A. 密度与照射量的变化不成比例的部分
   B. 密度与照射量的变化成比例的部分
   C. 不是摄影中力求应用的部分
   D. 密度与照射量没有联系的部分
   E. 也称为肩部

答案：B

10. 激光热成像胶片的组成不包括
   A. 保护层
   B. 乳剂层
   C. 片基
   D. 防反射层
   E. 吸收层

答案：E

第三节　激光热成像

核心考点	掌握	熟悉	了解
1. 激光热成像胶片构成		√	
2. 激光热成像胶片成像层各组分的功能		√	
3. 激光热成像胶片的种类		√	
4. 激光热成像成像过程		√	
5. 激光热成像干式激光打印机		√	
6. 激光热成像的优势		√	

一、医疗干式成像技术分类

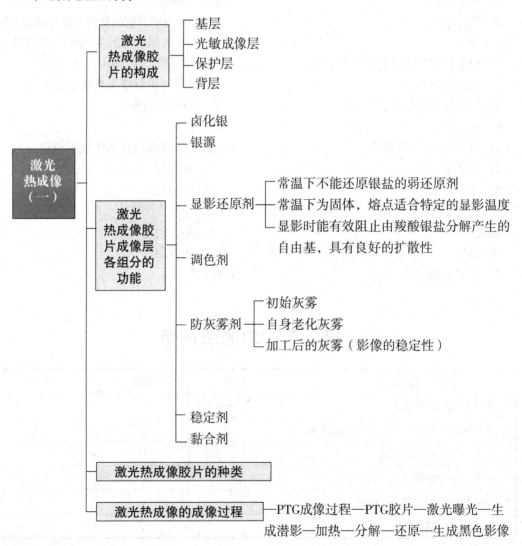

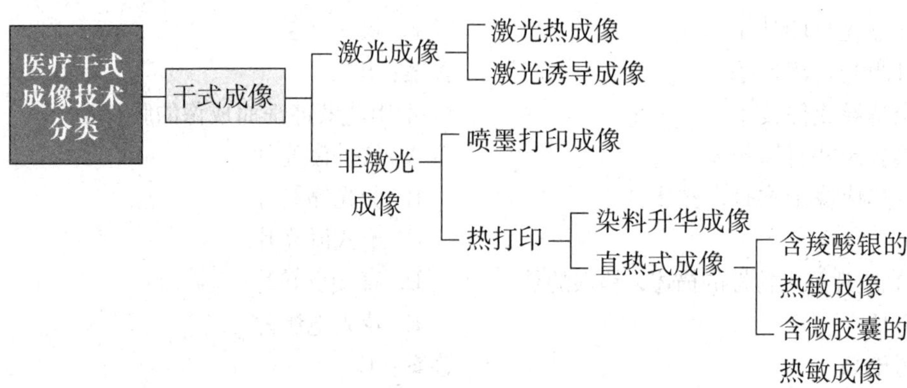
医疗干式成像技术分类
干式成像
激光成像
激光热成像
激光诱导成像
非激光成像
喷墨打印成像
热打印
染料升华成像
直热式成像
含羧酸银的热敏成像
含微胶囊的热敏成像

二、激光热成像

- 激光热成像（一）
  - 激光热成像胶片的构成
    - 基层
    - 光敏成像层
    - 保护层
    - 背层
  - 激光热成像胶片成像层各组分的功能
    - 卤化银
    - 银源
    - 显影还原剂
      - 常温下不能还原银盐的弱还原剂
      - 常温下为固体，熔点适合特定的显影温度
      - 显影时能有效阻止由羧酸银盐分解产生的自由基，具有良好的扩散性
    - 调色剂
    - 防灰雾剂
      - 初始灰雾
      - 自身老化灰雾
      - 加工后的灰雾（影像的稳定性）
    - 稳定剂
    - 黏合剂
  - 激光热成像胶片的种类
  - 激光热成像的成像过程——PTG成像过程—PTG胶片—激光曝光—生成潜影—加热—分解—还原—生成黑色影像

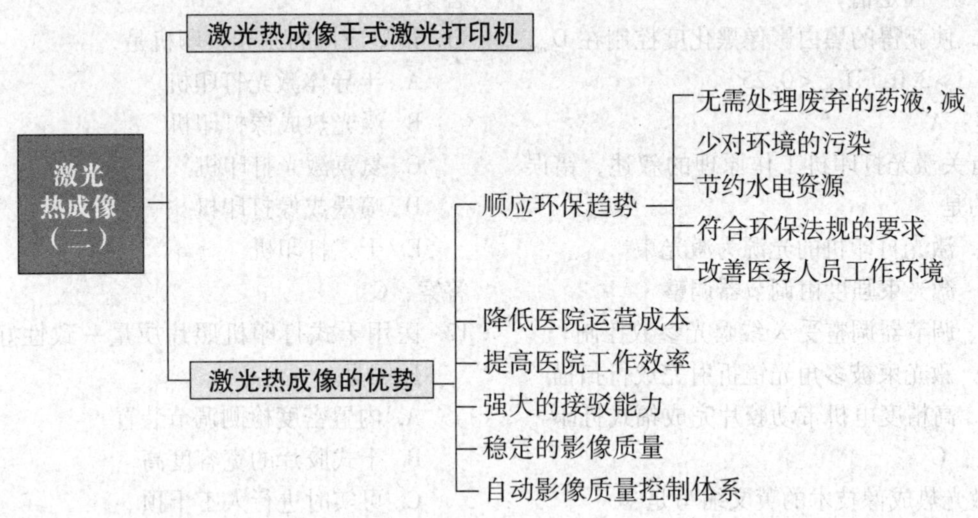
激光热成像（二）
激光热成像干式激光打印机
激光热成像的优势
顺应环保趋势
无需处理废弃的药液，减少对环境的污染
节约水电资源
符合环保法规的要求
改善医务人员工作环境
降低医院运营成本
提高医院工作效率
强大的接驳能力
稳定的影像质量
自动影像质量控制体系

【精选习题】

单选题

1. 激光技术真正投入实际应用始于
   A. 20 世纪 60 年代
   B. 20 世纪 70 年代
   C. 20 世纪 80 年代
   D. 20 世纪 90 年代
   E. 21 世纪

答案：B

2. 下列哪项不是氦氖激光打印机的型号
   A. KODAK 公司的 100、100XLP 型号
   B. AGFA 公司的 LR3300、5200 型号
   C. MKUIJ 公司的 NI200、578 型号
   D. FUJI 公司的 AC－1 型号
   E. KONICA 公司的 LI－10A、LI－21 型号

答案：C

3. 不属于激光热成像优势的是
   A. 操作简单，速度快，影响质量好
   B. 环境污染小，污水处理系统简单
   C. 降低医院运营成本，提高医院工作效率
   D. 具有自动影像质量控制体系（AlQC）
   E. 网络接驳性好，可以和各种医疗数字成像系统配用

答案：B

4. 激光热成像加热鼓的显影温度一般为
   A. 100℃
   B. 110℃
   C. 120℃
   D. 130℃
   E. 140℃

答案：C

5. 医用干式激光打印机的技术优势，不包括
   A. 影像打印质量好
   B. 照片质量稳定性好
   C. 无废弃药液污染
   D. 可接驳多台成像设备
   E. 对胶片型号匹配要求低

答案：E

6. 有关 PTG 干式激光打印机的叙述，错误的是
   A. 对胶片感光依靠激光束扫描
   B. 胶片显影依据加热辊筒
   C. 依靠加热辊温度的变化成像
   D. 加热显影时间一般在 15 秒左右（取

一固定值）

E. 使获得的黑白影像黑化度控制在 $D_{max}>3.0$，$D_{min}<0.25$

答案：A

7. 有关激光打印机工作原理的叙述，错误的是

A. 激光打印机的光源为激光束

B. 激光束强度由调节器调整

C. 调节器调整受 X 线曝光参数控制

D. 激光束被多角光镜折射完成行扫描

E. 高精度电机带动胶片完成幅式打印

答案：C

8. 激光热成像技术的英文缩写是

A. ABC

B. ECR

C. PTG

D. PHZ

E. IHZ

答案：C

9. 与激光打印机图像信息传递无关的部件是

A. 电缆

B. 光缆

C. 电机

D. 电子接口

E. A/D 转换器

答案：C

10. 以 DV8900 打印机为例，每小时可输出的图像有

A. 100 幅

B. 150 幅

C. 200 幅

D. 250 幅

E. 300 幅

答案：C

11. 最早应用的激光打印机是

A. 半导体激光打印机

B. 激光热成像打印机

C. 氦氖激光打印机

D. 喷墨成像打印机

E. 干式打印机

答案：C

12. 医用干式打印机照片质量一致性好的原因是

A. 内置密度检测调节装置

B. 干式胶片的宽容度高

C. 可实时进行人工干预

D. 操作简单、易于掌控

E. 对数字图像质量要求低

答案：A

13. 激光打印机的曝光光源是

A. X 线

B. β 射线

C. α 射线

D. 激光束

E. 电子束

答案：D

多选题

14. 关于激光相机优点的叙述，正确的是

A. 分辨率高、动态范围宽

B. 出片速度快

C. 可选择多种分格、多份拷贝

D. 密度和对比度单独调节

E. 激光不会导致人体伤害

答案：ABCD

第四节　直热式热敏成像

核心考点	掌握	熟悉	了解
1. 微胶囊式直热热敏成像			√
2. 有机羧酸银式直热热敏成像－TG成像			√

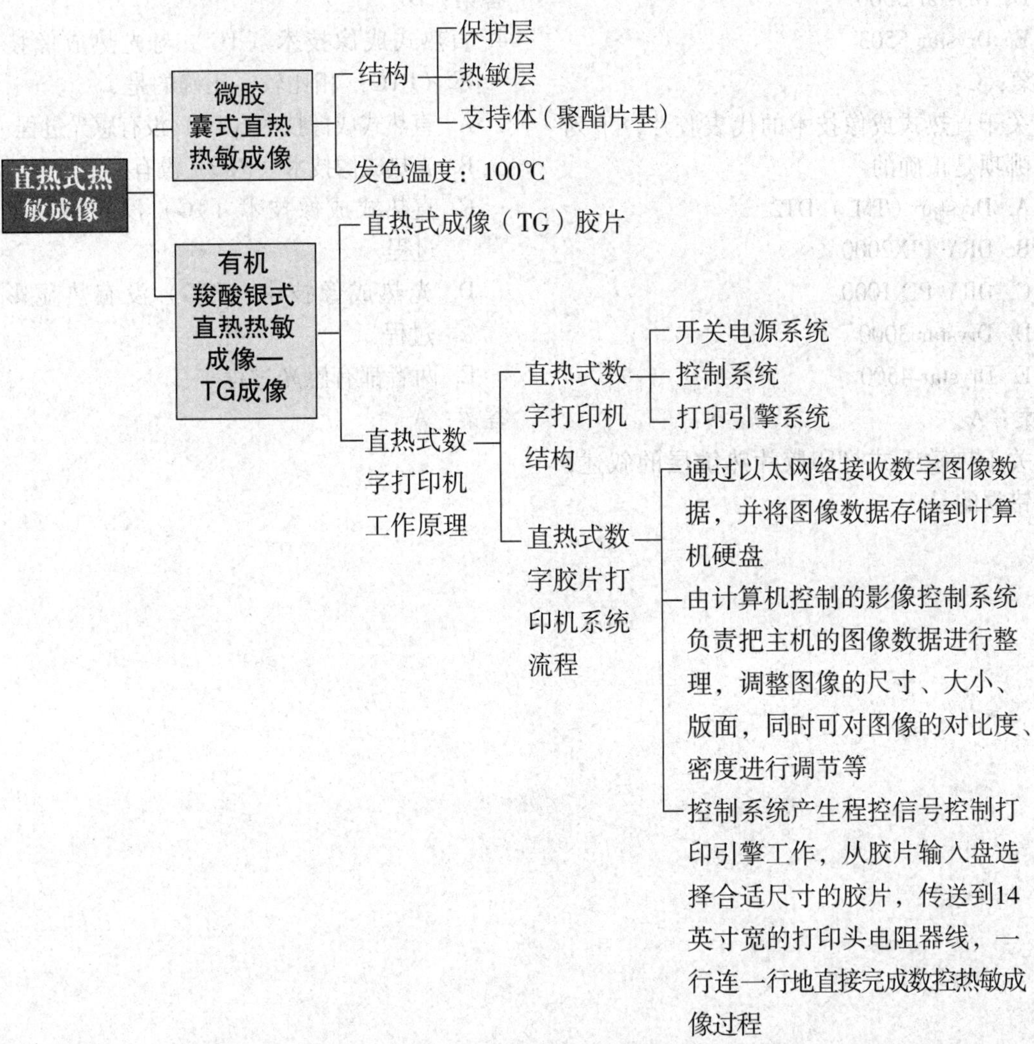
直热式热敏成像
微胶囊式直热热敏成像
结构
保护层
热敏层
支持体（聚酯片基）
发色温度：100℃
有机羧酸银式直热热敏成像—TG成像
直热式成像（TG）胶片
直热式数字打印机工作原理
直热式数字打印机结构
开关电源系统
控制系统
打印引擎系统
直热式数字胶片打印机系统流程
通过以太网络接收数字图像数据，并将图像数据存储到计算机硬盘
由计算机控制的影像控制系统负责把主机的图像数据进行整理，调整图像的尺寸、大小、版面，同时可对图像的对比度、密度进行调节等
控制系统产生程控信号控制打印引擎工作，从胶片输入盘选择合适尺寸的胶片，传送到14英寸宽的打印头电阻器线，一行连一行地直接完成数控热敏成像过程

【精选习题】

单选题

1. 关于直热式成像技术的代表相机，下列哪项不是
   A. Drystar 5300
   B. Drystar 5302
   C. Drystar 5702
   D. Drystar 5500
   E. Drystar 5503

答案：C

2. 关于直热式成像技术的代表胶片，下列哪项是正确的
   A. Drystar（TM）DT2
   B. DRY PIX2000
   C. DRY PIX1000
   D. Drystar 3000
   E. Drystar 4500

答案：A

3. 关于热敏干式打印胶片热敏层的叙述，错误的是
   A. 热敏层中含有许多微胶囊
   B. 胶囊壁是热敏性高分子材料
   C. 胶囊周围含有无色的显色剂
   D. 胶囊内含有卤化银
   E. 胶囊内含有无色的可发色材料（成色剂）

答案：D

4. 直热式成像技术（TG）与光热成像技术（PTG）相比较，正确的是
   A. 直热式成像技术（TG）没有感光过程
   B. 光热成像技术（PTG）没有感光过程
   C. 直热式成像技术（TG）没有热显影过程
   D. 光热成像技术（PTG）没有热显影过程
   E. 两者都有感光过程

答案：A

第六章　放射卫生防护

第一节　电离辐射的生物效应

核心考点	掌握	熟悉	了解
1. 电离辐生物效应的基本概念	√		
2. 随机性效应—致癌效应	√		
3. 随机性效应—遗传效应	√		
4. 确定性效应（组织反应）	√		
5. 影响辐射损伤的因素	√		
6. 辐射权重因子与组织权重因子			√

一、电离辐射生物效应的基本概念

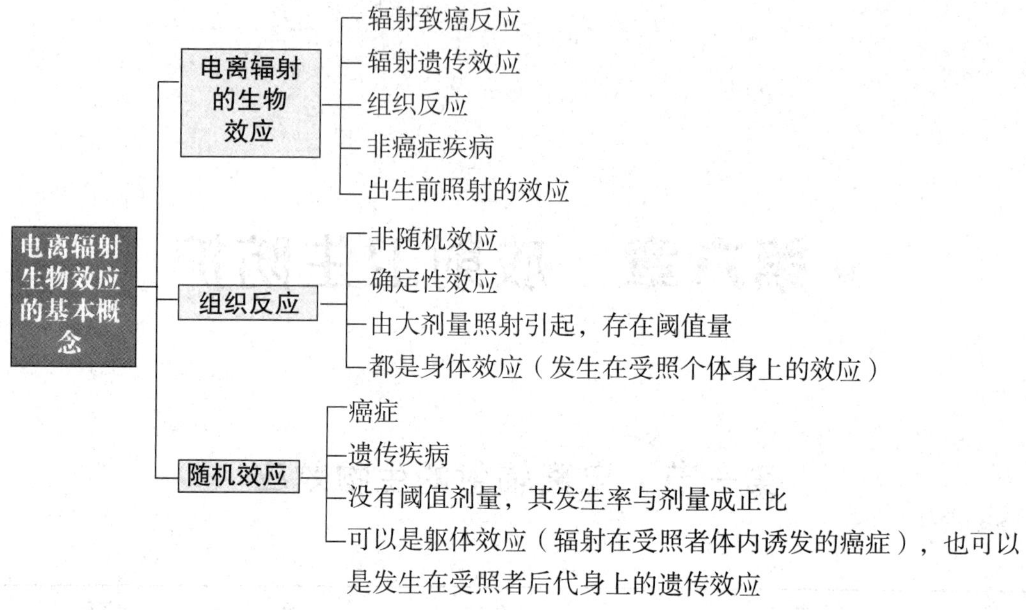
电离辐射生物效应的基本概念
电离辐射的生物效应
辐射致癌反应
辐射遗传效应
组织反应
非癌症疾病
出生前照射的效应
组织反应
非随机效应
确定性效应
由大剂量照射引起，存在阈值量
都是身体效应（发生在受照个体身上的效应）
随机效应
癌症
遗传疾病
没有阈值剂量，其发生率与剂量成正比
可以是躯体效应（辐射在受照者体内诱发的癌症），也可以是发生在受照者后代身上的遗传效应

二、确定性效应（组织反应）

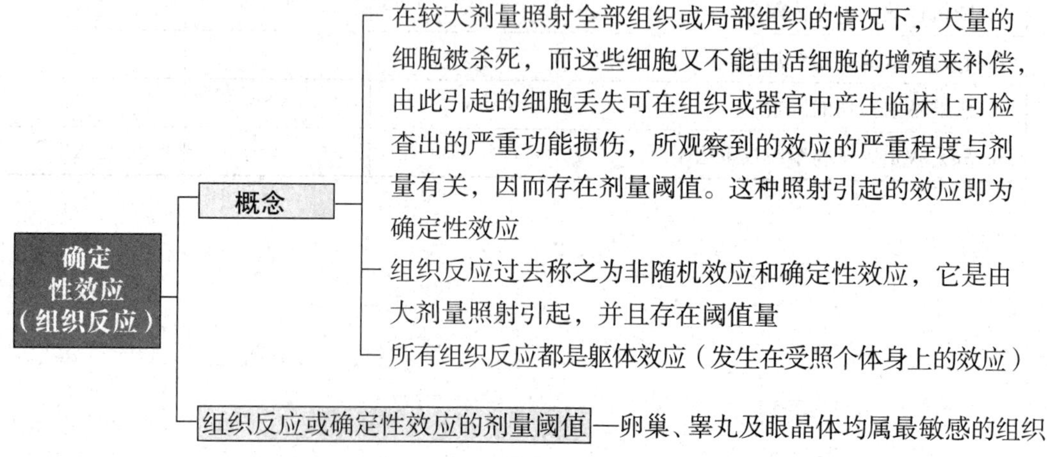
确定性效应（组织反应）
概念
在较大剂量照射全部组织或局部组织的情况下，大量的细胞被杀死，而这些细胞又不能由活细胞的增殖来补偿，由此引起的细胞丢失可在组织或器官中产生临床上可检查出的严重功能损伤，所观察到的效应的严重程度与剂量有关，因而存在剂量阈值。这种照射引起的效应即为确定性效应
组织反应过去称之为非随机效应和确定性效应，它是由大剂量照射引起，并且存在阈值量
所有组织反应都是躯体效应（发生在受照个体身上的效应）
组织反应或确定性效应的剂量阈值
卵巢、睾丸及眼晶体均属最敏感的组织

三、随机性效应—致癌效应

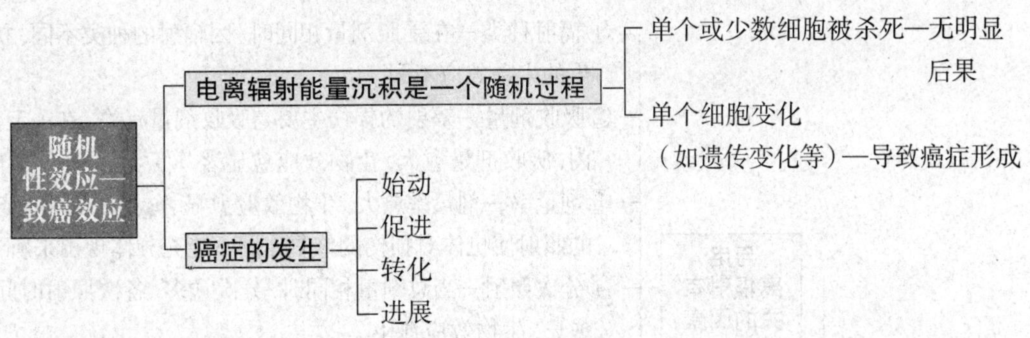
随机性效应—致癌效应
电离辐射能量沉积是一个随机过程
单个或少数细胞被杀死—无明显后果
单个细胞变化（如遗传变化等）—导致癌症形成
癌症的发生
始动
促进
转化
进展

四、随机性效应—遗传效应

随机性效应—遗传效应

- 通过对生殖细胞遗传物质的损害使受照者后代发生的遗传性异常
- 是一种表现于受照者后代的随机性效应

五、影响辐射损伤的因素

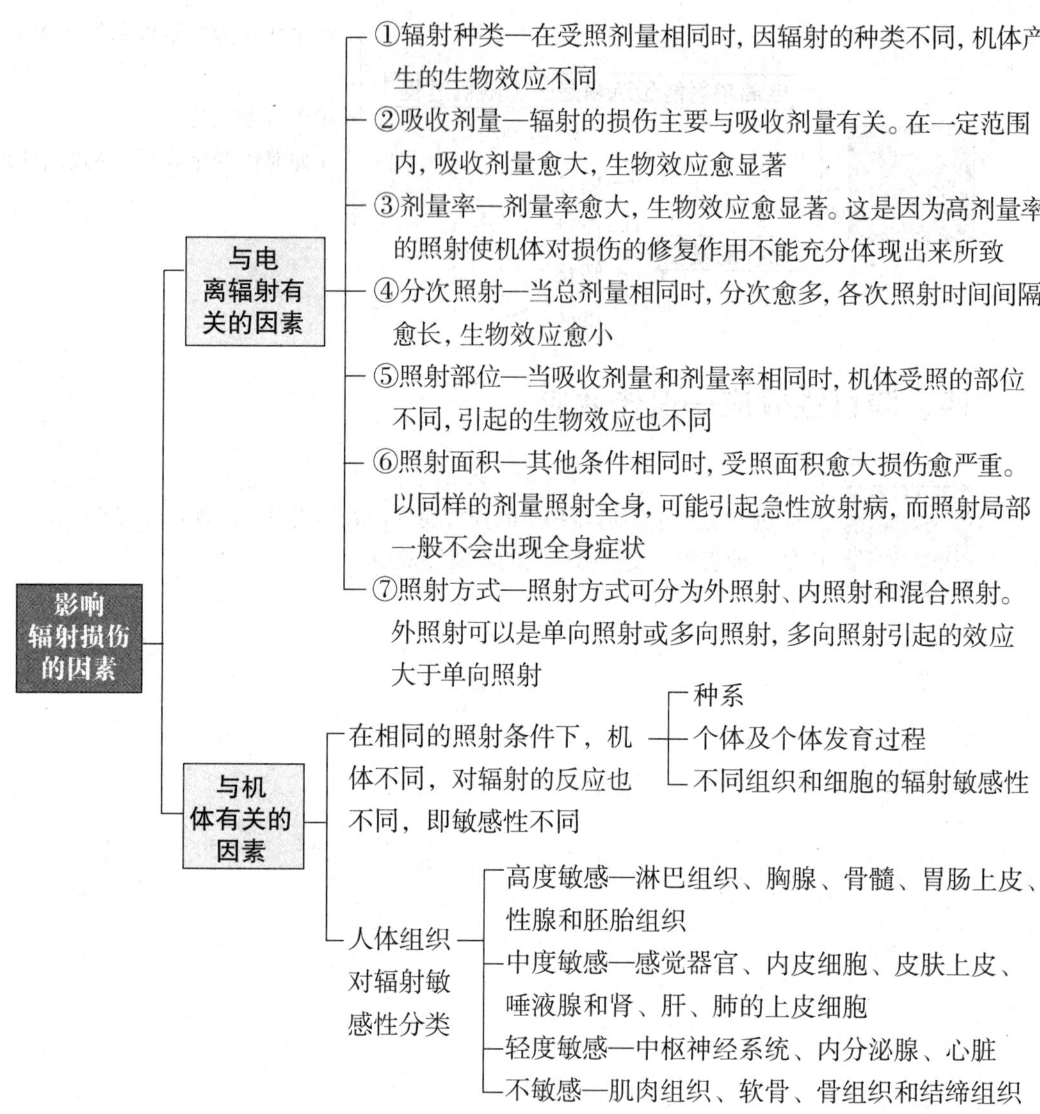
影响辐射损伤的因素
与电离辐射有关的因素
①辐射种类—在受照剂量相同时，因辐射的种类不同，机体产生的生物效应不同
②吸收剂量—辐射的损伤主要与吸收剂量有关。在一定范围内，吸收剂量愈大，生物效应愈显著
③剂量率—剂量率愈大，生物效应愈显著。这是因为高剂量率的照射使机体对损伤的修复作用不能充分体现出来所致
④分次照射—当总剂量相同时，分次愈多，各次照射时间间隔愈长，生物效应愈小
⑤照射部位—当吸收剂量和剂量率相同时，机体受照的部位不同，引起的生物效应也不同
⑥照射面积—其他条件相同时，受照面积愈大损伤愈严重。以同样的剂量照射全身，可能引起急性放射病，而照射局部一般不会出现全身症状
⑦照射方式—照射方式可分为外照射、内照射和混合照射。外照射可以是单向照射或多向照射，多向照射引起的效应大于单向照射
与机体有关的因素
在相同的照射条件下，机体不同，对辐射的反应也不同，即敏感性不同
种系
个体及个体发育过程
不同组织和细胞的辐射敏感性
人体组织对辐射敏感性分类
高度敏感—淋巴组织、胸腺、骨髓、胃肠上皮、性腺和胚胎组织
中度敏感—感觉器官、内皮细胞、皮肤上皮、唾液腺和肾、肝、肺的上皮细胞
轻度敏感—中枢神经系统、内分泌腺、心脏
不敏感—肌肉组织、软骨、骨组织和结缔组织

【精选习题】

单选题

1. 对整个人群遗传效应的危害调整标称的危险系数为

   A. 0.2 Sv^{-1}

   B. 0.02 Sv^{-1}

   C. 0.002 Sv^{-1}

   D. 0.0002 Sv^{-1}

   E. 0.00002 Sv^{-1}

答案：C

2. 关于成人工作人员的遗传效应危害调整的标称危险系数为

   A. 0.1 Sv^{-1}

B. 0.01 Sv^{-1}
C. 0.001 Sv^{-1}
D. 0.0001 Sv^{-1}
E. 0.00001 Sv^{-1}

答案：C

3. 对随机性效应的叙述，错误的是
A. 随机效应和遗传效应是同义词
B. 电离辐射能量的沉积是一个随机过程
C. 一个很小剂量会有可能使细胞变化
D. 随机效应发生率随剂量增加而降低
E. 随机效应不存在剂量阈值

答案：D

4. 属于对 X 线照射“高感受性组织”的是
A. 脑
B. 关节
C. 口腔黏膜
D. 淋巴组织
E. 肝脏

答案：D

5. 确定性效应以前称为
A. 非随机性效应
B. 随机性效应
C. 致癌效应
D. 遗传效应
E. 组织反应

答案：A

6. 联合国原子效应科学委员会对辐射致癌过程的分段中，不包括
A. 始动
B. 促进
C. 转化
D. 形成
E. 进展

答案：D

7. 有害程度与受照剂量的大小无关的是
A. 直接作用
B. 间接作用
C. 确定性效应
D. 随机性效应
E. 遗传效应

答案：D

8. 在单次短时照射中以下组织效应的阈值剂量最高的是
A. 睾丸永久不育
B. 卵巢永久不育
C. 眼晶状体混浊
D. 骨髓致命性再障
E. 皮肤损伤

答案：E

9. 下列组合，错误的是
A. 高感受性组织——皮肤
B. 中高感受性组织——毛发
C. 中感受性组织——血管
D. 中低感受性组织——脾
E. 低感受性组织——结缔组织

答案：A

多选题

10. 电离作用可以作为其基础的是
A. X 线剂量测量
B. X 线治疗
C. X 线损伤
D. X 线增感屏
E. 影像增强器的输入屏

答案：ABC

第二节 辐射量和单位

核心考点	掌握	熟悉	了解
1. 照射量与照射量率			√
2. 吸收剂量与吸收剂量率			√
3. 比释动能与比释动能率			√
4. 当量剂量与当量剂量率			√
5. 有效剂量			√

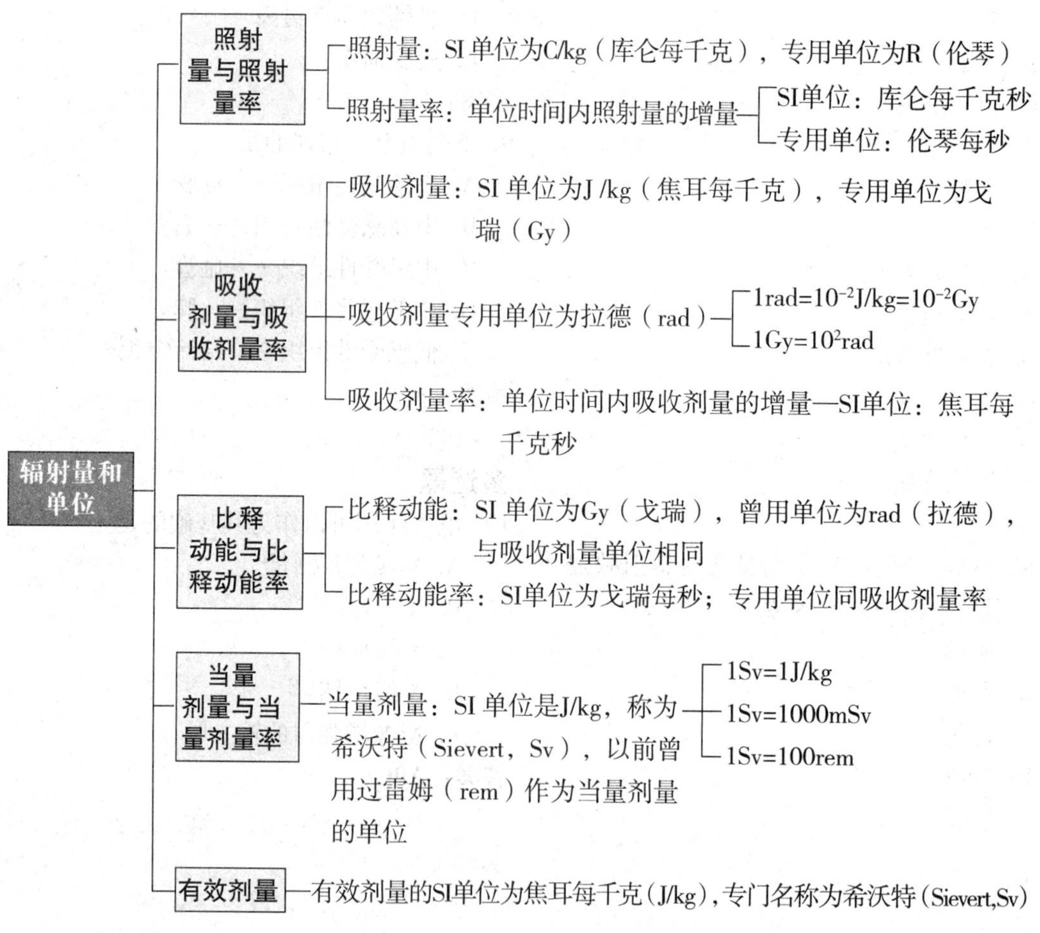
辐射量和单位
照射量与照射量率
照射量：SI单位为C/kg（库仑每千克），专用单位为R（伦琴）
照射量率：单位时间内照射量的增量
SI单位：库仑每千克秒
专用单位：伦琴每秒
吸收剂量与吸收剂量率
吸收剂量：SI单位为J /kg（焦耳每千克），专用单位为戈瑞（Gy）
吸收剂量专用单位为拉德（rad）
1rad=10⁻²J/kg=10⁻²Gy
1Gy=10²rad
吸收剂量率：单位时间内吸收剂量的增量—SI单位：焦耳每千克秒
比释动能与比释动能率
比释动能：SI单位为Gy（戈瑞），曾用单位为rad（拉德），与吸收剂量单位相同
比释动能率：SI单位为戈瑞每秒；专用单位同吸收剂量率
当量剂量与当量剂量率
当量剂量：SI单位是J/kg，称为希沃特（Sievert，Sv），以前曾用过雷姆（rem）作为当量剂量的单位
1Sv=1J/kg
1Sv=1000mSv
1Sv=100rem
有效剂量
有效剂量的SI单位为焦耳每千克（J/kg），专门名称为希沃特（Sievert,Sv）

【精选习题】

单选题

1. 照射量的SI单位是
   A. $C \cdot kg^{-1}$
   B. $C \cdot kg^{-1} \cdot s^{-1}$
   C. $J \cdot kg^{-1}$
   D. Gy
   E. Sv

答案：A

2. 吸收剂量的SI单位是
   A. $C \cdot kg^{-1}$
   B. $C \cdot kg^{-1} \cdot s^{-1}$
   C. $J \cdot kg^{-1}$
   D. R
   E. $J \cdot kg^{-1} \cdot s^{-1}$

答案：C

3. 照射量的原有单位为
   A. R
   B. Gy
   C. rad
   D. Sv
   E. $C \cdot kg^{-1}$

答案：A

4. 下列相关叙述，错误的是
   A. 直接电离辐射由吸收剂量表示
   B. 间接电离辐射由比释动能表示
   C. 吸收剂量率与比释动能率单位相同
   D. 比释动能可描述辐射场的输出额
   E. 吸收剂量与照射剂量是同一概念

答案：E

5. 用以表达“不带电粒子在单位质量物质中，向次级带电粒子转移的能量”的物理量是
   A. 照射量
   B. 吸收剂量
   C. 比释动能
   D. 当量剂量
   E. 有效剂量

答案：C

6. 比释动能率的SI单位是
   A. Rem/s
   B. Rad/s
   C. Gy/s
   D. Sv/s
   E. R/s

答案：C

7. 辐射计量换算单位不包括
   A. $1R = 2.58 \times 10^{-4} C \cdot kg^{-1}$
   B. $1Gy = 1J/kg$
   C. $1Gy = 100rad$
   D. $1J \cdot kg = 1Sv$
   E. $1Sv = 100rem$

答案：D

第三节 辐射防护原则与标准

核心考点	掌握	熟悉	了解
1. 辐射防护原则	√		
2. 我国放射卫生防护标准	√		
3. 对受检者的防护	√		

一、辐射防护原则

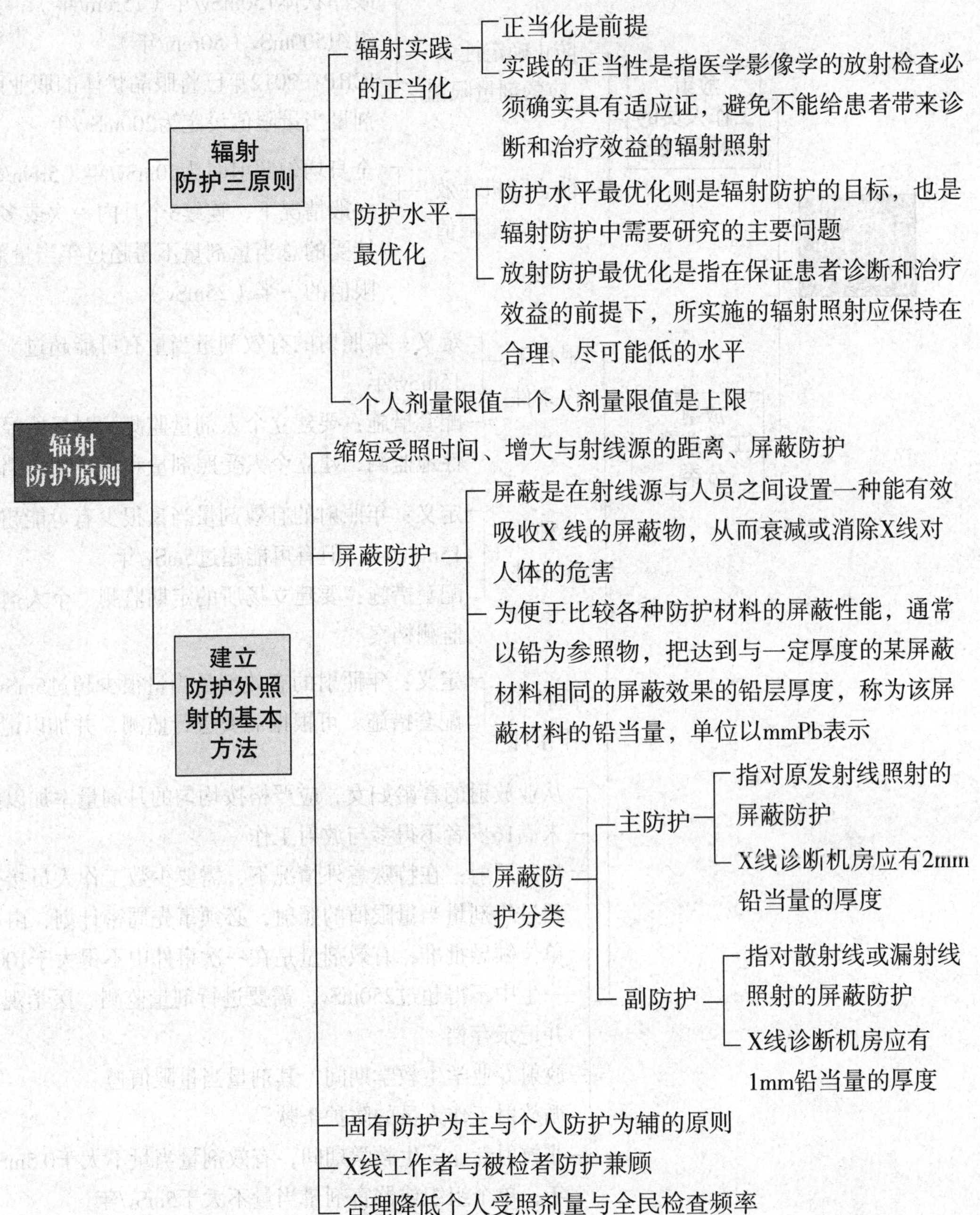

辐射防护原则
辐射防护三原则
辐射实践的正当化
正当化是前提
实践的正当性是指医学影像学的放射检查必须确实具有适应证，避免不能给患者带来诊断和治疗效益的辐射照射
防护水平最优化
防护水平最优化则是辐射防护的目标，也是辐射防护中需要研究的主要问题
放射防护最优化是指在保证患者诊断和治疗效益的前提下，所实施的辐射照射应保持在合理、尽可能低的水平
个人剂量限值—个人剂量限值是上限
建立防护外照射的基本方法
缩短受照时间、增大与射线源的距离、屏蔽防护
屏蔽防护
屏蔽是在射线源与人员之间设置一种能有效吸收X线的屏蔽物，从而衰减或消除X线对人体的危害
为便于比较各种防护材料的屏蔽性能，通常以铅为参照物，把达到与一定厚度的某屏蔽材料相同的屏蔽效果的铅层厚度，称为该屏蔽材料的铅当量，单位以mmPb表示
屏蔽防护分类
主防护
指对原发射线照射的屏蔽防护
X线诊断机房应有2mm铅当量的厚度
副防护
指对散射线或漏射线照射的屏蔽防护
X线诊断机房应有1mm铅当量的厚度
固有防护为主与个人防护为辅的原则
X线工作者与被检者防护兼顾
合理降低个人受照剂量与全民检查频率

二、我国放射卫生防护标准

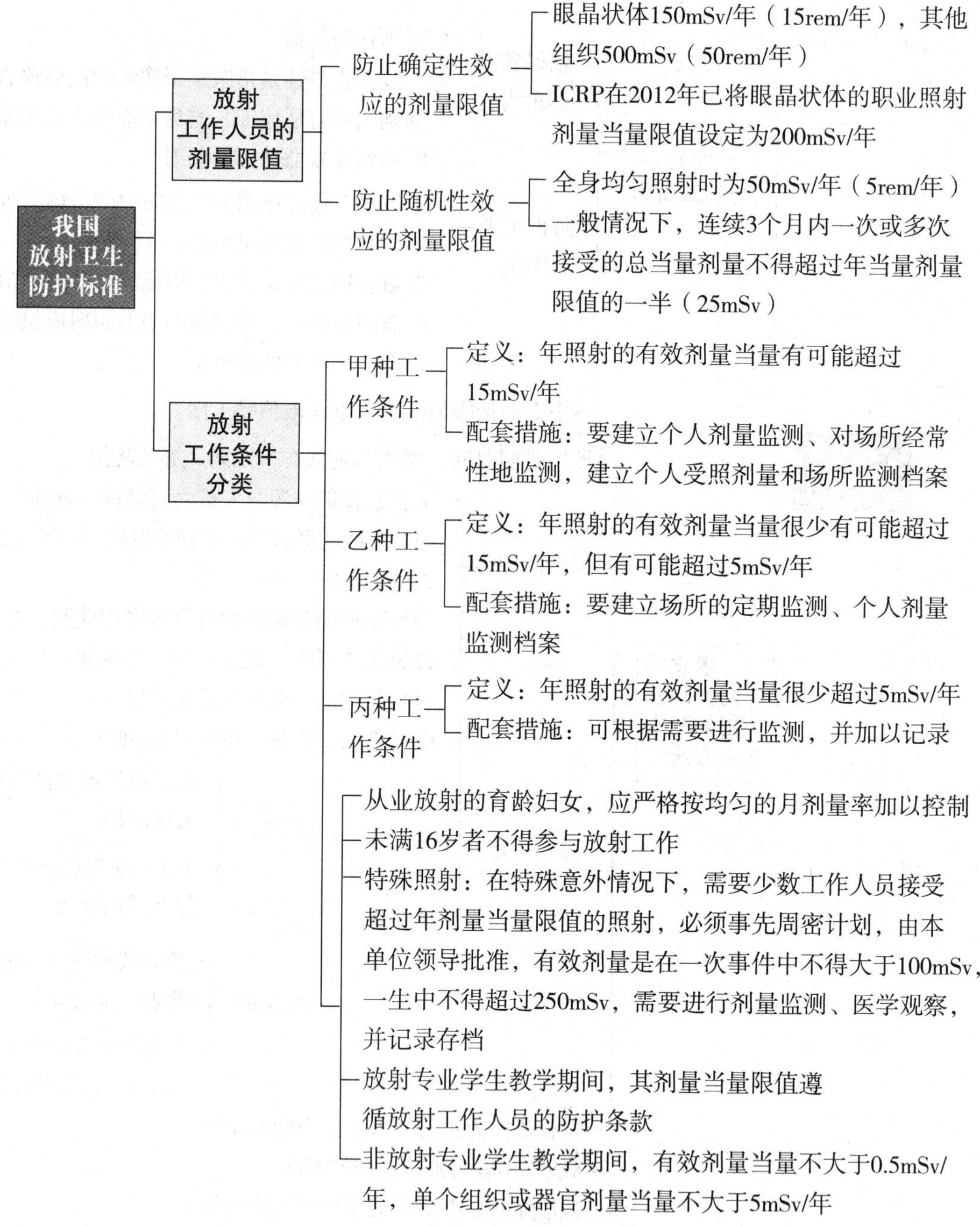
我国放射卫生防护标准
放射工作人员的剂量限值
防止确定性效应的剂量限值
眼晶状体150mSv/年（15rem/年），其他组织500mSv（50rem/年）
ICRP在2012年已将眼晶状体的职业照射剂量当量限值设定为200mSv/年
防止随机性效应的剂量限值
全身均匀照射时为50mSv/年（5rem/年）
一般情况下，连续3个月内一次或多次接受的总当量剂量不得超过年当量剂量限值的一半（25mSv）
放射工作条件分类
甲种工作条件
定义：年照射的有效剂量当量有可能超过15mSv/年
配套措施：要建立个人剂量监测、对场所经常性地监测，建立个人受照剂量和场所监测档案
乙种工作条件
定义：年照射的有效剂量当量很少有可能超过15mSv/年，但有可能超过5mSv/年
配套措施：要建立场所的定期监测、个人剂量监测档案
丙种工作条件
定义：年照射的有效剂量当量很少超过5mSv/年
配套措施：可根据需要进行监测，并加以记录
从业放射的育龄妇女，应严格按均匀的月剂量率加以控制
未满16岁者不得参与放射工作
特殊照射：在特殊意外情况下，需要少数工作人员接受超过年剂量当量限值的照射，必须事先周密计划，由本单位领导批准，有效剂量是在一次事件中不得大于100mSv，一生中不得超过250mSv，需要进行剂量监测、医学观察，并记录存档
放射专业学生教学期间，其剂量当量限值遵循放射工作人员的防护条款
非放射专业学生教学期间，有效剂量当量不大于0.5mSv/年，单个组织或器官剂量当量不大于5mSv/年

三、对受检者的防护

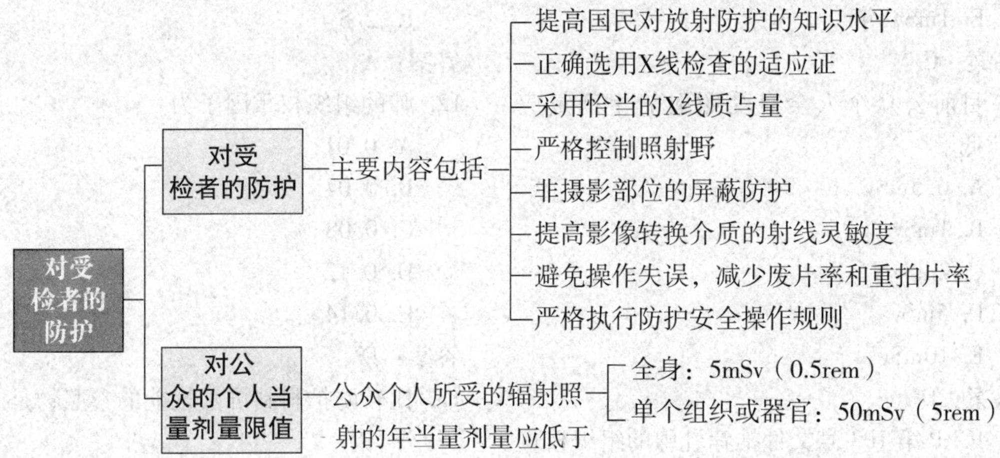
对受检者的防护
对受检者的防护
主要内容包括
提高国民对放射防护的知识水平
正确选用X线检查的适应证
采用恰当的X线质与量
严格控制照射野
非摄影部位的屏蔽防护
提高影像转换介质的射线灵敏度
避免操作失误，减少废片率和重拍片率
严格执行防护安全操作规则
对公众的个人当量剂量限值
公众个人所受的辐射照射的年当量剂量应低于
全身：5mSv（0.5rem）
单个组织或器官：50mSv（5rem）

【精选习题】

单选题

1. 年照射的有效剂量当量有可能超过15mSv/年时，定为
   A. 甲种工作条件
   B. 乙种工作条件
   C. 丙种工作条件
   D. 丁种工作条件
   E. 戊种工作条件

答案：A

2. 根据需要进行监测并加以记录即可的放射工作条件是
   A. 甲种工作条件
   B. 乙种工作条件
   C. 丙种工作条件
   D. 丁种工作条件
   E. 戊种工作条件

答案：C

3. 从事放射的育龄妇女，应严格按下列哪项加以控制
   A. 均匀的日剂量率
   B. 均匀的周剂量率
   C. 均匀的月剂量率
   D. 均匀的季剂量率
   E. 均匀的年剂量率

答案：C

4. 未满多大年龄者不得参与放射工作
   A. 12 岁
   B. 13 岁
   C. 14 岁
   D. 15 岁
   E. 16 岁

答案：E

5. 特殊意外情况下，在一次事件中有效剂量不得大于
   A. 100mSv
   B. 90mSv
   C. 80mSv
   D. 70mSv
   E. 50mSv

答案：A

6. 非放射专业学生教学期间，有效剂量当量不大于
   A. 0.1mSv/年
   B. 0.3mSv/年

C. 0.5mSv/年
D. 0.8mSv/年
E. 1mSv/年
答案：C

7. 目前公众个人全身受照射的年剂量应低于
A. 0.5mSv
B. 1mSv
C. 2mSv
D. 5mSv
E. 10mSv
答案：D

8. ICRP 第 103 号文件推荐乳腺的组织权重因子（Wr）是
A. 0.01
B. 0.04
C. 0.08
D. 0.12
E. 0.16
答案：D

9. 所谓二级放射事故，对公众人员是指受到大于（　）年限值的照射
A. 2 倍
B. 5 倍
C. 10 倍
D. 15 倍
E. 20 倍
答案：C

10. 铅当量的单位表示为
A. mm
B. cm
C. mmPb
D. Pb
E. cmPb
答案：C

11. 骨髓致命性再障单次短时照射中受到的总剂量当量（Sv）是
A. 0.5
B. 1.0
C. 1.5
D. 2.0
E. 2.5
答案：A

12. 肺的组织权重因子为
A. 0.01
B. 0.04
C. 0.08
D. 0.12
E. 0.14
答案：D

13. 比较防护材料屏蔽性能的参照物是
A. 铝
B. 钨
C. 铅
D. 铜
E. 锡
答案：C

14. 公众个人某器官受辐射年剂量当量限值不超过
A. 5mSv
B. 25mSv
C. 50mSv
D. 100mSv
E. 150mSv
答案：C

15. 关于辐射防护三原则的关系，正确的是
A. 正当化是目标，剂量限值和约束是上限，最优化是前提
B. 正当化是前提，剂量限值和约束是限值，最优化是任务
C. 正当化是前提，剂量限值和约束是上限，最优化是目标
D. 正当化是目标，剂量限值和约束是上限，最优化是保证
E. 正当化是保证，剂量限值和约束是上限，最优化是前提
答案：C

16. 目前职业照射中，放射工作人员连续 5 年的年平均有效剂量限值是
   A. 1mSv
   B. 10mSv
   C. 20mSv
   D. 30mSv
   E. 50mSv

答案：C

17. 在不影响工作质量的前提下，尽量缩短人员受照射的时间为
   A. 屏蔽防护
   B. 时间防护
   C. 距离防护
   D. 主防护
   E. 副防护

答案：B

18. 下列与 D2N 值无关的因素是
   A. 线束能量
   B. X 线管的靶物质
   C. 影像接收器种类
   D. 乳腺厚度
   E. 过滤板的材料

答案：C

19. 确定屏蔽厚度的依据不包括
   A. 剂量限值
   B. 屏蔽用途
   C. 工作负荷
   D. 吸收因子
   E. 利用因子

答案：D

20. 个人剂量限值限制的是
   A. 内照射
   B. 外照射
   C. 全身照射
   D. 局部照射
   E. 内照射和外照射总和

答案：E

21. 对屏蔽防护的描述，不正确的是
   A. 在 X 线与人员之间放置的吸收 X 线的物质
   B. 目的是吸收散射线造成的辐射
   C. 在有用的射线束中加能吸收 X 线的物质
   D. 铅防护衣有围裙和大衣两种
   E. 散射线有从防护衣背侧漏进的可能性

答案：C

22. 生物医学研究计划中的志愿者所受的照射属于
   A. 医疗照射
   B. 职业照射
   C. 公众照射
   D. 医疗照射和公众照射
   E. 医疗照射和职业照射

答案：A

23. 下列与患者辐射防护无关的是
   A. 隔室操作
   B. 控制照射野
   C. 选择适当的检查方法
   D. 严格执行辐射安全操作规范
   E. 提高图像接受介质的灵敏度

答案：A

24. 辐射防护中常用的单位是
   A. 照射量
   B. 照射量率
   C. 吸收剂量
   D. 剂量当量
   E. 比释动能

答案：D

25. 关于乳腺 X 线摄影辐射风险的叙述，错误的是
   A. 有其他非损害性检查时，不应首先考虑放射诊断检查
   B. 应尽量减少受检者受照剂量
   C. 对于孕妇、儿童、老年人需采用放射线诊断检查
   D. 对某些敏感部位和重要器官应采取适当的屏蔽措施

E. 监测乳腺 X 线摄影时授予乳腺的剂量是一项重要的工作

答案：C

多选题

26. 我国放射卫生防护标准包括

A. 放射工作人员的剂量限值

B. 对公众的个人剂量限值

C. 对受检者的防护

D. CT 的防护

E. 防护材料的经济成本

答案：ABC

第七章　乳腺 X 线数字成像技术

以下核心考点均为掌握内容。

第一节　乳腺概述

一、乳腺解剖

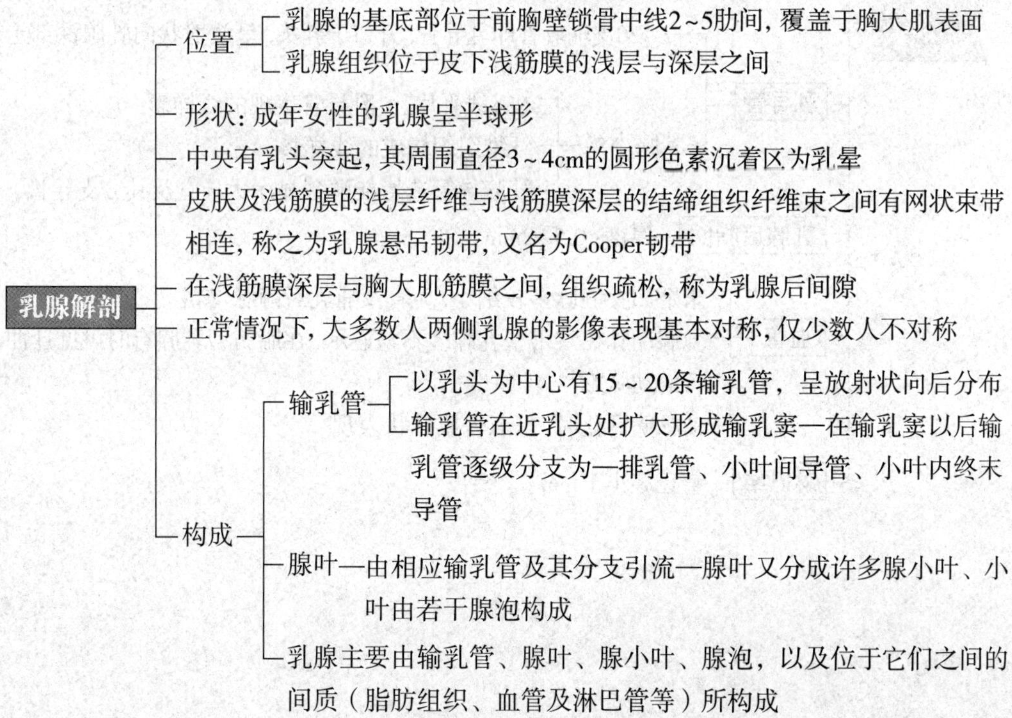

乳腺解剖
位置
乳腺的基底部位于前胸壁锁骨中线2~5肋间，覆盖于胸大肌表面
乳腺组织位于皮下浅筋膜的浅层与深层之间
形状：成年女性的乳腺呈半球形
中央有乳头突起，其周围直径3~4cm的圆形色素沉着区为乳晕
皮肤及浅筋膜的浅层纤维与浅筋膜深层的结缔组织纤维束之间有网状束带相连，称之为乳腺悬吊韧带，又名为Cooper韧带
在浅筋膜深层与胸大肌筋膜之间，组织疏松，称为乳腺后间隙
正常情况下，大多数人两侧乳腺的影像表现基本对称，仅少数人不对称
构成
输乳管
以乳头为中心有15~20条输乳管，呈放射状向后分布
输乳管在近乳头处扩大形成输乳窦—在输乳窦以后输乳管逐级分支为一排乳管、小叶间导管、小叶内终末导管
腺叶—由相应输乳管及其分支引流—腺叶又分成许多腺小叶、小叶由若干腺泡构成
乳腺主要由输乳管、腺叶、腺小叶、腺泡，以及位于它们之间的间质（脂肪组织、血管及淋巴管等）所构成

二、X 线检查

（一）概述

概述—乳腺是一终身变化的器官，乳腺发育情况、年龄、月经周期、妊娠、经产情况、哺乳以及内分泌等多种因素均可对乳腺X线表现产生影响，因而观察和分析时应双侧比对，密切结合年龄、生育史、临床及体检所见

（二）正常乳腺各结构 X 线表现

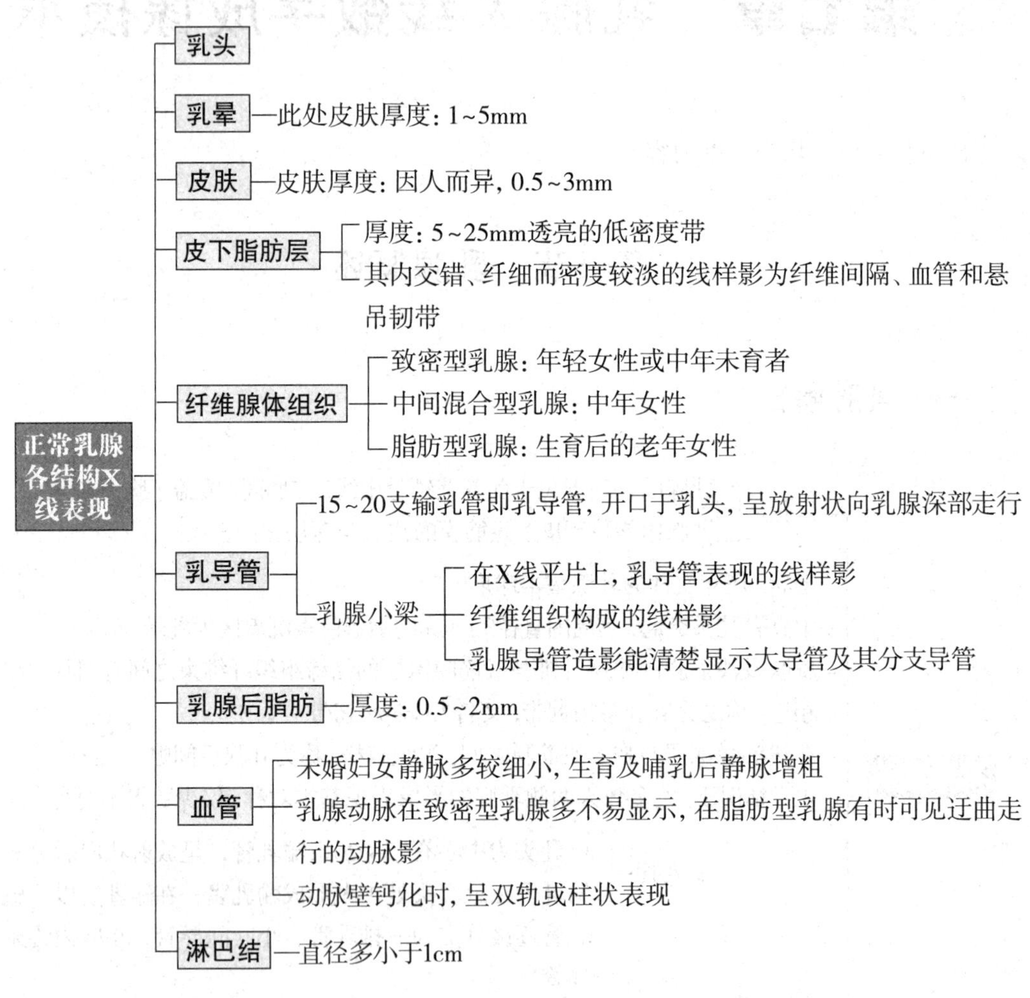
正常乳腺各结构X线表现
乳头
乳晕—此处皮肤厚度：1~5mm
皮肤—皮肤厚度：因人而异，0.5~3mm
皮下脂肪层
厚度：5~25mm透亮的低密度带
其内交错、纤细而密度较淡的线样影为纤维间隔、血管和悬吊韧带
纤维腺体组织
致密型乳腺：年轻女性或中年未育者
中间混合型乳腺：中年女性
脂肪型乳腺：生育后的老年女性
乳导管
15~20支输乳管即乳导管，开口于乳头，呈放射状向乳腺深部走行
乳腺小梁
在X线平片上，乳导管表现的线样影
纤维组织构成的线样影
乳腺导管造影能清楚显示大导管及其分支导管
乳腺后脂肪—厚度：0.5~2mm
血管
未婚妇女静脉多较细小，生育及哺乳后静脉增粗
乳腺动脉在致密型乳腺多不易显示，在脂肪型乳腺有时可见迂曲走行的动脉影
动脉壁钙化时，呈双轨或柱状表现
淋巴结—直径多小于1cm

（三）乳腺影像报告和数据系统（BI－RADS）

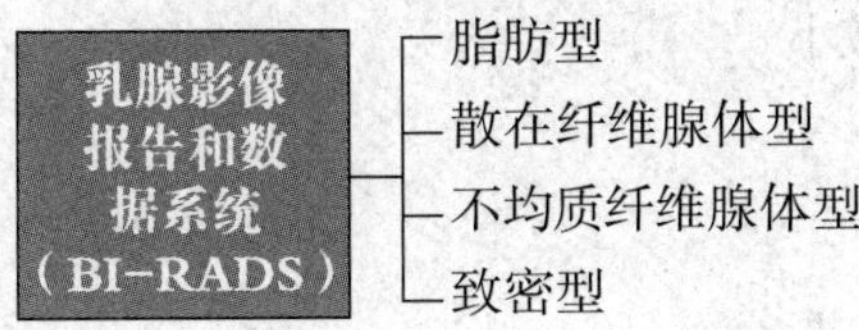
乳腺影像报告和数据系统（BI-RADS）
脂肪型
散在纤维腺体型
不均质纤维腺体型
致密型

（四）X 线基本病变

X线基本病变
- 肿块
  - 形状—圆形、卵圆形、不规则形，良性病变可能依次递减，恶性的可能依次递增
  - 边缘—轻微分叶、边缘模糊及毛刺多为恶性征象
  - 密度—恶性病变密度多较高，极少数乳腺癌亦可呈等或低密度
  - 大小
- 钙化
  - 恶性钙化形态呈细小砂粒状、线样或线样分支状，大小不等，浓淡不一，分布上常密集成簇或呈线性及段性走行
  - BI-RADS：良性、中间性和高度可疑恶性
- 结构扭曲—可见于乳腺癌，也可见于良性病变，建议活检
- 局限性不对称—致密区呈进行性密度增高或扩大时，考虑浸润性癌可能，需活检
- 导管征—乳头下一或数支乳导管增粗、密度增高、边缘粗糙
  - 见于乳腺恶性病变
  - 也可发生在部分良性病变中
- 晕圈征—肿块周围一圈薄的透亮带
  - 常见于良性病变
  - 有时也可见于恶性肿瘤
- 皮肤增厚、凹陷—多见于恶性肿瘤
  - 酒窝征：增厚的皮肤可向肿瘤方向回缩
  - 也可为手术后瘢痕所致
- 乳头回缩—标准的头尾位、侧位片，即乳头应处于切线位
- 血供增多—出现增多、增粗、迂曲的异常血管影，多见于恶性肿瘤
- 腋下淋巴结增大
  - 可为乳腺癌转移所致
  - 也可为炎性反应
- 乳导管改变

（五）乳腺良恶性肿块的影像学比较

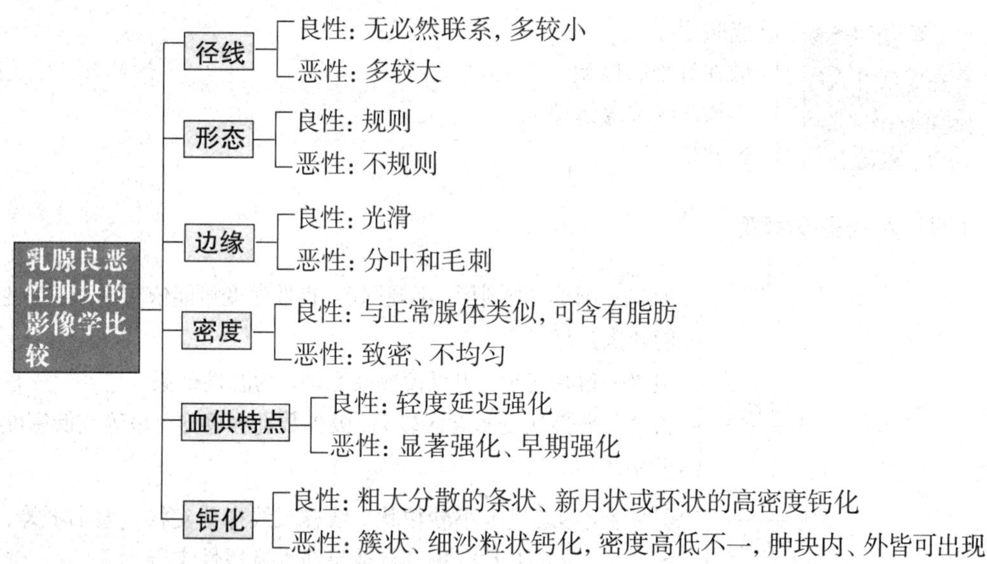
乳腺良恶性肿块的影像学比较
径线
良性：无必然联系，多较小
恶性：多较大
形态
良性：规则
恶性：不规则
边缘
良性：光滑
恶性：分叶和毛刺
密度
良性：与正常腺体类似，可含有脂肪
恶性：致密、不均匀
血供特点
良性：轻度延迟强化
恶性：显著强化、早期强化
钙化
良性：粗大分散的条状、新月状或环状的高密度钙化
恶性：簇状、细沙粒状钙化，密度高低不一，肿块内、外皆可出现

【精选习题】

单选题

1. 乳腺组织中不存在的结构是
   A. 腺体组织
   B. 蜂窝组织
   C. 乳腺导管
   D. 脂肪组织
   E. 结缔组织

答案：B

2. 肿块周围厚度不均、厚度超过5mm的低密度环影，通常称为
   A. 透明晕圈征
   B. 恶性晕圈征
   C. 彗尾征
   D. 致密片影
   E. 白星状影

答案：B

3. 乳腺腺体越致密，X线平片诊断乳腺癌的
   A. 误诊率越低
   B. 漏诊率越低
   C. 特异度越高
   D. 敏感度越高
   E. 敏感度越低

答案：E

4. 关于副乳腺的叙述，错误的是
   A. 常见的部位在腋窝
   B. 同正常乳腺一样，受各种性激素的影响
   C. 副乳比乳腺本身更容易出现腺体增生
   D. 内含少量腺体组织，大部分为脂肪组织，部分副乳还有乳头
   E. 副乳不会发生乳腺癌

答案：E

5. 乳腺的X线分型P1型中，不属于其特点的是
   A. 乳腺主要由脂肪组织组成
   B. 在乳晕上方或外下象限，可见念珠状或索条状导管影
   C. 导管影的边缘较模糊
   D. 导管影大小自1mm至3～4mm

E. 在 30 岁以上的妇女人群中约占 26%

答案：B

6. 关于乳腺自检筛查的意义，错误的是

A. 提高早诊率

B. 提高生存率

C. 提高患者医疗常识

D. 提高生存质量，保乳治疗

E. 降低医疗费用

答案：E

7. 血管在 X 线片上表现为

A. 乳头后方呈放射状向乳腺深部走行的线样影或透亮带

B. 皮肤与腺体之间的高度透亮带

C. 乳腺内部片状的致密阴影

D. 乳腺组织与胸壁之间的透亮带

E. 乳腺上部皮下脂肪层中蜿蜒状线条状影

答案：E

8. 关于乳腺正常淋巴结的叙述，错误的是

A. 分为乳内和腋下淋巴结

B. 乳内淋巴结仅占 5%

C. 诊断标准是短轴小于 2cm

D. 内侧中心为“门”

E. 中心有时为透光的脂肪密度

答案：C

9. 关于 BI－RADS 分类第 2 类的描述，错误的是

A. 凡在 X 线图像上肯定是良性的病变均可评判为 2 类

B. 纤维腺瘤、纤维脂肪腺瘤均可判断 2 类

C. 环状钙化、边界清楚的短条状钙化均属 2 类

D. 肿块边缘清楚的即可判断为 2 类

E. 对年龄超过 35 岁的妇女发现肿块，应注意扪诊，并召回旧片进行比较

答案：D

第二节 乳腺X线成像技术

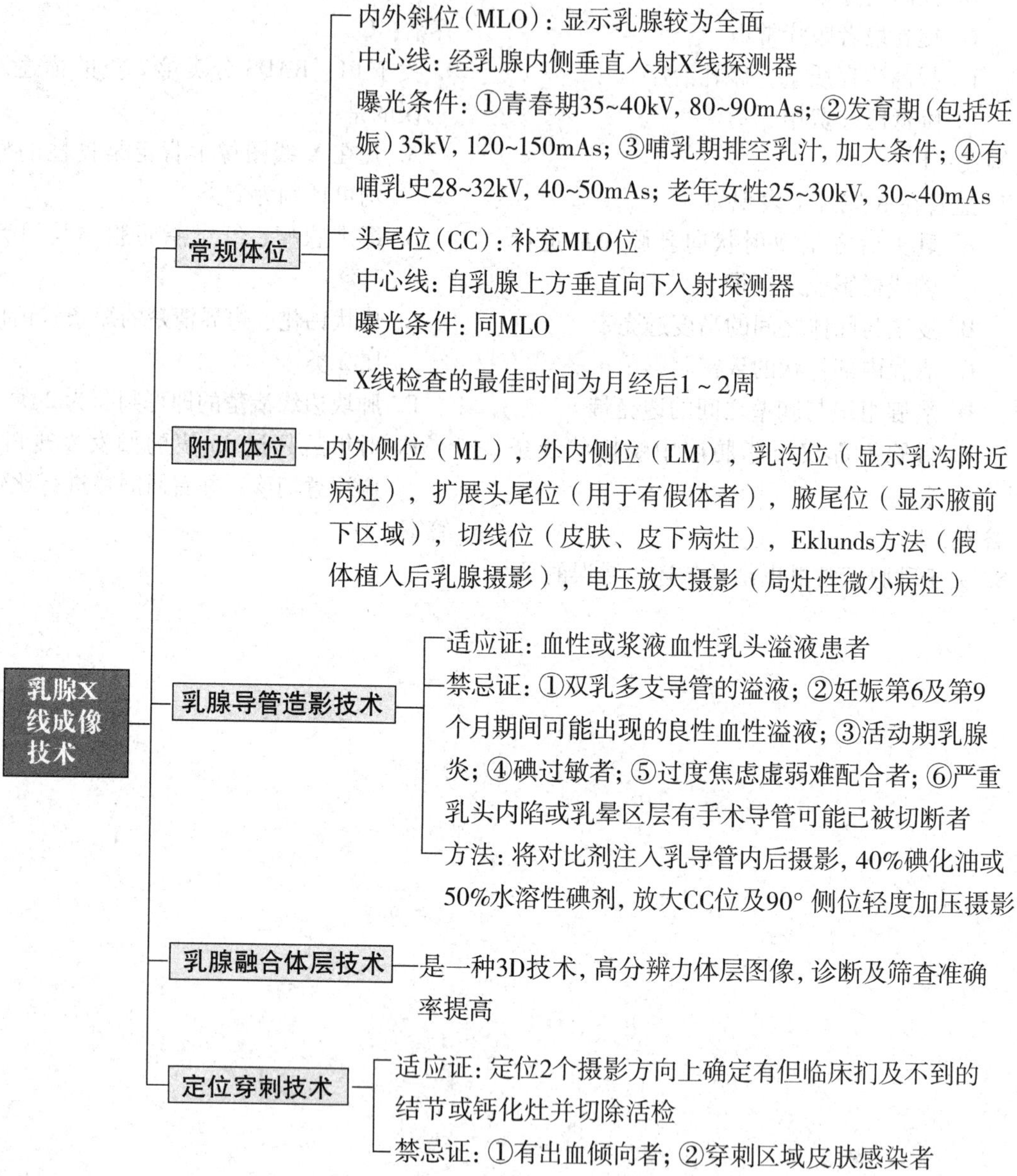

- 乳腺X线成像技术
  - 常规体位
    - 内外斜位（MLO）：显示乳腺较为全面
      中心线：经乳腺内侧垂直入射X线探测器
      曝光条件：①青春期35~40kV，80~90mAs；②发育期（包括妊娠）35kV，120~150mAs；③哺乳期排空乳汁，加大条件；④有哺乳史28~32kV，40~50mAs；老年女性25~30kV，30~40mAs
    - 头尾位（CC）：补充MLO位
      中心线：自乳腺上方垂直向下入射探测器
      曝光条件：同MLO
    - X线检查的最佳时间为月经后1～2周
  - 附加体位——内外侧位（ML），外内侧位（LM），乳沟位（显示乳沟附近病灶），扩展头尾位（用于有假体者），腋尾位（显示腋前下区域），切线位（皮肤、皮下病灶），Eklunds方法（假体植入后乳腺摄影），电压放大摄影（局灶性微小病灶）
  - 乳腺导管造影技术
    - 适应证：血性或浆液血性乳头溢液患者
    - 禁忌证：①双乳多支导管的溢液；②妊娠第6及第9个月期间可能出现的良性血性溢液；③活动期乳腺炎；④碘过敏者；⑤过度焦虑虚弱难配合者；⑥严重乳头内陷或乳晕区层有手术导管可能已被切断者
    - 方法：将对比剂注入乳导管内后摄影，40%碘化油或50%水溶性碘剂，放大CC位及90°侧位轻度加压摄影
  - 乳腺融合体层技术——是一种3D技术，高分辨力体层图像，诊断及筛查准确率提高
  - 定位穿刺技术
    - 适应证：定位2个摄影方向上确定有但临床扪及不到的结节或钙化灶并切除活检
    - 禁忌证：①有出血倾向者；②穿刺区域皮肤感染者

【精选习题】

单选题

1. 目前诊断乳腺癌首选的影像学检查方法是

A. 乳腺 X 线摄影

B. 乳腺超声
C. 乳腺 MRI
D. 临床乳腺检查
E. 乳腺自查

答案：A

2. 关于软 X 线的叙述，错误的是
A. 波长较短
B. 波长较长
C. 能量较低
D. 穿透物质的能力较弱
E. 适于软组织摄影

答案：A

3. 关于乳腺摄影的质量控制的叙述，不正确的是
A. 提供一种有效的、一致性的检测和评估
B. 动态监测影像质量的方法
C. 提供患者的温馨环境
D. 在对影像质量产生不利影响之前排除故障
E. 放射技师是排除潜在故障的第一道防线

答案：C

4. 乳腺钼靶摄影的最佳时间是
A. 月经前期
B. 月经期
C. 月经中期
D. 经期结束后 1 周内
E. 与经期无关

答案：D

5. 关于乳腺压迫程度的叙述，正确的是
A. 腺压力的耐受性与事先解释无关
B. 适当压迫程度与医患关系无关
C. 位于患者不能忍受时
D. 应位于组织紧张和不致疼痛的范围之间
E. 应位于组织紧张的范围内

答案：D

6. 乳腺摄影中伪影的产生因素不包括
A. 被照体摆位错误
B. 固定滤线栅
C. 高频处理过度
D. 处理算法的选择
E. 左右标记错误

答案：E

7. 关于乳腺摄影条件选择的叙述，错误的是
A. 滤过板选择不当，线质硬化对比度的降低
B. 活动滤线器可避免滤线栅铅条影的产生
C. kVp 对曝光时间和剂量有重要影响
D. 一定要选择对比度较低的乳腺胶片
E. 影像对比度过高的情况比对比度不足的情况少

答案：D

8. 乳腺 X 线摄影中，放大位所用 X 线管焦点的测量尺寸不超过
A. 0. 1mm
B. 0. 2mm
C. 0. 3mm
D. 1mm
E. 2mm

答案：B

9. 在美国，建议女性每年行 1 次乳腺 X 腺摄影筛查的开始年龄为
A. 35 岁
B. 40 岁
C. 45 岁
D. 50 岁
E. 55 岁

答案：B

10. 乳腺 X 线摄影中，内外侧斜位的诊断学标准中不包括
A. 胸大肌显示充分，且延伸至或低于后乳头线
B. 乳头无下垂
C. 乳腺下皱褶展开，乳腺后下缘的皮

肤皱褶应最小化或不存在

D. 所有脉管、纤维束和胸大肌边缘均清晰显示

E. 乳头位于照片中心横轴线上

答案：E

11. 关于乳腺照片影像曝光不足的叙述，错误的是

A. 不可能观察到纤维化腺体组织中的细节

B. 光学密度低于1.5以下

C. 限制了微小钙化灶的显示

D. 限制了低对比度病变的显示

E. 乳腺摄影中，曝光不足是最为常见的问题

答案：B

12. 影像接收器（暗盒）与胸大肌的角度不平行，将导致的结果是

A. 成像组织对比度降低

B. 成像组织的减少

C. 成像组织模糊

D. 成像组织边缘增强

E. 成像组织放大

答案：B

13. 一般情况下，乳腺摄影管电压选择是

A. ≤28kV

B. ≤29kV

C. ≤30kV

D. ≤31kV

E. ≤32kV

答案：A

14. 预曝光方式AEC的工作环节，错误的是

A. 根据压迫厚度设定条件

B. 进行一次15毫秒的预曝光

C. 探测乳腺的组织密度

D. 据此设定所需的mAs值

E. 正式曝光并自动终止

答案：D

15. 国际平均腺体剂量的推荐值规定乳腺标准厚度为

A. 4.0cm

B. 4.5cm

C. 5.0cm

D. 5.5cm

E. 6.0cm

答案：B

16. 放大位（M）选择的目的是

A. 增加乳腺后内深部病变的显示

B. 与标准体位结合确切乳腺病变的定位

C. 增加乳腺内侧部深部病变的显示

D. 利于乳腺外侧部深部病变的显示

E. 利于良、恶性病变的区分

答案：E

多选题

17. 下列体位标准命名和缩写正确的是

A. 乳沟位 TV

B. 腋尾位 AT

C. 切线位 TAN

D. 向外侧旋转位 RL

E. 向内侧旋转位 RM

答案：BCDE

18. 乳腺X线摄影机压迫器的作用有

A. 腺体减薄可降低摄影条件散射线减少，提高影像质量

B. 使重叠的乳腺结构分离，密度均匀，易于病变显示

C. 使物-片距缩小，几何模糊度随之降低

D. 使腺体组织固定、防止移动

E. 患者舒适宜于接受

答案：ABCD

19. 影响乳腺影像质量的相关因素包括

A. 压迫

B. 曝光条件

C. 对比度

D. 清晰度

E. 噪声

答案：ABCDE

20. 关于对比度、密度和影像显示层次要求的描述，正确的是
   A. X 线照片对比度可定义为照片上相邻区域间光学密度的差异
   B. 影像对比度可使我们观察到乳腺中的微小的衰减差异
   C. 通常较薄的乳腺组织对比度较高，较厚的乳腺影像对比度低
   D. 对比度低下的原因包括不适当的曝光、压迫不当、靶材料和/或滤过不当、滤线栅使用错误和 kVp 过高
   E. 腺体组织应具有至少 1.0 的光学密度，1.4 到 2.0 间的光学密度最有利于对病变的观察

答案：ABCDE

21. 乳腺摄影质量控制必须保证达到的目标包括
   A. 提供丰富诊断信息的高质量图像
   B. 图像质量在信息附载量和光密度方面能与其他筛检中心一致
   C. 尽可能多地筛查出乳腺癌
   D. 在符合诊断信息量要求的前提下，确保辐射剂量最低
   E. 减少受检者的痛苦

答案：ABD

22. 影响乳腺 X 线照片清晰度的因素有
   A. 患者运动
   B. 屏/片密着不良
   C. 几何学效应
   D. 增感屏的光扩散
   E. 乳腺与影像接收器距离的增加

答案：ABCDE

23. 在数字化乳腺摄影中，噪声的分类包括
   A. 加性噪声
   B. 乘性噪声
   C. 量化噪声
   D. 量子噪声
   E. “胡椒盐”噪声

答案：ABCDE

24. 对于致密性乳腺摄影，采用铑滤过或铑靶 X 线机与钼靶 X 线机比较，其特点包括
   A. 对厚乳腺或腺体成分高的乳腺摄影
   B. 降低乳腺剂量
   C. 增加乳腺剂量
   D. 损失对比度
   E. 增加对比度

答案：ABE

第三节 相位对比乳腺X线摄影

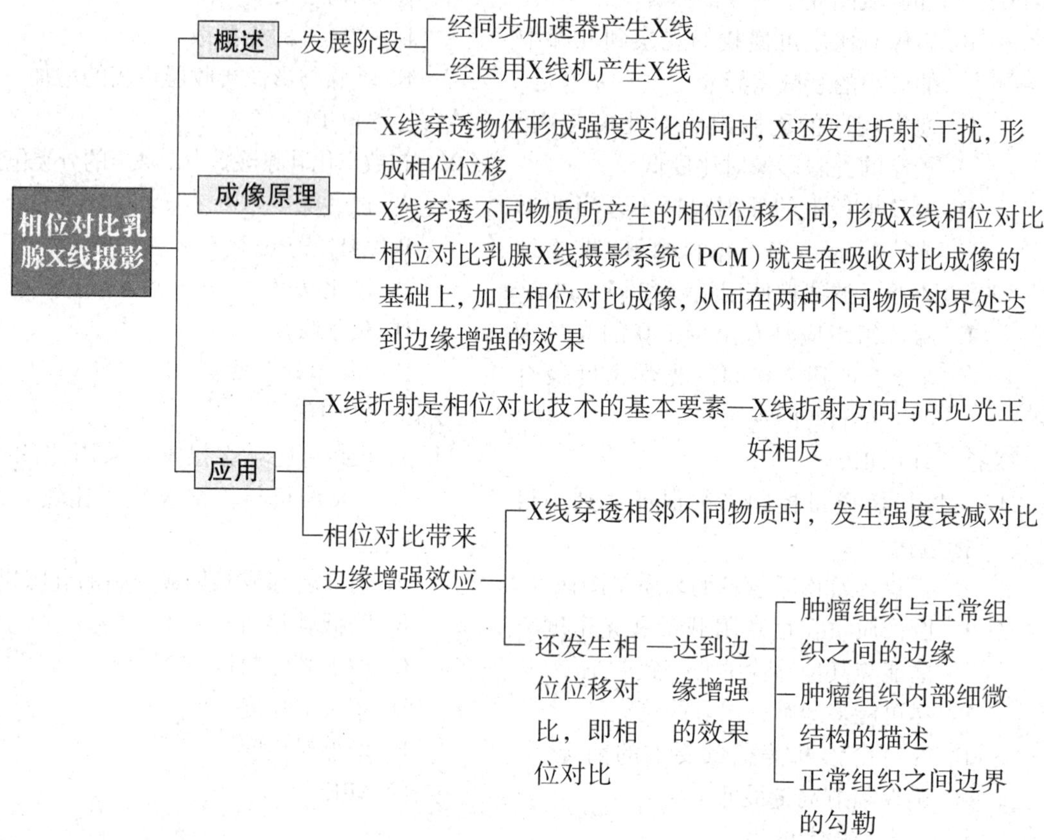
相位对比乳腺X线摄影
概述
发展阶段
经同步加速器产生X线
经医用X线机产生X线
成像原理
X线穿透物体形成强度变化的同时，X还发生折射、干扰，形成相位位移
X线穿透不同物质所产生的相位位移不同，形成X线相位对比
相位对比乳腺X线摄影系统（PCM）就是在吸收对比成像的基础上，加上相位对比成像，从而在两种不同物质邻界处达到边缘增强的效果
应用
X线折射是相位对比技术的基本要素—X线折射方向与可见光正好相反
相位对比带来边缘增强效应
X线穿透相邻不同物质时，发生强度衰减对比
还发生相位位移对比，即相位对比
达到边缘增强的效果
肿瘤组织与正常组织之间的边缘
肿瘤组织内部细微结构的描述
正常组织之间边界的勾勒

【精选习题】

单选题

1. 相位对比乳腺摄影系统（PCM）使图像精确度达到

   A. 10 μm

   B. 25 μm

   C. 0.5mm

   D. 1mm

   E. 5mm

答案：B

第四节　乳腺体层合成成像

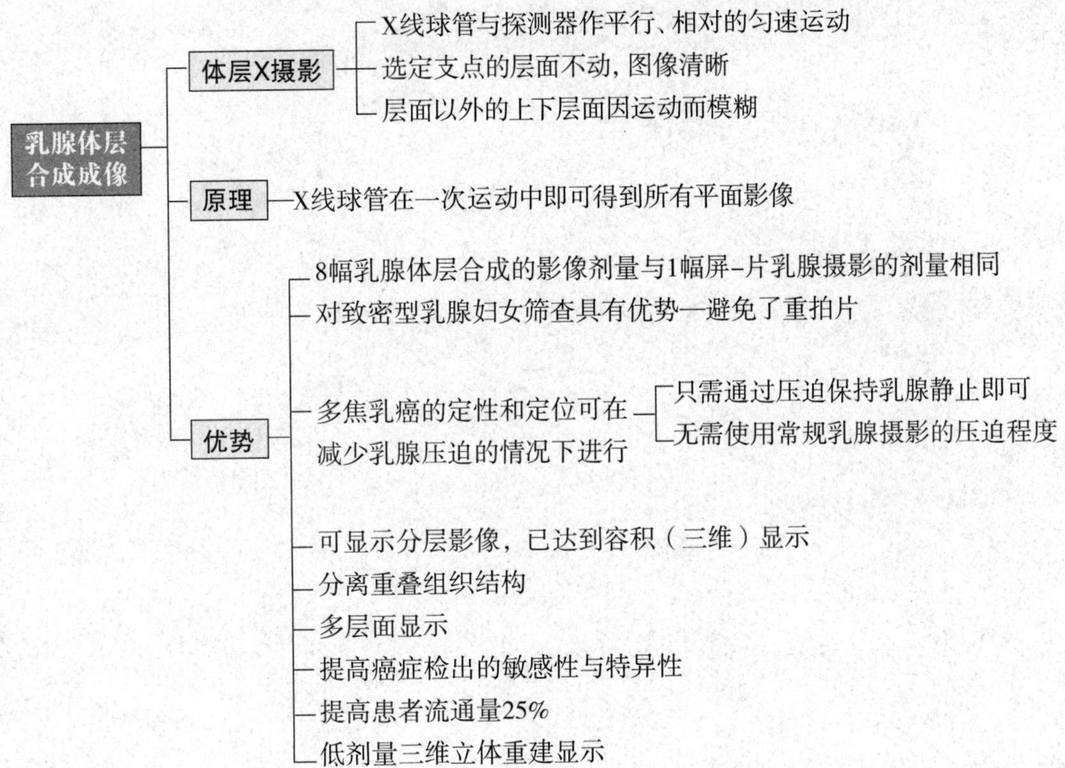
乳腺体层合成成像
体层X摄影
X线球管与探测器作平行、相对的匀速运动
选定支点的层面不动，图像清晰
层面以外的上下层面因运动而模糊
原理
X线球管在一次运动中即可得到所有平面影像
优势
8幅乳腺体层合成的影像剂量与1幅屏-片乳腺摄影的剂量相同
对致密型乳腺妇女筛查具有优势—避免了重拍片
多焦乳癌的定性和定位可在减少乳腺压迫的情况下进行
只需通过压迫保持乳腺静止即可
无需使用常规乳腺摄影的压迫程度
可显示分层影像，已达到容积（三维）显示
分离重叠组织结构
多层面显示
提高癌症检出的敏感性与特异性
提高患者流通量25%
低剂量三维立体重建显示

【精选习题】

单选题

1. 关于体层融合技术的描述，错误的是
   A. 类似于传统的直线断层
   B. 用数字探测器替代屏片系统
   C. 用于乳腺成像方面具有显著优势
   D. 可进行三维重建显示
   E. 总体剂量远低于单次摄影曝光剂量

答案：E

2. 采用能够消除组织重叠效应的 3D 成像方式的是
   A. 乳腺屏/片系统
   B. 全野数字乳腺 X 线摄影
   C. 数字融合断层摄影
   D. 双能量减影
   E. 乳腺 MRI

答案：C

3. 关于数字乳腺体层合成数据采集的叙述，错误的是
   A. 一般来说，球管旋转 ±15°
   B. 扫描时间总共 10 秒
   C. 每旋转 3°就会进行 1 次曝光
   D. 在球管旋转 ±15°内，需要连续曝光采集
   E. 图像是将不同角度下透过乳腺的数据重建成体层影像

答案：D